G. Arends

Volkstümliche Namen

der Arzneimittel, Drogen Heilkräuter und Chemikalien

Eine Sammlung der im Volksmunde gebräuchlichen Benennungen und Handelsbezeichnungen

Dreizehnte
vermehrte und verbesserte Auflage

bearbeitet von

Dr. Johannes Arends

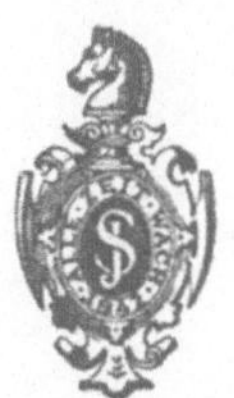

Springer-Verlag Berlin Heidelberg GmbH 1948

ISBN 978-3-662-37095-7   ISBN 978-3-662-37803-8 (eBook)
DOI 10.1007/978-3-662-37803-8

Vorwort zur dreizehnten Auflage.

Im Dezember 1946 hat der langjährige Bearbeiter der „Volkstümlichen Namen", Apotheker Medizinalrat Georg Arends, nach einem Leben voll fruchtbarer Arbeit die Augen geschlossen. Der Verlag hat mir als seinem Sohn und Mitarbeiter die Neuherausgabe des beliebten Buches anvertraut. Schon zu Lebzeiten meines Vaters habe ich in vieljähriger Apotheken-praxis zur Vervollständigung der Sammlung nach Kräften beigetragen und in diese erste Auflage nach dem zweiten Weltkrieg, für deren Zustandekommen viele Fachgenossen dem Verlag Dank wissen werden, alles hineingearbeitet, was von meinem Vater und mir an gebräuchlichen Arzneimittelnamen seit 1935, dem Erscheinungsjahr der zwölften Auflage, gesammelt wurde. Der Gedanke, auch die Namen von Pilzen, soweit sie vom Volksmund geprägt sind, mit aufzunehmen, stammt noch von meinem Vater und soll weiter ausgebaut werden. Für Anregungen und Mitteilungen aus Fachkreisen werde ich stets dankbar sein.

Möge das kleine Werk in der täglichen Praxis des Apothekers und Drogisten weiterhin in bewährter Weise Nutzen stiften.

Chemnitz, im September 1948.

Dr. Johannes Arends.

Vorwort zur zehnten Auflage.

Die vorliegende Sammlung volkstümlicher Arzneimittelnamen ist hervorgegangen aus dem im Jahrbuch des Pharmazeutischen Kalenders vom Jahre 1886 enthaltenen Synonymenverzeichnis und dessen späteren durch Dr. E. Geisler veranlaßten Ergänzungen. Auch eine größere handschriftliche Sammlung des Herrn Apotheker Seybold wurde in Benutzung gezogen. Endlich wurde auch die gedruckte Literatur, soweit diese zuverlässig erschien, berücksichtigt.

Die solcherweise auf rund 6000 Namen angewachsene Sammlung wurde dann einer Anzahl namhafter praktischer Apotheker, deren Wohnsitze gleichmäßig über alle Provinzen, Regierungsbezirke und Kreise der deutschen Bundesstaaten sowie in Luxemburg und der Schweiz verteilt waren, zur Prüfung, Berichtigung und Ergänzung übermittelt. Hierdurch sowie durch weitgehende Benutzung des Synonymenlexikons von G. A r e n d s war die Sammlung auf mehr als 13 000 erläuterte Arzneimittelnamen angewachsen. In der im Jahre 1902 erschienenen dritten Auflage hat diese Zahl noch eine weitere Erhöhung erfahren.

Das Material für diese dritte Auflage hatte noch Herr Dr. H o l f e r t, welcher die ersten beiden Ausgaben des Buches veranstaltet hat, gesammelt. Nach dessen Tode vollendete der Unterzeichnete das begonnene Werk und gab dann in den Jahren 1905, 1908, 1911, 1914, 1919 und 1921 die vierte, fünfte, sechste, siebente, achte und neunte, wiederum stark vermehrte Auflage desselben heraus.

Um das Buch auch dem Drogen- und Chemikalienhandel dienstbar zu machen, wurde ihm eine große Anzahl volkstümlicher Namen und Handelsbezeichnungen von technischen Drogen und Chemikalien sowie von viel gebrauchten Farben eingefügt. Die nunmehr vorliegende z e h n t e A u f l a g e des Buches enthält rund 20 000 einzelne volkstümliche Bezeichnungen.

Jüngere, auf dem Arzneimittel- und Drogenmarkt noch nicht sehr bewanderte Fachgenossen haben in den Fällen, wo für eine Bezeichnung mehrere Drogen hintereinander angegeben sind, nicht selten angenommen, daß jene Hintereinanderstellung der einzelnen Namen eine gewisse Reihenfolge in der Auswahl der in Frage kommenden Drogen usw. bedeuten solle. Das ist aber ein Irrtum. Es muß vielmehr in allen solchen Fällen auf die beabsichtigte Wirkung, die Anwendungsweise (ob innerlich oder äußerlich), auf die Gebräuche der betreffenden Gegend und auf anderes mehr Rücksicht genommen und dadurch die Auswahl der in Frage kommenden volkstümlichen Mittel getroffen werden. D i e r i c h t i g e A n w e n d u n g d i e s e s B u c h e s bedingt demnach das Vorhandensein einiger Kenntnisse von Land und Leuten, von der Wirkung und Anwendungsweise der darin aufgeführten Arzneimittel, sowie eine gewisse Schulung im Verkehr mit dem Volke. Es empfiehlt sich deshalb, die Anfänger im Berufe dazu anzuhalten, daß sie in zweifelhaften Fällen den Rat der Älteren einholen; nur dann kann das Buch den Nutzen schaffen, der von ihm erwartet wird.

In seiner heutigen Bearbeitung bietet das Buch die volkstümlichen Bezeichnungen für Arzneimittel, Drogen, Chemikalien u. dgl. aus allen Gauen D e u t s c h l a n d s sowie aus H o l l a n d, L u x e m b u r g, Ö s t e r r e i c h, der T s c h e c h o s l o w a k e i deutscher Sprache und der S c h w e i z. Möge dasselbe weiterhin Jungen und Alten ein zuverlässiger Berater sein.

C h e m n i t z, im Oktober 1926.

G. Arends.

A

A bis Z: Spec. ad long. vitam.
Aacht: Sambucus Ebulus.
Aak: Herb. Eupatorii.
Aalbeeren: Fruct. Ribis nigr.
Aalbesinge: Fruct. Myrtilli.
Aalessenz: Tinct. Aloës.
Aalfett: Ol. Jecor. Aselli.
—, festes: Adeps.
Aalkraut: Herb. Mariveri.
　　Herb. Saturejae.
Aalöl: Ol. Olivarum album.
　　Ol. Jecoris Aselli.
Aalquappenöl: Ol. Jecor. Aselli.
Aalquappenpflaster: Empl. Cerussae.
Aalraupenfett: Ol. Jecor. Aselli
Aalraupengrätenpulver: Conchae.
Aalraupenöl: Ol. Jecoris Aselli.
Aalraupenpflaster: Empl. Ceruss.
Aalraupenwasser: Aq. Petrosel.
Aalraute: Herb. Rutae.
Aalrautenöl: Ol. Rutae.
Aapenbeeren: Johannisbeeren.
Aarauer Balsam: Bals. vulnerar. viride.
Aarde = Erde.
Aardnotenolie: Ol. Arachidis.
Aardolie: Ol. Petrae.
Aardwas: Ceresin.
Aastropfen: Tinct. Asae foet. Gegen
　　Fieber: Tinct. Chiniïdini.
Abaloniakörner: Sem. Paeoniae.
Abandöl: Ol. Chamomill. infus.
Abandsalbe: Ungt. flavum.
Abbißkraut: Herb. Succisae.
Abbißwurzel: Rad. Succisae.
Abbißwürze: Rad. Succisae.
Abbitt: Rad. Succisae.

A-b-c-Anispulver: Pulv. contra
　　Pediculos.
A-b-c-Balsam: Ungt. Elemi.
A-b-c-Kraut: Herb. Acmellae.
A-b-c-Salbe: Ungt. Elemi.
Abedillendock: Linim. (Spiritus)
　　sapon. camph.
Abelatsalbe: Ungt. flavum.
Abelatspiritus: Liqu. Ammon. cst.
Abele, Abeln: Herb. Anagallidis.
Abelenknospen: Gemm. Populi.
Abelkensalbe: Ungt. Populi.
Abelmoschkörner: Sem. Abelmoschi.
Abendblatt: Charta amylacea.
Abendmaie: Colchicum autumnale.
Abendsalbe: Ungt. flavum.
Aberesche: Fruct. Sorborum.
Aberraute: Herb. Abrotani.
Aberwurzel: Rad. Carlinae.
Abführbeeren: Fruct. Rhamni.
Abführlatwerge: Elect. Sennae.
Abführlimonade: Potio citrata.
Abführmus: Electuar. Sennae.
Abführöl: Ol. Ricini.
Abführpillen: Pilulae laxantes.
—, schwarze: Pilul. aloët. ferrat.
Abführpulver: Pulv. laxans. Pulv.
　　Liquir. comp. Tub. Jalap. pulv.
　　Pulv. Magn. c. Rheo.
Abführquetschen: Pulpa Tamar.
Abführrinde: Cort. Frangulae.
Abführsaft: Sir. Rhei. Sir. Sennae c.
　　Manna.
Abführsalz: Magnes. sulfuric.
Abführtee: Cort. Frangulae.
　　Spec. laxant. Spec. Lignor.
Abführtrank: Inf. Sennae comp.

Abführtropfen: Tinct. Rhei aquos.

Abführwurzel, gelbe: Rhiz. Rhei.

Abgestorben: Tinct. odontalgic.

Abgezogenes Wasser: Aq. destill.

Abgunst: Rad. Succisae.

Abheu: Herb. Hederae.

Abidantia: Linim. sapon. camph.

Abit: Rad. Succisae.

Abkraut: Herb. Eupatoriae.
Herb. Abrotani.

Abkrautwurzel: Rhiz. Imperat.

Ablissrosi: Paeonia officinalis.

Abnehmkraut: Herb. Siderit. Herb.
Galeopsid. Herb. Marrubii. Herb.
Viol. tricol. Herb. Stachydis.

Abnehmtropfen: Acid. hydrochl. dil.

Aboquint: Fruct. Colocynthid.

Abrahamsalbe: Ungt. exsiccans.

Abrahamsbaumsamen: Sem. Agni casti.

Abrandkraut: Herb. Abrotani.

Abraute: Herb. Abrotani.

Abräste: Herb. Senecion. vulg.

Abreschen: Fructus Sorbi.

Abrusbohnen: Sem. Jequirity.

Abschblüten: Flor. Acaciae.

Abschbeerensaft: Succ. Sorbor.

Abschensaft: Succ. Sorborum.

Abschlag: Herb. Abrotani.

Abstrenzewurzel: Rad. Imperator.

Absynthelixir: Tct. Absinth. cps.

Abzehrungskräuter: Herb. Galeopsidis.

Abzug, grüner: Ceratum viride,
Unguent. Populi. Ol. Hyoscyami.

Acajusamen: Anacardia.

Accasiapflaster: Empl. oxycroc.

Accidentienpflaster: Empl. oxycroceum

Accistorschreiberpflaster: Empl. oxycroceum.

Accith: Acid. citricum.

Acebalsam od. -Salbe: Ungt. Elemi.

Achatstein: Succin. raspatum.

Achelblätter: Fol. Uvae Ursi.

Acheleierwurzel: Rad. Ononid.

Achelkraut: Fol. Uvae Ursi.

Achelkummup: Empl. Lith. cps.

Acheln: Hirudines.

Achervionli: Herb. Viol. tricol.

Acherwinde: Herb. Convolv. arv.

Achillenblüten: Flor. Millefolii.

Achillesblüten: Flor. Millefolii.

Achilleskraut: Herb. Millefolii.
Herb. Ptarmicae.

Achiolt: Orleana.

Achionpflaster: Empl. Lith. cps.

Achionsalbe: Empl. Lith. cps.

Achiumpflaster: Empl. Litharg.

Achlagummi: Empl. Lith. cps.

Achtenstauden: Flor. Sambuci.

Achtenstaudenbeeren: Fruct.
Sambuci. Fruct. Ebuli.

Achterkorn: Secale cornutum.

Achterkummup: Empl. Lith. cps.

Achtermikumkum: Epl. Lith. cps.

Achtstein: Succin. raspatum.

—, schwarzer: Succin. nigrum.

Achtsteinessenz: Tinct. Succini.

Achtsteinöl: Oleum Succini.

Achtsteintropfen: Tinct. Succini.

Achtungspulver: Kal. sulfuric.

Ackelkraut: Herb. Pulsatillae.

Acken: Fruct. Ebuli.

Ackerbohnen: Sem. Fabae.

Ackerbrand: Sem. Melampyri.

Ackercichorie: Rad. Taraxaci c. Herb.

Ackerdokele: Papaver Rhoeas.

Ackerdoppen: Gallae.

Ackerfliederbeeren: Frct. Ebuli.

Ackergauchheil: Herb. Anagall.

Ackergras: Rhiz. Graminis.

Ackergrasblüten: Flor. Cerastii.

Ackergraswurzel: Rhiz. Graminis.

Ackergünsel: Herb. Chamaepit.

Ackerhanfneßle: Herb. Galeopsidis.

Ackerhirse: Sem. Milii solis.

Ackerholderbeeren: Frct. Ebuli.

Acherhornkrautblüten: Flores Cerastii.

Ackerkämmich: Herb. und Sem.
Agrostemmae.

Ackerkanne: Herb. Equiset. arv.
Ackerklapper: Herb. Rhinanthi.
Ackerklee: Herb. Trifol. arvens.
Ackerkraut: Herb. Agrimoniae.
Ackerkümmel: Herb. und Sem.
 Agrostemmae.
Ackerlattigblätter: Fol. Farfar.
Ackerlei: Herb. Aquilegii.
Ackerleinblüten: Flor. Cerastii.
Ackerleinkraut: Herb. Linariae.
Ackerma: Herb. Agrimoniae.
Ackermagenwurzel: Rhiz. Calami.
Ackermännerkraut: Herb. Agrimoniae.
Ackermannskraut: Hb. Anchusae.
Ackermannssaft: Sir. Rhamni.
Ackermannstropfen: Tct. Calami.
Ackermannswurzel: Rhiz. Calami.
 Rhiz. Graminis.
—, rote: Rad. Alkannae.
Ackermäntele: Herb. Alchemillae.
Ackermelisse: Herb. Calaminth.
Ackermengenkraut: Herb. Agrimoniae.
Ackermennig: Herb. Agrimon.
Ackermieskraut: Herb. Polygoni avic.
Ackerminze: Herb. Agrimoniae.
Ackern: Glandes Quercus. Gallae.
Ackernelken: Herb. od. Flor.
 Agrostemmae.
Ackernept: Fol. Menth. arv.
Ackerpferdeschwanz:Herb.Equiseti arv.
Ackerpflaumen: Fruct. Acaciae.
Ackerraute: Herb. Fumariae.
Ackerrittersporn: Flores Calcatrippae.
Ackerrollenblüten: Flor. Rhoeados.
Ackerröschen: Herb. Adonidis.
Ackersalat: Herb. Lactucae.
Ackerschachtelhalm, Ackerschachdla,
 Ackerschaften: Herb. Equiseti.
Ackerschellenkraut: Herb. Pulsatillae.
Ackerschnallen: Flor. Rhoeados.
Ackerschwertel: Rhiz. Iridis.
Ackerschwertsiegwurz: Bulbus
 Victorialis.
Ackersenf: Sem. Sinapis.

Ackersenfkraut: Herba Erysimi.
Ackersteinklee: Herb. Meliloti.
Ackersteinsamen: Sem. Milii sol.
Ackerveieli, -veyeli, -viönli: Herba
 Viol. tricolor.
Ackerveilchen: Herb. Viol. tricol.
Ackerwau: Herb. Resedae.
Ackerwurzel: Rad. Angelicae. Rhiz.
 Calami. Rhiz. Gramin. Rhiz. Iridis.
Ackerzichorie: Rad. Taraxaci c. Herba.
Ackstollenpflaster: Empl. Litharg.
Acktenbeeren: Fruct. Ebuli.
Acrobatische Pottasche: Kalium
 dichromic.
Actelnbeeren: Fruct. Ebuli.
Adachbeeren: Fruct. Ebuli.
Adam und Eva: Bulb. Victorial. long.
 et rotundae. Tub. Salep.
Adamsäpfel: Fruct. Citri.
Addensalbe: Ungt. flavum.
Adderkraut: Aspidium Filix mas.
Adebarfett: Adeps.
Adebarsaft: Sirup. Liquiritiae.
Adebarstoff: Plv. contr. Pedicul.
Adelgras: Herb. Plantag.
Adeli, Adenkelcher: Viola tricolor.
Adelmannstropfen: Tinct. Gingivalis
 balsam.
Adelöl: Ol. Hyoscyami.
Adelpflaster: Empl. stictic. Croll. Empl.
 Litharg. comp.
Adelsbeeren: Fruct. Sorbi.
Adenbeeren: Fruct. Ebuli.
Adenz: Rhiz. Imperator.
Adenziamoras: Tinct. amara.
Aderkraut: Herb. Plantaginis.
Adermennig: Herb. Agrimoniae.
Aderminkraut: Herb. Agrimon.
Aderminze: Fol. Menthae crisp.
Adermuffer: Spir. coloniensis.
Adernsalbe: Ungt. flavum. Ungt.
 Rosmarini comp.
Aderntee: Herb. Centaurii.
Aderöl: Ol. Hyoscyami.

1*

Aderpulver: Pulv. pro Equis rbr.
Adersalbe: Linim. ammoniat. Ol. Lauri. Ungt. Populi. Ol. Hyoscyami.
—, durchdringende: Ungt. Rosmarini comp.
—, goldene: Ungt. flavum.
—, weiße: Linim. ammoniat.
Aderschmiere: Linim. ammon.
Adertee: Rad. Althaeae.
Adesalbe: Ungt. flavum.
Adewurzel: Rad. Althaeae.
Adigsalbe: Ungt. leniens. Ungt. flavum.
Adipastmoschuspulver: Pulv. antispasmod. Pulv. temp. rubr.
Adischmadigum: Pulv. antispasmodicus. Pulv. temperans (rub.).
Adlerbeeren: Fruct. Sorbi.
Adlerblumen: Flor. Calcatripp.
Adlereier, gestoßene: Conchae.
Adlerholz: Lignum Aloës. Lign. Guajaci.
Adlermennig: Herb. Agrimoniae.
Adlerpflaster: Empl. stict. Croll. Empl. Litharg. comp.
Adlervitriol: Ferrum sulfuricum.
Admiralitätstropfen: Tinct. Valerian. (compos.).
Admiraliumtropfen: Tinct. Valerian. (compos.).
Admiralsalbe: Ungt. ctr. Pedicul.
Adomeren: Herb. Agrimoniae.
Adonisblüten: Flor. Adonidis.
Adoniskraut: Herb. Adonidis.
Adoposade, gelbe: Mixt. vulner. acid.
—, weiße: Aqua vulner. spir.
Adoposanzenwasser: Aqua vulnerar. spirituos.
Adragant: Tragacantha.
Advokatenpisse: Mixt. vuln. acid.
Aegyptisch s. Egyptisch.
Aelerwurz: Rad. Helenii.
Aenes, Aenis: Fruct. Anisi.
—, langer: Fruct. Anethi.
—, runder: Fruct. Pimpinellae.

Aenes, Aenis, schwarzer: Sem. Nigellae.
Aenkeli: Herba Viol. tricol. Herba Pinguicul. Herba Auricul.
Aepfelchrut: Flor. Chamom. vlg.
Aeschöl: Ol. Jecor. Aselli.
Afeeholz: Rad. Gentianae alb. Rad. Dictamni.
Affelkraut: Herb. Chelidonii.
Affelkugeln: Globuli ad Erysip.
Affenbeere: Fruct. Oxycoccos.
Affenbohnen: Anacardia.
Affenhaar: Paleae Cibotii.
Affenholz: Rad. Gentianae alb.
Affenköpfe: Anacardia.
Affennüsse: Anacardia.
Affenöhrli: Herb. Viol. odor.
Affenrot: Tinct. aromatica.
Affenweiß: Spirit. aethereus.
Affodillblüten: Flor. Narcissi.
Affodillmännlein: Rad. Asphod.
Affodillwurz: Rad. Asphodeli.
Affolderzwiebeln: Bulb. Asphod.
Affolter: Viscum album.
Affrusch: Herb. Abrotani.
Aflbladl: Tussilago Farfara.
Aflblätter: Herb. Rumicis.
Aflkraut: Herb. Chelidonii. Herb. Plantag.
Aftekersalbe: Ungt. Veratr. alb.
Afterkorn: Secale cornutum.
Aftermistel: Viscum album.
Aftersalbe: Ungt. flavum. Ungt. Linariae. Ungt. Plumbi. Ungt. Populi.
Agalei: Flor. Aquilegiae.
Agallochumholz: Lign. Aloës. Lign. Guajaci.
Agalungen: Lign. Aloës. Lign. Guajaci.
Aganzwurzel: Rhiz. Galangae.
Agaphelwurzel: Rad. Angelicae.
Agaralge: Agar-Agar.
Agarik: Agaricus albus.
Agartang: Agar-Agar.
Agathekraut: Geran. Robertianum
Agatstein: Succinum raspatum.

Agello: Empl. Litharg. comp.
Agemöntli, Agemündli, Agermonde: Herb. Agrimoniae.
Agenholz: Rad. Gentianae.
Agentowurzel: Rad. Aristoloch. rotund.
Ager = Acker.
Ageratkraut: Herb. Agerati.
Agermönli, Agermundli: Herb. Agrimon.
Ägesteräuge = Hühneraugen.
Ägesteraugenbalsam: Collod. salicylat.
Agiswasser: Spirit. theriacalis.
Aglarwurzel: Rad. Ononidis.
Agley: Herb. Aquilegiae.
Agleyblüten: Flores Aquilegiae.
Agloi: Flor. Aquilegiae.
Agmundblätter: Herb. Agrimoniae.
Agrichenpflaster: Empl. oxycroc.
Agrimoniasalz: Kalium carb. dep.
Agtstein: Succinum raspatum.
Agtsteinessenz: Tinct. Succini.
Agtsteinöl: Ol. Succini.
— gegen Zahnweh: Kreosot. dil.
Agtsteinsalbe, harte: Cerat. Cetac. flav. Cerat. res. Pini.
—, weiche: Ungt. flavum.
Agtsteinsäure: Acidum succinic.
Agtsteintropfen: Ol. Succini. Tct. Succini. Tct. Valer. aeth.
Agtstifte: Kali causticum fusum.
Agulkenwurzel: Rad. Angelicae.
Ägyptensalbe: Oxymel Aerugin.
Ägidienwurzel: Rad. Angelicae.
Ägypterkraut: Herb. Meliloti.
Ägyptia: Oxymel Aeruginis.
Ägyptisch. Balsam: Oxymel Aeruginis.
— Erde: Bolus rubra.
— Heusamen: Sem. Foenugraec.
— Jacobus: Oxymel Aeruginis.
Ägyptisch. Salbe: Oxymel Aeruginis.
— Schafskopf: Oxymel Aeruginis.
Ahlbeerblätter: Fol. Ribis. nigr.
Ahlbeerkraut: Folia Fragariae.
Ahlbeeren: Fruct. Ribis nigr.

Ahlfranken: Stipit. Dulcamarae.
Ahlfrankenschalen: Cort. Aurant.
Ahlhornsbeeren: Fruct. Ebuli.
Ahlkirschrinde: Cort. Prun. Pad.
Ahlran: Aloë.
Ahlwe: Aloë.
Ahnblatt: Herb. Sedi.
Ahornblätter: Fol. Aceris.
Ahornrinde: Cortex Aceris.
Ahornstabwurzel: Tub. Ari.
Ahornwurzel: Rad. Taraxaci.
Ahrand, schwarzes: Styrax.
—, weißer: Olibanum.
Ajaxpolka: Tinct. Arnicae dil. 1 : 10 c. Aqua.
Ajaxpolkatropfen: Tinct. Valerian. (compos.)
Aigelbeeren: Fruct. Myrtilli.
Aisensalbe: Empl. Litharg. comp.
Ajuin: Bulb. Scillae.
Akazie, gäli oder gelbe: Flor. Cytisi. Laburni.
Akaziengummi: Gummi arabic.
Akazienöl: Oleum viride. Ol. Chamomill. inf.
Akazienpech: Gummi arabicum.
Akazienrinde (zum Waschen): Cort. Quillayae.
Akebosade, braune: Mixt. vulnerar. acid.
—, weiße: Aq. vulnerar. spirit.
Akeikus: Agaricus albus.
Akelei: Herb. Aquilegiae.
Akereistein: Zincum sulfuricum.
Akerkoffie: Gland. Quercus tost.
Akers: Gland. Quercus.
Aklei: Herb. Aquilegiae.
Aklensampulver: Sem. Nigell. plv.
Akmellenkraut: Herb. Acmellae.
Akoposalöl: Aq. vulnerar. spirit. Mixt. vulner. acid.
Akranikawurzel: Rad. Arnicae.
Akstein: Succinum.
Aktelnbeeren: Fruct. Ebuli.

Aktenmus: Succus Sambuci.

Akzehbalsam: Ungt. Elemi.

Akzehsalbe: Ungt. Elemi.

Akzidenzienpflaster: Emplastr. oxycroceum.

Akzistorschreiber-Pflaster: Empl. oxycroceum.

Alabaderstein: Gips.

Alabasterpulver: Alumen plumos.

Alabipulver: Tub. Jálapae pulv.

Alan-Gilan: Ol. Ylang-Ylang.

Alandbeerblätter: Folia Ribis nig.

Alantasterblüten: Flor. Helenii.

Alantblüten: Flores Helenii.

Alantextrakt: Extr. Helenii.

Atlantrinde: Cort. Mezerei.

Alantsalbe: Ungt. flavum.

Alantwurzel: Rhiz. Galangae. Rad. Helenii.

Alappawurzel: Tubera Jalapae.

Alappen: Tub. Jalapae.

Alappenharz: Resina Jalapae.

Alauge: Alumen.

Alaun, doppelter: Alumen natron.

—, **gebrannter:** Alum. ustum.

—, **kalzinierter:** Alumen ust.

—, **konzentrierter:** Alumin. sulf.

—, **kubischer:** Alumen roman.

—, **löslicher:** Alumin. sulfuric.

—, **neapolitanischer:** Alumen crudum.

—, **römischer:** Alumen roman.

Alaunbeize: Liqu. Alumin. acetic.

Alaunerde, essigsaure: Liqu. Alumin. acetic.

Alaungeist: Acid. sulfuric. dil.

Alaunspiritus: Acid. sulfur. dil. (eigentlich das Produkt der trockenen Destillation von Kalialaun).

Alaunzucker: Sacchar. alumin.

Albabam, Albar = Pappel.

Albedaksalbe: Lin. sap. camph.

Alberbaumknospen: Gemmae Populi.

Alber- (Albern-) knöpfe: Gemmae Populi.

Alberpotzenpomade: Ungt. Pop.

Alberschalkpulver: Lac Lunae.

Albersprossensalbe: Ungt. Populi.

Albraunöl: Ol. Sesami.

Album graecum: Calc. phosphoric. crud. Bolus alba. Conchae praep.

Alchemillenkraut: Herba Alchemillae.

Alchymistenkraut: Herb. Alchemillae.

Alchymistisches Salz: Acid. boric.

Aldegan od. Aldeyan: Orleana.

Aldehydgrün: Anilinum viride.

Alde-Loröl: Ungt. flav. c. Ol. Lauri.

Aldemint: Herb. Alchemillae. Herb. Agrimoniae.

Alegirwurzel: Rad. Bistortae.

Alembrotsalz: Hydrarg. bichlor. ammoniat.

Alempotzensalbe: Ungt. Populi.

Älerwurzel: Rad. Helenii.

Alet: Alumen.

Aletwurzel: Rad. Helenii.

Aletwürze: Rad. Helenii.

Alewien: Aloë.

Alexanderblätter: Fol. Sennae.

Alexanderfußwurzel: Rad. Pyrethri.

Alexanderpetersiliensamen: Frct. Phellandrii.

Alexanderzalf: Ungt. Elemi.

Alexiswurzel: Rad. Gentianae.

Alfbladl: Fol. Farfarae.

Alfrank: Stipit. Dulcamarae.

Alfranken: Stipites Dulcamarae.

Alfrankenblüten: Flor. Caprifol.

Alfrankenextrakt: Extr. Dulcamarae.

Alfrankenschalen: Cort. Aurant.

Alfrankenstengel: Stipit. Dulcam.

Algarotpulver: Stib. chlor. bas.

Algophon: Spir. Sinap. c. Chlorof.

Algt: Lichen islandicus.

Alhandal od. Alhandel: Colocynthides.

Alhannawurzel: Rad. Alcannae.

Alhenna: Rad. Alcannae.

Alhern- od. Alhornbeeren: Fruct. Sambuci.

Alhornbirnkraut: Succ. Sambuci.
Alhornblumen: Flor. Sambuci.
Alhornöl: Ol. Papaveris. Ol. Arachidis.
Alhornsaft: Succ. Sambuci.
Alibus-Salibus: Mixt. vulner. acid.
Alikantische Seife: Sapo venet.
Alinseife: Sapo venetus.
Aliquantum Polytantum: Ungt. contra Pediculos.
Alizari: Rad. Rubiae tinct.
Alizarinsäure: Alizarinum.
Alkahest: Kal. carbonic. pur.
Alkali zum Backen: Ammon. carbonicum.
—, ätzendes: Kal. causticum.
—, brausendes: Ammon. carbon.
—, flüchtiges: Liqu. Ammon. caustici.
—, trockenes: Ammon. carbonic.
—, volatile: Liq. Am. caust. Ammon. carbonic.
Alkanel: Ammon. carbonicum.
Alkanetwortel: Rad. Alcannae.
Alkengibeeren: Fruct. Alkekeng.
Alkermes: Fruct. Phytolaccae. Coccionellae.
Alkermesbeeren: Fruct. Phytolaccae.
Alkermesblätter: Fol. Phytolacc.
Alkermeskörner: Coccionellae. Fruct. Phytolacc.
Alkermessaft: Sir. Coccionell. Sir. Althaeae. Sir. Rhoead.
— zum Färben: Solut. Coccionellae. Succus ruber.
Alkermeswurzel: Rad. Alcannae.
Allanderwurzel: Rhiz. Galangae.
Alldurchringendöl: Ol. Petrae. Ol. Hyoscyam.
Alleberpulver: Rhiz. Veratr. plv.
Allegirwurzel: Rad. Bistortae.
Allegro: Ungt. Hydrarg. cin. ven.
Alle-Loröl: Ungt. flavum c. Ol. Lauri.
Alleluja(-klee): Herb. Acetosellae.
Allemannshorn: Bulb. Victor.
Allerfrauenheil: Herb. Alchemillae.

Allerhandgewürz: Frct. Amomi.
Allerheiligendreikräuter: Spec. hierae picr. Spec. ad long. vitam.
Allerheiligenholz: Lign. Guajaci.
Allerheilblümchentropfen: Mixt. oleos. balsamic.
Allerlehr: Elect. Sennae.
Allerlei: Pulv. Magnes c. Rheo. Sirup. Rhei.
Allerleiblüten: Pulvis fumal.
Allerlei Duft: Spirit. coloniens.
Allerleigeblütspulver: Plv. Herbar.
Allerleigewürz: Fruct. Amomi. Pulv. aromaticus.
Allerleilust: Electuar. Sennae. Sir. Rhei. Sir. Rhoeados. Sirup. simplex. Sir. Violar.
Allerleilust fürs Vieh: Elect. Theriaca.
Allerleilustblumen: Flor. Rhoead.
Allerleilustwurzel: Rad. Liquir.
Allerleipulver: Pulv. pro Equis. Pulv. Magnes. c. Rheo.
Allermännchen: Bulb. Victorial.
Allermannhatnichts: Bulb. Victor.
Allermannsgewürz: Frct. Amomi.
Allermannsharnisch: langer od. männlicher: Blb. Victor. long.
—, runder oder weiblicher: Bulb. Victorialis rotund.
Allermannspeteröl: Ol. Hyperici. Ol. Petrae.
Allermeisterpulver: Rhiz. Imperat. plv. Plv. pro Equis.
Allermenschenärgernis: Bulbus Victorialis long.
Allermenschenmeister: Bulb. Victorialis long.
Allertstein: Zincum sulfuricum.
Allerweltheilkraut: Hb. Veronicae.
Allerweltheilwurzel: Rad. Caryophyllatae.
Allerweltstee: Spec. pectoral.
Alles: Aloë.

Alles fürs Daumenlutschen: Tinct. Aloës.

Alles in alles: Bals. Copaivae c Tinct. Catechu.

Allesmartpflaster: Empl. fusc.

Alleweh: Aloë.

Allgemeinflußtropfen: Tinct. Aloës comp. Tinct. carmin. Tinct. Succini.

Allgemeinheilpflaster: Empl. adhaesivum. Empl. fuscum.

Allguskraut: Herb. Chenopodii.

Allirantenwurzel: Rad. Alcannae.

Allmerpotzensalbe: Ungt. Populi.

Allmodengewürz: Fruct. Amomi.

Allraunwurzel: Rad. Mandragorae. Rad. Bryoniae. Rad. Gentianae. Rhiz. Galangae.

Alluhsalbe: Ungt. Zinci.

Allwisekathrine: Aloë.

Almbatzen: Gemmae Populi.

Almbatzensalbe: Ungt. Populi.

Almei: Lapis calaminaris. Zinc. oxydat. crd.

Almeisalben: Ungt. calaminare. Ungt. Zinci.

Almenrauschrinde: Cortex Frangulae.

Almensprossen: Gemmae Populi.

Almer = Pappel.

Almerrinde: Cort. Frangulae.

Almerssprossensalbe: Ungt. Populi.

Almey: Zincum oxydat. venale.

Almgraupen: Lichen islandic.

Almidon: Amylum.

Almkamille: Herb. Achill. moschatae.

Almodi: Fruct. Pimentae.

Alo: Alumen.

Aloë und Benzoe: Tinct. Benzoes comp.

Aloëbitter: Tinct. Aloës comp.

Aloëgummi: Aloë.

Aloëholz: Lignum Aloës.

Aloëpillen: Pilul. aloët. ferrat.

Aloësalbe: Ungt. digestivum.

Aloësäure: Acid. chrysaminicum.

Aloëstein: Aloë.

Alpafranken: Stip. Dulcamar.

Alpenaugenwurz: Rad. Caryophyllat.

Alpenbaldrian: Rad. Valerian.

Alpenbalsam: Fol. Rhododendr.

Alpenbalsamkraut: Fol. Rhododendri.

Alpenbärenwurzel: Rad. Meu.

Alpenerle: Folia Betulae.

Alpenkiefer: Turiones Pini.

Alpenknoblauch: Bulb. Victorial. long.

Alpenkräutertee: Herb. Galeopsid. Spec. pectorales.

Alpenlauchwurzel: Bulb. Victorialis.

Alpenmelisse: Herb. Calaminthae.

Alpenmehl: Lycopodium.

Alpenranken: Stipit. Dulcamar.

Alpenrauschtee: Fol. Uvae Ursi.

Alpenrose: Rhododendron.

Alpenrosenschmier, grüne: Ungt. Populi.

—, weiße: Ungt. rosatum.

Alpenrußsalbe: Ungt. Populi.

Alpensprossensalbe: Unguent. Populi.

Alpentee: Herb. Galeopsidis.

Alpenthymian: Herb. Calaminthae.

Alpenveilchenwurzel: Tub. Cyclamin.

Alpenwegerich, -wägerich: Herba Plantaginis.

Alperschollstein: Lap. Belemnites.

Alpkraut: Herb. Eupatorii.

Alpkrautstengel: Stip. Dulcam.

Alpranken: Stipit. Dulcamarae.

Alprauchkraut: Herb. Fumar.

Alpraute: Herb. Abrotani.

Alprollenkraut: Herb. Trollii.

Alpschoß: Lap. Belemnites.

Alraunmännchen: Rad. Mandragorae.

Alraunrübe, falsche: Rad. Mandragorae.

Alraunwurzel: Rad. Mandragorae. Rad. Bryoniae. Rad. Gentianae. Rhiz. Galangae.

Alraupenöl: Ol. Jecoris Aselli.

Alrautenöl: Ol. Rutae. Ol. Jecoris.

Alrone: Tubera Ari.

Alröschenwurzel: Rad. Hellebor. nigr.

Alrune: Rad. Mandragorae.

Alrunke: Rad. Mandragorae.
Rad. Bryoniae. Rad. Gentianae.
Rhiz. Galangae.

Alrunkenwurzel: Rad. Mandragorae.
(Siehe auch Alrunke.)

Alsam, Alsani, Alsch, Alsei. Alsen:
Herb. Absinthii.

Älsch: Herb. Absinthii.

Alsei: Herb. Absinthii.

Alsem, Alsemknoppen: Hrb. Absinthii.

Alsois: Herb. Veronicae.

Alst: Herb. Absinthii.

Altamon: Stib. sulfurat. nigr.

Alte Eh: Ungt. flavum. Rad. od. Sirup.
Althaeae.

Altefrauhaltwort: Rad. Aristoloch.
pulv.

Altekanalwurzel: Rad. Alcannae.

Altekermes: Sir. Coccionellae.
Sir. Rhoeados.

Altekolonder: Spirit. coloniens.

Altekosaken: Mixt. vulner, acid.

Altelorie, feste: Ungt. flav.
Ol. Lauri āā.

—, flüssige: Ol. viride.

Altemoni: Stib. sulfurat. nigrum.

Altepussade, braune: Mixt. vulner.
acid.

—, weiße: Aq. vulnerar. spir.

Alterschwede: Spec. ad long. vit.
(Spec. hierae picrae.) Tinct. Aloës
comp.

Alterweiberstrauß: Herb. Hepaticae.

Alteschadensalbe: Empl. Litharg.
molle. Ungt. Cerussae. Ungt.
exsiccans. Ungt. flavum. Ungt.
Plumbi.

Alteschewell: Liq. Natrii hypochloros.

Alteschmiere: Ungt. flavum.

Altesweib: Herb. Ballotae.

Alteumprobulgum: Ugt. nervin.

Alteundneuemuttertropfen: Aq. aromat. rubra. Tinct. carminativa.
Tinct. Cinnam. Tinct. Rhei aquosa.

Altgesichtmitrand: Herb. Antirrhini.

Altee, flüssige: Oleum viride.

Altheeblätter: Fol. Althaeae.

Altheebutter oder -fett: Ungt. flav.

Altheeklappensaft: Sir. Rhoeados.

Altheekuchen: Pasta gummosa.

Altheeloröl, festes: Ol. Lauri c. Ungt.
flav.

—, flüssiges: Ol. viride.

Altheemoos: Carrageen.

Altheeöl: Ol. mixtum.

Altheepasta: Pasta gummosa.

Altheepopuleum: Ungt. flav. Ungt.
Populi āā.

Altheesalbe: Ungt. flavum.

—, ungefärbte: Ungt. Rosmar. comp.

Altheewurzel: Rad. Althaeae.

Altheilsalbe: Ungt. flavum.

Altorselsalbe: Ol. Tereb. sulfur.

Alt-Pirmeß: Tinct. carminativ.

Altschadenpflaster: Empl. Cerussae.
Empl. fuscum. Empl. Litharg. molle.
Empl. Resinae Pini.

—, braunes: Empl. fuscum. camphor.

Altschadensalbe: Empl. Litharg. molle.
Ungt. Cerussae. Ungt. exciccans.
Ungt. flavum. Ungt. Plumbi.

Altschadenspiritus: Aq. vulnerar. spir.

Altschadenspiritus, schwarzer: Aq.
phagedaen. nigr.

Altschadenwasser, braunes: Mixt.
vulnerar. acid.

Altschadenwasser, gelbes: Aq. phagedaen. flav.

—, schwarzes: Aqua phagedaenica
nigra.

—, weißes: Aqua Plumbi.

Altstein: Zinc. sulfur. pur.

Altweiberschmekete: Herb. Origani.

Altweiberschmecken: Fol. Salviae.

Altwurzblüten: Flor. Helenii.

Altwurzel: Rad. Helenii.
Aluin: Alumen.
Aluminat: Alumin. sulfuricum.
Alwe: Aloë.
Alweitee: Fol. Salviae.
Alwendrinischer Petersiliensamen: Sem. Phellandr.
Alwinekathrine: Aloë.
Alwisekathrine: Aloë.
Alzkirschenrinde: Cort. Pruni Padi.
Amachtsblumen: Flor. Paeoniae.
Amachtsbohnen: Semen Paeoniae.
Amandelen: Amygdalae.
Amandelöl: Ol. Amygdalar.
Amangenstein: Lap. calaminar.
Amaranth: Anilin violett.
Amarillstein: Lap. Smiridis.
Amazonenstein: Lap. ischiatic.
Ambeißenwürze: Rad. Torment.
Amber, flüssiger: Ambra liquida.
—, gelber: Succin. raspat.
—, grauer: Ambra grisea.
—, weißer: Cetaceum.
Amber = Himbeere.
Ambergänsefuß: Herb. Chenopod.
Ambergries: Ambra.
Amberholz: Lign. Santali alb.
Amberkraut: Herb. Mariveri.
Amberwurz: Radix Carlinae. Rhiz. Zingiberis.
Ambockkraut: Herb. Mari veri.
Ambra, gelbe: Succinum rasp.
—, weiße: Cetaceum.
Ambrafett: Ambra grisea.
Ambragries: Ambra grisea.
Ambrosiakraut: Herb. Chenopodii.
Ameiseneieröl: Ol. Papaveris.
Ameisengeist: Spir. Formicar.
Ameisenkraut: Herb. Serpylli.
Ameisenöl: Ol. Amygdalar. Ol. Lumbricor. Ol. Lini. Spir. Formicar.
Ameisenpulver: Pulv. contra Insect. Sem. Nigellae plv.
Ameisensalbe: Ungt. contra Pediculos.

Ameldonk: Amylum Solani.
Amelemehl: Amylum pulv.
Amelung: Amylum pulv.
America: Tinct. Arnicae.
Amerikan. Balsam: Balsam. peruvian. Ol. Tereb. sulfur.
— Eiermoos: Carrageen.
— Öl: Ol. Ricini.
— Pflanzenpapier: Emplastrum anglicum.
— Salep: Amylum Marantae.
— Verfangpulver: Pulv. Liquirit. comp.
Amiant: Alumen plumosum.
Amidam: Amylum pulv.
Amidon: Amylum pulv.
Amidongummi: Dextrin.
Amidonzucker: Glykose.
Amillon: Amylum pulv.
Ammelmehl: Amylum pulv.
Ammeltenspiritus: Spir. Formicar.
Ammenpulver: Pulv. galactop. Plv. Magnes. c. Rheo.
Ammeosfrüchte: Fruct. Ammeos.
Ammerad: Ammonicum.
Ammerey: Fruct. Amoml.
Ammeyfrüchte: Fruct. Ammeos.
Ammisamen: Fruct. Ammeos.
Ammonia: Liquor. Ammonii. caust.
Ammoniak: Liq. Ammon. caust.
— zum Backen: Ammon. carbonic.
Ammoniakalaun: Alumen ammoniacale.
Ammoniakalessig: Liq. Ammonii acetic.
Ammoniaksalz: Ammon. chloratum.
Ammoniakborax: Ammon. boric.
Ammoniaklakritzen: Troch. Ammon. chlor.
Ammoniaklaugensalz: Ammon. carbonic.
Ammoniakliniment: Linim. ammoniat.
Ammoniaksalbe: Liniment. ammoniat.
Ammoniaksalpeter: Ammon. nitric.
Ammoniaksalz: Ammon. carb.

Ammoniakseife: Linim. ammon.
Ammoniakspiritus: Liquor. Amm. caust. spirit.
Ammoniakvitriol: Ammon. sulfur.
Ammoniakmeersel: Linim. ammoniatum.
Ammoniazeep: Linim. ammoniat.
—, **mildes:** Ammon. carbonicum.
—, **blausaures:** Ammon. cyanat.
—, **blutsaures:** Ammon. rhodanatum.
—, **mildes:** Ammon. carbonicum.
—, **zuckersaures:** Ammon. oxalicum.
— **zum Backen:** Ammon. carbon.
Ammonsöl: Ol. Amygdalarum.
Amomen: Fruct. Amomi.
Amonsamen: Fruct. Pimentae.
Ampfer: Herb. Rumicis.
Ampferklee: Herb. Acetosellae.
Ampferkraut: Herba Rumicis.
Ampferwurz: Rad. Lapathi acut.
Amradersalbe: Ungt. Hydrarg. ciner. dil.
Amselbaumrinde: Cort. Frangul.
Amselbeeren: Frct. Rhamn. cath.
Amselkirschen: Fructus Rhamni catharticae.
Amselkirschrinde: Cort. Frangul.
Amselkraut: Herb. Polygalae.
Amselspiritus: Spir. Formicar.
Amsterdamsche Pleister: Empl. adhaesiv. nigr.
Amsterdamwurzel: Rad. Gentian.
Amtmannpaschketropfen: Tinct. Chinioïdin.
Amtmannsöl: Ol. Tereb., Ol. Lini, Spir. camph. āā.
Amulettenpflaster: Empl. Galbani crocat.
Amyant: Alumen plumosum.
Anackersaft: Tinct. Arnicae.
Arnais: Fruct. Anisi.
Anaktonienwasser: Aq. vulnerar. spirituos.
Ananasöl: Amylium butyricum.

Ananastinktur: Tinct. odontalg.
Anatron: Fel Vitri.
Anatto: Orleana.
Anbertropfen: Ol. Junip. lign.
Anbeth: Succinum.
Anbißblüten: Flor. Scabiosae.
Anbißwurzel: Rad. Succisae.
Anblickskörner: Sem. Milii.
Anderflacke, Anderflackete: Herba Rumic. obtusif.
Andernwurzel: Rhiz. Filicis.
Andlauerpulver: Pulv. laxans.
Andorn, großer: Herb. Stachyd.
—, **schwarzer:** Hb. Ballotae.
—, **stinkender:** Herb. Ballotae.
—, **weißer:** Herb. Marrubii.
Andornwurzel: Rad. Ononidis.
Andromachi: Elect. Theriaca.
Anegulkenwurzel: Rad. Angel.
Aneis: Fruct. Anisi.
Anemonenkraut, blaues: Herba Pulsatillae.
Änetsamen: Fruct. Anethi.
Angebranntes Mennigpflaster: Empl. fusc. camphor.
Angelbeeren: Fruct. Myrtilli.
Angelikawurzel: Rad. Angelic.
Angelwassalbe: Ungt. cereum.
Angerblumen: Flor. Bellidis. Flor. Millefolii.
Angerkraut: Herb. Polygoni.
Angerröserl: Flor. Bellidis.
Angesichtskörner: Sem. Milii.
Angewandten Papolium: Ungt. Populi.
— **Plumbicum:** Ungt. Plumbi.
Angilkenwurzel: Rad. Angelic.
Anginasalbe: Ungt. Rosmar. cps.
Angioneurosin: Nitroglycerin.
Angrünsalbe: Ungt. Populi. Ungt. Rosmar. cps.
Angstaberli, Angstablut: Herb. Solani.
Angstlerkraut: Herb. Euphrasiae.
Anguine: Lanolinum.
Angulkenwurzel: Rad. Angelic.

Angurienkörner: Sem. Citrulli.

Angusturienrinde: Cort. Angosturae.

Anhaltertropfen: Tinct. Cinnam. Tinct. aromat. acid.

Anhaltischpulver: Bol. rubr. et Lign. Santal. rubr. āā.

Anhaltsgeist: Spir. Anhaltin. Pharm. Württ. 1847. Mixt. oleos. balsam. Spirit. coloniens. Spir. Angel. comp.

Anhaltspulver, rotes: Cort. Cinnam. pulv. Pulv. temper. rubr.

—, **weißes:** Pulb. temperans.

Anhaltstropfen: Tct. aromatic. acid. Tinct. Cinnamomi.

Anhalts- od. Anhangswasser: Aq. Anhaltin. Aq. aromat. Aq. vuln. spir. Spir. theriac.

Anijs = Anis.

Anijspoeder: Fruct. Anisi pulv. Pulv. Liquirit. comp.

Anilblau: Indigo.

Anilinsalbe: Ungt. Paraffini.

Animarhei: Tct. Rhei. aquosa.

Anis: Fruct. Anisi.

—, **langer:** Fruct. Foeniculi.

—, **schwarzer:** Sem. Nigellae.

Anisade: Liq. Ammon. anisatus.

Anisammoniak: Liq. Ammon. anis.

Anisbutter: Ungt. Rosmar. cps. Ungt. Anisi.

Anisdrop: Succ. Liquirit. anisat. Cachou.

Anisfenchel: Semen Foeniculi.

Anisgeist: Liq. Ammon. anisat. Spirit. Anisi.

Anisholzrinde: Cort. Evonymi.

Aniskerbel: Herb. Cerefolii.

Aniskern: Fruct. Anisi.

Anislaxir: Pulv. Jalapae dil.

Anisliquor: Liq. Ammon. anis.

Anispilz: Fung. suaveolens.

Anisspiritus: Liquor Ammon. anisat. Spirit. Anisi.

Anissaft: Sir. Anisi stellat.

Anissalmiak: Liq. Ammon. anis. Cachou.

Anisschwamm: Bolet. suaveol.

Anistropfen: Liq. Ammon. anis. Ol. Anisi. Spir. Anisi.

Aniswurzel: Rad. Consolid. Rhiz. Veratri. Pulv. ctr. Pedic.

Aniswurzelpulver: Rad. Helenii pulv.

Aniswurzelsalbe: Ungt. contra Pediculos.

Anjobenpulver: Rad. Angelicae plv.

Ankenballe: Herb. Calthae palustr.

Ankenbälli: Herba Troll. Europ. Herba Cypripedii.

Ankenblume: Herba Calthae palustris. Herb. Taraxaci. Herb. Ranunculi pratens.

Ankern: Gland. Quercus. Gallae.

Ankerwurzel: Rhiz. Pseudacori.

Anlaufpulver: Brunstpulver.

Annamirl: Herb. Pulmonariae.

Annatto: Orleana.

Annepotanne: Ungt. Hydrarg. cin. dil.

Annienholz: Lign. Santali.

Anodyne: Spir. aethereus.

Anotta: Orleana.

Anotte: Orleana.

Ansatz, bitterer: Spec. amarae.

Anschlika: Rad. Angelicae.

Anschlußpflaster: Empl. fusc.

Anschlußpulver: Pulv. ad Erysip.

Anschußwasser: Aq. vuln. spir.

Anserine: Herb. Millefolii. Herb. Anserinae.

Ansprungssalbe: Ungt. leniens. Ungt. Zinci. Ungt. Linariae.

Antensnepel: Arum maculat.

Antewer: Rhiz. Veratri. Rad Hellebori alb.

Anthosblüten: Flor. Rosmarin.

Anthosöl: Oleum Rosmarini.

Antichlor: Natr. subsulfurosum.

Antifebrin: Acetanilidum.

Antihysterisches Wasser: Aqua foetid.

Antimodium: Stib. sulfur. nigr.

Antimonasche: Stibium oxydat.

Antimonblumen: Stibium oxyd.

Antimonbutter: Liq. Stib. chlor.

Antimonglas: Stib. sulfur. nigr.

Antimonialpulver: Calcium phosphoricum stibiatum. Pulvis antimonialis.

Antimonialtropfen : Vinum stib.

Antimonium: Stib. sulfur. nigr.

Antimonkalk: Stibium oxydat.

Antimonöl: Liq. Stibii chlorat.

Antimonpulver: Stib. sulf. nigr.

Antimonweinstein: Tartarus stibiatus.

Antimonzinnober: Cinnabaris antimonialis (rotes Schwefelquecksilber). Hydrg. sulfurat. rubr.

Antispasmodische Tropfen: Tinct. Valer. aeth.

Antispasmorius: Plv. antispasm.

Antlaßrosen: Flor. Paeoniae.

Anton, schwarzer: Herb. Ballot.

—, weißer: Herb. Marrubii.

Antonblumen: Flor. Paeoniae.

Antonibalsam: Aq. aromatica.

—, brauner: Tinct. anticholerica.

Antoniblüten: Flor. Jasmini. Flor. Paeoniae.

Antonienkraut, Antonikraut, Antonskraut: Herba Epilobii angust. Herba Prunellae.

Antonisalbe: Ungt. Veratri alb.

Antonitee: Herb. Marrubii.

Antoniuskörner: Sem. Paeoniae.

Antoniuspulver: Flor. Cinae plv.

Antoniustee: Herb. Betonicae.

Antonskörner: Sem. Paeoniae.

Anwachsbutter: Ungt. Linar. Ungt. potab. rubr. Ungt. Rosmarini comp.

Anwachskuchen: Terra sigill. rbr.

Anwachsöl: Ol. Hyoscyami. Ol. Juniperi. Ol. Terebinth. Ol. Chamomill. Ol. viride.

Anwachspflaster: Empl. oxycroc.

Anwachspulver: Pulv. temperans.

Anwachssalbe: Ungt. flavum. Ungt. Rosmarini comp.

Anwachstropfen: Tinct. carmin. Tinct. Chinae cps.

Anznodron: Kal. permanganic.

Appallaris: Lap. Calaminaris.

Apalloniakörner: Sem. Paeoniae.

Apfelblümle: Flor. Chamomill. vlg.

Apfelblüte, rote: Flor. Granati.

—, weiße: Flor. Acaciae.

Äpfelbutter: Ungt. flavum.

Apfelessig: Acetum c. Spir. Rubi. Id. 15 : 1.

Apfelkraut: Herb. Hepaticae. Herb. Marrubii.

Apfelöl: Ol. Papaveris. Amyl. valerianic.

Äpfelquitten: Fruct. Cydoniae.

Apfelsalbe, rote: Ugt. Hydr. rubr.

—, gelbe: Ungt. flavum.

—, weiße: Ungt. leniens. Ungt. rosatum. Ungt. Zinci.

— mit rotem Zippelmores: Ungt. Hydrarg. oxyd. rubr. dil. 1:50.

Apfelsinenöl: Ol. Bergamottae.

Apfelsinenpflaster: Empl. Lith. compos.

Apfelsinenpulver: Pulv. refrigerans Dan.

Apfelsinensaft: Sir. Aurant. cort.

Apfelsinenschalen: Cort. Aurantii dulc.

Aphrodisiacum: Tct. Cannabis (homoeopath.).

Apiswurzel gegen Bienen (Läuse): Pulv. Pediculor.

Apokolik, gelber: Empl. Lith. compos.

—, weißer: Empl. Lith. simpl.

Apollonienkörner: Sem. Paeon.

Apollonienkraut: Herba Aconiti. Herb. Hyoscyami.

Apollonienwurzel: Tubera Aconiti.

Apollopulver: Tragacanth. plv.

Apollowurzel: Rad. Paeoniae.

Apoplektikus: Spirit. aromatic.

Apopuleum: Ungt. Populi.
Apostelkraut: Herb. Adiant. aur.
Apostelöl: Oxymel Aeruginis.
Apostelpflaster: Cerat. Aeruginis. Empl. fusc. camph.
Apostelsalbe: Ungt. Aerugin. Ungt. basilic. Ungt. Populi.
Apostemkraut: Herb. Taraxaci. Herb. Scabiosae.
Apostemwurzel: Rad. Taraxaci.
Apostole: Empl. Cerussae. Empl. Litharg. comp.
Apostolenpflaster: Empl. Ceruss.
Apostolk, weißer: Empl. Litharg.
Apotheke: Spirit. sapon. camph.
Apothekenbock: Spirit. sapon. camph.
Apothekenwurzel: Rhiz. Gram.
Apothekergras: Rhiz. Gramin.
Apothekerrosen: Flor. Rosae.
Apothekersalbe, rote: Ungt. Hydrarg. oxyd. rbr. dil.
Apothekerseife: Sapo medicat.
Apothekerstod: Spir. sap. camph.
Appelquint: Fruct. Colocynthid.
Appellone: Physalis Alkekengi.
Appelstaal: Tinct. Ferri pomati.
Apperanten (Iltiswitterung): Castoreum.
Appetitstropfen: Tct. Chin. comp. Elix. Aurant. comp.
Appich: Herb. Hederae.
Appichsamen: Fruct. Apii.
Aprikosentee: Flor. Acaciae.
Aprilblumen: Anemone nemorosa.
Aprilglöckchen: Flor. Convallar.
Aprilwurzel: Rad. Sarsaparillae.
Aquariumrinde: Cort. Quillayae.
Arabisch. Borke: Cort. Chinae.
— Gummi: Gummi arabicum.
— Rinde: Cort. Chinae.
— Rüben: Rad. Bryoniae.
— Wasser: Aq. aromatic.
Aragunische Erde: Catechu.
Arand, schwarzer: Styrax.

Arand, weißer: Olibanum.
Aranserschalen: Cort. Aurant.
Aranswurzel: Tubera Ari.
Arapesara: Mixt. vulner. acid.
Ararobapulver: Chrysarobinum.
Ararut: Amylum Maranthae.
Ararutapulver: Amylum Maranth.
Araunbussade: Aq. vulner. spir.
Arbeitspulver: Plv. Magn. c. Rheo.
Arbelkraut: Herb. Fragariae.
Arbennüsse: Sem. Cembrae.
Arbusensamen: Sem. Cucurbit.
Arcaebalsam: Ungt. Elemi.
Arcaesalbe: Ungt. Elemi.
Arcanbalsam: Ol. Tereb. sulf.
Arcanumduplicatum: Kalium sulfuric.
Arcetpastillen: Troch. Natr. bicarbon.
Archel: Orseille.
Archenbeeren: Fruct. Ebuli.
Arche Noah: Tub. Aconiti.
Archidiakonuspflaster: Empl. Litharg. comp.
Archiolt: Orleana.
Archiotta: Orleana.
Arerpussarer: Aqua vulner. spirit. Mixt. vulner. acid.
Argamundakraut: Herba Agrimoniae.
Argelblüten: Fol. Arghel.
Argelfrüchte: Fructus Angelicae.
Argelkleinwurzel: Rad. Angelic.
Argelpussade (weiße): Aq. vulneraria spirituosa.
Argenmöndli: Herb. Agrimon.
Arimenblumen: Herb. Centaur.
Arinkenblumen: Herb. Centaur.
Arkebusade, braune: Mixt. vuln. acida.
—, weiße: Aq. vulner. spirituos.
Arkebusadepflaster: Empl. Litharg. simpl.
Armagnac: Cognac.
Armdarmjammerpulver: Plv. epilept. niger.
Arme lui's pleister: Charta resinosa.
Arme Mann's Kruid: Herba Gratiolae.

Armenici: Liq. Ammon. caust.
Armendill: Rhiz. Tormentillae.
Armenischgummi: Ammoniac.
Armenreinholzwurzel: Rad. Ononidis.
Armer Heinrich: Herb. Chenop.
Armer Mann: Herb. Gratiolae.
Armholzöl: Ol. Juniper. lign.
Armholzwasser: Spir. Angel. cps.
Armspiritus: Tinct. Arnicae dil.'
Armsünderbock: Empl. Litharg.
Armsünderfett: Adeps suillus. Ungt. flavum.
Armsünderfleisch: Mumia.
Armsünderkraut: Herb. Antirrh.
Armsünderpulver: Plv. contra Pediculos.
— fürs Vieh: Pulv. pro Equis niger.
Armsünderschädel: Conchae.
Armsünderschmalz: Adeps. Ungt. flavum.
Armsündertropfen: Essent. dulcis. Tinct. Chinioïdini.
Armutsplage: Sang. Hirci pulv.
Arnenwurzel: Tubera Ari.
Arnikasalbe: Ungt. Linariae.
Arnikaspiritus: Tinct. Arnicae.
Arnikatropfen: Tinct. Arnicae.
—, weiße: Spiritus Melissae comp.
Arnikawasser: Tinct. Arnicae c. aqua 1 + 9. Aqua Arnicae destill.
Arnis: Fruct. Anisi vulg.
Arnotta: Orleana.
Aromat. Kräuter: Spec. aromat.
Aromat. Salbe: Ungt. Rosmar. cps.
— Spiritus: Spiritus odoratus.
Aronakraut: Herb. Ari.
Aronenkraut: Herb. Ari.
Aronholzwurzel: Rad. Aristoloch:
Aronkindle: Arum macul.
Aronstab: Tubera Ari.
Aronstabwurzel: Tubera Ari.
Aronwurzel: Tubera Ari.
Arösselbeeren: Fruct. Sorbi.

Arquebusade: Aqua vulneraria spirituosa.
Arquebusade, braune: Mixt. vulner. acid.
—, weiße: Aq. vulner. spirituos.
Arrestatsalbe: Ungt. flavum.
Arrowroot: Amylum Marantae.
Arschkritzeln: Fruct. Cynosbati.
Arsenalwurzel: Rhiz. Imperator.
Arsenik, grauer: Arsenicum crud.
—, künstl. gelber: Arsenicum trisulfuratum.
—, natürl. gelber: Auripigment. Arsenicum citrinum nativum.
—, schwarzer: Arsenicum.
—, weißer: Acid. arsenicosum.
Arsenikal: Ammon. arsenicic.
Arsenikalblau: Cobalt. aluminat.
Arsenikblau: Cobaltum aluminat.
Arsenikblüte: Acidum arsenicos.
Arsenikgelb: Auripigment.
Arsenikglas: Acidum arsenicos.
Arsenikmehl: Acid. arsenicos. pulv.
Arsenkobalt: Cobaltum nativum.
Arstgucken: Pulsatilla vulg.
Arteawurzel: Rad. Altheaeae.
Artefis: Rad. Cichorii.
Artelkleesamen: Flores Hyperici.
Artelkleewurzel: Rad. Angelic.
Arten: Herb. Marrubii.
Artischokensamen: Fruct. Cardui mariae.
Artischokenwurzel: Rad. Carlin.
Arunkeli: Herb. Ranunculi arv.
Aruten: Herb. Abrotani.
Arutenkraut: Herba Abrotani.
Arvennüsse: Sem. Cembrae.
Arzeesalbe: Ungt. Elemi.
Arzneiwurzel: Rad. Alkannae. Rad. Gentianae.
Asafoetidaöl: Tinct. Asae foet. c. Ol. Papaver. 1 : 30.
Asam: Asa foetida.
Asangöl: Tinct. Asae foetidae.

Asangwasser: Aq. foetida.
Asant, stinkender: Asa foetida.
—, **süßer:** Benzoë.
—, **wohlriechender:** Benzoë.
Asanttropfen: Tinct. Asae foetid.
Asbest: Alumen plumosum.
Aschafischfett: Ol. Jecor. Aselli.
Aschblatt: Herb. Absinthii.
Aschblei. Graphites.
Asche, blaue (Bergblau): Coerul. montan.
—, **grüne (Berggrün):** Viride montanum.
Aschenfett: Ol. Jecor. Aselli.
Äschenfett: Adeps. Ol. Jecoris.
Aschenkali: Kal. carb. crud.
Aschenöl: Ol. Jecoris Aselli.
Äschenöl: Ol. Jecor. Asell.
Aschenrinde: Cortex Fraxini.
Aschensalz: Kalium carbonicum.
Aschenweibel: Herb. Burs. Past.
Aschenwurzel: Rad. Dictamni.
Äschenwurzel: Rad. Dictamni.
Ascherwurzel: Rad. Carlinae. Rad. Dictamni.
Aschfett: Ol. Jecoris Aselli.
Äschfischöl: Ol. Jecor. Aselli.
Aschiotte: Orleana.
Aschmannssalbe: Ungt. Zinci c. Bals. peruvian. 10:1.
Aschnitzkraut: Herba Alchemill.
Aschwurzel: Rad. Dictamni.
Aschzinn: Bismutum.
Aseptin: Acidum boricum.
Asiatischer Balsam, äußerlicher: Bals. peruvian.
—, **innerlicher:** Elix. Proprietat. sine acido.
— **Lebensbalsam:** Mixt. oleos. bals.
— **Tabak:** Fol. Nicotianae.
Asienawurzel: Rad. Gentianae.
Aspalatholz: Lign. Aloës.
Asperulakraut: Herba Asperulae.
Asphaltöl: Benzin.

Asphodill: Bulb. Asphodeli.
Asphodillwurzel: Bulbus Asphodeli.
Aspic: Flor. Lavandulae.
Aspis: Argent, nitric. Alumen. plumos.
Aspoltern: Herb. Resedae.
Assach: Ammoniacum.
Asseln: Millepedes.
Asslepflaster: Ungt. diachyl. comp.
Assodil (wurz): Rad. Asphodeli.
Assolter: Viscum album.
Asthmakraut: Fol. Stramonii nitrata.
Asthmapapier: Charta nitrata.
Asthmatropfen: Liq. Am. anis. Spir. Aeth. nitrosi.
Astrandwurz: Rhiz. Imperatoriae.
Astraksikus: Mel boraxatum.
Astrenzwurzel: Rhiz. Imperat.
Astridiwurzel: Rhiz. Imperator.
Atch: Sambucus Ebulus.
Ateri-Beri: Atropa Belladonna.
Athemkraut: Herb. Pulmonar.
Äther, blasenziehender: Aether cantharidatus.
—, **essigsaurer:** Aether aceticus.
—, **salpetriger:** Spirit. nitricoaether.
—, **salzsaurer:** Spirit. muriaticoaether.
—, **vegetabilisch:** Aether acetic.
Äthernaphtha: Aether aceticus.
Ätherweingeist: Spir. aether.
Atipaschmoschuspulver: Pulv. antispasmodic., Pulvis temperans ruber
Atlasbeeren: Fruct. Sorbi.
Atol: Aloë.
Atrocksaft: Sir. Papaveris.
Attichbeeren: Fruct. Ebuli.
Attichbeerensaft: Succus Ebuli (Sambuci).
Attichblumen: Flor. Sambuci.
Attichkraut: Fol. Athaeae.
Attichlatwerge: Elect. Theriac.
Attichmus: Succus Sambuci.
Attichsaft: Succus Sambuci.
Attichsalze: Succ. Sambuci.
Attichsamen: Fruct. Foeniculi.

Attichsamenöl: Ol. Foeniculi.
Attichsulz: Succ. Ebuli. Succ. Sambuci.
Attichwurzel: Rad. Carlinae. Rad. Ebuli. Rad. Taraxaci. Rad Pimpinell.
Attig siehe Attich.
Ätzendes Laugensalz: Kali od. Natr. causticum.
Ätzflüssigkeit: Liq. corrosivus.
Ätzkali: Kali causticum.
Ätznatron: Natr. causticum.
Ätzsalz: Kali causticum.
Ätzsilber: Argent. nitric. fus.
Ätzsoda: Natr. causticum.
Ätzstein, blauer: Cupr. sulfur.
—, göttlicher: Zinc. sulfuricum.
—, weißer: Kali causticum.
Ätzwasser: Acid. nitric. crud.
Audernwurzel: Rhiz. Filicis.
Aueröl: Ol. Olivarum.
Auferhaltungstropfen: Tinct. aromat.
Auferstehungstropfen: Tinct. aromatic.
Auffenblatt: Herb. Uvulariae.
Aufgelöstes Nix: Aq. ophthalm.
Aufhaltschmiere: Ungt. Canthar.
Auflattig: Flor. Farfarae.
Auflattigsaft: Sir. Althaeae.
Auflattigsalbe: Ungt. flavum.
Aufliegssalbe: Ungt. boricum.
Auflingsalbe: Ungt. boricum.
Aufmunterungstropfen: Tinct. aromat. Tinct. Valer. aeth.
Aufziehöl: Ol. Chamomillae infus.
Aufziehpulver: Plv. pro Vaccis.
Auga = Augen.
Augelbeeren: Fruct. Myrtilli.
Augenbalsam, roter: Ungt. Hydrarg. rubr. dilut.
Augenbalsam St. Yves: Ungt. ophthalm. comp.
—, weißer: Ungt. Zinci.
Augenblümchen: Flor. Bellidis. Herb. Anagallid. Herb. Euphrasiae.
Augenblüte: Herb. Anagallid.
Augendienst: Herb. Euphrasiae.

Augendistel: Herb. Euphrasiae.
Augenessenz: Tinct. Foeniculi comp.
Augengrau: Tutia praeparata.
Augenkalomel: Hydrarg. chlorat. v. hum. p.
Augenkirschen: Ungt. ophthalm.
Augenkraut: Herb. Chelidonii. Herb. Euphrasiae.
Augenkräuter: Spec. resolvent.
Augenkurierstein: Zinc. sulfur.
Augenkügelchen: Troch. Santonini. Troch. laxant. Pil. laxant.
Augenlicht, gelbes: Ungt. ophth. flav.
—, graues: Ungt. ophthalm. gris.
—, rotes: Ungt. Hydrarg. rubr. dil.
—, weißes: Ungt. Zinci.
Augenlichtsalbe: Ungt. Zinci.
Augenlidsalbe: Ungt. Zinci. Ungt. ophthalmic.
Augenmehl: Zinc. oxydat.
Augenmilch: Aq. ophthalmica.
Augenmilchkraut: Herb. Tarax.
Augenmilchwurz: Rad. Tarax.
Augennichts: Nihilum album (Zinc. oxyd. crud.). Ungt. Zinci. Zinc. sulfur.
—, weißes, zum Auflösen: Zinc. sulfuricum.
—, rotes: Ungt. ophthalmic. rubr.
Augennichtspflaster: Empl. Cerussae.
Augennichtssalbe: Ungt. Zinci.
Augenöl: Ol. Jecoris Aselli. Ol. Amygdalar. Paraffin. liquid. puriss.
Augenpappeln: Flor. Malv. arb.
Augenpillen: Pilulae laxantes.
Augensalbe, bamberger: Ungt. ophth. St. Yves.
—, Heuschkels: Ungt. Zinci.
—, Hufelands: Ungt. ophth. rubr.
—, Rosensteins: Ungt. Zinci.
—, rote: Ungt. Hydrarg. rubr. dil.
—, St. Yves: Ugt. ophthalm. comp.
—, Ungers: Ungt. Hydrarg. rubr. dil.
—, weiße: Ungt. Zinci.

Augensamen: Sem. Cydoniae.
Augenschuppen: Acid. boricum.
Augenschwamm: Fung. Samb.
Augenspiritus, himmlischer: Tinct.
  Foeniculi comp.
Augenstein, blauer: Cupr. aluminat.
—, runder: Lapid. Cancrorum.
—, weißer: Zincum sulfuricum.
Augenstern: Herb. Euphrasiae.
Augentabak: Pulv. sternutator. virid.
  od. albus.
Augentee: Fol. Farfarae (äußerlich).
  Herb. Viol. tricol. Spec. Lignor.
Augentropfen: Tct. Foenic. cps.
Augentrost: Herb. Euphrasiae.
Augentrostwasser: Aq. Tiliae.
Augenwasser: Aq. Foeniculi.
—, gelbes: Collyrium adstring. luteum.
— Horstsches: Collyrium adstringens.
—, weißes: Aqua Rosae.
—, zusammenziehendes: Collyr. adstr.
  luteum.
Augenwurzel: Rad Taraxaci. Rad.
  Valerinae. Rad. Caryophyll.
—, große: Rad. Levistici.
Augenwurzkraut: Herb. Oreosell.
Augenzier: Rad. Anchusae.
Augenzierwurzel: Rad. Anchus.
Augenzug: Empl. Drouoti.
Augenzugpflaster: Empl. Drouoti.
Augsburger Augenbalsam: Ungt.
  ophthalm. rubr.
— Balsam: Mixt. oleos. bals. Tinct.
  Chinae comp.
— Lebensessenz: Tinct. Aloës. comp.
— Pillen: Pilulae laxantes.
— Tee: Species pectorales.
— Tropfen: Elixir Proprietatis.
  Tinct. Aloës comp.
Augstablust: Herb. Euphrasiae.
Augstenzieger: Herb. Euphrasiae.
Augurienkörner: Sem. Cucurb.
Augustblumen: Flor. Stoechad.
Augustinerpillen: Pil. laxantes.

Augustinuskraut: Hb. Euphras.
Auri: Aurin.
Aurian: Herb. Centaurii.
Auriankraut: Herba Centaurii.
Aurikeln: Flor. Primulae.
Aurin, roter: Herb. Centaurii.
  weißer od. **wilder:** Herb. Gratiolae.
  Rad. Angelicae.
Aurinkraut: Herba Centaurii.
Aurinken: Herb. Centaurii.
Aurinwurzel, wilde: Rhiz. Gratiolae.
**Aus der hintersten und vordersten
  Büchse:** Ol. Terebinth. c. Ol. Petrae
  rubr.
Aus der schwarzen Büchse: Pulv. pro
  Equis.
Aus 2 Flaschen: Ol. Terebinth. c. Ol.
  Hyoscyami.
Ausgang und Eingang: Ungt. Plumbi.
Ausländischmoos: Lich. island.
Ausschlagsalbe, graue: Ungt. sul-
  furatum gris.
Ausschlagsalbe, gelbe: Ungt. sulfurat.
—, rote: Ungt. Hydrarg. rubr. dilut.
—, schwarze: Ungt. contra Scabiem
  F. M. B. Ungt. Picis.
—, weiße: Ungt. Hydrarg. alb. dil.
Ausschußpflaster: Empl. fusc.
Äußerlich: Liq. Ammon. caust.
Äußerlichdreikreuz: Zinc. sulfuric.
Äußerlicher Lebensbalsam: Liniment.
  terebinthinat.
Austerdreck: Conchae praep.
Austermuschel: Conchae praep.
Austerschale: Conchae praep.
Australien: Conchae praep.
Auszehrungskräuter: Herb. Galeopsid.
Auszehrungstee: Spec. pectorales.
Auszugöl: Ol. viride. Ol. Chamom.
  infus. Ol. Hyoscyami.
Auszugsalbe: Empl. oxycroceum
Auszugspiritus: Spiritus.
Autenrieth Umschlag: Ungt. Plumbi
  tannic. Ungt. Tartari stibiat.

Auundwehpflaster: Empl. Cantharid. ord.

Avanzenpulver: Sem. Sabadill. pulv.

Avanzenschalen: Cort. Aurant.

Avenariusschlägel: Herb. Scabiosae.

Averoon: Herba Abrotani.

Avignonkörner: Fruct. Rhamni.

Avinersalbe: Ungt. Rosmar. cps.

Axtrax: Liq. Plumbi subacet.

Azijin = Essig.

Azurstein: Lapis Lazuli.

B

Baach = Bach, Wasser.

Baachbombel: Herb. Beccabungae. Herb. Anagallidis.

Baacholder: Spiraea Aruncus.

Baachminz: Herba Menth. aquatic.

Baachnägala: Herb. Pulmonariae.

Baachrösla: Herb. Epilobii. Rad. Caryophyllatae.

Baai (groene): Ol. Lauri.

Babbel: Malva silvestris.

Babbelcher: Veronica Beccabunga.

Babbelruesblumen: Flor. Paeoniae.

Babbla, Babbala: Malven u. Huflattich.

Babenkerne: Sem. Cucurbitae.

Babylonsafran: Rhiz. Curcumae.

Bachbangenkraut: Herba Beccabungae. Herb. Veronicae.

Bachblumen: Flor. Calthae.

Bachblumenkraut: Herba Beccabungae.

Bachbohnenkraut: Herba Beccabungae.

Bachbumbeli: Herb. Beccabungae.

Bachbungen: Herb. Beccabungae.

Bacheisenhut: Herb. Aconiti.

Bachgläsli: Sol. Trifol. fibrin.

Bachholder: Flor. Sambuci.

Bachholderwurz: Rad. Valerianae.

Bachkohl: Herb. Beccabungae.

Bachkraut: Herb. Pulmonariae.

Bachkresse: Herb. Nasturtii.

Bachmannpflaster: Empl. Drouot.

Bachmünze: Fol. Menth. pip.

Bachnelkenwurz: Rad. Caryophyllatae.

Bachonersamen: Sem. Paeoniae.

Bachschaumkraut: Herb. Scrophulariae.

Bachtobler Tee: Spec. laxant.

Backäpfel: Boletus cervinus.

Bäckengras: Herb. Lycopodii.

Backfischbein: Ossa Sepiae.

Backnatron: Natr. bicarbonic.

Backkraut: Herb. Pulmonariae.

Backöl: Ol. Citri dilutum. Ol. aromat. (Gewürzöl).

Backpulver: Natr. bicarbonic. c. Tartar. dep.

Backsalz: Ammon. carbonicum.

Backspäne: Lign. Fernambuci.

Badasilessig: Acet. Sabadillae.

Badekraut: Herb. Majoran. Herb. Origani vulg. Herb. Serpylli.

Badekrautwurzel: Rad. Levistici.

Badekugeln: Tart. ferr. in glob.

Badenesli: Flor. Primulae.

Badenga, Badengala: Flor. Primulae. Herb. Pulmonariae.

Badennechtli: Flor. Primulae.

Badennöchli: Herb. oder Flor. Anthyllidis.

Badenken: Flor. Primulae.

Badeschwefel: Kal. sulfuratum.

Badestahl: Ferr. sulfuricum.

Badewurzel: Rhiz. Calami. Rad. Levistici.

Badian: Fruct. Anisi stellati.

Badkraut: Herb. Origani. Herb. Serpylli. Herb. Majoranae.

Badkrautwurzel: Rhiz. Calami. Rad. Levistici.

Bagengala: Flor. Primulae.

Bagenzkraut: Herb. Ledi pal.

Baggerwurzel: Rhiz. Graminis.

Bagonerkörner: Sem. Paeoniae.

Bahamaholz: Lign. Fernambuci.

Bahiapulver: Chrysarobin.

Bahnholzblätter: Herba Ligustri.

2*

Bajonettstangen: Rhiz. Calami

Baisselbeeren: Fruct. Berberid.

Bakatenwurzel: Lign. Quassiae.

Bakelaar: Fruct. Lauri.

Bakkruid: Herb. Primulae.

Baulastienblüten: Flor. Granati.

Balderjahn: Rad. Valerianae.

Baldgreis-Kraut: Herb. Erigeron. Herb. Senecionis.

Baldrat: Cetaceum.

Baldrian: Rad. Valerianae.

—, **virginischer:** Rad. Serpentar.

Baldrianäther: Tinct. Valerian. aeth.

Baldrianliquor: Tct. Valer. aeth.

Baldriantropfen: Tinct. Valer.

—, **ätherische:** Tinct. Valer. aeth.

Balherundetropfen: Elix. Aurant. comp.

Ballablätter: Herb. Plantaginis.

Ballalätsch: Herb. Plantaginis.

Ballenblätter: Herb. Plantaginis.

Ballenfätsch: Herb. Plantaginis.

Ballenkraut: Herb. Plantaginis.

Balleranpulver: Cetac. sacchar.

Ballerosen: Flor. Paeoniae.

Ballhausens Magentropfen: Tinct. Aloës comp. Tinct. amara.

Ballo: Elixir e Succo Liquir.

Ballotenkraut: Herb. Ballotae.

Ballotenkraut, sibirisches: Herba Ballotae.

Ballrat: Cetaceum.

Balluster: Cort. Granati.

Balmen: Cort. Salicis.

Balsam: Tinct. Benzoës comp.

—, **abgezogener (innerlich):** Tct. Aloës comp.

— — **(äußerlich):** Bals. peruvian. Mixt. oleos. balsam. Ol. Terebinthinae. Tinct. Benzoës cps. Ol. ligni Juniperi.

—, **acre:** Ungt. Elemi.

—, **ägyptischer:** Balsam. de Mecca. Ungt. Aeruginis.

Balsam, amerikan., mit Silbertropfen: Ol. Terebinth. sulf. Chinioidin. Tinct.

—, **arcae:** Ungt. Elemi.

—, **arkanischer:** Ungt. Elemi.

—, **asiatischer:** Elix. Proprietat.

— —, **äußerlich:** Bals. peruv.

—, **azeh:** Ungt. Elemi.

—, **bankafka:** Bals. Copaivae.

—, **Batavia:** Bals. Copaivae.

—, **brasilianischer:** Bals. Copaiv.

—, **Bilfingers:** Linimentum sapon. camphoratum.

—, **burr:** Tinct. Benzoës comp.

—, **C:** Ungt. Elemi.

—, **cephalicum:** Mixt. oleos.-bals.

—, **chemischer:** Bals. Fioraventi.

—, **chines.:** Bals. Fioraventi.

—, **compavia:** Bals. Copaivae.

—, **dicker:** Ol. Lini sulfurat. Ol. Tereb. sulfurat.

—, **fifeifa:** Bals. Copaivae.

—, **Friarischer:** Tct. Benz. comp.

—, **göttlicher:** Mixt. oleos.-bals. Tinct. Benzoës comp.

—, **güldener:** Tinct. Pini comp.

—, **grüner:** Tacamahaca.

—, **Gurke:** Momordica balsam.

—, **Harlemer:** Ol. Tereb. sulfur.

Balsam, Hoffmannscher: Mixtura oleoso-balsamica.

—, **Jerusalemer:** Tinct. Benzoës comp.

—, **indischer:** Bals. peruvian.

—, **Inkumsöl:** Bals. peruvian.

—, **italienischer:** Bals. peruvian.

—, **Kampfer:** Bals. Copaivae.

—, **karpathischer:** Bals. carpathicum.

—, **karthagenischer:** Bals. tolutan.

—, **kleiner:** Herb. Pulegii.

—, **konstantinopolitanischer:** Bals. de Mecca.

—, **Lamperts:** Tinct. Benzoës comp.

—, **litauischer:** Ol. Rusci.

—, **Lockwitzer:** Bals. Locatelli.

— **Material, Matrial:** Ol. Terebinth.

Balsam, mekkanisch: Bals. de Mecca.
—, **Mercurius:** Ol. Terebinth.
—, **mirabile:** Ol. Spicae. Ol. Ligni Juniperi.
—, **oleoser:** Mixt. oleoso-balsam.
—, **orientalisch:** Bals. de Mecca.
—, **peruvianischer:** Bals. peruv.
—, **saurer:** Mixt. sulfurica acid.
—, **Schwarzburger:** Ol. Lini sulfurat.
—, **schwarzer:** Bals. peruv. Ol. Terebinth sulfur.
—, **schwedischer:** Tinct. Aloës comp.
—, **Seehofer:** Tinct. Aloës comp.
—, **sonsonatischer:** Bals. peruv. alb.
—, **syrischer:** Bals. de Mecca.
—, **türkischer:** Opodeldoc.
—, **ungarischer:** Aq. aromatic. Terebinthina veneta. Mixt. oleoso-bals. Tinct. Aloës comp.
Balsam, venetianischer: Tereb. laricina.
—, **verschossener:** Bals. Nucistae.
— **von Gilead:** Bals. de Mecca.
— **von Jericho:** Bals. de Mecca.
— **von Mecca:** Bals de Mecca.
—, **weißer:** Mixt. oleoso-balsam.
—, **Wiener:** Tinct. Benzoës comp.
— **akree:** Ungt. Elemi.
Balsamäna: Herb. Balsaminae.
Balsam Arzee: Ungt. Elemi.
Balsamarznei: Ungt. Elemi.
Balsamarztsalbe: Ungt. Elemi.
Balsambankafka: Bals. Copaiv.
Balsambaum: Summit. Thujae.
Balsambilfinger: Spirit. sapon. camph.
Balsamblöader, -Blättla: Flor. und Herb. Tanaceti.
Balsamblümli: Flor. Lavandulae.
Balsambukatellersalbe: Ungt. contr. Pediculos.
Balsamburr: Tinct. Benz. comp.
Balsamcommendator: Tinct. Benzoës comp.
Balsamcumpavia: Bals. Copaiv.
Balsamfifeifa: Bals. Copaivae.

Balsamgarbe: Herb. Agerati.
Balsamicamixtur: Mixt. oleos.-bals.
Balsaminensalbe: Ungt. rosat.
Balsaminentee: Flor. Malvae vulg. (eigentl. Impatiens noli me tangere).
Balsaminkumsöl: Bals. peruv.
Balsaminmomordicaöl: Ol. Hyperici. Ol. Arachidis.
Balsaminmomordicasaft: Sir. Aurant. flor.
Balsaminmomordicatee: Fol. Malvae.
Balsaminsaft: Sir. Aurant. Flor.
Balsaminstengel: Stip. Dulcam.
Balsamische Pillen: Pilulae polychr. Becheri.
Balsamkommbeimich: Bals. Copaivae.
Balsamkraut: Fol. Menth. crisp. Herb. Tanaceti.
Balsamkrautöl: Ol. Menth. crisp. Ol. Hyoscyami.
Balsamkurali: Spir. sap.-camph.
Balsamlocatelli: Ungt. leniens.
Balsammaterial: Ol. Terebinth.
Balsammerkurialöl: Tinct. Aloës comp.
Balsammerkurius: Ol. Terebinthinae.
Balsamminze: Herb. Balsamitae.
Balsammirabile: Ol. Spicae.
Balsammomordicaöl: Ol. Hyperici. Ol. Arachidis.
Balsamöl: Bals. peruvian.
Balsampappelpomade: Ungt. Populi.
Balsampavian: Bals. Copaivae.
Balsampflaster: Empl. fusc. Cerat. Myristicae. Empl. aromatic.
Balsamrainfarn: Herba Balsamit.
Balsamsaft: Sir. balsamicus. Ph. Württ. Sir. Papaveris.
Balsamsalfersch: Ol. Lini sulfurat.
Balsamsalbe, braune: Ungt. basilicum fuscum.
—, **flüssige:** Ol. Lini sulfuratum.
—, **gelbe:** Ungt. basilicum.
Balsamsalvolatile: Mixt. oleos. bals. c. Liq. Ammon. caust. āā.

Balsamsilber (-salfer): Ol. Lini sulfurat. Ol. Tereb. sulfurat.

— mit Anis: Ol Anisi sulfurat.

Balsamsulfuris: Ol. Lini sulfur.

— mit Anis: Ol. Anisi sulfur.

— mit Sadebaum: Ol. Tereb. sulf. c. Ol. Philosoph. āā.

Balsamsülver: Ol. Tereb. sulfur.

Balsamsulfuröl: Ol. Lini sulfurat.

Balsamtee: Rad. Valerianae. Fol. Menth. crisp.

Balsamtropfen: Mixt. oleoso-bals. Ol. Tereb. sulfurat. Tinct. Aloës cps. Tinct. Benz. cps.

Balsamum aromaticum: Mixt. oleos. bals.

Balsamum cephalicum: Mixt. oleos-bals.

Balsamum embryonum: Aq. aromat. spirituos.

Balsamwasser: Aq. aromatica.

Balsamzopfer: Ol. Tereb. sulfurat.

Balsem = Bālsam.

Balsemazeh: Ungt. Elemi.

Balsterjahn: Rad. Valerianae.

Baltaswurzel: Rad. Valerianae.

Balzensalvers: Ol. Lini sulfurat.

Bambagelli: Flor. Chrysanthemi.

Bamberger Augensalbe: Ungt. ophthalmic. St. Yves.

Bambuschwurzel: Rad. Taraxaci.

Bandaseife: Ol. Nucistae.

Banditenessig: Acet. aromatic.

Banditenkraut: Hrb. Card. bened.

Banditenwurzelpulver: Stib. sulfurat. nigr.

Bändli: Cort. Salicis.

Bandpflaster zum Heilen: Leucoplast, Empl. adhaes. ext. Empl. fuscum.

—, zum Ziehen: Empl. Cantharid. perp. ext., Empl. Plumbi comp. ext.

Bandrosen: *Flor. Rosae.*

Bandweide: Cort. Salicis.

Bandwisch: Herb. Equiseti.

Bandwischkraut: Herb. Equiseti.

Bandwurmblüte: Flor. Koso.

Bandwurmnüsse: Sem. Arecae.

Bandwurmpulver: Kamala. Flor. Koso. Sem. Arecae pulv.

Bandwurmrinde: Cort. Granati.

Bandwurmwurzel: Rhiz. Filicis. Rad. Pannae.

Bangele: Herba Sphondylii.

Bangenkraut: Herb. Conii. Herb. Sphondylii.

Bangenkrautsamen: Fruct. Conii.

Banilie: Fruct. Vanillae.

Banknotenöl: Ol. Bergamottae.

Banschen: Succ. Liquiritiae.

Bapple: Malva silvestris.

Bar = Bär.

Baraber = Rhabarber.

Barbara: Rhiz. Rhei.

Barbaras Kraftwurzel: Bulb. Victorialis.

Barbarasaft: Sir. Rhei.

Barbarastauden: Fol. Uvae Ursi.

Barbarawurzel: Rhiz. Rhei.

Barbelsalbe: Ungt. Tartar. stib.

Barchenschmalz: Adeps.

Bardenwurzel: Rad. Lapathi.

Bardigala: Flor. Primulae.

Bärbalsam: Bals. peruvianum.

Bärenbalsam: Bals. peruvian.

Bärenbeerenblätter: Fol. Uvae Ursi.

Bärendill: Rad. Mëu.

Bärendreck: Succ. Liquiritiae.

Bärenfenchel: Meum athamanticum. Rad. Mëu. Rad. Peucedani.

Bärenfett: Adeps.

Bärenfußwurzel: Rad. Hellebor. vir.

Bärengalle: Aloë.

Bärenklau: Heracleum. Fol. Heraclei. Herb. Agrimoniae. Herb. Lycopodii.

Bärenklauenblätter: Fol. Uvae Ursi.

Bärenklee: Herb. Meliloti.

Bärenkleeblüten: Flor. Meliloti.

Bärenkraut: Fol. Uvae Ursi.

Bärenkrautblumen: Flor. Verbasci.

Bärenkümmel: Fruct. Anethi.
Auch Meum athamanticum.
Bärenlauch: Bulb. Allii ursini.
Bärenleber: Spongiae tostae.
Bärenmoos: Herb. Adianti aur.
Bärenmundwurzel: Rad. Pyrethri.
Bährenöhrchen: Flor. Primulae.
Bährenöhrli: Flor. Primulae.
Bärenpflaster: Empl. Canth. perp.
Bärenpulver: Lycopodium.
Bärensaft: Succus Liquiritiae.
Bärensalbe: Ungt. flavum.
Bärensamen: Lycopodium.
Bärensanikelblüten: Flor. Primulae.
Bärenstein: Succinum raspat.
Bärentalpe: Herb. Sphondylii.
Bärentappe: Herb. Syhondylii.
Bärentappsamen: Lycopodium.
Bärentatze: Succus Liquiritiae.
Bärentee: Fol. Uvae Ursi.
Bärentraube: Fol. Uvae Ursi.
Bärentraubenblätter: Fol. Uvae Ursi.
Bärenwickel: Herb. Vincae.
Bärenwurzel; Rad. Carlinae. Rad. Mëu.
Rad. Hellebori vir. Rad. Heraclei.
Bärenzahn: Herb. Taraxaci.
Bärenzahnkraut: Herb. Taraxaci.
Bärenzahnwurzel: Rad. Taraxaci.
Bärenzucker: Succ. Liquiritiae.
Bärfett: Adeps.
Bärfenchel: Rad Mëu.
Bärfink: Fol. Uvae Ursi.
Bärhainige Schweinepulver: Calc.
phosphor. crud.
Barilla: Natr. carbon. crud.
Barillen: Flor. Paeoniae.
Barillenöl: Ol. Lavandulae.
Barillenrosen: Flor. Paeoniae.
Barillenwurzel: Rad. Paeoniae. Rad.
Sarsaparill.
Barkel: Ol. Petrae.
Bärklee: Herb. Meliloti.
Barklers: Fruct. Lauri pulv. gr.
Barkussalbe: Ungt. basilic. flav.

Bärlappkraut: Herba Lycopodii.
Bärlappsamen: Lycopodium.
Bärlauchwurzel: Bulb. Allii ursini.
Bärmde: Herb. Absinthii. (Bärmde
wird in manchen Gegenden auch
die Hefe genannt.)
Barmelwurzel: Rad. Valerian.
Bärmutterfett: Adeps.
Bärmutterkümmel: Fruct. (Herb.) Mëu.
Bärmutterwurzel: Rad. Mëu. Rad. Car-
linae. Rad. Levistici.
Barmwurz: Herb. Genistae.
Barnabaterpflaster. Emplastr. Litharg.
comp.
Barngrundsalv: Ungt. basilic.
Barras: Resin. Pini.
Barrenstein: Succinum raspat.
Bårsenitza: Ungt. Elemi comp.
Barsfett: Ol. Jecoris Aselli.
Bärsfett: Ol. Jecor. Aselli.
Bartelschmiere: Ungt. mixtum. Ungt.
Populi.
Bartengele: Flor. Paeoniae
Barthun: Herb. Abrotani.
Barthunkraut: Herb. Abrotani.
Bartmoos: Muscus arboreus.
Barttatze: Herb. Heraclei.
Bartzenkraut: Herb. Cicutae.
Barwara: Rhiz. Rhei.
Bärwinde: Fol. Malvae.
Barwinkelsimmergrün: Herb. Vincae.
Barwurzel: Rad. Mëu.
Bärwurzel: Rad. Mëu. Rad. Carlinae.
Bärwurzgleiß: Rad. Mëu.
Barytgelb: Baryum chromic.
Barytweiß: Baryum sulfur. praecipit.
Barzenkrautsame: Fruct. Phellandr.
Basalspiritus: Aq. vulner. spir.
Baschienen: Fruct. Myrtilli.
Baschierperkraut: Fol. Fragar.
Bäseligrasblüten: Flor. Napi.
Bäseliraps: Flor. Napi.
Bäsilga: Herb. Basilici.
Basilgramkraut: Herb. Basilici.

Basilienblüten: Flores Basilici.
Flor. Silenae.
Basilienkraut: Herb. Basilici.
Basilienquendel: Herb. Calaminthae.
Basilik: Herb. Basilici.
Basilikumblüten: Flores Basilici.
Basilikumpflaster: Cerat. Res. Pini.
Empl. stypticum.
Basilikumkraut: Herba Basilici.
Basilicumsalbe, gelbe: Ungt. basilic.
flav.
—, schwarze: Ungt. basilic. fusc.
Bäsinge: Fruct. Myrtilli.
Basselbeeren: Fruct. Berberidis.
Fruct. Sorbi.
Basselbuttersalbe: Ungt. Rosmarini
comp.
Bast = Rinde.
Bastardsafran: Flor. Carthami.
Bastelfelberrinde: Cort. Salicis.
Bastensalbe: Ungt. cereum.
Bastjes: Cort. Frangulae.
Bastlertropfen: Tinct. anticholerica.
Batchenblumen: Flor. Paeoniae.
Batekenblumen: Flor. Primulae.
Batenkenblüten: Flores Betonicae.
Flor. Primulae. Flor. Paeoniae.
Batettenblumen: Flor. Primulae.
Bathengel: Flor. Primulae. Herb.
Chamaedryos. Herb. Scordii.
Bathengelkraut: Herb. Chamaedryos.
Bathengensamen: Sem. Paeoniae.
Bathengenwurzel: Rad. Paeoniae.
Bathenkenblumen: Flor. Paeoniae.
Bathgenblumen: Flor. Paeoniae.
Flor. Primulae.
Bathgenwurzel: Rad. Paeoniae.
Bathumbucketellersalbe: Ungt. contra
Pediculos.
Batonienblüten: Flor. Betonicae.
Bättigras: Rhiz. Graminis.
Bättliwurz: Rhiz. Graminis.
Batteralsem: Herb. Absinthii.
Batteriesalz: Ammon. chlorat. techn.

Batungen: Herb. Betonicae.
Bätzelakraut: Herb. Bursae Past.
Bauchbersterinde: Cort. Frangulae.
Bauchmiezelkraut: Herba Trifolii
arvensis.
Bauchmiezeltee: Herb. Trifolii arvens.
Bauchwehkraut: Herb. Millefol. Fol.
Menth. pip.
Bauchwehstupp für Ferkel: Tannalbin
od. Tannoform.
Bauerficköl: Ol. compositum. ext.
Bauernbeifuß: Herb. Absinthii.
Bauernboretsch: Herb. Anchus.
Bauernfenchel: Peucedanum.
Bauernheilkraut: Herb. Siderit.
Bauernkraut: Herb. Anchusae.
Herb. Ledi palustris.
Bauernkrautwurzel: Radix Anchusae.
Bauernkümmel: Sem. Nigellae.
Bauernlöffelkraut: Herb. Droserae.
Bauernmedizin: Herb. Absinth.
Bauernrocken: Flor. Carthami.
Bauernrosen: Flor. Rhoeados.
Bauernschinken: Herb. Bursae Pastoris.
Bauernschminke: Lithospermum.
Bauernsenf: Herb. Burs. Pastor.
Bauernspindel: Flor. Carthami.
Bauerntabak: Fol. Nicotian.
Bauernveilchen: Flor. Cheiri.
Bauernwermut: Herb. Absinthii.
Bäukbeeren: Fruct. Myrtilli.
Bäumchenhohlwurz: Rad. Aristolochiae
cavae.
Baumannstropfen: Tinct. Chinioidini.
Spir. Angelicae comp. Tinct. aromat.
Baum des Lebens: Summit. Thujae.
Baumfarn: Rhiz. Polypodii.
Baumfarnwurzel: Rhiz. Polypodii.
Baumflechte: Lichen pulmonar.
Baumharz: Cerat. Resin. Pini.
Resina Pini.
—, arabisches: Gummi arabicum.
Baumholderblumen: Flores Sambuci.
Bäumlekraut: Herb. Mercurialis.

Baumlilien: Flor. Caprifolii.
Bäumlikraut: Herba Anthrisci.
Baumlungenkraut: Lich. Pulmon.
Baummalven: Flor. Malvae arb.
Baummalvenblüten: Flor. malvae arbor.
Baummoos: Lichen pulmonar.
Baumöl: Ol. Olivarum comm. Ol. Olivarum alb.
Baumölsalbe: Ungt. basilic. Ungt. cereum.
Baumrosen: Flor. Malvae arbor.
Baumwachs: Cera arborea. Cerat. Resinae Pini.
Baurach: Kalium nitricum.
Bauernrocken: Flor. Carthami.
Bayern und Franzosen: Herb. Pulmonariae.
Baynilla: Fruct. Vanillae.
Bayonettestangenwurzel: Rhiz. Calami.
Baysalz: Sal marinum.
Beaderling: Petersilie.
Bebern: Fruct. Myrtilli.
Beccabungablätter: Herb. Beccabungae.
Bechelten, schwarze: Fruct. Lauri.
Becherblume: Sanguisorba officinalis.
Becherlkraut: Herb. Hyoscyami.
Becherltee: Fruct. Papaveris.
Bechermoos: Lichen pyxidatus.
Bechet: Orleana.
Bechnerrinde: Cort. Frangulae.
Bedeckungspflaster: Empl. Litharg. simplex.
Bedeckungspflastersalbe: Empl. Litharg. simpl. Ungt. diachylon.
Bedegar, Bedeguar: Fung. Cynosbati.
Bedranwurzel: Rad. Pyrethri. Rad. Valerianae.
Bedwas: Cera flava. Cera japonic. Cerat. Resin. Pini.
Beelzebub: Linim. sapon. camph. Ol. Lini sulfur. Pulv. contra. Pediculos.
Beemser Tropfen: Tinct. bezoard.
Beenderaarde: Ebur ustum. Conchae.
Beenderkool: Ebur ustum.

Beendermeel: Calc. phosph. crud.
Beenderolie: Ol. animale.
Beenöl: Ol. Behen. Ol. Ricini.
Beeredruifbladen: Fol. Uvae Ursi.
Beerenbalsam: Ol. Junip. empyr.
Beerengrün: Succus viridis.
Beerenholzrinde: Cort. Frangulae.
Beerenkraut: Herba Agrimoniae.
Beerensalbe: Ungt. flavum.
Beerenstrauch: Sambucus nigra.
Beerkraut: Herb. Agrimoniae.
Beerlappsamen: Lycopodium.
Beerlingskraut: Hrb. Card. bened.
Beersaat: Fruct. Foeniculi.
Beersaatwurzel: Rad. Foeniculi.
Beerwurzel: Rad. Mëu.
Beesinge: Fruct. Myrtilli.
Beetwachs: Cera arborea.
Beginnenkörner: Sem. Paeoniae.
Behenöl: Ol. Ricini. Ol. Behen.
Behnwell: Rad. Consolidae.
Beibißkraut: Herb. Artemisiae.
Beibißwurzel: Rad. Artemisiae.
Beibs: Herb. Artemisiae.
Beienichrutblues: Flor. Ulmariae.
Beifuß: Herb. Artemisiae.
—, bitterer: Herb. Abisinthii.
—, pontisther: Herba Absinthii pontici.
—, roter: Herba Artemisiae.
—, türkischer: Herba Chenopodii botryos.
—, weißer: Herba Artemisiae.
Beifußöl: Ol. Hyoscyami.
Beifußsaft: Ol. Hyoscyami.
Beifußsalbe: Ungt. Linariae.
Beifußtinctur: Tinct. Artemisiae.
Beifußwurzel: Rad. Artemisiae.
Beilkraut: Herb. Coronillae.
Beinblumen: Flor. Calthae.
Beinbruch: Conchae praep. Talcum.
Beinbruchpflaster: Empl. ad Rupturas.
Beinbruchwurzel: Rad. Consol.
Beinheil: Rad. Consolidae.
Beinholzblätter: Herb. Ligustri.

Beinikraut: Herb. od. Flor. Ulmariae.
Beinköllenblumen: Flor. Verbasci.
Beinpflaster: Empl. Lith. comp.
Beinsalbe, englische: Ungt. Zinci.
—, rote: Ungt. Hydrarg. oxyd. rubr. dil.
—, weiße, Ungt. exsiccans. Ungt. Zinci.
Beinschwarz: Ebur ustum.
Beinweide: Cort. Lonicerae.
Beinweidenblätter: Herb. Ligustri.
Beinwell: Rad. Consolidae.
Beinwellwurzel: Rad. Consolidae.
Beinwohl: Rad. Consolidae.
Beinwürze: Rad. Consolidae.
Beinwurzel: Rad. Consolidae.
Beipoß: Herb. Artemisiae.
Beipoßwurzel: Rad. Artemisiae.
Beisam: Moschus.
Beiselbeeren: Fruct. Berberidis.
Beissete Hausschmiere: Ungt. contra
   Scabiem.
Beiswurz: Rad. Pulsatillae.
Beißbeeren: Fruct. Capsici.
Beißwurzkraut: Herb. Pulsatillae.
Beißschoten: Fruct. Capsici.
Beiweich: Herb. Artemisiae.
Beiweichkraut: Herb. Artemisiae.
Beiweichwurzel: Rad. Artemisiae.
Beiwes: Herb. Artemisiae.
Beiwidli: Cort. Lonicerae.
Beiwürze: Rad. Consolidae.
Beiwurzel: Rad. Gentianae.
Beizekraut: Herb. Abrotani.
   Herb. od. Rhiz. Imperator.
Beizewurz: Rhiz. Imperatoriae.
Beizmannstropfen: Tinct. Chinioidini.
   Spir. Angel. comp.
Bekerzwam: Fungus Sambuci.
Belinispiritus: Spir. Rosmarini.
Bellen: Strobuli Lupuli.
Bellenknospen: Gemm. Populi.
Belsamine: Herb. Balsamin.
Belze: Spirit. sapon. camph.
Belzwachs: Cerat. Resinae Pini.
Bemerellenblätter: Fol. Nicotinae.

Benakraut: Herb. Serpylli.
Benderspflaster: Empl. fuscum.
Benediktendistel: Herb. Cardui bened.
Benediktenkörner: Sem. Paeoniae.
   Sem. Cardui bened.
Benediktenkraut: Herb. Card. bene-
   dicti. Geum urbanum.
Benediktennägeleinwurz: Rad.
   Caryophyllatae.
Benediktenöl: Ol. viride. Ol. Hyos-
   cyami.
Benediktenrinde: Cort. Ligni Guajaci.
Benediktenrosen: Flor. Paeoniae.
Benediktenrosenwurzel: Rad. Paeoniae.
Benediktenwurzel: Rad. Cariophyllat.
Benediktfleckblumen: Herb. Cardui
   bened.
Benediktinerkörner: Semen Paeoniae.
   Sem. Cardui Mariae.
Benediktinerkorallen: Sem. Paeoniae.
Benediktinerpflaster: Empl. fusc.
   camph.
Benediktuspulver: Herb. Card. bened.
   pulv.
Benediktwürze: Rad. Caryophyll.
Benedixentee: Herb. Card. bened.
Benedixkraut: Herb. Cardui benedicti.
Benedixöl: Ol. Ricini.
Benedixtropfen: Tinct. amara.
   Tinct. Chinioïdini.
Benedixwurzel: Rad. Caryophyllatae.
Benganellaschoten: Fruct. Vanill.
Bengelkraut: Herb. Mercurialis.
Bengelwurzel: Rad. Mëu.
Benilleschoten: Fruct. Vanillae.
Benjoin: Benzoë.
Beningrosen: Flor. Paeoniae.
Beninienrosen: Flor. Paeoniae.
Bensenöl: Ol. Rosmarini.
Bensisamen: Fruct. Petroselini.
   Sem. Hyoscyami.
Benzoëblumen: Acid. benzoic. sublimat.
Benzoëessig: Acet. cosmeticum. Acet.
   aromat.

Benzoësalz: Acid. benzoic.
Benzon: Benzinum Petrolei.
Berberbeeren: Fruct. Berberid.
Berberbeerstrauchrinde: Cort. Berbe-
-ridis Radicis.
Berberitzen: Fruct. Berberidis.
Berberitzenrinde: Cort. Berber.
Berberitzensaft: Sir. Berberidis.
Berbersche Borke: Cort. Chinae.
Berbisbeeren: Fruct. Berberid.
Berbisrinde: Cort. Berberid. Rad.
Berebotöl: Ol. Bergamottae.
Berenburger Kruiden: Spec. amarae.
Bergalraun: Bulb. Victor. long.
Bergalrunke: Bulb. Victor. long.
Bergbalsam: Ol. Petrae rubr.
—, weißer: Ol. Petrae album.
Bergbasilie: Herb. Acinos.
Bergbetonienblüten: Flor. Arnicae.
Bergblau: Cupr. carbonic. basic. nativ.
(Coerul. montan.).
Bergbuchs: Herb. Vitis Idaei.
Bergbuchsbaum: Herb. Vitis Idaei.
Bergdotterblume: Flor. Arnicae.
Bergdroß: Fol. Betulae.
Bergengeli: Flor. Primulae.
Bergenkraut: Herb. Verbasci.
Bergenkrautblumen: Flor. Verbasci.
Bergenzian: Rad. Gentianae.
Bergeppich: Herb. Oreoselini.
Bergeppichkraut: Herb. Oreoselini.
Bergeröl: Ol. Jecoris Aselli.
Bergersalbe: Ungt. flavum.
Bergfenchel: Fruct. Seseli.
Bergfieberwurzel: Rad. Gentian.
Bergflachs: Alumen plumosum. Herb.
Lini mont.
Bergfleisch: Alumen plumosum.
Berggamander: Herb. Chamaedryos.
Berggamänderli: Herb. Chamaedryos.
Berggelb: Ochrea (Oker).
Berggilge: Herb. Viol. calcar.
Bergglas: Fel Vitri.

Berggrün: Cupr. carbonic. nativ.
(Viride montanum).
Berggünsel: Herb. Ajugae.
Berghaarstrang: Herb. Oreosel.
Berghaarstrangkraut: Herb. Oreoselini.
Berghirschwurz: Rad. Peucedani.
Bergholz: Alumen plumosum.
Berghopfen: Herb. Marrubii. Herb.
Origani cretic.
Berghopfenöl: Ol. Origani cret.
Berghopfenrinde: Cort. Mezerei.
Berghoppe: Herb. Origani cret.
Bergkalaminthe: Herb. Calaminthae.
Bergknabenöl: Ol. Bergamottae.
Bergkölle: Artemis. Dracunculus.
Bergkordienkraut: Herb. Chamaedryos.
Bergkork: Alumen plumosum.
Bergkümmel: Fruct. Cumini. Fruct.
Anethi.
Berglaserkraut: Herb. Laserpitii.
Berglasur: Coerul. montanum.
(Bergblau.)
Berglätschen: Fol. Farfarae.
Berglattich: Fol. Prenanthis.
Berglattlech: Fol. Prenanthis.
Berglauch: Bulb. Vitorial. long.
Berglauch, fleckiger: Bulb. Victorialis.
long.
Berglawendel: Herb. Origani cretici.
Herb. Serpylli.
Bergleder: Alumen plumosum.
Berglilie: Herb. Violae calcar.
Berglodefer: Liq. Ferri sesquichl.
Bergmännchen: Herb. Pulsatill.
Bergmannstee: Spec. pector. c. Fructib.
Bergmannstropfen: Tinct. aromat. Tinct.
Corallior. Tinct. Chinioidin. Essent.
dulcis.
Bergmehl: Infusorienerde.
Bergmelisse: Herb. Calaminthae.
Bergmilch: Talcum pulv.
Bergminze: Fol. Menth. crispae.
Herb. Calaminth. Herb. Thymi.
Bergminzenöl: Ol. Menthae crispae.

Bergnaphtha: Ol. Petrae crud.
Bergöl, rotes: Ol. Petrae rubr.
—, weißes: Ol. Petrae alb.
—, schwarzes: Ol. animal. foet. Ol. Rusci. Ol. Tereb. sulf.
Bergpapier: Alumen plumosum.
Bergpech: Asphalt.
Bergpechöl: Ol. Asphalti.
Bergpeterle: Herb. Oreoselini.
Bergpetersilie: Herb. Oreoselini.
Bergpfeffer: Fruct. Mezerei.
Bergpolei: Herb. Teucrii.
Bergrhabarber: Rad. Rhapontic.
Bergrhapontikawurzel: Rhiz. Rhei monach. Rhiz. Rhaponticae.
Bergringelblumen: Flor. Arnicae.
Bergrosen: Flor. Rhododendri.
Bergrösli: Flor. Rhododendri. Flor. Rosae rubr.
Bergrot: Ferr. oxyd. rubr. (Caput mortuum.)
Bergruhrkraut: Herb. Gnaphal.
Bergrute: Herb. Thalictri.
Bergsalz ist Steinsalz.
Bergsanikel, großer: Fol. Digitalis.
—, kleiner: Herb. Gratiolae.
Bergscharte: Herb. Serratulae.
Bergschwefel: Lycopodium.
Bergsellerie: Herb. Oreosolini.
Bergsilie: Herb. Oreoselini.
Bergsinau: Herba Alchemillae.
Bergteer: Asphaltum. Ol. Petrae. nigrum.
Bergtropfen: Ol. Petrae alb.
Bergthymian: Herb. Calaminthae.
Bergveyeli: Herb. Violae calcar.
Bergviole: Herb. Violae calcar.
Bergviönli: Herb. Violae calcar.
Bergwegebreit: Flor. od. Herb. Arnicae.
Bergwermut: Herb. Artemisiae. Herb. Absinthii pontici.
Bergwiesenscharte: Herb. Serratulae.
Bergwindenkraut: Herb. Soldanellae alpinae.

Bergwinkel: Herb. Vincae.
Bergwinkelkraut: Herb. Vincae.
Bergwohlverlei: Flor. Arnicae.
Bergwolle: Alum. plumos. Asbest.
Bergwurz: Absinthium.
Bergwurzel: Rad. Arnicae. Rad. Gentianae. Rhiz. Tormentill.
Bergwurzkraut: Herb. Absinthii.
Bergwurzelzwang: Rhiz. Rhei.
Bergziger: Lac Lunae.
Bergzinnober: Cinnabaris nativa.
Beritzen: Fol. Uvae Ursi.
Berklas: Fruct. Lauri.
Berlinerblausäure: Acid. hydrocyanicum.
Berliner Lebensessenz: Tinct. Aloës comp.
Berlinersalz: Natr. bicarbonic.
Berlinertee: Spec. laxant. St. Germ.
Berlizenspflaster: Ungt. Elemi comp.
Bern = Birnen.
Bernagie: Herb. Borraginis.
Bernbommistel: Viscum album.
Bernhardinerdistelkraut: Herb. Card. benedicti.
Bernhardinerkraut: Herb. Cardui benedicti.
Bernhardinerkugeln: Globuli camphorati.
Bernhardinersalbe: Ungt. sulfur. comp.
Bernhardskraut: Herb. Cardui benedicti.
Bernittenstein: Zinc. sulfuric.
Bernitzkenbeeren, rote: Fruct. Vitis Idaei.
Bernitzkekraut: Fol. Uvae Ursi.
Bernkraut: Herb. Carbui bened.
Bernsilberöl: Ol. Tereb. sulfurat.
Bernstein, schwarzer: Asphaltum.
Bernsteinblumen: Acid. succinic.
Bernsteingruß: Succinum rasp.
Bernsteinkohle: Coloph. Succini.
Bernsteinsalbe: Ung. basilic.
—, harte: Cerat. Resinae Pini.
Bernsteinsalz: Acidum succinic.

Bernsteintropfen: Liq. Ammon. succin.

Bernsteinwasser: Acid. Succinic. c. Ol. aeth. mixt.

Bernwurzdistel: Herb. Cardui bened.

Beroertewater: Aqua aromatica.

Bersilicium = Basilicium.

Berstelkraut, Berstkraut: Herba Conii.

Berstelkrautsamen: Fruct. Conii.

Bertholdspflaster: Empl. fusc. camph.

Bertholletsalz: Kalium chloricum.

Bertram, deutscher: Herba Ptarmicae.

—, falscher: Herba Ptarmicae.

—, wohlriechender: Herb. Agerati.

Bertramblumen: Flor. Chamom. roman. Flor. Pyrethri.

Bertramessig: Acetum Pyrethri.

Bertramgarbe: Herb. Ptarmicae.

Bertramkraut, wildes: Herb. Ptarmicae.

Bertramtinktur: Tinct. Pyrethri.

Bertramwurzel: Rad. Pyrethri.

Berufkraut: Herb. Sideritidis. Herb. Senecionis (auch Erigeron-Arten).

Berufundbeschreikraut: Herb. Sideritidis.

Beruf, Verruf- und Widerruf: Herb. Sideritid., Herb. Marrubii und Herb. Mariveri (gemischt!), Herb. Senecionis.

Beruhigungspulver: Pulv. epileptic. March. Pulv. Magn. c. Rheo. Pulv. temperans.

Beruhigungssaft: Sir. Chamomilae. Sir. Sennae c. Manna. Sir. Valerianae.

Beruhigungstropfen: Tinct. Valerianae.

Beschatennät: Sem. Myristicae.

Beschreikraut: Herb. Conyzae. Herb. Sideritidis. Herb. Veronicae.

Besemkraut: Herb. Artemisiae.

Besenginster: Herb. Spartii. Herb. Genistae.

Besenginsterblüten: Flor. Spartii scoparii.

Besenhaide: Herb. Ericae. Herb. Spartii.

Besenkraut: Herb. Abrotani. Herb. Artemisiae. Herb. Spartii.

Besenkrautblumen: Flor. Spartii. scoparii.

Besenöl: Tinct. Castorei.

Besenwurzel: Rad. Artemisiae.

Besjeszalf: Ungt. Zinci.

Besinge: Fruct. Myrtilli.

Besmetblome: Herb. Adoxae moschat.

Besnijdenisolie: Ol. Amygdalar.

Besondere Tropfen: Tinct. Jodi. dil. 1 : 30.

Besseltropfen: Tinct. bezoardica.

Bessen = Beeren.

Bestuscheffs Nerventropfen: Tct. Ferr. chlor. aeth.

Betalpen: Herb. Lycopodii.

Betakraut: Herb. Betonicae.

Betanikentee: Fol. Ribis.

Bethanienkörner: Sem. Paeoniae.

Bethanienrosen: Flor. Paeoniae.

Bethengel: Herb. Chamaedryos.

Bethengelkraut: Herb. Chamaedryos.

Betka: Speisetäubling, Russul. vesca.

Betonerde: Liquor. Alumin. acet.

Betonienblüten: Flor. Betonicae. Flor. Lamii. Flor. Primulae.

Betonienkerne: Sem. Paeoniae.

Betonienkraut: Herb. Betonicae.

Betonienpflaster: Empl. Melilot.

Betoniensamen: Sem. Paeoniae.

Betonikablumen: Flor. Paeoniae.

Betonikakraut: Herb. Betonicae.

Betscheletee: Flor. Sambuci.

Bettbrunzerkraut: Herb. Taraxaci.

Bettchlore: Terebinth. commun.

Bettelläuse, Bettelmannsläuse: Fruct. Caucalis grandifl., Fruct. Bardanae, auch die Samen von Orlaya grandiflora.

Bettelsalbe: Ungt. contra Pediculos.

Bettlerkraut: Herb. Clematidis. Herb. Berberidis.

Bettlerkrautblüten: Flor. Clematidis.

Bettlerläusekraut: Herb. Xanthii.
Bettlermantel: Herb. Alchemill.
Bettlersalbe: Ungt. contra Pediculos. Ungt. Rosmar. cps.
Bettlerschmiere: Ungt. contra Pediculos.
Bettlerseil: Herb. Convolvuli.
Bettpisserkraut: Herb. Taraxaci.
Bettseicherkraut: Herb. Taraxaci.
Bettseiger: Herba Taraxaci. Herb. Millefolii.
Bettscheißerkraut: Herb. Taraxaci.
Bettstroh: Herb. Galii. Herb. Centaurii.
Bettstrohunserliebenfrauen: Herb. Galli. Herb. Serpylli.
Bettwachs: Cera arborea. Cera flava. Cerat. Res. Pini.
Bettzwillingstinktur: Tct. Benzoes.
Betwas: Cera arborea.
Beuken = Birken.
Beulenbrand: Ustilago Maidis.
Beulenharz: Terebinthina. Res. Pini.
Beulzalf: Ungt. Lauri.
Beuteldieb: Herb. Burs. Past.
Beutelkraut: Herb. Bursae Pastoris.
Beutelschneiderkraut: Herb. Bursae Pastoris.
Bever = Biber.
Bevernaardwortel: Rad. Pimpinellae.
Bewekpflaster: Cerat. Resin. Pini. Empl. saponatum.
Beweksalbe: Ungt. basil. nigr. Ungt. Elemi.
Bewellblätter: Fol. Uvae Ursi.
Bewellwurz: Rad. Consolid.
Bezetten, blaue: Bezetta coerulea.
—, rote: Bezetta rubra.
Bezoarpulver: Pulv. epileptic. Bezoardic. minerale.
Bezoartropfen: Tct. carminativa.
Bezoarwurzel: Rad. Bardan. Rad. Contrajervae.
Bezordicpulver: Conchae praep.
Bhang: Herba Cannabis ind.

Bibcheressenz: Tinct. Pimpinell.
Biberfett: Adeps c. Tinct. Cast.
Bibergalltropfen: Tinct. Castorei.
Bibergeil: Castoreum.
Bibergeilfett: Adeps c. Tct. Cast.
Bibergeilöl: Tinct. Castorei camph.
Bibergeist: Tinct. Castorei.
Biberhödleinkraut: Herb. Ficariae.
Biberhödchen: Herb. Ficariae. Herb. Chelidon. maj.
Biberklee: Fol. Trifol. fibr. Herb. Pirolae.
Biberkraut: Fol. Trifol. fibr. Herb. Centaurii.
Bibernelkenwurzel: Rad. Pimpinellae.
Bibernelle: Rad. Pimpinellae.
—, falsche oder italienische: Rad. Sanguisorbae.
Bibernellessenz: Tinct. Pimpinell.
Bibernellwurzel: Rad. Pimpin.
Biberöl: Ol. Ricini.
Bibertropfen: Tinct. Castorei.
Biberwurzel: Rad. Aristolochiae. cavae.
Bibes: Herb. Artemisiae.
Biboth: Herb. Artemisiae.
Bibs: Herb. Artemisiae.
Bibswurzel: Rad. Artemisiae.
Bicarmel: Natr. bicarbonic.
Bickbeeren: Fruct. Myrtilli.
Bickelbeeren: Fruct. Myrtilli.
Bickelbeerblätter: Herb. Vitis. Id.
Bickensalbe: Ungt. ophthalm. rubr.
Biebes: Herb. Artemisiae.
Biebeskraut: Herb. Artemisiae.
Biederhall: Conchae praep.
Biefeskraut: Herb. Artemisiae.
Biefoth: Herb. Artemisiae.
Bielefelder Pulver: Kal. bromat. plv.
Bielefeldtropfen: Tinct. Chinae comp.
Bienblätter: Fol. Melissae.
Bienenhaide: Herb. Sedi.
Bienenharz: Benzoë.
Bienenhütel: Flor. Lamii.
Bienenklee: Flor. Trifolii albi.

Bienenkraut: Herb. Melissae. Herb. Thymi. Herb. Serpylli.
Bienenkrautgeist: Spirit. Melissae. comp.
Bienenkrautsalbe: Ungt. contra Pediculos.
Bienenkrautsamen: Fruct. Apii.
Bienenpulver: Pulv. ctr. Pedic.
Bienensalbe: Ungt. ctr. Pedicul.
Bienensaug: Flor. Lamii. Fol. Melissae.
Bienenschmalz: Ungt. cereum.
Bienenspeck: Cera flava. Cetaceum.
Bienenstaubblüten: Flor. Lamii.
Bienetzaugensalbe: Ungt. ophthalm. comp.
Bienkrettig: Fol. Melissae.
Bierebäumeniwintergrün: Herb. Pirolae. Viscum alb.
Bierfink: Fol. Uvae Ursi.
Biergist: Hefe, Faex medicinal.
Bierhefe, Bierhebe: Faex medicinalis.
Bierhopfen: Strobuli Lupuli.
Bierkräuter: Rad. Helenii Rad. Liquirit. Carrageen āā.
Bierkraut: Carrageen.
Bierlucht: Sulfur in Filis (Schwefelband).
Biermersch: Herb. Absinthii.
Bierpulver: Natr. bicarbonicum.
Bierstein: Natr. bicarbonicum.
Biertram: Herb. Dracunculi.
Biesters Magentropfen: Tinct. Chinae. comp. Tinct. amara.
Biewalcher: Herb. Burs. Past.
Biewelkraut: Herb. Aristoloch.
Bijonenblumen: Flor. Paeoniae.
Biffingerbalsam: Linim. sapon. camph.
Biliner Pastillen: Pastilli Natr. bicarb.
Biliner Salz: Natr. bicarbonicum.
Billeche: Betula alba.
Billerkraut: Herb. Melissae.
Billigenkraut: Herb. Hyperici.
Billingrinde: Cort. Quillayae.
Billkörner: Sem. Hyoscyami.

Billsamen: Sem. Hyoscyami.
Bilsenbohnenkraut: Fol. Hyoscyami.
Bilsenkörner: Sem. Hyoscyami.
Bilsenkraut: Fol. Hyoscyami.
—, indianisches, peruvianisches: Folia Nicotianae.
Bilsenöl: Ol. Hyoscyami
Bilsensamen: Sem. Hyoscyami.
Bilsen, tolle: Fol. Hyoscyami.
Bimbambolium: Ungt. flav. Ol. Lauri āā. Ungt. Populi.
Bimbaum: Rad. Taraxaci c. Herba.
Bimbernell: Rad. Pimpinellae.
Biminellwurzel: Rad. Pimpinellae.
Bimpaul: Rad. Taraxaci c. Herba.
Bims: Lapis Pumicis.
Bimselkraut: Folia Hyoscyami.
Bimsenöl: Ol. Rosmarini.
Bimsenstein: Lapis Pumicis.
Bimsmehl: Lapis Pumicis pulv.
Binderwurzel: Rad. Gentianae.
Bingelkraut: Herb. Mercurialis.
Bingelwurzel: Rad. Pimpinellae.
Bingenrosen: Flor. Paeoniae. Flor. Rhoeados.
Bingeskörner: Sem. Paeoniae.
Binnenstein: Lapis Pumicis.
Binse: Juncus.
Binsenöl, grünes: Ol. Hyoscyam.
—, weißes: Ol. Rosmarini.
Binsenpfeffer: Cubebae.
Binsenpulver: Rhiz. Veratri pulv.
Binsensteintropfen: Tct. Castor.
Birasöl: Ol. Petrae. Ol. Lumbricor.
Birche = Birke.
Birkenbalsam: Oleum Rusci. Ol. Terebinth. sulfurat.
Birkenblüte: Viscum album.
Birkenholzöl: Ol. Rusci.
Birkenlaub: Fol. Betulae.
Birkenmischling: Viscum alb.
Birkenöl: Ol. Rusci. Ol. Olivar. alb.
Birkenrinde: Cort. Salicis.

Birkensaft: Mel depurat. Sir. Mannae. Sir. simplex.

Birkentee: Rhiz. Tormentill. Fol. Betulae.

Birkenteer: Ol. Rusci.

Birkenwasser: Aq. Tiliae.

Birkwurzel: Rhiz. Tormentill.

Birnbaumeichenkraut: Herb. Pirolae.

Birnbaummistel: Viscum alb.

Birnenöl: Amyl. acetic.

Birnenrot: Succus ruber.

Birnkraut: Herb. Pirolae.

Birnquitten: Fruct. Cydoniae.

Birrenäspel: Viscum album.

Bisam: Moschus.

Bisamblumen: Flor. Violae tricol.

Bisamgänsefuß: Herb. Chenopodii.

Bisamgamander: Herb. Jvae moschat.

Bisamgarbe: Herb. Ivae mosch.

Bisamkraut: Herb. Ivae mosch.

Bisammalvensamen: Sem. Abelmoschi.

Bisamnüsse: Sem. Myristicae.

Bisampappelsamen: Sem. Abelmosch.

Bisamsalbe: Ol. Nucistae.

Bisamsamen: Sem. Abelmosch.

Bisamscharfgarbe: Herb. Ivae Moschat.

Bisamstrauch: Sem. Abelmosch.

Bisamtinktur od. Tropfen: Tct. Moschi.

Bisamwasser: Spir. Lavand. cps.

Bisamwurzel: Rad. Sumbul.

Bischoffessenz: Tinct. episcopal.

Bischoffextrakt: Tinct. episcop.

Bischoffrosen: Flor. Rosae.

Bischoffrosenblätter: Flor. Rosae.

Bischofftee: Spec. pect. c. Fruct.

Biselbloama: Herb. Taraxaci.

Bisengwurzel: Rad. Sumbuli.

Bismarckpulver: Chinin. valer.

Bisquit mer: Ossa Sepiae.

Bissangli: Taraxacum off.

Bissanliwurzel: Rad. Taraxaci.

Biswabrawurz: Rhiz. Bistortae.

Bißkraut: Herb. Pulsatillae.

Bißwurzkraut: Herb. Pulsatillae.

Bitscherlingsamen: Fruct. Conii.

Bitteraal: Aloe.

Bitteragaric: Agaricus albus.

Bitteralsem: Herb. Absinthii. Herb. Abrotani.

Bitteramselkraut: Herb. Polygal. amarae.

Bitteransatz: Species amarae.

Bitteräpfel: Fruct. Colocynthid.

Bitterbast: Lign. Quassiae.

Bitterbeifuß: Herb. Absinthii.

Bitterblatt: Fol. Trifol. fibrin.

Bitterbohnen: Sem. Lupini.

Bitterdistelkraut: Herb. Cardui bened.

Bittererde: Magnesia usta.

Bitterfieberwurz: Rad. Gentian.

Bittergallenmagentropfen: Tinct. Aloës comp. Tinct. amara. Tinct. carminat.

Bitterholz: Lignum Quassiae.

—, jamaikanisches: Lign. Quassiae surinamense.

Bitterholzrinde: Lign. Quassiae.

Bitterklee: Fol. Trifolii fibrin.

Bitterkleeessenz: Tinct. amara.

Bitterkleesalz zum Einnehmen: Magnes sulfur.

— zum Fleckenreinigen: Kalium bioxalic. NB. Giftig!

Bitterkraut: Herb. Absinthii. Hb. Centaurii. Hb. Meliss.

—, römisches: Herb. Absinthii pontici.

— zum Ansetzen: Spec. amarae.

Bitterkresse: Herb. Cochleariae.

Bitterkressech: Herb. Cochleariae.

Bitterkreuzwurzel: Rad. Gentianae.

Bitterlingkraut: Herb. Persicariae.

Bittermagenpulver: Cort. Chinae. pulv.

Bittermandelessenz: Ol. Amygd. amar. aeth. (blausäurefrei!). Benzaldehyd dil.

Bittermandelöl, künstliches: Benzaldehyd (ungiftig!). Nitrobenzolum (giftig!).

Bittermandeltropfen: Aqua. Amygd. amarar. diluta.

Bitterpulver: Species ad long. vit. Magnes. sulfuric.

Bitterrinde: Cort. Chinae.

—, mexikanische: Cort. Copalchi.

Bittersäure: Acid. picrinicum.

Bittersalz, englisches, Saidschützer, Seidlitzer: Magnes. sulfuric.

Bitterspäne: Lign. Quassiae.

Bitterstiele: Stipit. Dulcamarae.

Bittersüß: Stipites Dulcamarae.

Bittersüßstengel: Stipit. Dulcamarae.

Bittertee: Species amarae. Herb. Absinth. Rad. Gentian.

Bittertropfen: Tinct. amara.

Bitterweh: Species amarae.

Bitterweide: Cort. Salicis.

Bitterweidenrinde: Cort. Salicis.

Bitterweinstein: Magnes. tartaric.

Bitterwurzel: Rad. Gentianae.

Bittre Beeren: Fruct. Rhamni.

Bittrer Geist (Kneipp): Tinct. Trifol. fibr.

Biwelkrüt: Herb. Aristolochiae.

Bixbeeren: Fruct. Myrtilli.

Blaar = Blase, **blaartrekkend** = blasenziehend.

Blaaskersen, Blaskruidkersen: Fruct. Alkekengi.

Blachblumen: Flor. Bellidis.

Blackenwurz: Rad. Lapathi.

Blackfischbein: Ossa Sepiae.

Blackpulver: Pulv. (Spec.) encaust.

Bläder: Fol. Farfarae.

Bladscha: Rad. od. Herb. Petasitidis.

Blafendl: Lavandula.

Blag = blau.

Blagen Schwefel: Sulfur gris.

Blagen Spiritus: Spirit. coerul.

Blagen Stein: Cupr. sulfuricum.

Blagge: Rad. Bardanae.

Blähhalspulver: Carbo Spongiae. Pulv. strumalis.

Blähhalssalbe: Ungt. Kalii jodat. Ungt. Populi.

Blähhalstropfen: Tinct. strumal. Spirit. strumalis.

Blähungspulver: Pulv. Liquir. comp. Plv. Magn. c. Rheo.

Blähungstropfen: Tct. carminat. Tinct. Rhei aquos., Spir. Menth. pip.

Blähungstreibendes Wasser: Aq. carminativa. Aq. Chamomillae comp. Aqua. Menth. crisp.

Blaidt: Herb. oder Flor. Arnicae.

Blainblumen: Flor. Bellidis.

Blaispulver: Lycopodium mixt.

Blackbalein: Ossa Sepiae.

Bläkhalstropfen: Spirit. strumalis.

Blanc de balaine: Cetaceum.

—, d'Espagne: Bismut. subnitric.

— minéral: Barium sulfuric.

Blankenheimer Tee: Herb. Galeopsidis.

Blanker Spiritus: Spir. dilut.

Blanke Tropfen: Acid. sulfur. dilut.

Blasenbeeren: Fruct. Alkekengi. Fruct. Rhamni. cath.

Blasengrün: Succus viridis.

Blasengrünbeeren: Fruct. Rhamni cathart.

Blasenharz: Colophonium.

Blasenkirschen: Fruct. Alkekeng.

Blasenkraut: Fol. Uvae Ursi.

Blasenpapier = Pergamentpapier.

Blasenpech: Resina Pini.

Blasenpflaster: Empl. Cantharid.

Blasenpuppen: Fruct. Alkekeng.

Blasensteinsäure: Acid. uricum.

Blasentang: Fucus vesiculosus.

Blasentangasche: Carbo Ligni.

Blasentee: Fol. Uvae Ursi. Herb. Equiseti. Herb. Herniariae.

Blasenzug: Empl. Cantharidum.

Blasiuskalk: Kal. ferrocyan. flav.

Blatsche: Herb. Acetosae.

Blätter, orientalische: Fol. Sennae.

Blättererde: Kalium aceticum.
Blätterflechte: Lich. islandicus.
Blatterholzrinde: Cort. Ligni Guajaci.
Blatterkraut: Herb. Ficariae.
Blätterlack: Lacca in Tabulis.
Blatternholz: Lignum Guajaci.
Blatternpflaster: Empl. Tartar. stibiat.
Blatternsalbe: Ungt. Cantharid. Ungt.
  Tartar. stibiat.
Blättertraganth: Tragacantha.
Blätterwurzel: Rhiz. Tormentill.
Blatterzeltwurzel: Rhiz. Filicis.
Blatterzugblüten: Flor. Clematidis.
Blatterzugkraut: Hrb. Clematid.
Blattgold: Aurum foliatum.
Blattgrün: Chlorophyll.
Blattkraut: Herb. Polygoni.
Blattlos: Herb. Herniariae.
Blattsilber: Argent. foliatum.
Blattwurz: Rhiz. Tormentillae.
Blattwurzel: Rhiz. Tormentillae.
Blattzinn: Stann. foliat. (Stanniol).
Blatzblumen: Flor. Rhoeados.
Blatzblumenblätter: Fol. Digitalis.
Blau, Ätzstein: Cupr. sulfuric.
— **Berliner:** Coerul. berolin.
— **Bremer:** Coerul. montan. (Bergblau.)
— **Doste:** Herb. Origani.
— **Dürrwurz:** Herb. Erigeron.
— **Dunst:** Herb. Origani.
— **Elster:** Herb. Aconiti.
— **Entwendung:** Ungt. Hydrarg. cin.
  dilut.
— **Erlanger:** Coerul. berolin.
— **Galizienstein:** Cupr. sulfuric.
— **Geist:** Spirit. coeruleus.
— **Glöckel:** Flor. Malvae vulg.
— **Hamburger:** Coeruleum montan.
  (Bergblau).
— **Haukstein:** Cupr. sulfuricum.
— **Himmelstein:** Cupr. sulfuric.
— **Kali:** Kal. ferrocyanatum.
Blau, Kasseler: Coeruleum montan.
  (Bergblau).

Blau, Knoblauch: Asa foetida.
— **Leithner:** Cobalt. aluminat.
— **Mercurius:** Ugt. Hydr. cin.
— **Neuwieder:** Coeruleum montan.
  (Bergblau).
— **Nichts:** Stib. sulfurat. nigr.
— **Öskensaft:** Sir. Violarum.
— **Pariser:** Coeruleum parisiense.
— **Pomade:** Ungt. Hydr. cin.
— **preußisches:** Coerul. berolin.
— **Salbe:** Ungt. Hydrarg. cin.
— **Salvolatile:** Spirit. coeruleus.
— **Stärke:** Ultramarin.
— **Stein:** Cupr. sulfuricum.
— **Thenards:** Cobalt. aluminat.
— **Tropfen:** Tinct. Guajaci comp.
— **Turnbulis:** Coerul. berolin.
— **für Töpfer:** Cobalt. oxydat.
— **Umwand:** Ungt. Hydr. ciner.
— **Vernets:** Cuprum sulfuric.
— **Vitriol:** Cupr. sulfuricum.
— **Williamsons:** Coerul. berolin.
— **Wolkensalbe:** Ungt. Hydrarg. ciner.
— **Zwirnsamen:** Sem. Lini.
Blauantimon: Stib. sulfurat. nigr.
Blaubeeren: Fruct. Myrtilli.
Blaudsche Pillen: Pilul. Ferri carbon.
Bläue, flüssige: Solutio Indici.
Blauelsterkraut: Herb. Aconiti.
Bläuepulver: Ferr. cyanat. Ultramarin.
— **englisches:** Coeruleum montan.
  (Bergblau).
Blaues Nichts: Stib. sulfurat. nigr.
Blauhimmelstern: Flor. Borraginis.
Blauholz: Lignum Campechian.
Blauhuder: Herb. Hederae.
Blaulilienwurz: Rhiz. Iridis.
Bläuli: Flor. Centianae.
Blaumalven: Fol. Malvae.
Blaumützchen: Flor. Cyani.
  Flor. Aconiti.
Blauösken: Flor. Violae tricolor.
Blaupappeln: Fol. Malvae.

Blaupräparierter Dubstein: Cupr. aluminat.

Blaupulver: Ultramarin.

Blausäure (zum Härten oder Löten): Kal. ferrocyanat. flav.

Blausamenwirbel: Radix Cichorei.

Blausaures Kali: Kalium ferrocyanat. flav.

Blauselkenpulver: Cort. Chinae pulv.

Blauspäne: Lign. Campechian.

Blauspiritus: Spirt. coerulus.

Blaustein: Cuprum sulfuricum.

Blausteinwasser: Liquor. stypt.

Blautinktur: Sol. Pyoktanini 5 %.

Blautpflaster: Empl. oxycroc.

Blauveilchensaft: Sir. Violar.

Blauvögschen: Flor. Viol. odor.

Blauvölkensaft: Sir. Violarum.

Blauwand: Ungt. Hydrarg. ciner.

Blauwasser: Aq. coerulea.

— zum Waschen: Solutio Indici dil.

Blauwsteentjes: Kupfersulfatstifte.

Blauwurzel: Rad. Pimpinellae.

Bledium: Stib. sulfurat. nigr.

Bleek = bleich.

Bleekersdrank: Tinct. anticholerica.

Bleekwater: Liq. Natr. hypochlor.

Bleewittplaster: Empl. Cerussae.

Blei, falsches: Graphites.

Bleiasche: Lithargyrum.

Bleibalsam: Liq. Plumb. subac.

Bleibepulver: Ferr. sulfuric. et Rhiz. Calami pulv. mixt.

Bleicerat: Ungt. Plumbi.

Bleichasche, blanke: Natr. carb. crud.

—, echte: Kalium carbonic. crud.

Bleichflüssigkeit: Liquor. Natr. hypochloros. Hydrogen. peroxyd. techn.

Bleichkalk: Calcaria chlorata.

Bleichpulver: Calcaria chlorat.

— englisches, Tennants: Calcaria chlorata.

Bleichsalz: Calcaria chlorata.

Bleichschellack: Lacca alba.

Bleichsoda: Liq. Natr. hypochlor.

Bleichsuchtpillen: Pilul. Blaudii.

Bleichsuchtpulver: Ferr. oxyd. sacch.

Bleichsuchttropfen: Tinct. Ferri pomati.

Bleichsuchtwein: Vinum ferrat.

Bleichwasser: Aqua chlorata. Liq. Natrii hypochlorosi. Hydrogen. peroxyd. tech.

Bleierz: Plumbago.

Bleiessenz: Liq. Plumb. subacet.

Bleiessig: Liq. Plumb. subacet.

Bleiessigsalbe: Ungt. Plumbi.

Bleiessigsalz: Plumbum acetic.

Bleiextrakt: Liq. Plumb. subacet.

— Goulardsches: Liq. Plumbi subacet.

Bleigeist: Acid. aceticum dilut.

Bleigelb: Lithargyrum.

Bleiglätte: Lithargyrum.

Bleiglättenessig, Bleiglättenextrakt: Liq. Plumbi subacet.

Bleiglättpflaster: Empl. Litharg.

Bleiglättsalbe: Ungt. Plumbi.

Bleikristalle: Plumb. nitricum.

Bleiöl: Liq. Plumb. subacet.

Bleipflaster: Empl. Litharg. spl.

Bleipflastersalbe: Ungt. diachyl.

Bleirot: Minium.

Bleisafran: Minium.

Bleisalbe: Ungt. Plumbi.

Bleisalz: Plumb. aceticum.

Bleisiccatif: Plumb. oleinic.

Bleispiritus: Acid. acetic. dilut.

Bleistein: Graphites.

Bleiwasser: Aqua. Plumbi.

Bleiweiß: Cerussa.

—, gelbes: Lithargyrum.

—, Kremnitzer: Cerussa.

—, schwarzes: Graphites. Plumbago.

Bleiweißkugeln: Globuli camphorati.

Bleiweißpflaster: Empl. Cerussae.

Bleiweißsalbe: Ungt. Cerussae.

Bleiweißwasser: Aqua Plumbi.

Bleiwurzel: Rad. Plumbaginis.

Bleizucker: Plumbum acetic.

3*

Blende: Sem. Fagopyri.
Bleschblomen: Flor. Calendul.
Bleu du lumière: Anilinum.
— **de Lyon:** Anilinum.
Blie = Blei.
Bliewater: Aqua Plumbi.
Bliewit: Cerussa.
Blii: Herb. Anserinae.
Blindbaumholz: Lignum Aloës.
Blindendingspflaster: Empl. Litharg. comp.
Blindgeboren: Sem. Strychni.
Blindlingspulver: Lac Lunae.
Blindschleichenblut: Sang. Hirci.
Blinksel: Borax.
Blitzpulver: Lycopodium. Colophon. pulv.
Blockfischbein: Ossa Sepiae.
Blödwurz: Herb. Oreoselini.
Blödwurzelkraut: Herb. Oreoselini.
Bloed = Blut.
Blohmen = Blumen.
Bloot = Blut.
Blottkraut: Herb. Scrofulariae.
Blös: Cobalt. silicic. kalin. (Smalte).
Bloßpflaster: Empl. Cantharid.
Blot = Blut.
Blöth = Blüte.
Blotigel: Hirudines.
Blotstecher: Hirudines.
Blotsuger: Hirudines.
Bloze: Tubera oder Herb. Aconiti.
Blu = blau.
Blubutter: Ungt. Hydrarg. ciner.
Blum: Macis.
Blümchenwasser: Aq. aromat.
Blumeletabak: Plv. sternut. vir.
Blumen, ewige: Flor. Stoechados.
Blumenessenz: Spir. coloniensis. Tinct. fumalis.
Blumenkopfminze: Herb. Menthae crisp.
Blumenschwefel: Sulfur. sublim.
Blumenstaub: Lycopodium.

Blumentee: Spec. pectorales. Spec. resolvent. Thea nigr. Flor. Malvae.
Blümlischnupf: Plv. sternut. vir.
Blümlitabak: Pulv. sternut. vir.
Blunkenpulver: Pulv. pro Equis.
Bluscht = Blüte.
Bluschwater: Solut. Acid. borici.
Blutauge: Comarum palustre.
Blutbalsamtropfen: Tinct. Ferri acetic. aeth.
Blutblumen: Flor. Arnicae. Flor. Carthami. Flor. Rhoeados.
Blutbrechwurz: Rhiz. Torment.
Blutbruch: Herb. Hederae.
Blut Christi: Aq. aromat. rubr.
Bluteisenstein: Lap. Haematitis.
Blüten, allerlei: Pulv. fumalis.
Blütenduft: Tinct. fumalis.
Blütenstaub: Lycopodium. Boletus cervinus plv. Pulv. Canthar. comp.
Blutfieberblumen: Hrb. Centaurii.
Blutfixiertropfen: Tct. Ferri pom.
Blutgarbe: Herb. Polygoni.
Blutgarbenkraut: Herb. Polygoni.
Blutgras: Herb. Polygoni.
Blutgummi: Resina Draconis.
Blutharz: Resina Draconis.
Blutholz: Lign. Campechian. Lign. Santali rubr.
Blutiel: Hirudines.
Blutisquisantium: Flor. Chrysanthemi.
Blutkohle: Carbo animal.
Blutkrampftropfen: Tinct. Cinnamomi.
Blutkraut: Herb. Burs. Pastor. Herb. Chelidonii, Herb. Salicar. und Polygoni.
Blutkrautblüten: Flor. Ulmariae.
Blutkrautwurzel: Rad. Lapathi. Rhiz. Hydrastis. Rhiz. Sanguinar. Rhiz. Tormentill. Rad. Enulae.
Blutlaugenmoos: Lichen Pulmonariae.
Blutlaugensalz, gelbes: Kal. ferrocyanat. flav.
—, **rotes:** Kal. ferricyan. rubr.

Blutlaustinktur: Carmin. solut. Tinct. Coccionellae.

Blutlungenmoos: Lichen Pulmonariae.

Blutmohn: Flor. Rhoeados.

Blutmoos: Paleae Cibotii.

Blutpetersilie: Herba Conii.

Blutpflaster: Empl. oxycroceum. Empl. ad Ruptur.

Blutpulver: Sang. Hirci.

Blutreinigendes Pulver: Tub. Jalapae pulv.

Blutreinigung, rote: Tinct. Lignorum.

Blutreinigungspillen: Pil. laxant.

Blutreinigungspulver: Pulv. Liquirit. comp. Pulv. Magnes. c. Rheo. Fürs Vieh: Pulv. Equor.

Blutreinigungssäure: Mixt. sulfuric. acid.

Blutreinigungssaft: Sir. Sarsaparillae. Sir. Sennae.

Blutreinigungssalbe: Ungt. Picis liquidae.

Blutreinigungsspiritus: Spir. Melissae comp.

Blutreinigungstee: Spec. laxantes.

Blutreinigungstropfen: Tinct. Aloës comp. Tinct. Lignorum.

Blutreinigungswurzel: Rad. Sarsaparillae.

Blutrosen: Flor. Rosae. Flor Rhoeados.

Blutsafranpflaster: Empl. oxycroceum.

Blutsalbe: Empl. oxycroceum.

Blutsauger: Hirudines.

Blutschierling: Herba Conii.

Blutschwamm: Fung. Chirurgor.

Blutstahl: Lap. Haematitis.

Blutstecher: Hirudines.

Blutstein: Lapis Haematitis. Ferr. oxydat. pulv.

Blutstielkraut: Herba Galii.

Blusttillerin: Herb. Sanguisorbae.

Blutstillungstropfen: Liq. Ferri sesquichlor.

Blutstropfen: Tinct. Cinnamoni. Tinct. Lignorum.

Blutstropfenkraut: Herb. Anagallidis. Herb. Pimpinell. Herb. Rorellae.

Blutströpfle: Herb. Sanguisorbae.

Blutsuger: Hirudines.

Bluttrieb: Flor. Arnicae.

Bluttropfen: Tinct. Cinnamomi.

Blutungenmoos: Lich. islandicus.

Blutwurzel: Rad. Tormentillae. Rad. Polygonati. Rad. Alcann.

—, kanadische: Rhiz. Sanguinariae canad.

Blutzuckler: Hirudines.

Boarfett: Adeps.

Bobbel = Pappel.

Böbberli: Fruct. Coriandri.

Boberellen: Fruct. Alkekengi.

Bobolium: Ungt. Populi.

Bock: Herb. Artemisiae.

—, roter: Herb. Artemisiae.

Bockelsalbe: Ungt. contra Pedic.

Bockenpulver: Cort. Chinae plv.

Bockerellen: Fruct. Alkekengi.

Bockholder: Sambucus Ebulus.

Bockholz: Lignum Guajaci.

Bockpulver: Boletus cervinus plv. Pulv. stimulans.

Bocksbartblüten: Flor Spiraeae.

Bocksbartkraut: Herb. Pulsatillae. Herba Spiraeae.

Bocksbartwurzel: Rad. Senegae.

Bocksbeerblätter: Fol. Ribis nigri.

Bocksbeeren: Fruct. Rib. nigri.

Bocksblätter: Fol. Uvae Ursi.

Bocksblumenkraut: Herb. Matricariae.

Bocksblut: Sang. Hirci vulv.

—, flüssiges: Tinct. Catechu.

Bocksbohnenblätter: Folia Trifolii fibrin.

Bocksdorngummi: Tragacantha.

Bocksdostenkraut: Herb. Origani cretici.

Bockshörnlein: Fruct. Ceraton.

Bockshorn: Fruct. Ceraton. Foenum Graecum.
Bockshornklee: Sem. Foenugraeci.
Bockshornsaft: Sir. Liquiritiae.
Bockshornsamen: Sem. Foenugr.
Bockskraut: Herb. Pulmonariae.
Bocksmelde: Herb. Chenopodii.
Bockspeterlein: Radix Pimpinellae.
Bockspetersilie: Rad. Pimpinell.
Bockstalg: Sebum.
Bockweizen: Sem. Fagopyri.
Bockswurzel, rote: Rad. Artemis. Rad. Pimpinellae.
—, weiße: Rad. Artemisiae.
Bockswurzelkraut: Folia Belladonnae.
Bodachöhlräbe: Flor. Napi.
Bodder = Butter.
Bodder, rote: Ungt. potabile.
Bodenasche: Kalium carbonicum.
Boek = Buche.
Boelkenskruid: Herb. Agrimoniae.
Boeile: Herb. Serpylli.
Boeren = Bauern.
Boerenrhabarber: Cort. Frangulae.
Boeriöl: Ol. Junip. Baccar.
Boertjeszalf: Ungt. Lauri.
Bogaunerrosen: Flor. Paeoniae.
Bogenbaumblätter: Folia Taxi.
Bohmwaß: Cera arborea.
Böhmisches Christwurzkraut: Herb. Adonidis vernal.
Böhmische Tropfen: Mixt. sulfur. acid.
Böhnafeieli: Flor. Cheiranthi.
Böhnara: Aconitum Napellus.
Bohnbaum: Cytisus.
Bohnekrittel: Herb. Saturejae.
Bohnen, aromatische: Fab. Tonco.
—, brasilianische: Fab. Pichurim.
—, indianische: Fab. St. Ignatii.
—, römische: Semen Ricini.
—, russische: Semen Ricini.
Bohnenblätter, wilde: Herb. Trifolii.
Bohnenkraut: Herb. Saturejae. Herb. Thymi.

Bohnenmehl: Semen Phaseol. pulv.
Bohnenöl: Ol. Papaveris.
Bohnenpflaster: Empl. Canthar. perpet.
Bohnenwachs: Cera arborea.
Bohnenwicken: Sem. Fabae.
Bohren = Bären.
Bohrenfett: Adeps.
Boilley-Blau: Indigopurpur.
Bokerellen: Fruct. Alkekengi.
Bolarerde, rote: Bolus rubra.
—, weiße: Bolus alba.
Bolderjahn: Rad. Valerianae.
Boldoablätter: Folia Boldo.
Bolei: Herb. Pulegii. Herb. Serpylli.
Boleikraut: Herba Pulegii.
Boleiwasser: Aq. vulnerar. spir.
Bolerblumen: Herb. Serpylli.
Bolerde, rote: Bolus rubra.
—, weiße: Bolus alba.
Boliusbambolium: Ungt. Populi.
Boliviapulver: Cort. Chinae pulv.
Bollchen = Plätzchen.
Bollen: Bulb. Allii (Zwiebeln).
Böllen: Bulb. Allii.
Bollendätsch: Herb. Plantag.
Bollerjahn: Rad. Valerianae.
Bollkraut: Fol. Belladonnae.
Bollmannspulver, graues: Pulv. antiepilept. nigr.
Bollwurz: Rad. Belladonnae.
Bollwurzkraut: Fol. Belladonnae.
Bologneserstein: Barium sulfuricum nativum.
Bolskolchen: Bolus rubra.
Bolssalbe: Ungt. exsiccans.
Bolus, orientalischer: Bolus rubra.
Boltenpflaster: Empl. Cerussae.
Bolzenblumen: Flores Verbasci.
Bombeiwel: Taraxacum off.
Bombolium: Ungt. Populi.
Bompaul: Rad. Taraxaci c. Herb.
Bomtrankli: Bals. tranquillans.
Bonamarinde: Cort. Quillayae.
Bongelkraut: Herb. Mercurialis.

Bonke, geele: Herb. Genistae.
Bönkehaltwort: Rad. Aristol. rot.
Bonuskonussalbe: Ugt. basil. nigr.
Boorghäarala: Sem. Foenugraeci.
Boogholder: Sambucus Ebulus.
Boom = Baum.
Boombast: Cort. Frangulae.
Boomsaft: Succus viridis.
Boomwit: Gossypium.
Boonblatt: Fol. Trifolii fibrin.
Boperment: Auripigment.
Böpperli: Fruct. Coriandri.
Boradi-, Boragikraut: Herb. Borraginis.
Boragblüten: Flores Borraginis.
Boratsch: Herb. Borraginis.
Borax, ammoniakalischer: Ammon. boricum.
—, gebrannter: Borax calcinatus.
—, oktaedrischer, venetianischer: Borax raffinatus.
Boraxblumen: Acid. boricum.
Boraxbraunstein: Mangan. boricum.
Boraxhonig: Mel rosat. boraxat.
Boraxsalz: Acid. boricum.
Boraxsäure: Acid. boricum.
Boraxsaft: Mel rosat. boraxat.
Boraxweinstein: Tartarus boraxatus.
Borchardtblumen: Flor. Stoechados.
Borech: Herb. Borraginis.
Boretsch: Herb. Borraginis.
Boretschblüten: Flores Borraginis.
Boretschkraut: Herb. Borraginis.
Borgel: Herb. Borraginis.
Borgelblüten: Flores Borraginis.
Borgelkraut: Herb. Borraginis.
Börgerpulver: Cort. Cascarill. plv.
Bork = Rinde.
Borkenpulver: Cort. Chinae pulv.
—, rasiertes od. siebenundsiebzigerlei: Cort. Chinae pulv.
Bormannspflaster: Empl. oxycr. Empl. ad Ruptur.
Bornkraut: Herb. Cardui bened.
Bornkresse: Herb. Cardui Nasturtii.

Börnstein: Succinum.
Borsdorfer Äpfelpomade, Borsdorfer Salbe: Ungt. leniens. Ungt. ophthalmicum. Ungt. rosatum alb.
Borst = Brust.
Borstensalbe: Lanolin. Ungt. leniens. Ungt. Plumbi.
Borstkruiden: Spec. pectorales.
Borstsalv: Ungt. Plumbi. Lanolin.
Borstsamen: Sem. Ricini.
Bösablätter: Fol. Betulae.
Boschbesen: Fruct. Myrtilli.
Boschtblumen: Flor. Rhoeados.
Bosekraut: Herb. Pulsatillae.
Boseltropfen: Liq. Ammon. anis.
Bösengeistpulver: Pulv. Herbar.
Bosheitspulver: Pulv. pro Equis.
Bossisches Augenpflaster: Empl. ophthalmic.
Bost =Brust.
Bostdroppen: Liq. Ammon. anis., Elix. e Succo Liquir.
Bostkoken: Succ. Liquir. in Tabul.
Botanybayharz: Acaroidum.
Botengenkraut: Herb. Betonic.
Botenken: Flor. Paeoniae.
Botenkenblüten: Flor. Betonicae.
Botjeszalf, Botzalf: Ungt. Hydrarg. rubr. dil.
Boter = Butter, Salbe.
Botryoskraut: Herb. Chenopodii.
Botschen: Folia Stramonii.
Botschenblätter: Fol. Stramonii.
Bött = Bett.
Bouillontropfen: Tinct. Chinioid.
Bovest: Fungus cervinus.
Bowlenkraut: Herb. Asperulae.
Boysalz: Sal marinum.
Braak = Brech (-Nuß usw.).
Braakpoeder: Pulv. aërophorus.
Brachdistel: Rad. Eryngii.
Brachdistelkraut: Herba Eryngii.
Brachkraut: Herb. Veronicae.
Brachkrautwurzel: Rad. Valerian.

Brägelkraut: Herb. Senecionis.
Bragerblüten: Flores Koso.
Brahmkraut: Herb. Genistae.
Brakendistelwurzel: Rad. Eryngii.
Brakenkrautblüten: Fl. Spiraeae.
Brambeerblätter: Fol. Rubi frutic.
Bramblume: Flor. Genistae.
Bramedorn: Herb. Rubi frut.
Bramelbeeren: Fruct. Berberid.
Brämeleblätter: Fol. Farfarae.
Brameli: Herb. Rubi frutic.
Bramenkraut: Herb. Genistae.
Brämerbeerblätter: Fol. Rub. frut.
Brämerblätter: Fol. Rubi frutic.
Braminze, Brauminze: Fol. Menth. pip.
Bramskraut: Herb. Genistae.
Brandbaumblätter: Folia Taxi.
Brandblätter: Fol. Farfarae.
Brandblumen: Flores Genistae.
Brandenstein: Manganum peroxydatum.
Brandheilpulver: Pulvis temperans. ruber.
— fürs Vieh: Pulv. pro Equis.
Brandkorn: Secale cornutum.
Brandkraut: Herb. Clematidis.
Brandlatschen: Fol. Farfarae.
Brandlatschenblüten: Flores Farfarae.
Brandlattich: Fol. Farfarae.
Brandöl: Ol. Lini cum Aq. Calcar. Ol. carbolis. Ol. Philosophorum.
Brandpflaster: Empl. Litharg. simpl.
Brandpulver: Pulv. temperans.
— fürs Vieh: Plv. antiphlogistic. Pulv. Herbar. Plv. Equor. gris. oder rubr.
Brandrosen: Flor. Malv. arbor.
Brandsalbe: Ungt. Liqu. Alum. acet. Ugt. boricum. Ungt. Plumbi.
—, Goulardsche: Ungt. Plumbi.
Brandschwede, roter: Cerat. Cetacei ruber.
Brandwurzel: Rad. Helleb. nigr.
Brasilettholz: Lign. Fernambuci.
Brasilian, Balsam: Bals. Copaiv.

Brasilienholz, gelbes: Lign. Fernambuci.
—, rotes: Lign. Fernambuci.
—, schwarzes: Lign. Campech.
Brasilienrinde: Cort. adstringens brasiliensis.
Brasiliensalbe: Ungt. brasilic.
Brasilischer Pfeffer: Piper long.
Brasilpfeffer: Fruct. Amomi. Piper longum.
Bratenfarbe: Sacchar. tostum.
Brauerkraut: Herb. Ledi.
Brauminze: Fol. Menth. pip.
Braun. Arkebusade: Mixt. vuln. acida.
—, Breslauer: Cuprum ferrocyanatum.
— Brustleder: Pasta Liquirit.
—, chemisch: Cuprum ferrocyanatum.
Braun, Diadostenöl: Ol. Orig. Cretic.
— Dost: Herb. Origani.
— Einreibung: Tinct. Arnicae.
— Halstropfen: Tinct. Jodi dil.
— Hamburger Tropfen: Tinct. coronalis.
— Harz: Colophonium.
—, Hattches: Cuprum ferrocyanatum.
Hoffmannstropfen: Elix. Aurant. comp.
— Jungfernleder: Pasta gummos.
— Kanehl: Cort. Cinnamomi.
— Lungenpfuhl: Sirup. Liquirit.
— Mutterkrampftropfen: Tinct. Valerianae.
— Mutterpflaster: Empl. fusc.
— Reglise: Pasta Liquiritiae.
— Stickschwede: Empl. fusc.
— Tafelsalbe: Empl. fuscum.
— Zehrtropfen: Tinct. amara.
— Zug: Empl. Litharg. comp.
Bräun, gelber: Sem. Milii.
Braunbeerblätter: Fol. Rub. frut.
Braunbeerblüten: Fol. Rub. frut.
Braunbeize (für die Färberei): Manganum acetic.
Braunelle: Herb. Prunellae.
Braunellensalz: Kalium nitr. tabul.

Bräunesaft: Mel rosat. boraxat.
Bräunetropfen für Schweine: Spirit.
  Acid. salicylic. 4 %. Tinct. Aloës
  comp.
Braunheil: Herb. Prunellae.
Braunheilig: Fol. Menthae crips.
Braunheiligenkraut: Fol. Menth.
  crispae.
Braunheilkraut: Herba Prunellae.
Bräunheilkraut: Herba Ligustri.
Braunholz: Lign. Fernambuci.
Bräunholzblätter: Herba Ligustri.
Brauniet: Mangan. peroxydat. nativ.
Braunkersch: Herb. Nasturtii.
Braunmägdlein: Flor. Adonid.
Braunmanderkraut: · Herb. Chamae-
  dryos.
Braunmandulinkraut: Herb. Teucrii.
Braunmercurialöl, äußerlich: Ol. Tere-
  binth. c. Ol. Lini sulf.
—, innerlich: Tinct. Aloës comp.
Braunochsenpflaster: Empl. oxycroc.
Braunrei: Ungt. Aeruginis.
Braunreinigung: Mel rosat. boraxat.
  Ungt. Aeruginis.
Bräunreinigung: Mel rosat. borax.
Braunrosen: Flor. Malvae arbor.
Braunrot: Caput mortuum.
Braunrotsalbe: Ugt. basilic. fusc.
Braunsalbe: Ungt. exsiccans.
Braunschweiger Salz: Natr. sulf.
Braunsilgen: Herb. Basilici.
Braunsilgenblumen: Flores Basilici.
Braunsilgenholz: Lign. Campechian.
Braunsilgentropfen: Tinct. Chinioïdini.
Braunsilienkraut: Herb. Basilici.
Braunspahn: Lign. Fernambuc.
Braunspiritus: Mixtur. vulnerar. acid.
Braunstein: Mang. peroxydatum.
Brauntog: Empl. Litharg. comp.
Braunwurz: Rad. Arnicae. Rad.
  Scrophulariae.
Braunwurzkraut: Herb. Scrophulariae.
Brausebeutel: Rhiz.Veratr.pulv. in sacc.

Brausemagnesia: Magn. citrica efferv.
Brausepulver: Pulv. aërophor.
—, abführendes: Pulvis aërophorus
  laxans.
—, englisches: Pulv. aërophor. dis-
  pensat.
— für Schweine: Zinc. oxydatum.
Brausepulversäure: Acid. tartaric.
Brayerblüten: Flor. Koso.
Brautimhaar: Sem. Nigellae.
Breadfelder Spiritus: Spir. coloniens.
Brechbirnen: Fruct. Cynosbati.
Brechhaselwurzel: Rhiz. Asari.
Brechhassel: Rhiz. Asari.
Brechkörner: Sem. Ricini.
Brechnüsse: Sem. Strychni.
Brechpulver: Stib. chlorat. bas.
Brechrosinen: Sem. Staphisagr.
Brechsalz: Tartarus stibiatus.
Brechsamen: Semen Strychni.
Brechvitriol: Zincum sulfuric.
Brechwasser: Sol. Tart. stibiat.
Brechwegdorn: Rhamnus Frangulae.
Brechwein: Vinum stibiatum.
Brechweinstein: Tartarus stibiatus.
Brechwurzel: Rad. Ipecacuanh.
—, deutsche: Rad. Asari. Rhiz. Helle-
  bori alb.
Brehmeblumen: Flor. Acaciae.
Brehmkraut: Herb. Spartii.
Brehnepulver für die Schweine:
  Cantharid. pulv. mixt.
Brein: Sem. Milii solis.
Breißelbeerblätter: Fol. Vitis Id.
Breitblatt: Herb. Anchusae.
Breitwägeli: Herb. Plantagin.
Bremelblumen: Flor. Genistae.
Bremmenöl: Ol. animale foetid.
Bremsenöl: Ol. animale foetid.
Bremsensamen: Semen Cynosbati.
Brendelblümlein: Flor. Gentian.
Brennende Liebe: Herb. Clemat.
Brenners Fleckwasser: Benzin.
—·Pflaster: Empl. fusc. in scat.

Brennesselblumen: Flor. Lamii.
Brennesselsaft: Sjr. Althaeae.
Brennesselsamen: Sem. Urticae. Fruct. Petroselini.
Brennesselspiritus: Spirit. Urticae. Spir. Sinap.
Brennesseltee: Herb. Urticae.
Brennesselwurzel: Rad. Bardanae. Rad. Tarax. Rad. Carlinae.
Brenngeist: Spir. Sinapis.
Brennkraut: Herb. Arnicae.
—, **kriechendes:** Herb. Clematid.
Brennkrautblumen: Flor. Arnicae. Flor. Clematid. Flor. Verbasci.
Brennöl: Ol. Rapae.
Brennsilber: Argent. nitricum.
Brennstift: Argent. nitric. fus.
Brenntwater: Aq. Foeniculi.
Brennwurzrinde: Cort. Mezerei.
Brennwurzeltee: Flor. Clematidis.
Breschpulver: Pulv. stimulans.
Breselkraut: Herb. Matricariae.
Bresilgenholz: Lign. Fernambuci.
Bresilienspäne, rote: Lign. Fernambuci.
—, **schwarze:** Lign. Campechian.
Breslingkraut: Fol. Fragaríae.
Brettener Pflaster: Empl. fusc. in Bacul. tornat.
Brettfeldsches Wasser: Spirit. coloniens.
Breuk = Bruch.
Breukkruid: Herb. Herniariae.
Breusch: Herb. Ericae.
Brevierpflaster: Cerat. Aerugin.
Briesebohne: Fab. Tonco.
Brillenkraut: Herb. Burs. Past.
Brimblüten: Flor. Primulae.
Brimkörner: Sem. Cydoniae.
Brimmekraut: Herb. Genistae.
Brimmelblumen: Flor. Primul.
Brimmelkraut: Herb. Genistae.
Brimmelsamen: Sem. Genistae.
Brinkblumen: Flor. Bellidis.

Brisilhölz: Lignum Fernambuci.
Brochkraut: Herb. Droserae.
Brockenmoos: Lichen islandic.
Brohmenkraut: Herb. Genistae.
Brohmerblätter: Herb. Rubi frut.
Brombeerblätter: Herb. Rubi frut.
Brombeeren: Fruct. Rub. frutic.
Brombeerwasser: Aq. Rubi Id.
Brombeerwurzel: Rad. Bardanae.
Brommedorn: Herb. Rubi frut.
Bromkraut: Herb. Genistae.
Bromlbeeren: Fruct. Berberidis.
Bromsoda: Natr. bromatum.
Bronna = Brunnen.
Brönners Fleckwasser: Benzin.
Brönneßle: Herb. od. Sem. Urticae.
Bronziersalz, engl.: Stibium chlorat.
Brosamenpflaster: Empl. stypt. Hamburgens.
Brotkügerl: Fruct. Coriandri.
Brotkümmel: Fruct. Carvi.
Brotsamen: Fruct. Anisi. Fruct. Foenicul.
Brotvater: Secale cornutum.
Brotwasser: Aqua aromatica.
Brubeer: Herb. Rubi frut.
Bruchampfer: Herb. Acetosellae.
Bruchband: Empl. ad Rupturas.
Bruchbandpflaster: Empl. ad Rupt. Empl. sapon. rubr.
Bruchklee: Herb. Acetosellae.
Bruchkraut: Herb. Agrimon. Herb. Herniariae. Herb. Lycopodii. Herb. Saniculae.
Bruchöl: Ol. Hyoscyam. Ol. Chamomill. inf.
Bruchpflaster: Emplastr. ad Rupturas. Empl. fusc. camph. Empl. saponat.
—, **schwarzes:** Empl. fusc. camph.
Bruchsalbe: Ungt. flavum c. Ol. Hyoscyami.
Bruchstein: Lapis Osteocollae.
Bruchsteinwasser: Aq. Petrosel.
Bruchtee: Folliculi Sennae.

Bruchweidenrinde: Cort. Salicis.
Bruchwurzkraut: Herb. Hyperici perfoliat.
Bruckwurzel: Rhiz. Tormentillae.
Brudersamen: Sem. Staphisagr.
Bruetströpfli: Flor. Anemon. vern.
Brüesch: Herb. Ericae.
Bruhnheilschwede: Empl. fusc. camph.
Bruhnstickschwede: Empl. fusc. camph.
Bruidspoeder: Pulv. aërophorus.
Bruin = braun.
Bruispoeder: Pulv. aërophorus.
Brun = braun.
Brundost: Herb. Origani.
Brunellenkoken: Kal. nitr. tabul.
Brunellenkraut: Herb. Prunellae.
Brunellensalz: Kalium nitricum.
Brunellenstein: Kal. nitr. tabul.
Brunetten: Flor. Adonidis.
Brungalltropfen: Elix. Aurant. comp. Elix. e Succo Liquir. Tinct. Aloës comp. Tinct. amara.
Brunheilschwede: Empl. fuscum.
Brunheil: Herb. Prunellae.
Brunheilkraut: Herb. Prunellae.
Bruni: Herb. Prunellae.
Brünierflüssigkeit: Liquor. Stibii chlorati.
Brüningspulver: Pulv. pro Pecor.
Brunitz: Umbra.
Brunnenkohl: Herb. Beccabung.
Brunnenkresse: Herb. Nasturtii.
Brunnenpflaster: Empl. fusc. camph.
Brunnensalbe: Empl. fusc. camph.
Brunnensalz: Natr. chlorat. Sal Carolinum factitium.
Brunnkresse: Herb. Nasturtii.
Brunnleberkraut: Herb. Marchantiae.
Brunochsensalf: Empl. oxycroc.
Brunrei, Brunreinige: Mel rosat. boraxat. Oxymel Aerug.
Brunreinigung: Ungt. Aeruginis.
Brunsilken = Brunsiljen.
Brunsiljenkraut: Herb. Basilici.

Brunsiljenpfeffer: Fruct. Amomi. Fruct. Capsic.
Brunsiljenpflaster: Cerat. Resinae Pini. Empl. Picis Hamburgens. Empl. fusc. camph.
Brunsiljensalbe: Ungt. basilic.
Brunspulver: Pulv. aërophorus.
Brunst: Fung. cervinus.
Brunstickdumpflaster: Cerat. Resin. Pini. Empl. fuscum.
Brunstkugeln: Fungus cervinus.
Brunstpulver: Cantharid. plv. mixt. Fung. cervinus pulv. Pulv. stimulans.
Bruntogpflaster: Empl. Litharg. comp. Empl. fuscum.
Bruschwurzel: Rad. Rusci.
Bruschdkraut: Fol. Farfarae.
Bruschdwurz: Rad. Angelicae.
Bruskwurzel: Rad. Rusci.
Brusopkraut: Herb. Ericae.
Brustalant: Rad. Helenii.
Brustalantblüten: Flores Helenii.
Brustbalsam: Bals. Peruvian. Elix. e Succ. Liquir.
Brustbeeren: Fruct. Jujubae.
Brustbeerensaft: Sir. Rhoeados.
Brustchifel: Siliqua dulcis.
Brustdiakel: Empl. Litharg. molle. Empl. saponatum.
Brustdigestivpulver: Pulvis Liquiritiae. comp.
Brustelixir: Elix. e Succ. Liquir.
Brusterbeutel: Rhiz. Veratr. alb. pulv. in sacc.
Brustkanehl: Succ. Liquiritae in Bacul.
Brustkaramellensaft: Sir. Liquiritiae.
Brustkaramellentropfen: Elix. e Succo Liquiritiae.
Brustkraut: Fol. Farfarae. Herb. Adiant. aur. Herb. Agrimoniae. Herb. Violae tricol.
Brustkräuter, Liebersche: Herb. Galeopsidis.

Brustkuchen: Succ. Liquir. tab.
Brustlakritzen: Troch. Ammon. chlor.
Brustlattich: Fol. Farfarae.
Brustleder, braunes: Past. Liquiritiae.
—, **weißes:** Pasta gummosa.
Brustleichtöl: Liq. Ammon. anis.
Brustlösung: Mixt. gummosa.
Brustpasta, braune: Pasta Liquiritiae.
—, **weiße:** Pasta gummosa.
Brustpflaster: Empl. Meliloti.
Empl. saponat.
—, **rotes:** Empl. sapon. rubrum.
Brustpulver, Französisches, grünes, Kurellasches Opedovskysches, Preußisches, Wedelsches: Pulv. Liquir. comp.
Brustreinigungstee: Species pectoral. laxant.
Brustsaft: Sir. Althaeae. Sir. Liquiritiae.
—, **brauner:** Sirup. Liquirit.
Brustsalbe, gelbe: Ungt. basilic.
Brustsalbe, weiße: Ungt. Hydrarg. alb. dilut.
Bruststengel: Succ. Liquiritae in Bacul.
Brusttee: Species pectorales.
—, **Lieberscher:** Herb. Galeops.
—, **Schusters:** Spec. bechicae.
—, **weißer:** Spec. pect. alb.
—, **Wiener:** Spect. pector. c. Fruct.
Brustteekraut: Herb. Veronicae.
Brusttropfen: Aq. Amygd. am. dil. Liqu. Ammon. anis.
—, **dänische:** Elix. e Succo Liq.
Brustwarzenbalsam: Bals. peruvian. dil.
Brustwarzencerat: Cerat. Cetac. album.
Brustwarzenliniment: Emuls. Balsam. peruv.
Brustwarzensalbe: Cerat. Cetac. album. Ungt. leniens.
Brustwasser: Aq. aromatica. Aqu.. *Foenicul.* Elix. e Succo Liquiritiae dil. 1 + 9.
Brustwurzel: Rad. Angelicae. Rad. Liquirit. Rhiz. Calami.

Brustwurzel, echte: Rad. Angelicae.
Brustzeltchen: Troch. pectoral.
Brutkraut: Herb. Fumariae.
Bruuch: Herb. Ericae.
Bruuspulver: Pulv. aërophorus.
Bsäemehl: Lycopodium.
Buabanägele: Herb. Pulmonariae.
Bubenfist: Bovista.
Bubenfist = Bovist.
Bubenkrautwurzel: Rad. Lapathi.
Bubenrosen: Flor. Paeoniae.
Bubenschellen: Orchis Morio.
Bübelskraut: Herb. Aristoloch.
Buchbaumblätter: Folia Buxi.
Buchbindertropfen: Tinct. Chinae.
Buchbrot: Herb. Acetosellae.
Buchbrotblätter: Herb. Acetosellae.
Bucheckernöl: O. Papaveris.
Büchelwurz: Rad. Angelicae.
Buchenholzöl: Kreosot. Pix liquida.
Buchenmoos: Lichen Pulmonar.
Buchenschwamm: Fung. Chirurg.
Buchholder: Herb. Chaerophylli.
Buchholderbeeren: Fruct. Ebuli.
Buchholderkraut: Herb. Chaerophylli.
Buchklee: Herb. Acetosellae.
Buchlahmöl: Ol. Lini.
Buchlunge: Lich. Pulmonariae.
Buchlungenmoos: Lich. Pulmonar.
Buchs: Fol. Buxi.
Buchsalz: Ammon. chloratum.
Buchsäure: Ammon. chloratum.
Buchsbaumblätter: Fol. Uvae Ursi. Fol. Buxi.
Büchsenflechte: Lichen pyxidat.
Büchsenmacheröl: Paraffin. liqu.
Buchublätter: Fol. Bucco.
Buchweizen: Semen Fagopyri.
Buck: Herb. Artemisiae.
Buckablätter: Folia Bucco.
Bückbeeren: Fruct. Myrtilli.
Buckelbeeren: Fruct. Myrtilli.
Buckelekraut, rotes: Herb. Artemisiae. Herb. Prunellae.

Bucken: Fol. Bucco.
Buckenblätter: Fol. Bucco.
Buckkraut: Herb. Artemisiae.
Bücksalz: Kal. carbon. pur.
Bucksblut: Resina Draconis.
Sanguis Hirci.
Buckwurzel: Rad. Artemisiae.
Budänen: Flor. Paeoniae.
Budelledok: Linim. sapon. camph.
Budertschikraut: Fol. Vitis Id.
Budlergreifeln: Fol. Vitis Id.
Budschen: Herb. Artemisiae.
Budschenkraut: Herb. Artemisiae.
Buerrosen: Flor. Malv. arbor.
Flor. Paeoniae.
Buffbohnen: Sem. Fabae.
Buffbohnenblüten: Flor. Fabarum.
Büffelkopfpflaster: Empl. oxycroc.
Empl. fuscum.
Bügelwachs: Cera alba. Stearin.
Buggakraut: Herb. Artemisiae.
Buggele: Herb. Prunellae.
—, rote: Herb. Artemisiae.
Buggeli: Cocculi Indici.
Buikopenend zout: Magnes sulfuric.
Bukublätter: Fol. Bucco.
Buldermann: Hedera terrestris.
Buldermannkraut: Herb. Hederae.
Bulläpfel: Boletus cervinus.
Bullenhafer: Fruct. Seselos.
Bullenkraut: Herb. Droserae.
Bullenkruud: Hirschbrunst, Elapho-
myces cervinus.
Bullentropfen: Spir. Juniperi.
Bullergans: Rad. Valerianae.
Bullerjahn: Rad. Valerianae.
Bullerjahnwurzel: Rad. Valerian.
Bullharz: Resina Pini. Tereb. veneta.
Bullpulver: Pulv. stimulans.
Bullrichs Salz: Natr. bicarbon.
Bülse: Fol. Hyoscyami.
Bülzenöl: Ol. Hyoscyami.
Bumbeile: Taraxac. offic.
Bummeldorn: Rad. Ononidis.

Bundika, rote: Rad. Rhapontici.
Bundrelli: Herb. Hederae.
Büngeltee: Fol. Trifol. fibrin.
Bungenkraut: Herb. Beccabung.
Büngertee Fol. Trifol. fibrin.
Buntblümchen: Flor. Bellidis.
Buntika, rote: Rad. Rhapont.
Büntzelwurz: Rad. Pimpinell.
Bünzkraut: Stipit. Dulcamarae.
Burchert: Fol. Belladonnae.
Bureauwasser: Liqu. Aluminii acetici
Liqu. Natr. hypochlorosi.
Bureth: Herb. Borraginis
Buretschkraut: Herb. Borraginis.
Burgundischharz: Resina Pini.
Burgundischpech: Resina Pini.
Buris: Herb. Borraginis.
Burisblüten: Flor. Borraginis.
Buriskraut: Herba Borraginis.
Burkaus Magenpulver: Magn. sulf.
Burows Lösung: Liq. Alumin. acet.
Burows Tee: Herb. Cardui, Herb. Cen-
tauri, Lich. islandic. Stipit. Dulca.
mar. āā.
— Tropfen: Tinct. anticholerica.
— Wasser: Liq. Alum. acet.
Burrhuswundelixir: Tinctura Benzoës
comp.
Bürrosen: Flor. Malv. arbor,. Flor.
Rhoeados.
Bürstenblumen: Flor. Carthami.
Bürstenkrautblüten: For. Carthami.
Bürtziholz: Lign. Juniperi.
Burzelkraut: Herb. Portulaccae.
Buschampfer: Herb. Acetosell.
Buschklee: Herb. Acetosellae.
Buschmöhren: Herb. Chaeroph.
Buschnagerln: Flor. Carthuan.
Buschquecken: Rhiz. Caricis.
Buschsauerampfer: Herb. Scordii.
Buschwindröschen: Herb. Anemonidis.
Busenklee: Fol. Trifol. fibrin.
Buserkerpflaster: Empl. oxycroc.
Butänjenblumen: Flor. Paeoniae.

Butennen: Flor. Paeoniae.
Butellentock: Linim. sap. camph.
Butǎnjen: Flor. Paeoniae.
Buttekerne: Sem. Cynosbati.
Büttelrosen: Flor. Rosae.
Butter, grüne: Ungt. Majoranae.
  Ungt. nervinum.
Butter, gelbe: Ungt. flavum.
—, rote: Cerat. Cetrac. rubr. Ungt.
  potabil. rubr.
Butterblätter: Fol. Farfarae.
Butterblumen: Flor. Calendul. Flores
  Farfarae. Auch Potentilla anserina,
  Taraxacum, Trollius auspacus.
Butterblumenkraut od. -wurzel: Herb.
  Taraxaci c. Radice.
Butterkarnanis: Elaeos. Anisi.
Butterklee: Fol. Trifol. fibrin.
Butterkraut: Herb. Ficariae.
Butterlatten: Fol. Farfarae.
Buttermilchkraut: Herb. Taraxaci.
Butterpulver: Borax. Natr. bicarbonic.
  Tartar. depurat.
Butterrosen: Flor. Trollii.
Buttersalbe: Ungt. flavum. Ungt.
  Rosmarini comp.
Butterstiel: Herb. Galii.
Butterstrinzel: Herb. Calthae.
Butterwecken: Malva silvestris.
  Tub. Colchici.
Butterwurzel: Rad. Lapathi.
Butthähnchen: Flor. Paeoniae.
Butthühnchenblumen: Flor. Paeoniae.
Buttlenrose: Flor. Rosae.
Butzelbeeren: Fruct. Juniperi.
Butzenklette: Rad. Bardanae.
Butzenklettenwurzel: Rad. Bardanae.
Bützenkraut: Herb. Lappae.
Buxbaumblätter: Fol. Buxi Fol. Uvae
  Ursi.
Buxbaumöl: Ol. Cajeputi.
Buxbaumwurzel: Rad. Bardanae.
Buxblätter: Folia Buxi.
Bybs: Herb. Artemisiae.

C

(Siehe auch unter K und Z.)

Cadmiumgelb: Cadmium sulfur.
Caecilienkraut: Herb. Hyperici.
Caecilienöl: Ol. Hyperici.
Caerulin: Carmin. coeruleum.
Calamintha: Fol. Menth. crisp. Herb.
  Dracunculi. (Eigentlich Herb. Cala-
  minthae.)
Calappusöl: Ol. Cocos.
Caliaturholz: Lign. Santali rubr.
Calicedraharz: Gummi Acajou.
Calomel: Hydrargyr. chlorat.
—, vegetabilischer: Podophyllinum.
Calumbawurzel: Rad. Colombo.
Campaschen: Fruct. Vanillae.
Canadaterpentin: Balsam. canadense.
Candiolschoten: Fruct. Ceraton.
Caneel: Cort. Cinnamomi.
—, weißer: Cort. Canellae alb.
Cantorbalsam: Ungt. ophthalm. rubr.
Capillärkraut: Herb. Adianti.
Capillärsaft: Sirup. Adianti. Sirup. Flor.
  Aurant.
Capachläre: Herb. Asplenii.
Capreziensaft: Sir. Aurant. Flor.
Caputtropfen: Ol. Cajeputi dil.
Carabe: Succinum.
Caraffelwurz: Rad. Caryphyll.
Caramel: Sacchar. tostum liquid.
  (Zuckerkulör).
Carbenustee: Herb. Cardui benedicti.
Carbid: Carciumcarbid.
Cardamine: Herb. Cardaminis.
Cardinalkraut, blaues: Herb. Lobeliae.
Cardobenediktenöl: Ol. viride.
Carfunkelwasser: Spir. Meliss. cps.
Carmeisenbeeren: Grana chermes.
Carmelien: Flor. Chamomillae.
Carmelinen: Flor. Charmomillae.
Carmeliterwasser: Spir. Meliss. cps.
Carminkörner: Grana chermes.
Carminlak: Lacca florentina.

Carobe, Carobben: Fruct. Ceratoniae.
Carony-Rinde: Cort. Angostur.
Carottensamen: Fructus Dauci.
Carpobalsam: Bals. Copaivae.
Cartham: Flor. Carthami.
Carthamine: Flor. Cardaminis.
Carvensamen: Fruct. Carvi.
Cascararinde: Cort. Cascar. Sagr.
Caschu: Catechu. Cachou.
Caschu-Nüsse: Anacardia orientalia.
Casper, höche: Herb. Origani.
—, **niedere:** Herb. Serpylli.
Cassienblüten: Flor. Cassiae.
Cassienfistel: Cassia fistula.
Cassienpfeifen: Cassia fistula.
Cassienröhren: Cassia fistula.
Cassonade, weiße: Sacchar. alb.
Casteralrinde: Cort. Cascar. Sagr.
Casteralwurzel: Cort. Cascarillae.
Castoröl: Ol. Ricini.
Catarrhkraut: Herb. Chenopodii.
Catharinenflachs: Herb. Linariae.
Catharinensamen: Sem. Nigellae.
Cayennepfeffer: Fruct. Capsic.
C-B zur Witterung: Moschus.
Cedemonie: Cort. Cinnam. Ceyl.
Cederatöl: Ol. Citri.
Cederbaumblätter: Summitat. Sabinae.
Cedernbalsam: Balsam. carpathicum.
Cedernmanna: Manna.
Cedernterpentin: Bals. carpathicum.
Cederwacholderöl: Ol. Cadinum.
Cedroöl: Ol. Citri.
Cedwezrinde: Cort. Cinnamomi Ceylanie.
Centaurenkraut: Herb. Centaurii.
Centauri: Herb. Centaurii.
Centorelle: Herb. Centaurii.
Cerat, gelbes: Cerat. Resinae Pini. Ungt. cereum.
—, **grünes:** Cerat. Aeruginis.
Ceratsalbe: Ungt. cereum. Ungt. Plumbi.

Cermelwurzel: Rad. Carlinae. Rhiz. Curcumae.
Ceruis: Cerussa.
—, **blaue:** Ungt. Hydrarg. ciner.
—, **gelbe:** Lycopodium.
—, **graue:** Zinc. oxyd. crud.
—, **weiße:** Talcum pulv.
Cervelatspiritus: Liqu. Ammon. caust.
Ceterachkraut: Herba Ceterach.
Ceylonmoos: Agar-Agar. Fucus amylaceus.
Chäferwurzel: Rhiz. Veratri.
Chagitee: Carrageen.
Chaisenträgerpflaster: Empl. ad Rupturas. Empl. oxycroc.
Chakerellenbork: Cort. Cascarill.
Chakrill: Cort. Cascarillae.
Chaldron: Flor. Convallariae.
Chalenderli: Herb. Teucrii.
Chämäch: Fruct. Carvi.
Chambon, weißer: Ungt. Hydrarg. alb.
Chambonkraut: Herb. Basilici, Majoran. et Thymi conc. āā.
Chämie: Fruct. Carvi.
Chämifegerli: Rad. Caryophyll.
Chamois: Terra de Siena.
Champagnerwurzel: Rhiz. Veratri.
Champignonöl: Ol. Hyoscyami.
Champonwess: Ungt. Hydrarg. albi dilut.
Chapiläre: Rad. Asplenii.
Chargetewurzel: Rad. Levistici.
Charlottenblumen: Herb. Pulsatillae.
Charlottenpulver: Tub. Jalap. plv.
Chäsli: Malva silvestris.
Chatzatöpfli: Flor. Stoechados.
Chatzenschwanz: Herb. Equiseti.
Cheinedroppen: Tct. Chinae cps.
Chemi: Fruct. Carvi.
Chemischblau: Cobalt. aluminat.
— **Geist:** Spir. coloniensis.
— **Gelb:** Plumb. oxydat. flav.
— **Seife:** Ammon. carbonicum.
Chermeskörner: Grana chermes.

Chestene: Herb. Castan. vesc.
Chetenblume: Herb. Taraxaci.
Chilisalpeter: Natrium nitricum.
Chinaäpfelschale: Pericarp-Aurant.
Chinabaumharz: Chinioidinum.
Chinacomposition: Tict. Chinae comp.
Chinadina: Chinioidinum.
Chinakraut: Herb. Marrubii.
Chinaöl: Balsamum peruvian.
Chinapomade: Ungt. pomad. fusc.
Chinarinde: Cort. Chinae.
Chinasalz: Chinin. sulfuricum.
Chinatropfen: Tinct. Chinae comp.
Tinct. Chinioidin.
—, schwarze: Tinct. Chinioidini.
Chinawurzel: Rhiz. Chinae.
Chindli: Tub. Ari.
Chines. Kampher: Camphora.
— Pulver: Cort. Chinae pulv.
Chinitimtini: Tinct. Chinioidin.
Chironie: Herb. Centaurii.
Chironienkraut: Herb. Centaurii.
Chistena: Herb. Castaneae.
Chlapperrose: Flor. Rhoeados.
Chlor-Alum: Aluminium chloratum.
Chlor, flüssiges: Liquor. Natrii
hypochlorosi.
—, weißes: Calcar. chlorata.
Cloräther: Spir. Aether. chlorati.
Chlore: Terebinthina laricina.
Chlorine, flüssige: Aq. chlorat.
Chlorinkalk: Calcaria chlorata.
Chlorophyllgrün: Chlorophyllum.
Chölm: Herb. Thymi. Herb. Origani.
Herb. Serpylli.
Cholerawurzel: Rad. Angelicae.
Chömi: Fruct. Carvi.
Chorzetwurzel: Rhiz. Curcumae.
Chrabellenkraut: Herb. Anthrisci.
Chriesiwasser: Spirit. Cerasor.
Christbaumöl: Oleum Ricini.
Christblumenwurzel: Rad. Helleb.
Christdornblätter: Fol. Ilicis.
Christenschweiß: Herb. Sedi.

Christhändchen: Tubera Salep.
Christiankraut: Herb. Hyperici.
Christi Blut: Pulv. temper. rubr.
Christichrut: Herb. Galii veri.
Christidornkörner: Fruct. Card.
Mariae.
Christignadenkraut: Herb. Hyperici.
Christihausmannspflaster: Empl. fusc.
camph.
Christihauspflaster: Empl. Ceruss.
Christiheilundwandeltropfen: Tinct.
Lignorum.
Christikreuzblumen: Herb. Hyperici.
Christikreuzblut: Herb. Hyperici.
Christikreuztee: Herb. Centaurii.
Christikreuztropfen: Tinct. antispast.
Christileidentee: Herb. Polygalae.
Christinenkraut: Herb. Pulicar.
Christipalmöl: Ol. Ricini.
Christistiele: Stipit. Cerasorum.
Christisträuchwurz: Rad. Centianae.
Christiwundheilpflaster: Empl. fusc.
camph.
Christiwundkraut: Herb. Hyperici.
Christkarde: Rad. Helleb. nigr.
Christkartenwurzel: Rad. Helleb. nigri.
Christkoken: Troch. Liquiritae.
Christöl: Ol. animale foet.
Christoffleöl: Ol. Ricini.
Christophskraut: Herb. Actaeae.
Christpalmenöl: Ol. Ricini.
Christpflaster: Empl. fusc. camph.
Empl. Litharg. simpl.
Christrose: Helleborus niger.
Christrosenpflaster: Empl. fusc.
Christsalbe: Empl. fuscum camph.
Empl. Lithargyri simpl. Ungt. rosat.
Christschweißkraut: Herb. Sedi.
Christushändchen: Tub. Salep.
Christuskreuzdorntee: Flor. Acac.
Christuspalmenöl: Ol. Ricin.
Christuspalmensamen: Sem. Ricin.
Christuspflaster: Empl. fusc. camph.
Empl. Litharg. simpl.

Christwundkraut: Herb. Hyperici.
Christwurzel: .Rad. Arnicae. Rad. Helenii. Rad. Helleb. Rad. Pyreth. Germ. Rhiz. Zedoariae.
Christwurzkraut: Herb. Adonid.
Chromgelb: Plumb. chromicum.
Chromgrün: Chromium oxydat.
Chromrot: Plumb. chromic. basic.
Chromsalz, gelbes: Kalium chrom.
—, rotes: Kalium dichromicum.
Chromzinnober: Plumb. chromic. basic.
Chrotabluema: Flor. Taraxaci.
Chroteblueme: Flor. Taraxaci.
Chrottebeeri: Fruct. Belladonnae.
Chruchbohna: Cort. Fruct. Phaseoli.
Chüechlikrut: Fol. Salviae.
Chümi: Fruct. Carvi.
Chüttencherme: Sem. Cydoniae.
Cibeben: Passulae majores.
Cicade: Confectio Aurantii.
Cichorie, blaue: Cichorium intybus.
— gelbe: Taraxac. offic.
Cichorienblüte: Flor. Cichorii. Flor. Malv. silvestris.
Cichoriensaft: Sirup. Rhei.
Cichorienwurzel: Rad. Cichorii. Rad. Taraxici.
Cinereum: Ungt. Hydrarg. cin. dil.
Ciriaksalbe: Ungt. cereum.
Citrachensalbe: Ungt. Zinci.
Citrachenschmiere: Ungt. Zinci.
Citrone und **Citronell** siehe Z.
Citrullensamen: Semen Citrulli.
Clandersamen: Fruct. Coriandri.
Clando: Rhiz. Zedoariae.
Clorborumpulver: Fruct. Lauri pulv.
Cobbysaft: Elect. Sennae.
Cocculevant: Sem. Cocculi.
Coccusrot: Corminum.
Codiumtee: Herb. Marrubii.
Coerulin: Carminum coeruleum.
Colcothar: Ferr. oxyd. rubr. crud.
Coldcream: Ungt. leniens.
Colliaturholz: Lign. Santali rubr.

Colloxylin: Collodiumwolle.
Colmar: Herb. Anagallidis.
Colmarkraut: Herba Anagallidis.
Colombawurzel: Radix Combolo.
Colophonter: Colophonium.
Columbuswurzel: Radix Colombo.
Commerzienwurzel: Rhiz. Calami.
Comfreywurzel: Rad. Consolidae.
Compositieboter: Ungt. flavum.
Comijn = Kümmel, Fruct. Carvi.
Concilie: Herb. Melissae.
Confortanstinctur: Tinct. aromat.
Conselena: Coccionella.
Consenztropfen: Tinct. amara.
Contentblätter: Fol. Lauro-Cerasi.
Conterfas: Pulv. Herbarum.
Convallenwurzel: Rhiz. Convallariae.
Copalke: Cort. Copalchi.
Coralle, siehe Koralle.
Corallin: Acidum rosolicum.
Corniolen: Fructus Corni.
Coronyrinde: Cort. Angosturae.
Coroschönos: Herb. Equiseti.
Cosmoline: Ungt. Paraffini.
Cosmolinöl: Paraffin. liquid.
Costenzkraut: Herb. Origani.
Costus, arabischer: Cost. Costiarab.
—, deutscher: Rad. Petasitidis.
Conettblätter: Folia Lauro-Cerasi.
Couleur: Sacchar. tostum liquid.
Courtpflaster: Emplastrum adhaesivum angl.
Carnium humanum: Calc. phosphor. Cornu cervi praep.
Crème céleste: Ungt. leniens.
— Sultan: .Ungt. leniens.
—, weiße: Ungt. leniens.
Cremnitzer Weiß: Cerussa.
Cremortartari: Tart. depurat.
—, flüchtiger: Ammon. bitartirac.
Criminalsalbe: Ungt. Hydrarg. praec. alb.
C-Salbe: Ungt. Elemi.
Cubeben: Fruct. Cubebae.

Cubebenzucker: Conf. Cubebae.
Cudbear: Orseille.
Cujonenpflaster: Empl. Lith. comp.
Cumin: Fruct. Cumini.
Curry: Fruct. Capsici.
Cyanenkraut: Herb. Centaur. Cyani.
Cylang: Cort. Mezerei.
Cymbelkraut: Herb. Cymbalar.
Cypernholz: Lignum ,Rhodii.
Cypernwurz: Rhiz. Cyperi.
Cypressenkraut: Herb. Abrotani.
     Herb. Melissae.
Cypressenöl: Ol. Cupressae aether.
     Ol. Ricini.
Cypressenrinde: Cort. Uļmi.
Cypressentee: Herb. Melissae.
     Herb. 'Abrotani.
Cypriansküchel: Troch. Santonini.

D

(Siehe auch T.)

Däängras: Herb. Polygoni avic.
Dabatin: Terpentin.
Dachkraut: Herb. Sempervivi.
Dachlauch: Herb. Sempervivi.
Dachlonpflaster: Empl. Lith. cps.
Dachöl: Ol. Rusci. Ol. animale foetid.
Dachsenkraut: Herb. Burs. Past.
Dachsfett: Adeps.
Dachsteinöl: Ol. Philosophor.
Dachstropfen: Tinct. Chinioidin.
Dachwurzel: Herb. Sempervivi.
Dackelsalbe: Ungt. diachylon.
     Empl. Lith. comp.
Dackensalbe: Empl. Litharg. comp.
     Ungt. Hydrarg. ciner. venale.
Dackmeldung: Opodeldok.
Däcklonpflaster: Empl. Lith. cps.
Däg, schwarzer: Ol. Rusci. Ol. animale foetidum.
Dägenschwarz: Pix navalis.
Daggert: Ol. Rusci.
Dagget: Oleum Rusci.

Dählzäpfli: Turiones Pini.
Dähngras: Herb. Polygoni.
Dahnnesseltee: Flor. Lamii. Herb. Galeopsidiş.
Daiment: Herb. Tanaceti.
Dalkruid: Herb. Convallar. maj.
Damarum: Resina Damar.
Damarputi: Resina Damar.
Damarrinde: Cort. Mezerei.
Damarwurzen: Rad. Valerian.
Damenleder, gelbes: Pasta Liquirit.
—, weißes: Pasta gummosa.
Damenpflaster: Empl. anglicum.
Damenpulver: Amylum.
Dametillwurzel: Rhiz. Torment.
Dammarge: Rad. Valerian.
Dammdistel: Rad. Eryngii.
Dampfgummi: Dextrin.
Dampföl: Acid. hydrochlor. crud.
Dangel: Flor. Lamii alb.
Dänische Tropfen: Elix. e Succo Liqu.
— Wundwasser: Mixt. vulnerar. acid.
Dannappelöl: Ol. Terebinthin.
Dannblaumen: Flor. Calendul.
Dahnepible: Turiones Pini.
Danntoppeöl: Ol. Terebinthin.
Danziger Magentropfen: Tinct. Calami comp. Tinct. amara. Tinct. aromat.
— Öl: Ol. Terebinthinae.
— Tropfen: Tinctura amara. Tinct. aromatica. Tinct. arom. acida.
Dapperundgeschwind: Liquor Ammon. caust.
Darbant: Empl. ad Rupturas. Terebinthin. commun.
Darells Tropfen: Tinct. Rhei vin.
Darmenfraßpulver: Lycopodium.
Darmgichtkraut: Fol. Melissae.
Darmgichtsaft: Sir. Chamomillae. Sir. Rhei c. Manna. Sir. Sennae.
Darmgichttropfen: Tinct. Rhei aquosa.
Darmgichtwasser: äußerlich: Aq. aromat. spir.
—, innerlich: Aqua Petroselini.

Darmkrampftropfen: Tinct. Rhei vinos, Tinct. Valerian.

Darmkraut: Fol. Fragariae.

Darmreisaft: Sir. Chamomill.

Darmrinden: Conserv. Tamarind.

Darmsaft: Sir. Papaveris.

Darmwinde: Plv. Magn. c. Rheo.

Darmwindpulver: Pulvis Magnes. cum Rheo.

Darmwindensaft: Sir. Chamom.

Datteln, rote: Fructus. Jujubae.

Dattelöl: Ol. Sesami.

Daudelblumen: Flor Lamii alb.

Daudelblüten: Flor. Lamii alb.

Dauekraut: Herb. Galeopsidis.

Dauergelb: Barium chromicum.

Dauewang: Herb. Marrubii.

Daukrüt: Herb. Anserinae.

Däumenkraut: Herb. Menthae crisp.

Daumentee: Fol. Menth. crisp.

Daunkraut: Herb. Galeopsidis.

Daurant = Dorant.

Davillatropfen: Tinctura anticholerica Bastleri.

Daxenkraut: Herb. Bursae Pastor.

Dealdensalv. Ungt. flavum.

Debunivisches Öl: Mixt. oleos. bals.

Dedetersalbe: Ungt. flavum.

Deengras: Herb. Polygoni.

Defensivpflaster: Empl. ad Rupturas. Empl. Cerussae. Ungt. terebinthinat.

Degenöl: Ol. Philosophor. Ol. Rusci.

Degen, schwarzer: Ol. Rusci. Ol. animale foetid.

Degen, weißer: Ol. Terebinthinae.

Degenstief, umgewandter: Ungt. digestiv.

Degenstiefel: Ungt. digestivum.

Dehnkrautsamen: Lycopodium.

Deimenthunthun: Herb. Menth. crisp.

Deimiänche: Herb. Serpylli.

Deklamierpflaster: Empl. fusc. camph.

Deklinationswasser: Aqua. Samb.

Delftsche Haolie: Ol. Arachidis.

Deliquentenäpfel: Fruct. Colocynthid.

Delinquentenöl: Ol. Hyoscyami.

Delphinblumen: Flor. Calcatrip.

Demutkraut: Herb. Serpylli. Herb. Thymi.

Dendabloama: Flor. Rhoeodos.

Dendelmehl: Lycopodium.

Denkanmich: Herb. Violae tric.

Denkblümchen: Flor. Viol. tric.

Denkblümli: Herb. od. Flor. Viol. tric.

Denkelcher: Flor. Violae tricoloris.

Denkeli: Flor. Viol. tricol.

Denkhindenkher: Cort. Chinae plv.

Denmarkwurzel: Rad. Valerian.

Denne = Tanne.

Dennehars: Resina Pinl.

Denngras: Herb. Polygoni avic.

Dennhöfers Pulver: Pulv. pro Eq.

Deopalmsalbe, rote: Ungt. Hydrarg. rubr. dil.

—, weiße: Ungt. Hydrarg. alb. dil.

Deputatsalbe, rote od. weiße: Ungt. Hydrarg. rubr. dil. oder alb. dilut.

Derband: Empl. ad Rupturas. Empl. oxycroc.

Derbedillwurzel: Rhiz. Tormentill.

Deridek: Elect. theriacale.

Deriskörner: Sem. Sabadillae.

Derlitze: Cornus mas.

Derpant: Empl. ad Rupturas.

Derre Latten: Fol. Farfarae.

Desinfektionseisen: Ferr. sulfuric crud.

Desinfektionsessig: Acet. pyrolignos. Acet. aromat.

Desinfektionskalk: Calc. carbolic. crud.

Desinfektionspulver: Calcaria carbolis.

Desinfektionssäure: Acid. carbolicum crudum.

Desinfizierpulver: Calcaria carbolisata.

Desinfizierungseisen: Ferr. sulfuricum.

Dessenpulver: Fol. Sennae pulv.

Dessmerkörner: Sem. Abelmoschi.

Destiliert. Wörmköl: Ol. Absinthii aeth.

Deument: Fol. Menth. crisp. Herb. Tanaceti.

Deumentee: Fol. Menth. crisp.

Deutsch. Brechwurz: Rhizom. Asari.

— **Ingwer:** Rhizom. Ari.

— **Pfeffer:** Fruct. Mezerei.

— **Rhabarber:** Cort. Frangulae. Rad. Rhapontici.

— **Sarsaparille:** Rhiz. Caricis.

— **Ziest:** Herb. Stachydis.

Dexenbeeren: Fruct. Juniperi.

Dexenholz: Lignum Juniperi.

Diachalmapflaster: Empl. Lith. comp.

Diachelgummi: Empl. Lith. cps.

Diachylonpflaster, doppeltes: Empl. Litharg. comp.

—, **einfaches:** Empl. Lith. simpl.

Diachylonsalbe: Ungt. diachyl.

Diacodiumsaft: Sir. Papaveris.

Diadostenöl: Ol. Origani.

Diagget: Ol. Rusci.

Diagryd: Resina Scammonii.

Diajalmapflaster: Empl. Lith. cps.

Diakel, brauner oder gelber: Empl. Litharg. comp.

—, **grüner:** Ungt. diachylon.

Diakel, weicher: Empl. Litharg. molle.

—, **weißer:** Empl. Litharg. simpl.

Diakelgummipflaster: Empl. Lith. comp.

Diakelsalbe: Ungt. diachylon.

Diakelsimpel. Empl. Litharg.

Diakodikussaft: Sir. Papaveris.

Diakonuspflaster: Empl. Litharg. simpl.

—, **doppeltes:** Empl. Litharg. cps.

Diakonussaft: Sirup. Papaveris.

Diakostenöl: Ol. Origani.

Dialt, Dialthea: Ungt. flavum.

Diamantkraut: Hrb. Mesembryanthemi.

Diantensalbe: Ungt. flavum.

Dialsulfpflaster: Empl. sulfurat.

Dibdam: Rad. Dictamni.

Dichersteinöl: Ol. Philosophor.

Dickendam: Rad. Dictamni alb.

Dickendarm: Rad. Paeoniae.

Dickenstief: Ungt. digestivum. Ungt. Elemi. Ungt. Terebinth. comp.

Dickentiefsalbe: Ungt. digestivum. Ungt. Elemi.

Dickeschwarzesulfurtropfen: Ol. Terebinth. sulf.

Dickköpfe: Capit. Papaveris. Flor. Chamom. roman.

Dickkopfskraut: Herb. Senecionis.

Dickunddünn: Elect. Sennae.

Dickundtief: Ungt. digestiv. Ungt. Elemi. Ungt. Terebinth. comp.

Dictam, weißer: Rad. Dictamni.

Dictamblätter, kretische: Fol. Dictamni cretici.

Dictamwurzel: Rad. Dictamni.

Dicturöl: Ol. compositum.

Didiers Senfkörner: Semen Sinapis alb.

Diebsessig: Acetum aromatic. Acetum Sabadillae. Mixt. vulnerar. acida.

Diebsknobelwurz: Rad. Polygonatae.

Dierlingen: Fruct. Corni.

Dierlitzen: Fruct. Corni.

Diesbachblau: Coeruleum berolinense.

Diestelkraut: Herb. Card. bened.

Dietrichs Balsam: Tinct. Guajaci comp.

— **Gichttropfen:** Tinct. Guajaci.

— **Magentropfen:** Elix. Aurant. comp. Tinct. Chinae comp.

— **Pflaster:** Empl. fusc. camph.

— **Verdauungstropfen:** Elix. Aurant. comp. Tinct. Chinae comp.

Digestivkuchen oder -pastillen: Pastilli Natrii bicarbon.

Digestivpulver: Natr. bicarb. Pulv. Magnes. c. Rheo.

Digestivsalbe: Ungt. digestiv. Ungt. Elemi. Ungt. Terebinthin. comp.

Digestivsalz: Natr. bicarbonic.

Dihmichen: Herb. Thymi vlg.

Dill, toller (zum Räuchern): Fol. Hyoscyami.

—, **wilder:** Meum athamanticum.

Dillblattwurz: Rad Mëu.

Dillengeist: Spirit. aromaticus.
Dillensamen: Fruct. Anethi.
Dillentropfen: Ol. Anethi dil.
Dillöl: Ol. Anethi.
—, grünes: Ol. Hyoscyami.
Dillpillen: Pilul. laxantes.
Dillsamen: Fruct. Anethi.
Dillwasser: Aq. Anethi. Aq. carminat.
Dillwurzel, wilde: Rad. Mëu.
Dimchen: Herb. Serpylli.
Dimodium: Stib. sulfurat. nigr.
Dingelgingelgangeltee: Hrb. Viol. tricol.
Dingschwede: Empl. Litharg. Empl.
    saponat.
Dinkelkornbranntwein: Spir. Frumenti.
Dintenbeerblätter: Herb. Ligustr.
Dintenbeeren: Fruct. Rhamn. cath.
Dintengummi: Gummi arabic.
Diptam: Rad. Dictamni. alb.
—, kretischer: Fol. Dictamni cret.
—, weißer: Rad. Dictamni.
Diptamdosten: Fol. Dict. cretici.
Dirmenöl: Ol. Tamarisci.
Distel, englische: Rad. Carlinae.
—, gelbe: Herb. Galeopsidis.
—, gesegnete: Herba Cardui bened.
Distelikraut: Herb. Hieraciae.
Distelkraut: Herba Cardui bened.
—, gelbes: Herb. Galeopsidis.
Distelsafran: Flor. Carthami.
Distelsamen: Fruct. Card. Mariae.
Distle, kruse: Herb. Card. ben.
Dittiwurz: Rad. Convallariae.
Dittiwurzel: Rhizoma Podophylli.
Dittmayers Hustentropfen: Elix. e
    Succo Liquir. c. Aq. Amygd. amar. āā.
Ditundat: Elect. theriacale.
Ditzeweck: Tub. Colchici.
Dixtam, gemeiner: Rad. Dictamni.
Dobernigl = Steinpilz.
Dochliepflaster: Empl. saponat.
Dockkraut, Dockenkraut: Herb. Rumi-
    cis. Herb. Scabiosae.
Dockenkrautwurzel: Rad. Bardanae.

Doktorblümchen: Flor. Farfarae.
Dodenkopp: Caput mortuum.
Dohlrübe: Rad. Bryoniae.
Dohminichtssalbe: Ungt. sulfurat. gris.
Doktoressig: Acet. aromaticum.
Doktormartinluthersalbe: Ungt. flav.
Dol, dolle = toll (-Kirsche usw.).
Dollbillerkraut: Fol. Hyoscyami.
Dolldill: Fol. Hyoscyami.
Dolldillenöl: Ol. Hyoscyami.
Dollenkrautwurzel: Rad. Bardanae.
Dollkorn: Secale cornutum.
Dollkörner: Pulv. contra Pedicul.
Dollkraut: Fol. Belladonnae. Fol. Stra-
    monii. Herb. Conii.
Dollmkrautwurz: Rad. Bardan.
Dollrübe: Radix Bryoniae. Rhiz. Tor-
    mentillae.
Dollsamen: Sem. Hyoscyami.
Dolltockenwurz: Rhiz. Veratri.
Dollwetterpilz (Knollenblätterpilz):
    Amanita phalloides.
Dollwurz: Rad. Belladonnae.
Dominiksalbe: Ungt. sulfur. gris.
Doni (zum Auflegen): Liquor. Alum.
    acetici.
Donisselblüten: Flor. Lamii albi.
Donnerbart: Sempervivum tectorum.
Donnerbesen: Viscum album.
Donnerblumen: Herb. Scabios.
Donnerbuna: Viscum album.
Donnerdistel: Herb. Card. bened.
Donnerdistelkraut: Herb. Eryngii.
    Herb. Card. bened.
Donnerfluch: Rad. Aristol. cav.
Donnerkerzen: Flor. Verbasci.
Donnerkraut: Herb. Acetosellae.
    Herb. Sempervivi tect.
Donnerkugelblätter: Fol. Stramon.
Donnerkugelsamen: Sem. Stramonii.
Donnermarkwurzel: Rad. Valerianae.
Donnernägel: Flor. Carthusian.
Donnerpilz (Schusterpilz): Boletus luri-
    dus. Auch der Satanspilz (Boletus

Satanas) und der Wolfsröhrling (Boletus lupinus).

Donnerrebe: Herb. Hederae.

Donnerstein: Lapis Belemnites.

Donnerwurz: Rad. Asparagi. Rad. Aristoloch.

Door = durch.

Doorboord hertshooi: Herb. Hyperici.

Doppelblau: Anilinum.

Doppeldiachelpflaster: Empl. Litharg. comp.

Doppeldiakel: Empl. Litharg. comp.

Doppeldoberaner Tropfen: Tinct. Spilanth.

Doppelgrün: Spirit. nervin. viridis. Ungt. Populi. Ungt. nervin. vir.

Doppelsalz: Kalium sulfuricum. Ferrum sulfuric. ammoniat.

—, saures: Kalium bisulfuricum.

Doppelviolett: Anilinum.

Doppelt. Kamillen: Flor. Chamomillae rom.

— Natron: Natr. bicarbonicum.

Doppelgliederbalsam: Spirit. saponat. camph.

Doppeltgliederöl: Ol. Hyoscyam.

Doppelzungenkraut: Herba Uvulariae.

Dorandell: Rad. Tormentillae.

Dorant: Herb. Ptarmicae. Herb. Marrubii. Herb. Linariae.

Dorant, blauer oder großer: Herb. Antirrhini.

—, weißer: Herb. Marrubii.

Dorantwurzel: Rad. Doronici.

Dorische Salbe: Ungt. Zinci.

Dorlee: Fruct. Corni.

Dorn, arabischer, jüdischer: Rad. Carlinae.

Dornapfelblätter: Fol. Stramon.

Dornapfelsamen: Sem. Stramonii.

Dornapfelschwamm: Fungus Cynosbati.

Dornklee: Ononis spinosa.

Dornkopfblätter: Fol. Stramonii.

Dornkopfsamen: Sem. Stramonii.

Dornkraut: Herb. Galeopsidis.

Dornmyrtenwurzel: Rad. Rusci.

Dornrosen: Flor. Rosae canin.

Dornrosenschwamm: Fung. Cynosbati.

Dorns Pulver: Pulv. pro Infant.

Dornschlehblüte: Flor. Acaciae.

Dornwurzel: Rad. Ononidis.

Dörrband: Empl. ad Rupturas.

Dorrübe: Rhiz. Cyclaminis.

Dorschsaft: Mel rosat. borax.

Dorschsalz: Sal Jecoris.

Doschentee: Herba Origani.

Doschte: Herb. Origani.

Dost, großer: Herb. Origani vulg.

— kleiner: Herb. Serpylli.

Doste, blaue: Herb. Origani.

Doste und Dorant: Herb. Origani et Herb. Ptarmic. āā.

Dosten, candischer: Herb. Orig. cretici.

Dostenkraut: Herba Origani vulgaris.

—, kretisches: Herb. Origani cret.

Dostenöl: Ol. Origani.

Dostkraut: Herb. Origani vulg.

Dotterblumen: Flor. Calendulae. Flor. Verbasci. Flor. Calthae palustris. Taraxacum off.

Dotterblumenwurzel: Rad. Tarax. c. Herb.

Dotternesselbluest: Flor. Lamii. alb.

Dotteröl: Ol. Ovorum. Ol. Amygdalarum. Linim. Calcis.

Dotterschmalz: Ungt. flavum.

Dotterweide: Cort. Salicis.

Dotterweidenrinde: Cort. Salicis.

Draban: Herb. Dracunculi.

Drabankraut: Herb. Dracunculi.

Dracelumsimonspflaster: Epl. Litharg. simpl.

Drachantkraut: Herb. Dracunculi. Herb. Eupatorii.

Drache, weißer: Kalium nitric.

Drachenblut: Resin. Draconis. Bolus rubra.

Drachenkraut: Herb. Eupatorii.

Drachenöl: Ol. Hyperici.
Drachenpulver: Pulv. pro Equis ruber.
Drachenwurz: Rad. Artemis. Rhiz. Bistortae. Rhiz. Ari.
Dragant: Tragacantha.
Dragantenöl: Oleum animale. foetid. Ol. Philosophorum.
Dragantensalbe: Ungt. flavum.
Drägerbsen: Fruct. Phaseoli.
Dragonellkraut: Herb. Dracunculi.
Dragonerblumen: Flor. Bellidis. Flor. Cyani.
Dragonerpulver: Pulv. ctr. Pedic.
Dragonkraut: Herb. Artemis. Herb. Dracunculi.
Dragun: Herb. Artemis. Herb. Dracunculi.
Dragunbeifuß: Estragon.
Dragunkraut, weißes: Herb. Ptarmicae.
Dragunwermut: Herb. Ptarmicae.
Drangkraut: Herb. Sideritidis.
Drankwortel: Rhiz. Iridis.
Dratblumen: Flor. Calthae.
Draustkraut: Herb. Tanaceti.
Drecklilie: Bulb. Asphodeli.
Drecksetzdich: Herb. Taraxaci.
Dreefoot: Rad. Valerianae.
Dreiacker: Elect. theriacale.
Dreiackersch: Pulv. epilepticus.
Dreiader: Herb. Plantaginis.
Dreiaderkraut: Herb. Plantaginis.
Dreiaggis: Electuar. theriacale.
Dreiat: Electuar. theriacale.
Dreiblatt: Fol. Trifol. fibrini.
Drejak, englischer: Succinum.
Drejakel: Elect. theriacale.
Dreialtöl: Ungt. flav. c. Ol. Lauri.
Dreialtschmeer: Ungt. flavum.
Dreidisteltee: Herb. Cardui bened.
Dreidorn: Berberis vulgaris.
Dreidornwurzel: Rad. Berberid.
Dreieinigkeitswurzel: Rad. Angelicae.
Dreierleikinderpulver: Pulv. antacid.

Pulv. epilepticus. Pulv. pro Infant. Ph. Magnesiae c. Rheo.
Dreierlei Salbe: Ungt. Terebinthinae. Ungt. viride.
Dreierlei Tropfen: Tinct. bezoardica. comp. Tinct. Chinae comp.
Dreifaltigkeit: Herb. Viol. tric.
Dreifaltigkeitsblumen: Flor. Viol. tricol.
Drei Geister: Spir. camphor., Spir. Rosmar., Spir. sapon. āā.
Dreigrenzenpulver: Pulv. pro Vaccis.
Dreijak, englischer: Succinum.
Drei Jakob: Empl. Litharg. comp.
Drei-Jacobs-Pflaster: Empl. Litharg. comp.
Dreikönigsbutter: Ungt. basilic.
Dreikönigstee: Spec. laxantes.
Dreikreuzertee: Spec. laxantes.
Dreimalgrün: Ungt. Lauri. Ungt. Populi. Ungt. nervin. virid.
Dreiochs: Elect. theriacale.
Dreiockel: Elect. theriacale.
Dreirosencerat: Cerat. fuscum.
Dreißig: Herb. Plantaginis.
Dreißigkraut: Herb. Plantaginis.
Dreiviertel Katzenstein: Zincum sulfur.
Dresdener Tee: Spec. laxantes.
Dresselkraut: Herb. Card. bened.
Driakel: Elect. theriacale.
Driakalgummi: Empl. Lith. cps.
Driakelpflaster: Empl. Lith. cps.
Driakelsimpel: Empl. Lith. spl.
Driantenpflaster: Empl. Lith. spl.
Driantensalbe: Ungt. flavum.
Driantenwurzel: Rad. Alkannae.
Briantpflaster: Empl. Plumbi cps.
Driefkrautwurzel: Rad. Ononidis.
Drieslakritz: Elect. Sennae.
Drigantensalbe: Ungt. flavum
Drijak: Elect. theriacale.
Drijfsteen: Lapis Pumicis.
Driochs: Elect. theriacale.
Dripkrautrinde: Cort. Mezerei.
Drisenet: Plv. aromat. c. Sacchar.

Drischling, Druschling (Feldchampignon): Psalliota campestris.
Drivpulver: Pulvis pro Equis.
Droddelmehl: Lycopodium.
Drög, drogg = Trocken.
Drögnicht: Nihilum album (Zinc. oxyd. crud.).
Drögniß: Zincum oxydatum. crd.
Drögpulver: Tartarus depuratus.
Drögsalv: Ungt. exsiccans. Pasta Zinci.
Droggsalv: Pasta Zinci.
Droogwater: Soda.
Droosle: Fol. Betulae.
Drop: Succus Liquiritiae.
Droppoeder: Pulv. Liquirit. cps.
Drossel: Fol. Betulae.
Drosselbeeren: Fruct. Sorbi.
Drosselkirschen: Fruct. Frangul.
Droßwurz: Rhiz. Polypodii.
Drottenmehl: Lycopodium.
Drubensalbe: Ceratum Cetacei.
Druckbalsam, Druckschmiere: Tinct. Benzoes comp. od. Tinct. Aloes Tct. Benzoës, Tct. Myrrhae āā.
Druckersalz: Natr. stannicum.
Drucköl: Ol. camphorat. Ol. carbolisat.
Drudenfuß: Herb. Lycopodii.
Drudenmehl: Lycopodium.
Druide: Elect. theriacale.
Druidenfinger: Lapis Belemnites.
Druidenkraut: Herb. Verbenae.
Druidenmehl: Lycopodium.
Druidenmistel: Viscum album.
Druidenstein: Lapis Belemnites.
Drümmel: Fol. Lolii temul.
Drumpelbeeren: Fruct. Myrtill.
Drusenbranntwein: Spiritus dilutus (Kornbranntwein).
Drusenöl: Aether oenanthicus.
Drusenpulver: Pulv. pro Equis gris.
Drusensalbe: Ungt. flavum.
Drusentill: Rhiz. Tormentillae.

Drüsenöl: Linim. ammon. camph. Ol. Jecoris Aselli.
Drüsenpflaster: Empl. Meliloti. Empl. saponatum.
Drüsenpulver: Pulv. pro Equis gris.
Drüsensalbe, gelbe: Ungt. flav.
—, **graue:** Ungt. Hydr. cin. dil.
—, **weiße:** Ungt. Kalii jodat.
Drutenfußmehl: Lycopodium.
Duahnstesnicht: Liq. Ammon. anisat.
Dubelskörner: Fruct. Cocculi. Fruct. Lauri.
Dübels = Teufels —
Dübels Affbitt oder Nachbitt: Rad. Succisae, Rhiz. Tormentill.
Dubenköpfli: Tub. Salep.
Dubenwocken: Herb. Equiseti.
Dubockkraut: Herb. Equiseti.
Dubstein: Cupr. aluminatum.
Ductan: Tutia praeparata.
Duckstein: Lapis Osteocollae.
Duinbezien: Fruct. Rhamni cath.
Duizend: Tausend.
Dukatenröslein: Hieracium Pilosella.
Dukatensamen: Sem. Psyllii.
Dukatlein: Herb. Hieracii.
Dulcianstropfen: Spir. Aeth. nitr. Tinct. aromat. Tinct. Corall.
Dulldäg: Hyoscyamus niger.
Dulldill: Sem. oder Fol. Hyoscyami.
Dulldillenöl: Ol. Hyoscyami.
Dullsalv: Electuarium Sennae.
Dumengurkenpulver: Gutti pulv. (Rhiz. Rhei plv.)
Dument: Herb. Menth. crisp. Herb. Tanaceti.
Dummerjahn: Herb. Conyzae.
Dumme Schlüsseli: Flor. Primulae.
Dummjungenpflaster: Empl. fuscum. Empl. Lith. comp.
Dummjurkenpulver: Gutti pulv. Rhiz. Rhei pulv.
Dummkraut: Fol. Hyoscyami.
Dunkelkorn: Grana Paradisi.

Dunkeltropfen: Tinct. Lignor.
Dunnerfürzkraut: Herb. Ribis grossular.
Dunst, blauer: Herb. Origani.
—, **grauer:** Tutia praeparata.
Dunstpulver: Pulv. fumalis.
Duplikatsalz: Kalium sulfuricum.
Durant: Herb. Ptarmicae.
    Herb. Marrubii. Rad. Taraxaci.
Durban: Empl. oxycrocum.
Durchbindöl: Ol. Lini.
Durchbrech: Herb. Perfoliat.
Durchbrechkraut: Herb. Perfoliat.
Durchdringend. Adersalbe: Ol. Lauri.
    Ungt. Populi. Ungt. Rosmarin. comp.
    Salbe: Ungt. Rosmar. comp.
  - **Spiritus:** Spir. camphor. c. Liq. Am.
    caust. 2 : 1. Linim. sapon. camph.
Durchdringöl, gelbes: Ol. camph.
 —, **grünes:** Ol. Hyoscyami.
—, **rotes:** Ol. Hyperici.
—, **weißes:** Linim. ammon.
Durchfliegend. Spiritus: Liquor
    Ammon. caust.
Durchgangstropfen: Tinct. Rhei vinosa.
Durchgedrungen. Hoffmannssalbe:
    Ungt. contra Scabiem.
—, **Gliederöl:** Ol. Hyoscyami.
    Ol. Hyperici. Ol. Philosophor.
Durchheilöl: Ol. viride. Ol. Hyoscyami.
Durchkraut: Herb. Perfoliat.
Durchliegpflaster: Empl. Cerussae.
    Empl. saponat.
Durchliegsalbe: Ungt. Cerussae.
    Ungt. Plumbi tannic.
Durchschlagöl: Ol. Ricini.
Durchwachskraut: Herb. Perfoliatae.
    Herb. Hyperici.
Durchwachsöl: Ol. Hyoscyam. Ol. Hy-
    perici. Ol. Juniperi lign. Ol. Spicae.
    Ol. Terebinth. Ol. viride.
Durchwachssalbe, gelbe: Ungt. flav.
—, **grüne:** Ungt. Populi.
Durchzugpflaster, schwarzes: Empl.
    fusc. camph.

Durchzugpflaster, weißes: Cerat. Ce-
    tacei. Empl. Litharg. simpl.
Dürenbeeren: Fruct. Juniperi.
Dürenholz: Lign. Juniperi.
Durkantpflaster: Empl. oxycroceum.
Dürlestrich: Sebum.
Dürlitzenkirschen: Fruct. Corni.
Dürmensalbe: Ungt. Aeruginis.
Dürrbandpflaster: Empl. oxycroceum.
    Empl. ad Rupturas.
Dürre Jages: Theriaca.
—, **Sigellate:** Terra sigillata.
Dürri Heiti: Fruct. Myrtilli.
Dürrkorn: Secale cornutum.
Dürrkraut: Herb. Herniariae.
Dürrwachs: Herb. Perfoliat.
Dürrwurz, blaue: Herba Erigeronis.
    Rad. Inulae.
Dürrwurzelkraut: Herb. Pulicar.
Dürrwachskraut: Herb. Perfoliat
Düttensaft: Sir. Rhoeados.
Duwock: Herb. Equiseti.
Düwekropf: Herba Fumariae.
Düwelpflaster: Empl. foetidum.
Düwelsabbitt: Rad. Succisae.
Düwelsappel: Datura Stramonium.
Düwelsblome: Flor. Arnicae.
Düwelsnachbitt: Rad. Succisae.
Duzian: Tutia praeparata.

E

(Siehe auch Ae.)

Eau de Carmes: Spir. Meliss. cps.
— **de Cologne:** Spir. coloniens.
— **de Javelle:** Liq. Natrii hypochl.
— **de Labarraque:** Liq. Natr. hypochlor.
— **de Lavande:** Spir. Lavandul.
    de Luce: Liq. Amm. succin.
— **de Trèves:** Acet. aromatic.
— **peau d'Eldoch:** Spirit. saponato
    camphorat.
Ebbeerikraut: Herb. Fragariae.
Ebenreis: Herb. Abrotani.

Eberdistelwurz: Rad. Carlinae.
Ebereschen: Fruct. Sorbi.
Ebereschenbeeren: Fruct. Sorborum.
Ebereschenblüten: Flor. Acaciae.
Eberhards Pulver: Pulv. Liqu. comp.
Eberholzöl: Ol. Sassafras.
Eberitzen: Herb. Abrotani.
Ebernkraut: Herb. Fragariae.
Herb. Epilobii.
Eberraute, Eberreis, Eberrite, Eberrute: Herb. Abrotani.
Eberrot: Herb. Abrotani.
Eberrutenkraut: Herb. Abrotani.
Ebersbeeren: Fruct. Sorbi.
Ebersbrot: Fruct. Ceratoniae.
Ebertpflaster: Empl. fuscum.
Eberwurzel: Rad. Carlinae.
Eberzahn: Rad. Carlinae.
Ebreschen: Fruct. Sorbi.
Ebrittenkraut: Herb. Abrotani.
Ebritzbeeren: Fruct. Sorbor.
Ebsche: Fruct. Sorbi.
Eckeln: Sem. Quercus.
Eckern: Sem. Quercus.
Eckernkaffee: Sem. Quercus tost.
Eckstein = Bernstein.
Ecksteinöl: Ol. Succini.
Eddernessel: Flores Lamii alb.
Herb. Galeopsidis.
Eddersaat: Sem. Hyoscyami.
Edeldistel: Herb. Card. ben.
Edelgamander: Herb. Chamaedr.
Edelgarbe: Herb. Millefolii.
Edelgarbenkraut: Herb. Millefolii.
Edelharzwurzel: Rad. Helenii.
Edelherzpulver, rotes: Pulv. epileptic. rubr.
— **schwarzes:** Pulv. epilept. nigr.
— **weißes:** Pulv. epilept. March.
Edelherztropfen: Tinct. aromatica.
Tinct. Corallorum.
Edelherzwurzel: Rad. Helenii.
Edelkamillen: Flor. Chamom. romanae.

Edelleberkraut: Herb. Hepatic.
Herb. Hederae.
Edelleberwurzel: Rhiz. Calami.
Edelmaran: Herb. Majoranae.
Edelmeerkraut: Herb. Absinthii maritimi.
Edelmindkraut: Fol. Menth. pip.
Herb. Virgaureae.
Edelminze: Fol. Menthae pip.
Edelfrainfarn: Herb. Balsamitae.
Edelromey: Flor. Chamom. Rom.
Edelsalbei: Fol. Salviae.
Edelschmiere: Ungt. leniens.
Edelsteinpulver: Pulv. epilept. March.
Edelwundkraut: Herb. Virgaur.
Edernessel: Flor. Lamii alb.
Herb. Galeopsid.
Editumiditum: Resina Anime u. Elemi.
Eekel: Hirudo.
Eelst: Hirudo.
Effenbaumrinde: Cort. Ulmi.
Effernrinde: Cortex Ulmi.
Egel: Hirudines.
Egelkraut: Herb. Hederae.
Egelpfennigkraut: Herb. Nummulariae.
Egerer Salz: Magnes. sulfuric.
Egerling, Egerting: Feldchampignon, Psalliota campestris.
Egidienwurzel: Rad. Angelicae.
Eglantierknop: Fruct. Cynosbati.
Egyptenkraut: Herb. Meliloti.
Egyptisch. Balsam: Ungt. Aerug.
— **Heusamen:** Sem. Foenugraec.
— **Jakob, Salbe oder Schafskopf:** Ungt. Aeruginis.
— **Öl:** Oxymel Aeruginis.
Ehnbeer = Einbeer.
Ehr, schwarze: Mumia aegyptica.
Ehrenpreis: Herb. Veronicae.
Ehrenpulver: Herb. Centaur. plv.
Ehrenrosen: Flor. Malv. arbor.
Flor. Althaeae.
Ehrentraut: Herb. Veronicae.
Eibenblätter: Fol. Taxi.

Eibisch: Fol. Althaeae.
Eibischfleisch: Pasta gummosa.
Eibischkraut: Fol. Althaeae.
Eibischpapilloten: Pasta gummosa.
Eibischpasta: Pasta gummosa.
Eibischsaft: Sir. Althaeae.
Eibischsalbe: Ungt. flavum.
Eibischteigzucker: Pasta gummosa.
Eibischwurzel: Rad. Althaeae.
Eibschen: Fruct. Sorbi.
Eichäpfel: Gallae.
Eiche aus Capadocien: Herb. Chenopodii.
Eiche von Jerusalem: Herba Botryos.
Eichelbecher: Calyculae Gland. Querc.
Eichelholzsalbe: Ungt. Elemi.
Eichelkaffee: Gland. Querc. tost.
Eichelpflaster: Empl. Litharg.
Eichelzucker: Quercitum.
Eichenblätter: Fol. Juglandis.
Eichenfarnwurzel: Rhiz. Polypodii.
Eichenflechte: Muscus arboreus.
Eichenholz, gelbes: Cort. Querc. tinct.
Eichenkenster: Viscum alb.
Eichenkern: Gland. Qercus.
Eichenkinster: Viscum alb.
Eichenlohe: Cort. Querc. gr. plv.
Eichenlunge: Lichen Pulmonar.
Eichenlungenmoos: Hrb. Scrophulariae.
Eichenmispel: Viscum album.
Eichenmistel: Viscum album.
Eichennester: Viscum album.
Eichenrinde: Cort. Quercus.
Eichenrindensalbe: Ungt. Plumb. tannic.
Eichenschwamm: Fung. Chirurg.
Eicherln: Gland. Quercus.
Eichfarnwurz: Rhiz. Polypodii.
Eichhännchen = Austernseitling: Pleurotus ostreatus.
Eichhörnliwurzel: Visc. album.
Eichwaldswurzel: Rad. Gentian.
Eidernessel: Flor. Lamii alb. Herb. Galeopsid.
Eiebaumblätter: Fol. Taxi.

Eienblätter: Fol. Taxi.
Eieräugli: Flor. Primulae.
Eierblume: Herb. Taraxaci.
Eierblumenkraut: Herb. Taraxaci.
Eierbräst: Herb. Senecionis.
Eierbusch: Taraxacum off.
Eierfarbe: Tinct. Croci. Tct. Curcumae.
Eiergelb: Crocus plv. Rhiz. Curcumae. Orleana.
Eierkraut: Herb. Dracunculi. Herb. Taraxaci.
Eierkrautwurzel: Rad. Taraxaci.
Eieröl: Ol. Ovorum. Ol. Amygdalar. Linim. Calcariae.
Eierschalen: Conchae praep.
Eierschalenstengel: Stip. Dulcamarae.
Eierstockkraut: Herb. Scabios.
Eierwasser: Aqua Chamomill.
Eierwurzel: Rhiz. Curcumae. Rhiz. Zingiberis.
Eigelbeeren: Fruct. Myrtilli.
Eijelbeeren: Fruct. Myrtilli.
Eikbuschtee: Rad. Althaeae.
Eilegras: Herb. Polygoni.
Einbaumöl: Ol. Juniperi Ligni.
Einbeeren: Fruct. Rhamni cathartic. Fruct. Juniperi.
Einbeerkraut: Herb. Paridis.
Einbeeröl: Ol. Juniperi Ligni. Ol. Chamomill. inf. Ol. Hyoscyami. Oleum viride.
Einblatt: Parnassia palustris.
Einblattblüten: Flor. Hepat. alb.
Eindornwurzel: Rad. Ononidis.
Einedroppen: Tinct. Chinae cps.
Einfache Salbe: Ungt. cereum.
Eingangswurzel: Rad. Gentian.
Eingemachte Jungfernschmiere: Ungt. Hydr. alb. dilut.
Eingrün: Herb. Vincae.
Einhackel: Rad. Carlinae.
Einhagelwurz: Rad. Ononidis.
Einhagenwurzen: Rad. Carlin.
Einholz: Lign. Juniperi.

Einholzbeeren: Fruct. Juniperi.
Einholzöl: Ol. Juniperi Ligni.
Einhorn, schwarzes: Ebur. ust.
—, **weißes:** Conchae praep.
Einis: Fruct. Anisi.
Einklappe: Lycopodium.
Einklappsamen: Lycopodium.
Einklopfpulver: Lycopodium.
Einreibung, braune: Tinct. Arnic.
Einrichtepflaster: Empl. ad Rupturas.
Einschlag (zum Schwefeln): Sulfur in
  filis.
—, **blauer:** Ungt. Hydr. cin. dilut.
Einschlagkräuter: Species aromaticae.
Einschlagspan: Sulfur in filis.
Einschlagtee: Spec. resolvent.
Einsiedepapier: Pergamentpapier.
Einspan: Sulfur in filis.
Einstreupulver: Lycopodium. Pulv.
  exsiccans. Pulv. inspersorius.
Einsuppenkraut: Herb. Saturej.
Einwand, blau: Ungt. Hydr. cin. dil.
Einwendung, blaue: Ungt. Hyd. cin. dil.
Einzich: Rad. Gentianae.
Eisbärendreck: Pasta gummosa.
Eisbadkraut: Herb. Saturejae.
Eisblüten: Flor. Lamii albi.
Eisblumen: Flor. Lamii albi.
Eischholzsalbe: Ungt. Elemi.
Eisels Liniment: Linim. ammon.
  et Tinct. Arnicae āā.
Eisenäpfeltinktur: Tinct. Ferri pomati.
Eisenäther: Tct. Ferr. chlor. aeth.
Eisenaloëpillen: Pil. aloët. ferrat.
Eisenbart: Herb. Verbenae.
Eisenbartkraut: Herb. Verbenae.
Eisenbaumblätter: Fol. Taxi.
Eisenbeerblätter: Herb. Ligustri.
Eisenbeize: Liquor Ferri acetic. crud.
—, **salpetersaure:** Ferrum nitric.
  oxydat. Liq. Ferri nitric.
Eisenblumen: Ferr. sesquichlor. subl.
Eisenbrausepulver: Ferr. citric.
  effervescens.

Eisenbrühe: Liq. Ferri acetici.
Eisendek: Herb. Verbenae.
Eisenfeile: Ferrum pulveratum.
Eisengras: Rad. Ononidis.
Eisenhärte: Kal. ferrocyanatum.
Eisenhaltiger Liquor: Tinct. Ferri
  chlorat. aeth.
Eisenhammerschlag: Ferrum oxyda-
  tum fuscum.
Eisenhart: Herb. Verbenae.
Eisenhartkraut: Herb. Verbenae.
Eisenhendrik: Herb. Verbenae.
Eisenherz: Verbena.
Eisenherzkraut: Herb. Verbenae.
Eisenhut: Herb. Aconiti.
Eisenhutknollen: Tubera Aconiti.
Eisenhütli: Herb. od. Tub. Aconiti.
Eisenkali, blausaures: Kalium ferro-
  cyanatum.
Eisenkalk: Ferr. oxyd. rubr. crud.
Eisenkraut: Herb. Verbenae. Herb.
  Alchemillae. Herb. Ononidis spin.
Eisenkrautwasser: Aq. Melissae.
Eisenkrautwurzel: Rad. Pyrethri. Rhiz.
  Caryophyllat.
Eisenkugeln: Tart. ferrat. in glob.
Eisenmennige: Ferr. oxyd. rubr. crud.
Eisenöl: Liq. Ferri sesquichl.
  Ol. Oliv. alb. Paraff. liquid.
Eisenpflaster: Empl. oxycroc. Empl. ad
  Rupturas. Empl. fuscum camph.
Eisenpillen, Blancards: Pil. Ferri. jodati.
—, **Pariser:** Pil. Ferr. carbon.
—, **schwarze:** Pil. aloët. ferr.
—, **Valettsche:** Pil. Ferri carb.
—, **weiße:** Pilul. Ferri carbon. sacchar.
Eisenrostwasser: Liquor Ferri acetici.
Eisenrot: Ferrum oxydatum.
Eisensafran: Ferr. oxydat. fusc.
Eisensalbe: Ungt. ad Perniones.
Eisensalmiak: Amm. chlor. ferr.
Eisensalz: Ferrum sulfuricum.
Eisenschwarz: Graphites. Plumbago.
Eisenschwärze: Plumbago. Graphites.

Eisenschwefel: Ferrum sulfurat.

Eisensirup: Sir. Ferri oxyd.

Eisensublimat: Ferrum sesquichlorat. siccum.

Eisenton, roter: Bolus rubra.

Eisentropfen: Tinct. Ferri pomat.

—, Klapproths: Tinct. Ferri acetici aetherea.

—, saure: Tinct. Ferr. acet. aeth.

—, schwarze: Tinct. Ferri pomati.

Eisenvitriol: Ferrum sulfuricum.

Eisenwein: Vinum ferratum. Tinct. Ferr. arom. D. A. V.

Eisenweinstein, Eisenweinsteinkugeln: Tartar. ferrat. in globulis.

Eisenzucker: Ferr. oxyd. sacch. Ferr. carbon. sacch.

Eiserichkraut: Herb. Hyssopi. Herb. Verbenae.

Eiserichöl: Oleum viride.

Eiserpeter: Rhiz. Caricis.

Eiserpeterwurzel: Rhiz. Caricis.

Eisessig: Acid. acetic. glaciale.

Eisewigkraut: Herb. Verbenae. Herb. Hyssopi.

Eisfelberrinde: Cort. Salicis.

Eiskraut: Herb. Mesembrianth.

Eiskrautsaft: Sir. Plantaginis.

Eiskrautwasser: Aq. Petrosel.

Eisöl: Acid. sulfuric. anglic.

Eisopkraut: Herb. Hyssopi.

Eispillen: Pilul. Rhei.

Eispomade: Ungt. pomad. Ricini.

Eissalbe: Linim. sapon. camph. Ungt. Glyc. Ungt. Paraff. Ungt. Plumbi.

Eisstabwurzel: Rad. Artemisiae.

Eistropfen: Aether.

Eiterbatzen: Fruct. Grossulariae.

Eiteressig: Aether aceticus.

Eiterflußpulver: Pulv. Liquir. cps.

Eiterplotzen: Fol. Farfarae.

Ekenmispel: Viscum album.

Elaïnsäure: Acidum oleïnicum.

Elappenpulver: Tub. Jalap. pulv.

Elau: Terebinthina laricina.

Elbdorfer Pulver: Pulv. epilept. rbr.

Elbensalbe: Ungt. flavum.

Elch: Herb. Absinthii.

Eldensalbe: Ungt. flavum.

Eldenwurzel: Rad. Helenii.

Elderrinde: Cortex Alni.

Elefantenläuse: Anacardia.

Elefantenöl: Ol. Tereb. sulf.

Elefantensalbe: Ol. Tereb. sulf.

Elektrisiersalz: Hydr. sulf. neutr.

Element: Liniment. ammoniat.

Elementi: Liqu. Ammon. caust.

Elementarstein: Ferr. sulfur. nativum.

Elementlauer Pulver: Cornu Cerv. ust. praep. Conchae praep.

Elementöl: Liniment. ammoniat.

Elementspiritus: Liqu. Ammon. caust.

Elementsalz: Ammon. chorat. techn.

Elemibalsam: Ungt. Elemi.

Elend, graues: Pulv. epilept. March.

Elendhorn: Conchae praep.

Elendklauen: Corn. Cerv. rasp.

—, gebrannte: Corn. Cerv. ust. Conchae praep.

Elendklauensirup: Sir. Althaeae.

Elendklauenwurz: Rad. Consolid.

Elendkörner: Sem. Paradisi.

Elendkraut: Herb. Chenopodii.

Elendmoos: Lichen islandicus.

Elendpulver: Cornu Cervi ust. Conchae praep.

Elendsklauensaft: Sir. Althaeae.

Elendtropfen: Tinct. Chinoid. Tinct. Cinnam. et Tinct. Chinioïdin, āā.

Elendswurzel: Rad. Helenii. Rad. Peucedani.

No. Elf: Spir. camph. Ol. Tereb. Liqu. Ammon. cst. āā.

Elfbortenholz: Lign. Juniperi.

Elfenbauholz: Lign. Juniperi.

Elfenbein, gebranntes: Ebur ust.

—, weißgebranntes: Cornu Cervi. ust. Conchae praep. Calc. phosph. crud.

Elfenbeinholz: Lign. Quassiae.
Elfenbeinpulver: Ossa Sepiae pulv.
Elfenbeinschwarz: Ebur ustum.
Elfenbeinspiritus: Liq. Ammon. carbon. pyro-oleos.
Elfenblutkraut: Herb. Hyperici.
Elfenbortholz: Lign. Juniperi.
Elfenhirtenholz: Lign. Juniperi.
Elflortenholz: Lign. Guajaci.
Elfrank: Stipit. Dulcamarae.
Elgenrinde: Cort. Pruni Padi.
Eliasäpfel: Fruct. Colocynthid.
Elidenstein: Zincum sulfuricum.
Elisabethinerkugeln: Globuli camphor.
Elisabethkugeln: Globuli camphorati. Terra sigillata.
Elisabethpulver: Pulv. strumal.
Elixir, aromatisches: Tinct. arom. acid.
—, **Mynsichts:** Tct. aromat. acid.
—, **pecticum:** Elix. e Succo Liq.
—, **Rabels:** Mixt. sulfuric. acida.
—, **saures:** Mixt. sulfuric. acida.
—, **schmerzstillendes:** Tinct. Opii benzoic.
—, **schwedisches:** Tinct. Aloës comp.
—, **Stoughtons:** Tinct. Aloës comp.
—, **Stockdumm:** Tinct. Aloës compos.
—, **süßes:** Elix. Salutis.
—, **weißes:** Aq. Cinnamomi.
—, **12 Kreuzer:** Tinct. arom. acida.
Elixirtropfen: Elix. e Succ. Liq.
Ellensankt: Lignum Guajaci.
Ellentropfen: Äther.
Ellerbeeren: Fruct. Aurant. immat.
Ellerbeerensalbe: Ungt. Canthar.
Ellerrinde: Cortex Alni.
Ellersche Tropfen: Liq. Ammon. succin. et Spir. aether. āā.
Ellhornbeeren: Fruct. Sambuci.
Ellhornblumen: Flor. Sambuci.
Ellerlinge: Pilze, die in der Nähe von Erlen wachsen.
Elmenrinde: Cort. Ulmi.
Elsabeeren (-bör): Fruct. Sorbi.

Elsch: Herb. Absinthii.
Elsebaumrinde: Cort. Frangulae.
Elsen: Herb. Absinthii.
Elsenbeeröl, Elsenburenöl, Elsenbusöl: Ol. Rapae. Acet. pyrolignos. crud.
Elsenich: Rad. Peucedani.
Elsenkraut: Herb. Absinthii.
Elsenrinde: Cortes Alni. Cort. Pruni Padi.
Elsflether Pflaster: Cataplasma artefic.
Elsteraugenbalsam: Hühneraugentinktur.
Elsterbaumrinde: Cort. Alni.
Elsterkraut, blaues: Herb. Aconit.
Elstersalz: Sal. Carolinum fact.
Elzkraut: Herb. Absinthii.
Emailliersoda: Natr. carbon. sicc.
Emanuelstee: Spec. laxantes.
Embryonbalsam: Aq. aromat. spir.
Emerillstein: Lapis Smiridis.
Emmakraut: Herb. Serpylli.
Emsenspiritus: Spir. Formicar.
Emstengel: Herb. Chaerophylli.
Enber = Ingwer.
Endesunddides: Rad. Gentian. pulv. et Dictamni pulv. āā.
Endivie, wilde: Rad. Cichorii.
Endivienwurzel: Rad. Cichorii.
Endtners Pflaster: Empl. fusc.
Eneber: Fruct. Juniperi.
Eneberöl: Ol. Juniperi Ligni.
Enessamen: Fruct. Anisi vulgar.
Engber: Rhiz. Zingiberis.
Engelbalsam: Linim. sap. camph. Tct. Aloës comp.
Engelblumen: Flor. Stoechados. Flor Arnicae.
Engeleinliebentee: Herb. Violae tricoloris.
Engelkenwurzel: Rad. Angelicae. Rhiz. Polypodii.
Engelkraut: Herb. Arnicae.
Engelkrauttropfen: Tinct. Arnicae.
Engelpulver: Pulv. fumalis.

Engelrauch: Olibanum.
Engelröschen: Flor. Calendulae.
Engelrot: Ferr. oxyd. crud.
Engelsüß: Rhiz. Polypodii. Succ. Liqu.
Engeltrank: Flor. Arnicae.
Engeltrankblumen: Flor. Arnicae.
Engelwurzel: Rad. Angelicae.
—, süße: Rhiz. Polypodii.
Engherste: Rad. Pimpinellae.
Englisch. Balsam: Aqu. aromatiça.
  Tinct. Benzoës cps.
— Beinsalbe: Pasta Zinci.
— Brausepulver: Pulv. aëroph.
— Distel: Rad. Carlinae.
— flüchtiges Salz: Amm. carb.
— Geist: Aq. vulnerar. spir.
— Geniste: Herb. Genistae.
— Gewürz: Fruct. Amomi.
— Goldpulver: Rhiz. Rhei pulv.
— Instrumentensalbe: Ungt. Veratr.
  alb.
— Krätzsalbe: Ungt. sulf. comp.
— Kreide: Talcum pulv. Calc. car-
  bonic. praec.
— Laxirsalz: Magnes. sulfuric.
— Magentropfen: Tinct. Chin. comp.
— Magnesia: Magnesia usta.
— Moos: Carrageen.
— Potentatensalbe: Ungt. Hydrarg.
  alb. dil.
— Pulver: Magn. sulfuric. sicc.
— Rot: Caput mortuum.
— Saft: Elect. Sennae.
— Salbe: Ungt. leniens. Ungt. sul-
  furat. comp.
— Salz: Ammon. carbonicum.
  Magnes. sulfuricum.
— — fürs Vieh: Natr. sulfuric.
— Seife: Sapo venetus.
— Soda: Natr. bicarbonicum.
— Spiritus: Linim. sapon. camph.
  liquid.
— Stahltropfen: Tinct. Ferri pomati.

Englisch Tropfen: Liq. Ammon. carb.
  pyro-oleos. Tinct. amara.
— Vitriolelixir: Tinct. arom. acid.
— Wasser: Spirit. Rosmarini.
— Wunderbalsam: Tct. Benzoës comp.
Engwer: Rhiz. Zingiberis.
Enis: Fruct. Anisi.
Enskuswurzel: Rad. Iwarancus.
Ensterjahn: Rad. Gentianae.
Entabeerkraut: Herb. Rub. frut.
Entbindungstropfen: Tinct. carminat.
  Tinct. Cinnamom.
Entenfuß: Rhiz. Polypodii.
Entenfußwurzel: Rhiz. Galangae.
Entiom = Enzian.
Entsetzenpulver: Pulv. contra Insect.
Entwendung, blaue: Ungt. Hydrargyri
  cin. dil.
Entwin, weißer: Rad. Bryoniae.
  Rad. Gentianae alb.
Enzewurzel: Rad. Gentian.
Enzian: Rad. Gentianae.
—, ostindischer: Herb. Chiraytae.
—, schwarzer: Rad. Gentianae nigrae.
—, weißer: Conchae praep. Rad. Gen-
  tianae alb. Rad. Bryoniae.
Enzoich: Rad. Gentianae.
Epheublätter: Herb. Hederae Helicis.
  Herb. Pirolae.
Epheugummi, Epheuharz: Gummi-
  resina Hederae.
Epheutropfen: Aether aceticus.
Epileptischpulver: Pulv. epilept.
Eppekruid: Herba Apii, Herb.
  Petroselini.
Eppezaad: Fruct. Phellandrii.
Eppich: Rad. Levistici.
Eppichbeeren: Fruct. Ebuli.
Eppichharz: Gummires. Hederae.
Eppichsaft: Sirup. Althaeae.
Eppichsamen: Fruct. Apii.
Eppichwurzel: Rad. Apii.
Epsomsalz: Magnes. sulfuric.
Eptenwurzel: Rad. Apii.

Eptesamen: Fruct. Apii.
Er ist der nicht: Tub. Salep pulv.
Erbelkraut: Fol. Fragariae.
Erbetpulver: Pulv. Magn. c. Rheo.
Erbishöfle: Fruct. Berberidis.
Erbrigbeeren: Fruct. Berberidis.
Erbsala: Fruct. Berberidis.
Erbselbeeren: Fruct. Berberidis.
Erbselblätter: Herb. Veronicae.
Erbseldornrinde: Cort. Berberidis.
Erbselensaft: Sir. Berberidis.
Erbselewurz: Rad. Berberidis.
Erbseltropfen: Ol. Juniperi.
Erbselwasser: Aqua Tiliae.
Erbsensalbe: Ungt. flavum.
Erbshofen: Fruct. Berberidis.
Erbsichdornbeeren: Fruct. Berberidis.
Erdapfel: Rhiz. Cyclaminis.
Erdartischocken: Tub. Helianthi.
Erdbeerblätter: Fol. Fragariae.
Erdbeeröl: Ol. Hyper. Ol. Petrae rubr.
Erdbeersalbe, rote: Cerat. Cetacei rubr.
    Ugt. ophthalm. rubr. Ugt. potabile.
Erdbeersalbe, weiße: Ungt. leniens.
    Ungt. Plumbi.
Erdbeerwurzel: Rad. Fragariae.
Erdbirne: Tub. Helianthi
    (auch Kartoffel).
Erdbirnenkraut: Herb. Chamaepityos.
Erdbrot: Bulb. Colchici.
Erde, animalische: Cornu Cervi ustum.
    Conch. praep.
—, böhmische: Terra virid. germanica.
—, cyprische: Terra viridis veronensis.
—, faule: Alumen plumos.
—, französische: Terra vir. veronensis.
—, gelbe: Ocker.
—, grüne: Terra viridis veronensis.
—, japanische: Catechu.
—, lemnische: Terra lemnia.
—, maltheser: Bolus alba.
—, Nürnberger: Terra rubra.
—, rote: Lapis ruber fabrilis.
    Terra rubra.

Erde, Schmiedeberger: Ferr. oxyd. rubr.
—, Striegauer: Alumin. hydrat.
—, tiroler: Terra viridis german.
—, türkische: Bolus alba.
—, veronenser: Terra virid. veronensis.
—, Walkers: Talcum pulv.
—, weiße: Creta. Bolus alba.
Erdeicheln: Rad. Filipendulae.
Erdeichenkraut: Herb. Chamaedryos.
Erdenkopf: Secale cornutum.
Erdepheukraut: Herba Hederae.
Erdfarbe, rote: Terra rubra. Bolus rubra.
Erdfarn: Rhiz. Polypodii.
Erdfarnwurzel: Rhiz. Polypodii.
Erdfichtenkraut: Herb. Chamaepityos.
Erdgallenkraut: Herb. Centaurii. Herb.
    Fumariae. Herb. Gratiolae. Herb.
    Anagallidis.
Erdgelb: Ocker.
Erdgerstenkraut: Herb. Ficariae.
Erdglas: Glacies Mariae.
Erdgrün: Terra viridis veronensis.
Erdharz: Succinum.
Erdhaselnüsse: Rhiz. Cyperi esculenti.
Erdhuf: Fol. Farfarae.
Erdkiefernkraut: Herb. Chamaepityos.
Erdkirschen: Fruct. Alkekengi.
Erdknoten: Fruct. Ajowan.
Erdkraut: Herb. Fumariae.
Erdkrokodil: Stincus marinus.
Erdkronen: Fol. Farfarae.
Erdkronenblätter: Fol. Farfarae.
Erdleberkraut: Muscus caninus.
    Herb. Hepaticae.
Erdmandeln: Rhiz. Cyperi esculenti.
Erdminneröl: Ol. Petrae.
Erdmoos: Herb. Lycopodii.
Erdnabel: Tubera Cyclaminis.
Erdnuß: Boletus cervinus, Lathyrus
    tuberosus (nicht zu verwechseln
    mit den ölhaltigen Erdnüssen von
    Arachis hypogaea!).
Erdnüßchen: Rhiz. Cyperi esculenti.
Erdöl: Ol. Petrae (Petroleum).

Erdöl, schwarzes: Ol. Petrae nigrum.
Erdöläther: Benzin. Petrolei.
Erdpech: Asphalt.
Erdpfefferkraut: Herb. Sedi.
Erdpinnkraut: Herb. Chamaepityos.
Erdpuppen: Fruct. Alkekengi.
Erdrauch: Herb. Fumariae.
Erdrauchblätter: Herb. Fumariae.
Erdrauchsaft: Sir. Papaveris.
Erdrauchwurz: Rad. Aristoloch. cav.
Erdrauchzucker: Elaeosacchar. Foeniculi.
Erdraute: Herb. Fumariae.
Erdrübe: Tubera Cyclaminis.
Erdscheiben: Tub. Cyclaminis.
Erdscheibsalbe: Ungt. anthelminthic.
Erdschierling: Herb. Conii.
Erdschwefel: Lycopodium.
Erdwachs: Ceresin. Ozokerit.
Erdwachsöl: Ol. Asphalti.
Erdwachsparaffin: Ceresin.
Erdweihrauchkraut: Herb. Chamaedryos. Herb. Chamaepityos
Erdwurmöl: Ol. Juniperi Ligni.
Erdwurz: Rad. Carlinae.
Eremitenpflaster: Empl. fuscum.
Erfrischungsessig: Acet. aromat.
Erfrischungspulver: Pulvis aërophorus. Pulv. temperans.
Erfurter Pflaster: Empl. fusc. camph.
Erhaltungspulver, Oppermanns: Acid. boric.
Erhaltungstropfen: Spiritus aethereus. Tinct. carminativa.
Erheiterungspillen: Pil. laxant.
Erkältungstropfen: Spiritus aeth. Tinct. carminativa.
Erlauertropfen: Spir. Meliss. cps.
Erlenrinde: Cortex Alni.
Erlmutwasser: Aq. Foeniculi.
Erlsbeeren: Fruct. Berberidis.
Ernst, roter: Rad. Gentianae.
Ernstwurzel: Rad. Gentianae.
Eröffnungstee: Spec. laxantes.

Erpuis: Colophonium.
Ersaßundfraßunsahdurchnebrille: Lign. Sassafras et Rad. Sarsaparillae āā
Erundsie: Bulb. Victor. long. et rot.
Erweichende Salbe: Ungt. diachylon. Ungt. leniens.
Erzäpfelwurzel: Rhiz. Curcum.
Erzbruchpflaster: Emplastr. ad Ruptur.
Erzengel: Flor. Lamii.
Erzengelwurz: Rad. Angelicae.
Erzeugewurz: Rad. Angelicae.
Erzöfle: Fruct. Berberidis.
Erzwurz: Rad. Angelicae.
Eschalk: Ammoniacum.
Eschenbeersaft: Succus Sorbor.
Eschenblätter: Herb. Fraxini. Fol. Ribium.
Eschenblüten: Flor. Acaciae.
Eschenfett: Ol. Jecoris Aselli. Adeps suillus.
Eschenrinde: Cort. Fraxini.
Eschensaat: Pulv. contra Pedic.
Eschenwurzel: Rad. Dictamni.
Escheröl: Ol. Jecoris Aselli.
Escherwurz: Rad. Dictamni.
Eschöl: Acet. pyrolignos. crud. (für die Augen: Ol. Jecoris).
Esdrachant: Herb. Dracunculi.
Esdragon: Herb. Dracunculi.
Eselfuß: Fol. Farfarae.
Eselfußblümli: Flor. Farfarae.
Eselhuf: Fol. Farfarae.
Eselklauensaft: Sirup. Liquirit.
Eselohren: Tubera Ari.
Eselohrwurzel: Rad. Consolid.
Eselpeterlein: Herb. Chaeroph.
Eselpfotensaft: Sir. Althaeae.
Eselsaronwurzel: Rhiz. Ari.
Eselsbalsamapfel: Fruct. Ecballii.
Eselschmiere: Linim. ammoniat.
Eselsfußblüten: Flor. Farfarae.
Eselsgurke: Fruct. Ecballii.
Eselshuf: Fol. Farfarae.
Eselskörbel: Herba Chaerophylli.

Eselskümmerling: Fruct. Ecballii.
Eselskürbiß: Fruct. Ecballi.
Eselslattich: Fol. Farfarae.
Eselsmilch: Euphorbia Esula.
Eselsohrwurzel: Tub. Ari. Rad. Consolidae.
Eselspetersilie: Herb. Chaeroph.
Eselsspiegel: Glacies Mariae.
Esetenpulver: Pulv. ctr. Insect.
Esfiditi: Asa foetida.
Esistdernicht: Tub. Salep. pulv.
Espe: Populus tremula.
Espenöl: Ol. Hyoscyami.
Espert: Rothäubchen, Boletus rufus.
Essence d'Aspic: Ol. Spicae.
Essence de Mirban: Nitrobenzolum.
Essentia antihypochonderica: Elixir Aurantii comp.
—, **coronata:** Tinct. arom. et Tinct. amar. āā.
—, **dulcis:** Essent. dulcis. Hallens. Spir. Aether. nitros. Tinct. aromatica.
—, **hypercon:** Elixir Aurantii comp.
Essenz, Hamburger: Elixir Proprietatis.
— **amara:** Tinct. amara.
— **marina:** Tinct. amara.
Essenztinktur: Tinct. Aloës comp.
Essig: Acetum.
—, **konzentrierter:** Acid. acet. dil.
—, **radikaler:** Acid. acetic. dilut.
—, **romantischer:** Acet. aromat.
—, **Westendorfscher:** Acidum aceticum.
—, **wohlriechender:** Acet. aromatic.
Essigalaun: Aluminium aceticum.
Essigbaumbeeren: Fruct. Sumach.
Essigdornrinde: Cort. Berb. Rad.
Essigdornbeeren: Fruct. Berberidis.
Essigelendsdruppen: Aeth. acet.
Essiggeist, versüßter: Spir. Aeth. acet.
Essighonig: Oxymel simplex.
Essigkerne: Sem. Coccognidii.
Essigkraut: Herb. Acetosae.
Essigmeth: Oxymel simplex.
Essignaphtha: Aether aceticus.

Essigrosen: Flor. Rosae.
Essigsäure zum Riechen: Acid. acetic. aromat.
Essigsalbe: Ungt. Plumbi.
Essigsalmiak: Ammonium acetic.
Essigsirup: Oxymel simplex.
Essigstätt: Aether acetic.
Essigtautropfen: Aether acet.
Eßnüsse: Boletus cervinus.
Estelkraut: Herb. Urticae.
Estragon: Herb. Dracunculi.
Eteröl: Ol. Amygdalarum.
Ets = Ätz-(Flüssigkeit usw.).
Etsvogt: Acid. hydrochloric.
Etternessel: Herb. Galeopsid. Flor. Lamii alb.
Etternesselpulver: Pulv. Liqu. comp.
Eucalyptuskampfer: Eucalyptol.
Euchlerwasser: Aq. Sambuci.
Eukermes: Fruct. Kermes.
Eulenfett: Adeps.
Euterflußpulver: Pulv. Liqu. cps.
Eutersalbe: Ungt. flav. Ungt. Plumbi.
Evastropfen: Tinct. Chinioidin. Tinct. Cinnamomi.
Evenblätter: Fol. Taxi.
Ewertsblätter: Lign. Juniperi.
Ewertskräuter: Lign. Juniperi.
Ewerwortel: Rad. Carlinae.
Ewig. Blumen: Flor. Stoechados.
— **Lebensöl:** Mixt. oleos. balsam. Tinct. Benz. comp.
— **Tee:** Rad. Althaeae.
Ewiggrün: Herb. Vincae.
Ewigkeitspflaster: Empl. Canth. perp.
Ewigkeitsblumen: Flor. Stoechados citrinae.
Execruciuspflaster: Empl. oxycroceum venale.
Expellerwurzel: Rhiz. Galangae.
Exsiccantsalbe: Ungt. exsiccans. Ungt. Plumbi. Ungt. Zinci.
Extractum Saturni: Liquor. Plumbi. subacet.

Extrapiken: Species amarae.
Extrasaturn: Liq. Plumb. subac.
Extratorni: Liqu. Plumbi. subacet.
Eyngrün: Herb. Vincae.

F

Fabriciustropfen: Tinct. anticholer.
Fabrikgummi: Gum. arab. ord. Dextrin.
Fabriköl: Ol. Olivarum commun.
Fachandelbeeren: Fruct. Juniperi.
Fachandelholz: Lign. Juniperi.
Fachheilkraut: Herb. Anagallid.
Fackelblumen: Flor. Verbasci.
Fackelkraut: Herb. Verbasci.
Fackerstupp: Tannoform od. Tannalbin.
Fädelkrautsamen: Sem. Colchici.
Fadenlack: Lacca in Filis.
Fadenstein: Alumen plumosum.
Fadenwurzel: Rad. Helenii. Rhiz. Filic
  Rhiz. Gramin.
Fagandawurzel: Rad. Helenii.
Fählbaumrinde: Cort. Frangulae.
Fahlenfüße: Fol. Farfarae.
Fahlenpfotsblüten: Flor. Arnicae.
Fahlenpfotsblätter: Fol. Farfarae.
Fahrenöl: Ol. Rosmarini.
Fahrenwurzel: Rhiz. Filicis.
Fakpapak: Elect. theriacale.
Falbenrinde: Cort. Salicis.
Falbenrock: Herb. Equiseti.
Fälberrinde: Cort. Salicis.
Fälberumrinde: Cort. Salicis.
Falbingerrinde: Cort. Frangul.
Faldboll: Herb. Serpylli.
Fallblumen: Flor. Calendulae.
  Flor. Rhoeados.
Fallboll: Herb. Serpylli.
Fallkraut: Herb. Arnicae.
Fallkrautblumen: Flor. Arnicae.
Fallkrautwurz: Rad. Arnicae.
Fallsuchtpulver: Pulv. epilept.
Falscher Kalmus: Rhiz. Pseudacori.
Falscher Safran: Flor. Carthami.

Falsch Futter: Asa foetida.
Falsch Wohlverleih: Herb. Conyz.
Faltenflechte: Muscus arboreus.
Faltrian: Rad. Valerianae.
Faltrianblume: Flor. Convallar.
Familienpulver: Pulv. Liquir. comp.
Familiensalbe: Ungt. Hydrarg. cin. dil.
Familientee: Spec. laxantes.
Familientinktur: Tinct. Vanillae.
Familienwurzel: Rad. Victorial.
Fanchsamen: Fruct. Foeniculi.
Fandeli: Lawendel.
Fännezwock: Sem. Foenugraeci.
Fännezwocksamen: Sem. Foenugraeci.
Farbchrut: Herb. Genistae.
Farbe, blaue (Schneeberger): ·Cobal-
  tum-silicium kalinum (Smalte).
Färbebeeren: Frct. Rhamn. cath.
Färbeblumen: Flor. Carthami. Flor.
  Cham. rom.
Färbekörner: Fruct. Rhamni. cath.
Farbenwurzel: Rad. Rubiae.
  Rhiz. Filicis.
Färbepflaster: Emplastr. fusc.
Färberblumen: Flor. Arnicae. Flor.
  Calendulae. Flor. Genistae.
Färbercharte: Herb. Dipsaci.
Färbereichenrinde: Cort. Querc. tinct.
Färbergarbe: Herb. Anthemidis tinct.
Färbergilbe: Herb. Genistae.
Färberginst: Herb. Genistae.
Färberginster: Herb. Genistae.
Färbergras: Herba Luteolae.
Färberhundskamillen: Flor. Anthemidis
  tinctoriae.
Färberkamillen: Flor. Anthemidis tinct.
Färberkraut: Herb. Genistae. Herb.
  Hyperici.
Färbermoos: Lichen. Roccellae.
Färberpfrieme: Herb. Genistae.
Färberreseda: Herba Luteolae.
Färberröte: Rad. Rubiae tinct.
Färbersafflor: Flor. Carthami.
Färberscharte: Herb. Genistae.

Färberwurzel: Rad. Rubiae.
Färberwaid: Herb. Isatis.
Farbfleckchen: Bezetta rubr.
Farbginster: Herb. Genist. tinct.
Farbholz: Lign. Campechian.
Farbspäne: Lign. Campechian.
Farbstein: Extr. Campech. Extr. Campechian crud. c. Ferr. sulf. crud.
Faresbeeren: Fruct. Berberidis.
Fargitta: Verbascum.
Farin: Saccharum pulv.
Farinawasser: Spir. coloniens.
Farinzucker: Sacchar. pulv.
Farnextrakt: Extr. Filicis aeth.
Farnflußöl: Ol. Terebinth. sulf.
Farnhaare: Penghawar Djambi.
Farnkraut: Herb. Capill. Veneris.
Farnkrautmännlein: Rhiz. Filicis.
Farnkrautwolle: Penghawar Djambi.
Farnkrautwurzel: Rhiz. Filicis.
Farnöl: Extr. Filicis aether.
Farnwurzel, süße: Rhiz. Polypodii.
Farnwurzelextrakt: Extr. Filic. aeth.
Varsbeeren: Fruct. Berberidis.
Fasankraut: Herb. Millefolii.
Fasciculus: Herb. Centaur. in Fasz.
Fasel, Fasiole: Phaseolus.
Fasel, juckende: Dolichos pruriens.
Faselwurz: Rad. Bryoniae.
Fasenwurzel: Rhiz. Filicis.
Faseralaun: Alumen plumosum.
Faserstein: Alumen plumosum.
Faserton: Alumen plumosum.
Fasole: Cort. Fruct. Phaseoli.
Fastenblumen: Flor. Primulae.
Fatintwamms: Sir. simplex.
Faulbaumbeeren: Frct. Rhamni cathart.
Faulbaumholzkohle: Carbo pulv.
Faulbaumrinde: Cort. Frangul.
—, amerikanische: Cortex Cascarae sagradae.
Faulbeeren: Fruct. Rhamni.
Faule Fud: Colchicum.

Faule Grete: Herb. Fumariae. Sem. Foenugracei.
Faulerinde: Cort. Frangulae.
Faule Rübe: Rad. Bryoniae.
Faulfischkraut: Herb. Chenopodii.
Faulkirschrinde: Cort. Prun. Pad.
Faullieschen: Herb. Anagallid.
Faulrübe: Rad. Bryoniae.
Faulschken: Flor. Violae tricol.
Federalaun: Alumen plumos.
Federblumen: Flor. Verbasci.
Federfaden: Rhiz. Filicis.
Federfadenwurzel: Rhiz. Filicis.
Federharz: Resina elastica.
Federöl, weiß: Linim. ammoniat.
Federweiß: Alumen plumos. Fel vitri pulv. Glacies Mariae. Talcum pulv. Lac Lunae.
— fürs Vieh: Fel Vitri pulv.
Feedistelsamen: Fruct. Cardui Mariae.
Feenweibelkraut: Herb. Ballotae.
Fegkraut: Herb. Equiseti.
Fegwurzel: Rhiz. Graminis.
Fehlbeeren: Fruct. Rhamni cath.
Fehnkobe: Fruct. Foeniculi.
Fehnkohl: Fruct. Foeniculi.
Fehnkohlwater: Aq. Foeniculi.
Freiëwurzel: Rhiz. Iridis.
Feigblatteppich: Herb. Ficariae.
Feigblätter: Herb. Linariae.
Feigbohnen: Sem. Lupini.
Feigelblüten: Flor. Cheiri.
Feigelsaft: Sir. Violarum.
Feigeltee: Herb. Violae tricol.
Feigen: Caricae.
Feigenkraut: Hrb. Mesembryanthemi.
Feigensaft: Sir. Caricae. Sir. Liquirit.
Feigenwurz: Rhiz. Irid.
Feigenwurzel: Rad. Scrophular.
Feigenzucker: Glycose.
Feigsblättersalbe: Ungt. Plumbi.
Feigerl = Veilchen.
Feigwarzenkraut: Herb. Linariae. Herb. Potentill. Herb. Scrophular.

Feigwurz: Ranunculus Ficaria.
Feigwurzel: Rhiz. Tormentillae.
Feigwurzkraut: Herb. Ficariae.
Fein Grete, Margarete oder Marie: Sem. Foenugraeci.
— Schere: Herb. Chaerophylli.
Fein Zimt: Cort. Cinnam. Ceylan.
Feinsaft: Sirup. Adianti. Sir. Aurantii Florum.
Feisterling: der weitverbreitete Pilz Sparassis crispa, Krause Glucke.
Felbaumknospen: Gemmae Populi.
Felbbeeren: Fruct. Rhamni cath.
Felbenrinde: Cort. Salicis.
Felberich: Lysimachia.
Felberrinde: Cortex Salicis.
Feldampfer: Herb. Rumicis.
Feldandorn: Herb. Sideritidis.
Feldbeeren: Fruct. Rhamni catharticae.
Feldbohl: Herb. Serpylli.
Feldbohnen: Sem. Fabae.
Feldbulla: Herb. Serpylli.
Feldcypresse: Herb. Verbenae.
Felddoste: Herb. Origani.
Felddragun: Herb. Ptarmicae.
Feldenkelein: Herb. Viol. tric.
Feldestragon: Herb. Ptarmicae.
Feldgarbe: Herb. Millefolii.
Feldgarbenblüten: Flor. Millefolii.
Feldheimertropfen: Tinct. Valer.
Feldheimerwasser: Aq. Valerian.
Feldholder: Flor. Sambuci.
Feldholderbeeren: Fruct. Ebuli.
Feldhopfen: Herb. Hyperici.
Feldjambert: Herb. Acetosae.
Feldkamillen: Flor. Chamomill.
Feldkatzen: Flor. Stoechados.
Feldkelle: Fruct. Carvi.
Feldkellenkraut: Herb. Serpylli.
Feldkerzen: Flor. Verbasci.
Feldkerzenblumen: Flor. Verbasc.
Feldkerzenkraut: Herb. Verbasci.
Feldklee: Flor. Trifolii alb.
Feldköhm: Herb. Serpylli.

Feldkratzen: Flor. Carlinae. Flor. Stoechados.
Feldkraut: Herb. Fumariae.
Feldkresse: Flor. Cardaminis.
Feldkümmelkraut: Herb. Serpyll.
Feldlattich: Fol. Farfarae.
Feldlöwenmaul: Linaria vulgaris.
Feldmagenblumen: Flor. Rhoead.
Feldmalvenkraut: Folia Malvae.
Feldmassero: Herb. Pulegii.
Feldmohn: Flor. Rhoeados.
Feldnelken: Flor. Cartusian.
Feldpappeln: Flor. Malvae vlg.
Feldpappelkraut: Fol. Malvae.
Feldpatersalbe: Empl. fuscum. Ungt. Majoranae.
Feldpol, Feldpole: Herb. Pulegii. Herb. Serpylli.
Feldpolei: Hrb. Pulegii. Hrb. Serpylli.
Feldquendel: Herb. Serpylli.
Feldrauch: Herb. Fumariae.
Feldraute: Herb. Rutae.
Feldrautenkraut: Herb. Fumar.
Feldreis: Herb. Taraxaci.
Feldreiskraut: Herb. Taraxaci.
Feldriß: Fol. Malvae.
Feldrittersporn: Flor. Calcatripp.
Feldrosen: Flor. Rhoeados.
Feldrüsterrinde: Cort. Ulmi.
Feldsafran: Flor. Carthami.
Feldsalat: Valerianella olitoria.
Feldspinat: Herb. Chenopodii.
Feldthymian: Herb. Serpylli.
Feldschwefel: Lycopodium.
Feld- u. Waldhopfen: Herba Origani.
Feldveilchen: Flor. Violae tricol.
Feldwebelrezept: Plv. contra Pediculos. Species amarae.
Feldwinde: Flor. Malv. vulg. Herb. Convolvuli.
Fellhornrinde: Cortex Frangulae.
Fellstein: Talcum pulveratum.
Felriß: Flor. Malv. arbor. Flor. Tarax.
Felsbeerblätter: Fol. Belladonnae.

Felsengras: Lichen islandicus.
Felsenkrautwasser: Aqu. Tiliae.
Felsenöl: Ol. Petrae.
Felsenpulver: Pulv. pro Equis.
Felsensalz: Kalium nitricum.
Felsenspiritus: Ol. Petrae.
Felsenwermut: Herb. Absinthii.
Felskraut: Herba Galii.
Felswurzel: Rad. Petroselin.
Feminell: Flor. Calendulae.
Femmel: Fruct. Cannabis.
Fenchel: Fruct. Foeniculi.
—, chinesischer: Fruct. Anis stell.
—, kurzer: Fruct. Anisi.
—, römischer: Fruct. Anisi vulg.
   Fruct. Foeniculi dulc.
—, sibirischer: Fruct. Anis. stell.
—, wilder: Fruct. Phellandrii.
Fenchelblüte: Flor. Lavandul.
Fencheldill: Fruct. Foeniculi.
Fenchelessenz: Tinct. Foenic. cps.
Fenchelholz: Lignum Sassafras.
Fenchelspiritus: Tinct. Foenic. comp.
Fenchelwurzel: Rad. Foeniculi.
—, wilde: Rad. Mëu.
Fenchsamen: Fruct. Foeniculi.
Fendarli: Lawendel.
Fennel = Hopfen.
Fenisöl: Ol. Foeniculi.
Fenissamen: Fruct. Foeniculi.
Fennbeeren: Fruct. Oxycoccos.
Fenugrek: Sem. Foenugraeci.
Fenugrecksamen: Semen Foenugraeci.
Fenweibel: Herb. Ballotae.
Ferienkomm: Tinct. od. Spirit. Formic.
Fenkel: Fruct. Foeniculi.
Ferkelbrot: Tubera Cyclaminis.
Ferkelgras: Herb. Polygoni.
Ferkelkraut: Herb. Costi. Herb.
   Polygoni.
Ferkelpulver, steyrisches: Tannoform
   oder Tannalbin.
Ferkelwurz: Rad. Peucedani.
Fernambukholz: Lign. Fernamb.

Fernambuklack: Lacca globulata.
Fernebock: Lign. Fernambuci.
Ferresbeeren: Fruct. Berberid.
Fetthenne: Herb. Sedi.
Fetthennenöl: Ol. Arachidis.
Fettkraut: Pinguicula vulgaris.
Fettlaxier: Ol. Ricini.
Fettstein: Talcum pulv.
Fettundmager: Ol. Terebinth. rect. c.
   Tinct. amara.
Feuchtbohnen: Semen Lupini.
Feuerblumen, Feuerblüten: Flor. Ar-
   nicae. Flor. Rhoead. Flor. Verbasci.
   Flor. Malv. arbor.
Feuerholz: Lign. Juniperi.
Feuerkraut: Lichen islandicus.
   Herb. Epilobii.
Feuermohn Flor. Rhoeados.
Feuernelken: Herb. Centaur. min.
Feuerpulver: Rad. Gentian. pulv.
Feuerröschen: Flor. Adonidis.
Feuersalbe, rote: Ungt. Hydr. rubr. dil.
—, weiße: Ungt. Zinci.
Feuerschwamm: Fung. Chirurg.
Feuerwurzel: Rad. Dictam. Rad. Helle-
   bori nigr., Rhiz. Polypodii, Rad.
   Pyrethri, Rhiz. Curcumae.
Feuerzinken: Corallium rubr.
Fiakerpulver: Pulv. Liquir. cps.
Fichtelöl: Öl. Philosophorum.
Fichtenharz: Resina Pini.
Fichtenknospen: Gemmae (Turiones)
   Pini.
Fichtenmai: Turiones Pini.
Fichtennadelextrakt: Extr. Pini.
Fichtennadelöl: Ol. Pini silvestr.
Fichtenreiser: Turiones Pini.
Fichtensprossen: Turiones Pini.
Fichtenteer: Pix liquida.
Fichtentränen: Resina Pini.
Fickerin: Ferr. sulfuric. crud.
Fidumfidumöl: Ol. Philosophor.
Fieaber = Fieber.
Fieberbaumblätter: Fol. Eucalyp.

Fieberblumen: Flor. Sambuci.
Herb. Centaurii.
Fieberklee: Fol. Trifolii fibrin.
Fieberkleewurzel: Rhiz. Menyanthis.
Fieberkraut: Herb. Centaurii.
Herb. Matricariae. Auch Geum-
Arten.
Fiebermoos: Lichen islandicus.
Fieberöl: Ol. Jecoris Aselli.
Fieberpech: Chinioidin.
Fieberpulver: Chinin. sulfuric.
Cortex Chinae pulv.
—, **Jacobis:** Calcium phosphoric.
stibiatum.
Fieberrankenstaub: Lycopodium.
Fieberraute: Herb. Matricariae.
Fieberrinde: Cortex Chinae.
—, **falsche od. graue:** Cort. Cascarillae.
—, **gelbe:** Cort. Chinae flavus.
—, **rote:** Cort. Chinae ruber.
Fiebersalz: Kal. chloratum.
Fieberstellwurz: Rhiz. Veratri.
Fiebertropfen: Tinct. Chinae.
Fieberweide: Cortex Salicis.
Fieberweidenrinde: Cort. Salicis.
Fieberwurz: Rad. Gentianae. Rad Ari-
stolochiae. Rhiz. Galang. Tub. Ari.
Fiedelharz: Colophonium.
Fiedelpech: Colophonium.
Fief = Fünf.
Fieferkrott: Herb. Dracunculi.
Fiefesalbe: Ungt. Hydrarg. alb. dil.
Fieffingerkraut: Herb. Potentill.
Fiefmargrethen: Sem. Foenugr.
Fiefsteert: Herb. Fumariae.
Fieligfreipulver: Rhiz. Filic. pulv.
Fierteifele: Candelae fumales.
Fifaderblätter: Herb. Plantagin.
Fifeibabalsam: Bals. Copaivae.
Figen: Fructus Caricae.
Figerin: Zincum sulfuricum.
Figerinöl: Acidum sulfuricum.
Figonensaft: Sirup. coeruleus.
Figurenramor: Elect. Sennae.

Fikerell: Ferrum sulfuricum.
Fikerellspiritus: Acid. sulf. dil.
Fiktriolölje: Acidum sulfuricum.
Fildronfaldron: Flor. Convallar.
Filigräzie: Sem. Foenugraeci.
Filipendelwurz: Spiraea Filipendula.
Filiten: Flor. Caryophyllorum.
Filkuhlwasser: Aqu. Foeniculi.
Filonensaft: Sir. Liquiritae. Sir. Papa-
ver. Sir. Violar.
Filzlappen: Folia Digitalis.
Filzlaussalbe: Ungt. Hydr. cin. ven.
Fimfsternen: Herb. Fumariae.
Fimmel: Fruct. Cannabis.
Fimmelhanf: Fruct. Cannabis.
Fimstart: Herb. Fumariae.
Fimstern: Herb. Fumariae.
Finanzpulver: Conch. praep.
Finchams Flüssigkeit: Liqu. Natr.
hypochlorosi.
Finchel: Fruct. Foeniculi.
Findeltee: Fruct. Foeniculi.
Finegreiten: Sem. Foenugraeci.
Fine Grete, Margareth, Marie: Sem.
Foenugraeci.
Fingeltee: Fruct. Foeniculi.
Fingerhut: Fol. Digitalis.
—, **blauer:** Flor. Calcatrippae.
Fingerkraut: Herb. Potentillae.
Herb. Hederae.
Fingerlikraut: Herb. Potentillae.
Fingerpiepen: Fol. Digitalis.
Fingertang: Laminaria.
Finkenohr: Herb. Vincae.
Finkensamen: Camelina sativa.
Finmargretjen: Sem. Foenugraeci.
Finnegretum: Sem. Foenugraeci.
Finnegritt: Sem. Foenugraeci.
Finsterkraut: Herb. Fumariae.
Finsterstachel: Rad. Ononidis.
Fiölken: Flor. Violae tricolor.
Firlebock: Lign. Fernambuci.
Firnispulver: Mangan. boricum.
Firnisstein: Succinum raspat.

Firnistrockenpulver: Mangan. boricum.
Fischbein: Ossa Sepiae.
Fischbeinpulver: Ossa Sepiae.
Fischblase: Colla Piscium.
Fischerkiepenkraut: Herb. Aconit.
Fischhäutel: Empl. Anglicum.
Fischkern: Pulv. contra Insect.
Fischknochen: Ossa Sepiae.
Fischköder: Zibeth.
Fischkörner: Fruct. Cocculi.
Fischkörnerpulver: Pulv. contra Pedic.
Fischkraut: Herb. Gratiolae.
Fischkrautwurzel: Rhiz. Gratiol.
Fischkümmel: Fruct. Carvi.
Fischleber: Aloë.
Fischleim: Ichthyocolla.
Fischleimgummi: Sarcocolla.
Fischmark: Ossa Sepiae.
Fischmetalleis: Glacies Mariae.
Fischminztee: Herb. Menth. crisp. und pip.
Fischmondsamen: Fruct. Cocculi.
Fischöl: Ol. Jecoris Aselli.
Fischpern: Herb. Sideritidis.
Fischreiherfett: Ol Jecor. Asell.
Fischreiheröl: Ol. Jecor. Aselli.
Fischsalbe: Herb. Salviae.
Fischsalz: Sal. Jecoris.
Fischsamen: Fruct. Cocculi.
Fischschiene: Ossa Sepiae.
Fischschmalz: Ol. Jecoris Aselli.
Fischschuppen: Ossa Sepiae.
Fischseele: Ossa Sepiae.
Fischseife: Sapo kalinus.
Fischtrank: Ol. Jecoris Aselli.
Fischwitterung: Zibeth.
Fischwurzel: Rad. Scrofulariae.
Fischzähne: Sem. Papaver alb.
Fisetholz: Lignum flavum.
Fisole: Fabae albae.
Fispelkraut: Herb. Sideritidis.
Fistelkassie: Cassia fistula, Mannabrot.
Fistelkraut: Herb. Pedicularis.
Fistelsalbe: Ungt. Elemi. Ungt. Mezerei.

Fistichen: Nuces Pistaciae.
Fixbleiche: Calcaria chlorata.
Fixe Luft: Liquor Ammonii. caustici. Pulv. aërophorus.
Fixhurtig: Liquor Ammon. caust.
Fixiersalz: Natr. subsulfuros.
Fixstern: Stinc. marinus.
Fixundfertig: Tinctura Aloës et Tinctura Arnicae āā.
Fixundgeschwind: Liq. Ammon. caust.
Fixweiß: Barium sulfuricum.
Flachs, wilder: Herb. Linariae.
Flachsbohnen: Sem. Lupini.
Flachsdotter: Herb. Linariae.
Flachsdottersamen: Sem. Lini.
—, **alexandrinischer:** Sem. Sesami.
Flachsen = Flechsen.
Flachskraut: Herb. Linariae.
Flachsleinöl: Ol. Lini.
Flachslinsen: Sem. Lini.
Flachsmehl: Sem. Lini. pulv.
Flachssaat: Sem. Lini.
Flachssalbe: Ungt. Linariae
Flachssamen: Sem. Lini.
Flachssamenöl: Ol. Lini.
Flachsstein: Alumen plumosum.
Flachwerk, Wiener: Electuar. Sennae.
Flaergras: Rhiz. Graminis.
Flammruß: Fuligo.
Flanellpflaster, gelbes: Cerat. Resinae Pini.
—, **grünes:** Ceratum Aeruginis.
Fläsch = Fleisch.
Flatterbinse: Rhiz. Graminis.
Flattermohn: Flores Rhoeados.
Flattersimse: Juncus effusa.
Flechsenessenz: Spir. saponat. camph.
Flechsenöl: Ol. viride. Ol. Hyoscyami. Linim. ammoniat.
Flechsensalbe: Ungt. flavum. Ungt. Popul. Ugt. nervinum. Linim. ammon.
Flechsenspiritus: Spirit. sapon.-camph.
Flechtenlunge: Lich. Pulmonar.

Flechtenlungenkraut: Herb Pulmonariae arboreae.

Flechtenpulver: Pulv. Liquir. cps.

Flechtensalbe: Ungt. diachyl. Ungt. exsicc. Ungt. Hydr. alb. dil. Ungt. Picis. Ungt. Zinci.

Flechtentee: Species laxantes.

Flechtenwasser: Aqua Kummerfeldii.

Flechtgras: Rhiz. Graminis.

Flechtgraswurzel: Rhiz. Gramin.

Fleckblätter: Herb. Pulmonar.

Fleckblume: Herb. Spilanthis.

Fleckblumenkraut: Herb. Spilanthis.

Fleckenaron: Rhiz. Ari.

Fleckenkraut: Herb. Acetosell. Herb. Pulmonariae. Herb. Galegae.

Fleckenlungenkraut: Herb. Pulmonar.

Fleckennaphtha: Benzin.

Fleckenruttichkraut: Herb. Persicariae.

Fleckensalz: Kalium bioxalicum. Acid. tartaric. pulv.

Fleckenschierling: Herb. Conii.

Flecks Tropfen: Elix. e Succ. Liq.

Fleckwasser: Benzin. Liq. Natr. hypochl.

Flederblomen: Flores Sambuci.

Flederkrühl: Succus Sambuci.

Flegenkraut: Herb. Artemisiae.

Flegenwurzel: Rad. Artemisiae.

Fleisch und Blut: Herb. Pulmonariae.

Fleischblüten: Flor. Cardaminis.

Fleischblumen: Flor. Trifol. alb.

Fleischkohle: Carbo animalis.

Fleischkraut: Herb. Betonic. Herb. Hederae.

Fleischrosen: Flor. Rosae.

Fleischrosenblätter: Flor. Rosae.

Flende: Semen Fagopyri.

Fleurwasser: Aqua Flor. Aurantii.

Flidderbeere: Fruct. Sambuci.

Flieder: Flor. Sambuci.

Fliederbeeren: Fruct. Sambuci.

Flieder-Brei, -Kreide, -Mus, -Saft, -Sulz: Succ. Sambuci.

Fliederkernöl: Ol. Arachidis.

Fliederöl: Ol. Arachidis.

Fliederschwamm: Fung. Sambuci.

Fliedertee: Flor. Sambuci.

Fliegauf: Liq. Ammon. caust.

Fliege, spanische: Empl. Canthar. ext.

Fliegenbaumrinde: Cort. Fraxini. Cort. Ulmi. Lign. Quassiae.

Fliegend Element: Lin. ammon.

Fliegend Salz: Ammon. carbon.

Fliegenholz: Lign. Quassiae.

Fliegenholzrinde: Lign. Quassiae.

Fliegenkobalt: Arsen. metallic.

Fliegenkraut: Herb. Artemisiae, Fol. Stramonii.

Fliegenleim: Viscum aucupar.

Fliegenöl: Ol. animale foetid.

Fliegenpfeffer: Piper longum. Pulv. contra Insect.

Fliegenpflaster: Empl. Canthar., Empl. Drouoti.

Fliegenpulver: Pulv. contra Insect.

Fliegenspäne: Lign. Quassiae.

Fliegenstein: Arsen. metallic.

Fliegentee: Lign. Quassiae.

Fliegindieluft: Liq. Amm. caust.

Flierbeeren, wilde: Fruct. Ebuli.

Fliere: Flor. Sambuci.

Fließkrautwurzel: Rad. Althaeae.

Flintengeist: Liq. Amm. caust.

Flitschrosen: Flor. Rhoeados.

Flittergold: Aurum foliat.

Flittersilber: Argent. foliat.

Flockenblumen: Flor. Cyani. Flor. Centaureae.

Flockenblüten: Flor. Violae tricol.

Flockentee: Flor. Verbasci.

Flockschwarz: Fuligo.

Flöhalant: Herb. Conyzae.

Flohballa (Riesenbovist): Lycoperdon giganteum.

Flöhfett: Ungt. contra Pediculos.

Flohkraut, Flöhkraut: Herb. Pulicariae. Herb. Conyzae. Herb. Ledi. Herb.

Pulegii. Auch Hedeoma pulegioides und Aspidium Filix mas.

Flöhpulver: Pulv. contra Insect.

Flöhsalbe: Ungt. contra Pedicul.

Flohsamen: Sem. Psyllii.

Flöhwegerichsamen: Sem. Psyllii.

Flonzsaiberl: Cerat. labiale.

Flor: Bezetta rubra.

Flor, blauer: Bezetta coerulea.

—, gelber: Flor. Carthami.

—, spanischer: Bezetta rubra.

Floranzipulver: Zinc. oxydatum.

Florblümli: Flor. Primulae.

Florentinertropfen: Tinct. Iridis.

Florentinerwurzel: Rhiz. Iridis.

Florescin: Zincum oxydatum.

Florin, engl.: Lithargyrum.

Florsafran: Flor. Carthami.

Florsalbe, rote: Ungt. Hydr. rubr. dil.

Florwasser: Aq. Aurantii Flor.

Florwurzel: Rhiz. Iridis Flor.

Floßblumen: Flor. Stoechados.

Flötenöl: Ol. Sesami. Ol. odoratum.

Flötenpulver: Pulv. contra Pedic.

Flöthpurjeerpulver: Plv. Jalap. laxans.

Flöthschnupftabak: Pulv. sternut.

Flöthverdentpflaster: Cerat. Aeruginis.

Flötölje: Ol. camphoratum.

Flötzenpulver: Rad. Ratanh. pulv.

Flücht. Element: Linim. ammon.

— Kali: Ammon. carbon.

— Kamphersalbe: Liniment. ammoniat. camph.

— Laugensalz: Amm. carbonic.

— Liniment: Liniment, ammon.

— Öl: Liniment. ammoniat.

— Salbe: Liniment. ammoniat.

— Salmiak: Liq. Ammon. caust.

— Salz: Ammonium carbonicum.

— Spiritus: Liq. Ammon. caust.

— Weinsäure: Acid. acetic. dil.

Flüchtigundgeschwind: Liq. Ammon. caust.

Flüggopp: Liq. Ammon. caust.

Flugsalz: Ammonium carbonic.

Flugsandgraswurzel: Rhiz. Caric.

Flugtee: Spec. laxant. Gastein.

Flügup: Liniment. ammoniat.

Flühblume: Flor. Primulae.

Fluhbuchsblätter: Fol. Vitis. Id.

Fluid: Liq. restituens. Liq. Amm. caust. Spir. russicus.

Fluidozon: Sol. Kal. permang. 1 %.

Fluidum: Liq. Amm. caust., Tct. Arnic., Spir. camph. āā.

Fluß (zum Räuchern): Species fumal. foetid. Succinum raspatum.

Flußbaterle: Kal. nitric. tabulat.

Flußbegehrpulver: Pulv. Jalap. laxans.

Flußblumen: Flor. Stoechados.

Flußgeist: Linim. sapon. camph. liquid. Liq. Ammon. caust. Spir. russicus.

Flußharz: Resina Anime.

Flüssig. Chlorine: Aq. chlorata.

— Moschus: Tinct. Moschi.

— Pech: Pix liquida.

— Ungarischer Balsam: Aq. aromatica.

Flußkampfer: Camphora.

Flußkatzenschwanz: Herb. Equiseti.

Flußkörner: Sem. Paeoniae. Succinum raspatum.

Flußkraut: Herb. Polygalae.

Flußkrautblumen: Flor. Althaeae. Flor. Malv. arbor.

Flußkrautwurzel: Rad. Althaeae.

Flußmagnetgeist: Spir. Angelic. comp.

Flußöl, gelbes: Spirit. sap. camph.

—, grünes: Ol. Hyoscyami + Oleum Cajeputi 9 + 1.

Flußpapier: Chart. antirheumat.

Flußpech: Resina Pini.

Flußpechpflaster: Empl. Picis irritans.

Flußperill: Pulv. sternutatorius.

Flußpflaster: Charta antirheumat. Empl. Canth. perp. Capsicumpflaster.

—, Fleischmanns: Empl. oxycr.

Flußpillen: Pilulae laxantes.

Flußpulver: Glacies Mariae pulv.

Flußpulver (z. Einnehmen): Pulv. temp. Tub. Jalapae.
— (z. Räuchern): Species fumal.
— (z. Schnupfen): Pulv. sternut.
Flußpurgierpulver: Pulv. Jalap. laxans.
Flußrauch oder -räucherung: Species fumales. Succin. raspat.
Flußsalbe: Ungt. Rosmarin. cps. Ungt. nervin. viride.
Flußsäure: Acid. hydrofluoricum.
Flußschnupftabak: Pulv. sternutat.
Flußspatsäure: Acid. hydrofluor.
Flußspiritus: Spir. Lavendul. comp. Spirit. sapon. camph. Spir. russicus.
Flußstein: Calc. fluorat.
Flußtabak: Pulv. sternutator.
Flußtinktur: Tinct. Aloës cps. Tinct. Lignor. Tinct. Succini. Tinct. carminat.
Flußtropfen = Flußtinktur.
Flußundhautpillen: Pilulae lax.
Flußverband: Cerat. Aerugin.
Flußverbandpflaster: Cerat. Aeruginis.
Flußverteilungstropfen = Flußtinktur.
Flußwurzel: Rad. Pyrethri.
Flutöl: Ol. Rosmarini u. Ol. Terebinthinae āā.
Födiumsamen: Sem. Foenugraeci.
Födum: Sem. Foenugraeci.
Foelie: Macis.
Foelieboter: Balsam. od. Ol. Myristicae.
Fohlenfüße: Folia Farfarae.
Fohlenpfotsblätter: Herb. Arnicae.
Fohrewurzel: Rhiz. Filicis.
Foleföt: Fol. Farfarae.
Fölfodblätter: Fol. Farfarae.
Folgmirnach: Pulv. ctr. Pedicul.
Folie: Stannum foliat. (Stanniol).
Folle Schübel: Herb. Lycopodii.
Follikeltee: Folliculi Sennae.
Fontanellerbsen: Fruct. Aurant. immat. Globul. Rhiz. Iridis. Sem. Ciceris.
Fontanellkugeln: Rhiz. Iridis in globul.

Fontanellpflaster: Cerat. Resinae Pini. Cerat. Aeruginis. Empl. ad Fonticulos. Empl. Litharg. simpl.
Fontanellsalbe: Ungt. basilic. Ungt. Canthar. Ungt. digestivum.
Fontanellsalz: Kalium causticum.
Fontanellstein: Argent. nitric.
Fönumgräkum: Sem. Foenugr.
Fönumgräkumpflaster: Empl. Litharg. cps. Empl. frigidum.
Fönumgräkumsamen: Sem. Foenugraeci.
Foosfett: Ungt. flavum.
Foslungensaft: Oxym. simpl. Sir. Liqu.
Foppkastanienrinde: Cort. Hippocast.
Forbacher Margenkräuter: Spec. amar.
Forellenpflaster: Empl. Lith. comp. Empl. saponatum.
Forlanderei = Lawendel.
Forloop: Spiritus dilut.
Forsprang: Spir. Vin. gall. c. Sal.
Försprung: Spirit. dil. Spir. Vini gallici c. Sale.
Fortepulver: Pulv. Pediculor.
Fosmannslingröl: Ol. Ovorum.
Foßsalv: Ungt. diachylon.
Fötgelwurzel: Rhiz. Filicis.
Fötium: Asa foetida. Sem. Foenugraeci.
Fötusmilch: Aq. Rosae benzoat.
Fot = Fuß.
Fotzenpomade: Cerat. Cetacei rubr.
Fotzensaft: Mel rosat. Boraxat.
Fotzmaul: Herb. Scabiosae.
Foulscher, Lamberter: Flor. Cheiranthi.
Fraisen = (Krämpfe bei Tieren).
Fraisperlen: Sem. Paeoniae.
Framanteikraut: Herb. Alchemillae.
Frambozen = Himbeeren.
Frambozenazijn, -stroop: Himbeer-Essig, -Sirup.
Främte: Herb. Absinthii.
Frangenkraut: Helleborus virid.
Frangentropfen: Ol. Tereb. sulf.
Frangenwurzel: Rad. Pyrethri. Rhiz. Veratri. Rad. Hellebori virid.

Frankenpulver: Pulv. pro Equis.
Frankenwurzel = Frangenwurzel.
Frankfurtersalz: Natr. bicarb.
Frankfurterwurzel: Rad. Pyrethri.
Franzbranntwein: Spirit. Vini gallici.
Franzenöl: Ol. Terebinth. sulf.
Franziskanerln, Franziskerln:
     Candelae fumales.
Franziskanerrhabarber: Rhiz Rhei.
Franzkraut: Herb. Agrimoniae.
Französisch. Glogauer: Ungt. Hydrarg.
     citrin.
—· **Holzöl:** Ol. Philosophorum.
— **Krätzsalbe:** Ungt. Hydrg. alb. dil.
— **Tee:** Spec. laxant. St. Germ.
Franzosenharz: Resina Guajaci.
Franzosenholz: Lign. Guajaci.
Franzosenkappe: Aconitum Napellus.
Franzosenkraut: Herb. Fumar.
Franzosenöl: Ol. animale foetid.
Franzosenpulver: Pulv. contra Insect.
     Fürs Vieh innerlich: Pul. pro Equis.
Franzosensalbe: Ugt. Hydrarg. cin. dil.
Franzosenspäne: Lign. Guajaci.
Franzosenwurzel: Rad. Pyrethr.
Franzweizen: Semen Fagopyri.
Franzwurzel: Rad. Pyrethri.
     Rhiz. Veratri.
Frasentee: Herb. Euphrasiae.
Frattmehl: Lycopodium.
Fräselmehl: Lycopodium.
Fräselpulver: Pulv. Magn. c. Rheo.
Fräseltropfen: Tinct. Rhei aqu.
Frätpulver: Pulv. pro Equis.
Fraubartelspulver: Rad. Valer. pulv.
Frauenhilf: Herb. Alchemillae.
Frauenbalsamkraut: Herba Balsamitae.
Frauenbißkraut: Herb. Alchemillae.
     Herb. Chamaedryos.
Frauenblatt: Herb. Balsamitae.
Frauenblume: Herb. Anagallid.
Frauendistelsamen: Sem. Card. Mariae.
Frauendosten: Herb. Origani.
Fraueneis: Glacies Mariae.

Frauenfenchel: Fruct. Foenicul.
Frauenflachs: Herb. Linariae.
Frauenflachslöbermund Herb. Linar.
Frauenglas: Glacies Mariae.
Frauenhaar: Herb. Capilli Veneris.
Frauenhaarflachsöl: Ol. Arachidis.
Frauenhaarsaft: Sir. Aur. Flor.
Frauenisch: Glacies Mariae (für Tiere).
     Natr. bicarb. (für Menschen).
Frauenkerzen: Flor. Verbasci.
Frauenkraut: Fol. Melissae. Herb. Lina-
     riae. Herb. Achill. moschatae.
     Elect. Sennae.
Frauenkrautmus: Elect. Sennae.
Frauenkrautsalbe: Ungt. Linariae.
Frauenkrieg: Rad. Ononidis.
Frauenkriegwurzel: Rad. Ononid.
Frauenlist: Herb. Veronicae.
Frauenmantelkraut: Herb. Alchemillae.
Frauenmilchkraut: Herb. Pulmonariae.
Frauenminze: Herb. Balsamitae.
Frauennachtmantel: Herb. Alchemillae.
Frauenpilz = Maronenröhrling:
     Boletus badius.
Frauenrainfarn: Herb. Balsamit.
Frauenraute: Herb. Achill. moschatae.
Frauensalbei: Herb. Balsamitae.
Frauensaft: Sir. Aurantii Flor.
Frauenschlüssel: Flor. Primulae.
Frauenschlüsselblume: Flor. Primulae.
Frauenschüchelkraut: Herba Spartii.
Frauenschuh: Rad. Aristoloch.
Frauenschühli: Flor. Primulae.
Frauenstreitwurzel: Rad. Ononidis.
Frauentränen: Tub. Salep.
Frauenweiß: Glacies Mariae.
     Talcum venet. pulv.
Frauenwermut: Herb. Absinthii.
Frauenzimmertropfen: Spir. strumalis.
     Tinct. Cinnamomi.
Frauenzopf: Herb. Adianti aur.
Frauenzopfkraut: Hrb. Capilli Veneris.
Frauhaltwort: Herb. Millefolli.

Fräulein, je ein: Bulb. Victorial. long. et rot.

Fräulein- und Herrles-Tee: Flor Lamii.

Fräulesbloama: Flor. Rhoeados.

Fräulischlößli: Flor. Primulae.

Frauvonwürde: Herb. Hyperici.

Fraxinellwurzel: Rad. Dictamni.

Freierstab: Cineres Clavellat.

Freisam: Herb. Violae tricoloris.

Freisamblüten: Flor. Violae tricoloris.

Freisamkraut: Herb. Violae tricoloris.

Freisamrosen: Flor. Paeoniae.

Freisamsaft: Sirup. Liquiritiae.

Freisamveilchen: Flor. Violae tricolor.

Freiselmehl: Lycopodium.

Freisensaft: Sir. Papaveris.

Freiswasser: Aq. aromat. spir.

Fremdenöl: Ol. viride. Ol. Hyoscyami. Ol. Absinthii.

Frengelwurz: Rad. Hellebori. Rhiz. Veratri.

Freselmehl: Lycopodium.

Fresem: Herb. Violae tricol.

Freßpulver: Pulvis pro Equis.

Freßwurzel: Rhiz. Ari.

Fretzpulver: Alumen ustum.

Fretzsalbe: Ungt. acre.

Freudig auf und traurig nieder: Stincus marin.

Freundschaftspulver: Pulvis Liquiritiae comp.

Freveltat: Ungt. Hydrarg. rubr. od. alb. dilut.

Friars Balsam: Tinct. Benzoës comp.

Fridericis Tropfen: Tinct. odontalgica.

Friedloskraut: Herb. Nummulariae.

Friedrichssalz: Magn. sulfur. Natr. sulfuric. Sal Carolinum fact.

Frieselmehl: Lycopodium.

Frieselpulver: Pulv. pro. infant.

Frieseltropfen: Tinct. Chinioïdin.

Friespulver: Lycopodium.

Frieswichse: Colophonium solut.

Frigidum: Emplastr. frigidum.

Frigsblättersalbe: Ungt. frigidum. Ungt. diachyl.

Frisiergummi: Gummi arabicum.

Fristäbli: Cineres Clavellati.

Fritzensalbe, rote: Ungt. Hydr. rubr.

Fritziusbalsam: Mixt. oleos. bals.

Froawurzkraut: Herb. Tanaceti.

Fronleichnam: Tinct. Opii croc.

Froschblätter: Fol. Trifolii fibr.

Froschdistelsamen: Sem. Card. Mariae.

Fröscheköhl: Fol. Trifolii fibr.

Fröschelmehl: Lycopodium.

Froschlacksalbe: Ungt. Cerussae.

Froschlaichpflaster: Empl. Cerussae. Empl. Hydr. Empl. Litharg. comp.

Froschlaichsalbe: Ungt. Cerussae.

Froschlaichwasser: Aq. Plumb.

Fröschlingspflaster: Empl. Cerussae.

Froschlöffel: Alisma Plantago.

Froschpeterlein: Fruct. Phelland.

Froschpetersilie: Fruct. Phellandr.

Froschpolei: Herb. Pulegii.

Froschsalbe: Ungt. Zinci.

Frosemtee: Herb. Violae tricoloris.

Frostknochenöl: Spir. strumal.

Frostöl: Mixt. vulner. acid. Tct. Benz. comp. Tct. Capsici. Tct. Jodi dil.

Frostpflaster: gelbes: Empl. Lithargyri molle. Emplastr. oxycroceum.

—, rotes: Empl. saponat. rubr.

Frostsalbe: Ungt. Ceruss. camph. Ungt. exsiccans. Ungt. Plumbi.

Frostwasser: Aq. Cinnamom. c. Acid. nitric 15 : 1. Mixt. vulner. acid.

Frostwurz: Rhiz. Ari.

Frostwurzel: Rhiz. Ari.

Fru, Fruen = Frauen.

Fru Bartels Pulver: Rad. Valerian. plv.

Frucht aus Indien: Fruct. Amomi.

Fruchtbranntwein: Spir. Frumenti.

Fruchtzucker: Stärkezucker.

Fruenholtwort: Tub. Corydalis.

Fruenmelkkraut: Herb. Arnicae.

Frühblümchen: Flor. Bellidis.

Frühblumen: Flor. Primulae.
Frühgänzene: Rad. Gentian.
Frühjahrstee = Blutreinigungstee.
Frühlingsadonis: Herb. Adonidis.
Frühlingsaugentrost: Herb. Euphras.
Frühlingsteufelsauge: Herb. Adonidis.
Fruschgelekpflaster: Empl. Cerussae.
Fuchsbeeren: Bacc. Spin. cervin.
Fuchsbeerenkraut: Fol. Vitis Id.
Fuchsblumen: Flor. Stoechados.
Fuchsfenchel: Fruct. Phellandr.
Fuchsin: Anilinum rubr.
Fuchsköder: Zibeth.
Fuchskraut: Herb. Pulmonariae.
Fuchsleber oder -lunge: Sol. Sennae
  pulv. Sang. Hirci pulv. Succ. Liqui-
  rit. Extract. Aloës. Für Hunde:
  Hepar Antimonii.
Fuchslungenkraut: Herb. Pulmonariae.
Fuchslungenöl: Ol. Hyperici.
Fuchslungensaft: Elix. e Succo Liquir.
  Oxymel simpl. Sir. Liquiritiae. Sir.
  Papaveris.
—, roter: Sirupus Rhoeados.
Fuchssalbe: Ungt. Plumbi. Ungt. Ros-
  marini comp.
Fuchsschwanz, blauer: Hrb. Salicariae.
Fuchsschwanzwurzel: Rad. Lapathi
  acuti.
Fuchsschweif: Herb. Equiseti arv.
Fuchstropfen Tinct. Chinioïdin.
Fuchswitterung: Zibeth. artific.
Fuchswurz: Tub. Aconiti.
Fuchswurzkraut: Herb. Aconit.
Fuchswurzel: Tubera Aconiti.
Fuchtöl: Ol. Chamomillae.
Füerblumen: Flor. Rhoeados.
Füerpulver: Rad. Arnic. pulv. gr.
Füerwörteln: Rad. Arnicae.
Füffingerkraut: Herb. Anserinae.
Fühlung: Succ. Liquir. crud. pulv.
Fuhrkraut: Herb. Nummulariae.
Fuhrmannsblumen: Flores Stoechados.
Fuhrmannsröschen: Flor. Stoechados.

Fuier = Feuer.
Fuipepak: Elect. theriacale,
  Elect. Sennae.
Fulholzrinde: Cort. Frangulae.
Fülifüdesamen: Sem. Colchici.
Fülifüß: Fol. Farfarae.
Füllhornblumen: Flor. Gnaphalii.
Fünaukraut: Herb. Alchemillae.
Fünfaderkraut: Fol. Malvae.
  Herb. Plantaginis..
Fünfblatt: Herb. Agrimoniae.
  Herb. Anserinae.
Fünferlei: Linim. sap. camph. Spec.
  amarae.
Fünffingerholz: Lign. Sassafras.
Fünffingerkraut, auch goldenes F:
  Herb. Agrimoniae.
  Herb. Anserinae.
Fünffingerkrautsalbe: Ungt. Linariae.
Fünffingerwurzel: Rhizoma Tormen-
  tillae. Tubera Salep.
Fünfmännertee: Herb. Agrimoniae.
Fünfstern: Herb. Fumariae.
Fünfwunderblumen: Flor. Primulae.
Für, Füer = Feuer.
Fürblümli: Flor. Primulae.
Füröl, Füeröl: Ol. Lini.
Fürpulverwurzel: Rad. Pyrethr.
Fürstenpflaster: Empl. saponat.
Fürstenpulver: Hydrarg. oxyd. rubr.
  Pulv. pro Equis. rub.
Fürstlingsblüten: Flor. Millefolii.
Fürst von Elz-Pflaster: Empl. Picis
  irritans.
Furzglocken: Flor. Malv. arbor.
Fusetholz: Lignum flavum.
Fuspel: Herb. Sideritidis.
Fuspelkraut: Herb. Sideritidis.
Fußblatt: Rhiz. Polypodii.
Fußblattwurzel: Rhiz. Podophyll.
Fußpulver: Alumen pulverat.
  Pulv. Talci salicylat.
Fußsalbe: Ungt. diachylon.
Fußschweißwasser: Liqu. antihydrorrh.

Fußverbandpflaster: Cerat. Aeruginis, Empl. Cerussae, Empl. fusc. camph.
Fustik, alter: Lignum flavum.
—, junger: Lignum flavum.
Fustikholz: Lignum flavum.
Futingspulver: Rhiz. Iridis pulv.
Fütingspulver: Rhiz. Iridis pulv.
Futter, falsches: Asa foetida.
Futterkalk: Calc. phosphoric. crud.
Futterklee: Flor. Trifolii albi.

G

Gaathan: Herb. Abrotani.
Gabegottes: Herb. Chelidonii.
Gabianöl: Ol. Petrae nigr.
Gabüse: Herb. Artemisiae.
Gachel: Herb. Millefolii.
Gachelkraut: Herb. Millefolii.
Gacht: Herb. Millefolii.
Gachtkraut: Herb. Millefolii.
Gaddeliese: Fol. Taraxaci.
Gadelbeeren: Fruct. Myrtilli.
Gadelrosenkraut: Herb. Pulsatill.
Gädersalbe: Ungt. Rosmar. cps.
Gadolinerde: Yttrium oxydatum.
Gafelblätterspiritus: Spir. Cochleariae.
Gaffer: Camphora.
Gagelkraut: Folia Myricae.
Gagelstrauch: Myrica Gale.
Gageneier: Flor. Lamii alb.
Gagolsalbe: Ungt. Althaeae laurin.
Gähl = Gelb.
Gähl: Flor. Calendulae.
Gähladerjahn: Orleana.
Gählbutterfarb: Orleana.
Gählendewas: Empl. Litharg. comp.
Gählfarw: Rhiz. Curcumae pulv.
Gählgilgen: Rhiz. Pseudacori.
Gählgölliken: Flor. Verbasci.
Gählgöllingtee: Flor. Calendul.
Gählkinderpulver: Plv. Magn. c. Rheo.
Gählmaßschwede: Cerat. Resinae Pini.
Gählrüwsamen: Fruct. Dauci.

Gählsuchtpulver: Rhiz. Rhei pulv.
Gählsuchtwörteln: Rhiz. Curcum.
Gähltogpflaster: Empl. Lith. cps.
Gähltogschwede: Cerat. Res. Pini.
Gähltraktiv: Cerat. Resin. Pini.
Gählwasschwede: Cerat. Resin. Pini.
Gählwundsalv: Ungt. basilicum.
Gaisbart: Spir. Ulmaria u. Filipendula.
Gaisblatt: Herb. Pirolae. Herb. Umbellatae.
Gaisenbillele: Troch. Succ. Liq.
Gaisfenchel: Fruct. Phellandrii.
Gaisfuß: Aegopodium Podagraria. Herb. Agrimoniae.
Gaisklee: Herb. Galegae. Herb. Cytisi.
Gaisleiter: Herb. Ulmariae.
Gaisraute: Herb. Galegae.
Gaisrübe: Tub. Cyclaminis.
Gaistrauben: Lichen islandicus.
Gaiswedel: Herb. Ulmariae.
Gal = Galle.
Galais: Herb. Genistae.
Galant, Galantwurzel: Rad. Helenii. Rhiz. Galangae.
Galappa: Tub. Jalapae.
Galappenwurzel: Tub. Jalapae.
Galaun: Alumen.
Galbangummi: Galbanum.
Galbansaft: Galbanum.
Galei: Herb. Galegae.
Galeisen: Herb. Genistae.
Galeisenkraut: Herb. Genistae.
Galeopsiskraut: Herb. Galeopsid.
Galgant: Rhiz. Galangae.
Galgantwurzel: Rhiz. Galangae.
Galgenmännchen: Radix Mandragorae.
Galgennägel: Flor. Cassiae.
Galgentropfen: Tinct. Galangae.
Galgenwurz: Rhiz. Galangae.
Gälhagelbeeren: Fruct. Berberi dis.
Galhageldornrinde: Cort. Berberidis.
Galipot: Resina Pini.
Galitzenstein, blauer: Cuprum sulfuric.
—, weißer: Zincum sulfuricum.

Galitzenwurzel: Rad. Arnicae.
Galläpfel: Gallae.
Galläpfelsäure: Acidum gallicum.
Galläpfelsalz: Acid. tannicum.
Gallbungelwasser: Aq. aromat.
Galle: Fel. Tauri.
Gallenkraut: Herb. Absinth., Fol. Trifol. fibrin., Herb. Gratiolae.
Gallenkrautwurzel: Rhiz. Gratiolae.
Gallenmagentropfen: Elixir. Aurant. comp., Tinct. Aloës cps., Tinct. Absinthii, Tinct. amara.
Gallen- und Magenpillen, bittere: Pilulae laxantes.
Gallenpflaster: Empl. oxycroc.
Gallenpillen: Pil. laxantes.
Gallenpulver: Tub. Jalap. pulv.
Gallensaft f. Erwachsene: Tinct. Jalap.
— für Kinder: Sir. Rhamni cath.
Gallenschleimpillen: Pil. laxant.
Gallenstein: Tartarus alb. crud.
Gallentropfen: Tinct. Aloës comp. Tinct. amara.
Gallenwurzel: Tubera Jalapae.
Gallerjahn: Rhiz. Galangae.
Gallerjahnwurzel: Rhiz. Galang.
Gallerte: Gelatina alba od. rubra.
Gallhageldornrinde: Cort. Berberidis.
Galli: Natr. causticum crud.
Gallian: Rhiz. Galangae.
Gallipoliöl: Ol. Olivarum virid.
Gallipot: Resina Pini.
Gallipotöl: Ol. Terebinthinae.
Gallkraut: Fol. Trifolii fibrin. Herb. Centaurei.
Gallnüsse: Gallae.
Galloprepulver: Tb. Jalap. pulv.
Gallpulver: Pulvis laxans. Tub. Jalap. pulv.
Galltee: Herb. Absinthii.
Galltropfen: Tinct. amara.
Gallundgliederpulver: Magnesia ust. Tub. Jalap. pulv.

Gallundgliedersaft: Tinct. Resinae. Jalapae dil., Sir. Rhamni cath.
Gallundmagenpulver: Pulv. Jalap. cps.
Gallundmagentropfen: Elix. Aurant. cps. Tinct. Aloës comp., Tinct. amara.
Gallundschleimpillen: Pilulae laxantes.
Gallundschleimpulver: Magn. usta. Pulv. Liquir. comp.
Gallundschleimsaft: Tinctura Jalapae c. Sir. Rhoeados.
Gallus: Gallae.
Galluschel = Pfifferling: Cantharellus cibarius.
Gallusgerbsäure: Acid. tannic.
Galluskugeln: Gallae.
Galmei: Lapis Calamin. praep.
—, grauer: Tutia.
Galmeipflaster: Empl. fuscum.
Galmeisalbe: Ungt. exsiccans. Ungt. Zinci.
Galmeistein: Lapis Calaminaris.
Galmeizink: Lapis Calaminaris.
Galmotte, Gelemotte, Golmotte = Perlpilz: Amanita rubescens.
Galnoten: Gallae.
Galopp: Tub. Jalapae pulv.
Galoppheilpflaster: Empl. Litharg. cps.
Galoppspiritus: Liq. Ammon. caust.
Galoppwurzel: Tubera Jalapae.
Galpillen: Pilul. laxantes.
Galster: Herb. Genistae.
Galsterkraut: Herb. Genistae.
Gamander: Herb. Teucrii. Herb. Achill. moschat. Herb. Chamaedryos. Herb. Origani.
Gamber: Camphora. Catechu.
Gambir: Catechu.
Gambogia: Gutti.
Gamsblümli: Flor. Arnicae.
Gamühn: Flor. Chamomill. vlg.
Gandelbeeren: Fruct. Myrtilli.
Ganfer: Camphora.
Ganferkraut: Herb. Abrotani.
Gängena: Cort. Chinae.

Ganja: Herba Cannabis indicae.
Gansampfer: Rhiz. Bistortae.
Gänschen = Grünling: Tricholoma equestre.
Gänseampferwurzel: Rhiz. Bistort.
Gänseblumen: Flor. Bellidis, Flor. Chamomillae, Potentilla anserina.
Gänseblumenwurzel: Rad. Taraxaci.
Gänsedistelwurzel: Rad. Taraxaci.
Gänsefingerkraut: Herb. Anserinae.
Gänsefuß: Herb. Alchemillae. Herb. Chenopodii. Herb. Anserinae.
Gänsegarbe: Herb. Anserinae.
Gänsegift: Fol. Hyoscyami.
Gänsegisencli: Flor. Bellidis.
Gänsegißmeli: Flor. Bellidis.
Gänsegrünkraut: Herb. Alchemillae. Herb. Artemisiae.
Gänsekraut: Herb. Artemisiae. Herb. Anserinae. Herb. Stellariae.
Gänsekrautsaft: Sir. Althaeae.
Gänsekresse: Herb. Bursae Past.
Gänsel = Pfifferling: Cantharellus. cibarius.
Gänselatschentee: Fol. Malv. vlg.
Gänsemalven: Hrb. od. Flor. Malv. vlg.
Gänsepappel: Fol. Malv. vulg.
Gänsepappelblüten: Flor. Malvae vlg.
Gänsepech: Colophonium. Resina Pini.
Gänsepfötchen: Herb. Anserin.
Gänsepulver: Sem. Foenugr. plv.
Ganserich: Herb. Alchemillae, Herb. Anserinae.
Gänsewaid: Herb. Isatis.
Gänsewurzel: Rad. Gentianae.
Gänsezungen: Herb. Millefolii.
Gänsezungenblüten: Flor. Millefolii.
Gantöl: Ol. Serpylli.
Gänzenen: Rad. Gentian.
Ganzert, weißer: Flor. Lamii.
Garaffel: Rad. Caryophyllat.
Garaffelwurzel: Rad. Caryophyllatae.
Gärb: Herb. Millefolii.
Garbe: Achillea. Fruct. Carvi.

Garbekraut: Herb. Absinthii. Herb. Millefolii. Herb. Borraginis.
—, rotes: Herb. Centaurii.
—, weißes: Herb. Millefolii.
Gärbel: Herb. Millefolii.
Garböl: Ol. Carvi.
Gardebenediktenkrüt: Herb. Cardui benedict.
Garifelwurzel: Rhiz. Caryoyhyll.
Garisch, schwarzer: Rad. Imperator.
—, weißer: Rad. Astrant. maj.
Gärisch: Rad. Imper. Rad. Astrant. maj.
Garischkraut: Herb. Betonicae.
Gärisch, weißer: Rad. Imperator.
Garnichts: Alum. plum. Zinc. oxyd. alb.
Garn: Daphne Mezereum.
Garnwurzel: Rad. Lapathi. Rad. Rumicis.
Garoubast, -zalf: Cort. bzw. Ungt. Mezerei.
Gartee: Herb. Millefolii.
Gartenampfer: Herb. Acetosae.
Gartenbalsam, kleiner: Herb. Agerati.
Gartenbürstli: Flor. Bellidis.
Garteneppichsamen: Fruct. Petroselini.
Gartengleisse: Aethusa Cynapium.
Gartenhaferminz: Rad. Consolid.
Gartenhaferwurz: Rad. Consolid.
Gartenhainkraut: Herb. Abrotani.
Gartenheide: Herb. Centaurii.
Gartenheil: Herb. Abrotani.
Gartenheilkraut: Herb. Abrotani.
Gartenhühnchen: Herb. Abrotani.
Gartenkamillen: Flor. Chamom. roman.
Gartenkorallen: Fruct. Capsici.
Gartenkörbel: Herba Cerefolii.
Gartenkümmel: Fruct. Foeniculi.
Gartenlauch: Bulbus Allii.
Gartenmalven: Flor. Malv. arb.
Gartenmichel: Sem. Nigellae.
Gartenminze: Fol. Menth. crisp.
Gartennägelein: Flor. Caryophyllorum.
Gartenpappeln: Flor. Malvae arbor.
Gartenpoleikraut: Herb. Pulegii.
Gartenquendel: Herb. Thymi.

Gartenraute: Herb. Rutae.
Gartenringeln: Flor. Calendul.
Gartenrispen: Herb. Hyssopi.
Gartenritterspörli: Flor. Calcatripp.
Gartenrute: Folia Rutae.
Garténsaflor: Flor. Carthami.
Gartensafran: Flor. Carthami.
Gartensalat: Herb. Lactucae.
Gartensenf: Sem. Erucae.
Gartensevi: Summit. Sabinae.
Gartenstrinkler: Herb. Meliloti.
Gartenwurzel: Herb. Abrotani.
Garthagel: Herb. Abrotani.
Garthagelkraut: Herb. Abrotani.
Garthan: Herb. Abrotani.
Gartheil: Herb. Abrotani.
Gartheu: Herb. Hyperici.
Gartringel: Flor. Calendulae.
Garu: Cort. Mezerei.
Garwekraut: Herb. Millefolii.
Gärwere: Rhiz. Veratri.
Gasagechnöpf: Flor. Viol. tricol.
Gaselwörz: Rad. Asari.
Gasolen: Benzin. Petrolei.
Gasolin: Benzin. Petrolei.
Gassensirup: Sir. Althaeae.
Gassia: Fruct. Cassiae fistulae.
Gast: Herb. Genistae.
Gasteiner Tee: Spec. lax. St. Germain.
Gaswasser: Aqua phenolata. carbolic.
Gatterkraut: Herb. Agrimoniae.
Gaublumen: Flor. Rhoeados.
Gauchampfer: Herb. Acetosell.
Gauchblumen: Flor. Cardaminis.
  Herb. Anagallid.
Gauchbrot: Herb. Acetosellae.
  Herb. Anagallid.
Gauchheil: Herb. Anagallidis.
  Herb. Prunellae.
Gauchklee: Herb. Acetosellae.
Gaude: Rad. Rubiae. tinct.
Gaugelpulver: Pulv. fumalis.
Gaugersbalsam: Mixt. oleos. bals.
Gäule, halbe: Rad. Lapathi acuti.

Gaultheriaöl, künstl.: Methylium salic.
Geädersalbe: Ungt. Rosmar. cps.
Gebackpulver: Lap. calaminar.
Gebärmuttertropfen: Tct. Cinnamomi.
  Tinct. Opii benzoic.
Gebärmutterkümmel: Semen Heraclei.
Gebärmutterschmalz: Adeps suillus.
Gebärmutterwurzel: Rad. Mëu. Rad.
  Aristoloch. rotund.
Gebenedeite Distel: Herb. Cardui
  benedicti.
Gebirgstee: Herb. Marrubii.
Geblütpulver, neunundneunziger:
  Pulv. Liquir. cps.
—, siebenundsiebziger: Pulv. Liqu. cps.
—, fürs Vieh: Pulv. Equor. rub.
Geblütreinigungsgeist: Spir. Mastich.
  cps. Spir. Meliss. cps.
Geblütstee: Spec. laxantes.
Geblütstropfen: Tinct. Pini cps. Tinct.
  Cinnamomi. Tinct. Ferri pom.
Gebrannt. Totenbein: Conch. praepar.
Gebrochene Maas: Capit. Papaveris
  matur. conc.
Geburtsbalsam: Aq. carminat.
Gebüsen: Herb. Artemis.
Geckenheil: Herb. Anagallidis.
Geckenkraut: Herb. Anagallidis.
Gedärmfreisaft: Sir. Papaveris.
Gedenkemein: Herb. Viol. tricol.
Gedenkwurzel: Rhiz. Polygonati.
Geduldstropfen: Spirit. nitrico-aether.
Geduldwurzel: Rad. Lapathi.
Geele Bonkes: Flor. Genistae.
Geesche Dackensalbe: Ungt. Hydrarg.
  alb. dil.
Geeskraut: Herb. Stellariae.
Geest = Geist. Spiritus. Hefe.
Geestwortel (heilige): Rad. Angelicae.
Gefrörsalbe = Frostsalbe.
Gegenfraß: Herb. Borraginis.
Gegenstoß: Herb. Anchusae.
Gegenstraß: Herb. Borraginis.
Gehanswurzel: Rhiz. Filicis.

Gehirnhautpulver: Pulv. Liqu. comp.
Gehlgurannspulver: Rhiz. Galang pulv.
 Tub. Jalap. pulv.
Gehörntes Elfenbein: Lign. Guajaci.
 Rad. Dictamni.
Gehöröl: Ol. camph. c. Ol. Cajep.
Geh weg und komm wieder: Ungt. ctr.
 Scabiem. Herb. Veronic.
Geierbalsam: Ungt. Elemi.
Geiferwurz: Rad. Pyrethri.
Geigenharz: Colophonium.
Geilwurzel: Rad. Angelicae.
Geimer, gelber: Rhiz. Curcum.
—, schwarzer: Sem. Nigellae.
—, weißer, Rhiz. Zingiberis.
Geisbart: Flor. Ulmariae.
Geisbartkraut: Herb. Spiraeae.
Geisbaumrinde: Cort. Fraxini.
Geisbeerblätter: Herb. Ligustri.
Geisblatt: Lonicera. Herb. Pirolae.
Geisblattblüten: Flor. Caprifolii.
 Flor. Convallar.
Geisblümchen: Flor. Bellidis.
Geisfenchel: Fruct. Phellandr.
Geisfußkraut: Herb. Spiraeae.
Geisholzblätter: Herb. Ligustri.
Geisklee: Herb. Galegae; auch Cytisus.
Geiskraut: Herb. Spiraeae.
Geisleiterli: Aspidium Filix mas.
Geismajoran: Herb. Serpylli.
Geispillen: Troch. Succ. Liquirit.
Geisraute: Herb. Galegae.
Geißengisseli: Flor. Bellidis.
Geistrauben: Lichen islandicus.
Geiswedel: Herb. Spiraeae.
Geist, bitterer (Kneipp): Tinct. Trif. fibr.
Geist, chemischer: Spir. coloniens.
—, der Venus: Acid. acetic. dil.
—, Hoffmanns: Spir. aethereus.
—, Minderers: Liq. Amm. acet.
—, Rabels: Mixt. sulfur. acid.
—, Sylvis: Spirit. carminativus.
Geistblumen: Flor. Bellidis.
Geisterblumen: Flores Genistae.

Geisterkraut: Herb. Genistae.
—, blaues: Herb. Aconiti.
Geistersalz: Ammon. carbonic.
Geistersamen: Sem. Psyllii.
Geisterschmiere: Liq. Am. caust.
Geistertropfen: Tinct. Chinioid.
Geistlingstropfen: Mixt. pyrotartarica.
Geistwurzel: Rad. Angelicae.
Geitenkruid: Herb. Galegae.
Gekocht Laxier: Inf. Sennae cps.
Gelb. Apfelsalbe: Ungt. flavum.
— Casseler: Plumb. oxychlorat.
 chemisch: Plumb oxychlorat.
— chinesisch: Terra de Siena.
— Distel: Herb. Galeopsidis.
— Durchwachssalbe: Ungt. flavum.
— Eichenholz: Cort. Querc. tinct.
— Gothaer: Plumb. chromicum.
— Grindsalbe: Ungt. sulfur. cps.
— Hamburger: Plumb. chromic.
— Hundepulver: Sulf. sublim.
— Ingwer: Rhiz. Curcumae.
— Kölner: Plumb. chromicum.
— Krätzsalbe: Ungt. sulfur. cps.
— Leipziger: Plumb. chromicum.
— Ochsenzunge: Rad. Lap. acut.
— Pariser: Plumb. chromicum.
— Pech: Resina Pini.
— Polei: Lycopodium.
— Pomade: Ungt. flavum.
— Pomade in Tafeln: Cerat. citri-
 num. Ungt. Hydr. citr.
— Puder: Lycopodium.
— Sachtwurzel: Rhiz. Curcum.
— Salbe: Ungt. flavum.
— Schärte: Herb. Genistae.
— Senf: Sem. Erucae.
— Suchtenwurzel: Rhiz. Curcum.
— Striegauer: Terra de Siena.
— Tafelbalsam: Ungt. Hydr. citr.
— Tafelsalbe: Cerat. Resin. Pini.
— Teufelspflaster: Cerat. Res. Pin.
— Teüfelssalbe: Ungt. Hydr. citr.
— Turners: Plumb. oxychlorat.

— **Universalspiritus:** Mixt. oleos. bals.
— **Unterhaltungssalbe:** Ungt. Mezerei.
— **Vivat:** Ungt. contra Scabiem.
— **Wachspflaster:** Cerat. Resin. Pini.
— **Weiderich:** Herb. Lysimachiae.
— **Wurzelsaft:** Succ. Dauci insp.
— **Zug:** Cerat. Resinae Pini.
   Empl. Lithargyri comp.
— **Zwickauer:** Plumb. chromic.
Gelbbeeren: Fruct. Berberidis.
Gelberde: Ochrea, Oker.
Gelbharz: Resina Pini.
Gelbholz: Rhamnus Frangula.
Gelbholzrinde: Cort. Frangulae.
Gelbin: Barium chromicum.
Gelbingwer: Rhiz. Curcumae.
Gelbkraut: Herb. Chelidonii.
Gelbraute: Herb Rutae.
Gelbrottee: Herb. Rutae.
Gelbrübensaft: Succ. Dauci insp.
Gelbsuchtpulver: Rhiz. Rhei pulv.
   Rhiz. Curcumae pulv.
Gelbsuchtsalz: Sal. Carolinense.
Gelbsuchtwurzel: Bulb. Asphodeli. Rad.
   Gentian. Rhiz. Hydrast.
Gelbveiglein: Cheiranthus Cheiri.
Gelbwurzel: Bulb. Asphodeli. spurii.
   Rhiz. Curcumae.
—, **kanadische:** Rhiz. Hydrastis.
Gelbwurzelkraut: Herb. Chelidonii.
Gelbzug: Cerat. Resinae. Pini.
   Empl. Litharg. comp.
Geldbeutel: Herb. Burs. Pastor.
Geldmännchen: Rad. Mandrag.
Geldsäcklikraut: Herb. Bursae Past.
Gelenköl: Ol. Hysocyami.
—, **weißes:** Linim. ammon.
Gelenksalbe: Ungt. Linariae.
   Ungt. nervinum.
Gelenkschmiere: Ungt. nervin. Linim.
   volatile.
Gelenkspiritus: Spiritus russicus.
   Spirit. sapon. camphor.
Gelepisblumen: Flor. Verbasci.

Gelhagel, Gelbhagelbeeren: Fruct.
   Berberidis.
Gelken: Flor. Calendulae.
Gelsterblumen: Flor. Genistae.
Gelsterkraut: Herb. Genistae.
—, **blaues:** Herb. Aconiti.
Geltenblume: Flor. Cardamin.
Gember = Ingwer.
Gemsblumen: Flor. Arnicae.
Gemsenkugeln: Bezoar Germanic.
Gemsenpillen: Bezoar Germanic.
Gemsfell: Ungt. Hydrarg. citrin.
Gemswurzel: Rad. Arnicae. Rad.
   Doronici.
Genavinawurzel: Rhiz. Galang.
Gench: Rhiz. Graminis.
Gendelbeeren: Fruct. Myrtilli.
Genepi: Herb. Ivae moschatae.
Geneber = Ingwer.
Genees, geneeskrachtig = heilend,
   heilkräftig.
Genesterkraut: Herb. Genistae.
Geneverwurz: Rad. Pyrethri.
Gengber: Rhiz. Zingiberis.
Gengeltee: Herb. Violae tricol.
Gengelwurz: Rhiz. Tormentillae.
Genippkraut: Herb. Achilleae mosch.
Genistblumen: Flor. Spartii.
Genistkraut: Herb. Spartii.
Genovevabalsam: Ungt. basilic.
Genovevasalbe: Ungt. basilic.
Gensblumen: Flor. Arnicae.
Gensel: Herb. Sedi.
Genserblumen: Flor. Spartii.
Genstkraut: Herb. Spartii.
Gentar: Succinum raspatum.
Gentwurzkraut: Herb. Abrotani.
Genueser Oel: Ol. Olivarum.
Genzeni: Rad. Gentian.
Georgenkraut: Herb. Valer. Phu.
Georginentee: Carrageen.
Georgstropfen: Ol. Tereb. sulf.
Geraniumöl: Ol. Pelargon. odor.
Gerbel: Herb. Millefolii.

Gerbermyrte: Myrica Gale.
Gerbern: Rhiz. Veratri.
Gerbersalbe: Ungt. Linariae.
Gerbersumach: Fol. Sumach.
Gerberwurzel: Cortex Quercus.
Gerbstoffsäure: Acid. tannicum.
Geremarinde: Cort. Juremae.
Gerischkraut: Herb. Betonicae.
Gerischwurz: Rhiz. Imperator.
Gerlachspulver: Tub. Jalap. pulv.
Germäder: Rhiz. Veratri.
Germaintee: Spec. laxant. St. G.
Germaintinktur: Infus. Sennae.
Germaniatee: Spec. laxant. St. G.
Germanstee: Spec. laxant. St. G.
Germele: Rhiz. Veratri.
Germelen: Rad. Helleb. alb.
Germerpflaster: Empl. sap. rubr.
Germersamen: Sem. Sabadillae.
Germertee: Spec. laxant. St. G.
Germertropfen: Tinct. Veratri.
Germerwurz: Rhizom. Veratri.
   Rad. Hellebori alb.
Germlingspulver: Lap. calamin.
Geröstetmenschenfleisch: Mumia.
Gerstenessig: Acetum Vini.
Gerstenextrakt: Extract. Malti.
Gerstengraupen: Hordeum excorticat.
Gerstengrütze: Hordeum excorticat.
Gerstenmehl: Farina Hordei.
Gerstensirup: Sir. Althaeae.
Gerstenzucker: Sacchar. Malti.
Gerstewurz: Rad. Imperator.
Gerstwurzel: Rad. Imperator.
Gertel: Herb. Abrotani.
Gertelkraut: Herb. Abrotani.
Gertelsamen: Lycopodium.
Gertwurz: Herb. Abrotani.
Geruwe: Herb. Millefolii.
Gesangbuchkräuter: Species hierae.
   picrae. Spec. ad long. vitam.
Gesälz: Elect. Sennae.
Geschlachter = Steinpilz.
Geschmackblätter: Fol. Salviae.

Geschmackblümel: Hb. Centaur.
Geschmecket: Fol. Salviae.
Geschwefelt Laugensalz: Kal. sulfurat.
Geschwindmachfixundfertig: Tinct. Arnicae. Liquor Ammon caust.
Geschwulstglöckel: Hrb. Ononid.
Geschwulstkraut: Stip. Dulcam.
Geschwulstsalbe: Ungt. Linariae.
Geschwulsttee: Stipites Dulcamarae.
— zum Räuchern: Spec. ad suffiendum.
Gesichter: Viola tricolor.
Gesichtssalbe: Ungt. leniens.
Gesselblätter: Herb. Ficariae.
Gest: Flor: Genistae.
Gestütspulver: Pulv. pro Equis.
Gesundheitsbalsam: Mixtura oleos. bals. Tinct. Benzoës cps.
Gesundheitselixier: Tinct. Aloës cps.
Gesundheitskaffee: Glandes Querc. tostae.
Gesundheitskräuter: Herb. Galeopsidis.
Gesundheitsmehl: Magnes. carb.
Gesundheitspillen: Pil. laxantes.
Gesundheitspulver: Pulv. Liquir. cps. Natr. bicarb.
Gesundheitstee: Spec. laxant.
Gesundheitstropfen: Mixt. oleos. bals. Tinct. Benzoës cps.
Getah pertja: Guttapercha.
Getötet Quecksilber: Ungt. Hydr. cin.
Gewächsalkali: Kal. carbonic.
Gewandlausschmiere: Unguent. Hydrarg. pedic.
Gewehröl: Paraffin. liquid.
Geweihtkraut: Herb. Verbenae.
Gewett = Quitte.
Gewitterkörner: Sem. Cydoniae.
Gewürz, engl.: Fructus Amomi.
—, allerlei: Fruct. Amomi.
—, neunerlei: Pulv. aromatic.
Gewürzbalsam: Mixt. oleos. bals.
Gewürzessig: Acet. aromaticum.
Gewürzgeist: Spir. Meliss. cps.
Gewürzkörner: Fruct. Amomi.

Gewürzkräuter: Spec. aromat.

Gewürzlatwerge: Elect. aromat.

Gewürznäglein: Caryophylli.

Gewürzöl, englisches: Ol. Piment.

Gewürzpfeffer: Fruct. Amomi.

Gewürzpulver: Pulv. aromatic.

Gewürzsafran: Crocus.

Gewürzsamen: Fruct. Amomi.

Gewürztinktur: Tinct. aromat.

Gewürztropfen: Tinct. aromat.

Geyersalbe: Ungt. Zinci et Ungt. Terebinthinae āā.

Gfraispulver: Pulv. epilepticus.

Gibini: Herb. Euphras.

Gibsgabs, Gibsjakob, Gibziak: Ungt. Aerugin. Mel rosat. c. Borace. Oxymel simplex.

Gichtbalsam: Linim. sap. camph.

Gichtbeeren: Fruct. Ribis nigr.

Gichtblätter: Herb. Ranunculi.

Gichtblumen: Flor. Primulae. Flor. Paeoniae.

Gichtern = Krämpfe.

Gichternpulver: Elaeosacch. Anisi c. Magn. carbon. āā. Pulv. antacidus. Pulv. Magn. c. Rheo.

Gichtfluid: Spir. russicus.

Gichtflußtropfen: Tinct. Pini cps. Tinct. Resin. Guajaci.

Gichtgammander: Hrb. Chamaepityos.

Gichtholz: Lignum. Guajaci.

Gichtichrölli: Sem. Paeoniae.

Gichtkörner: Sem. Cardui Mariae. Sem. Paeoniae.

Gichtkrallen: Sem. Paeoniae.

Gichtkraut: Herb. Chenopodii. Herb. Geranii. Herb. Gratiolae. Herb. Bellidis.

Gichtöl: Ol. Chloroformii. Ol. Philos.

Gichtpapier: Chart. antirheum.

Gichtpaterlein: Sem. Paeoniae.

Gichtperlen: Sem. Paeoniae.

Gichtpflaster, Helgoländer: Empl. Empl. fuscum. Empl. oxycroceum.

Gichtpflaster, Helgoländer: Empl. antarthritic. Helgoland.

Gichtpillen: Pilulae laxantes.

Gichtpilz: Fung. Sambuci.

Gichträucherpulver: Pulv. fumal.

Gichtrosen: Flor. Paeoniae.

Gichtrosenkörner: Sem. Paeoniae.

Gichtrosensaft: Sir. Rhoeados.

Gichtrübe: Rad. Bryoniae.

Gichtsaft: Sir. Rhoed. Sir. Rhamni cath.

Gichtsalbe: Ungt. Rosmar. cps. Ungt. nervin.

Gichtsamen: Sem. Paeoniae.

Gichtsamenkraut: Herb. Ledi.

Gichtspäne: Lign. Guajaci rasp.

Gichtspiritus: Spirit. sapon.-camph. Spir. Angel. comp. Spirit. russicus.

Gicht-Stich- und Fahnenöl: Ol. Tereb. Ol. Spic., Ol. Oliv. āā.

Gichttannenkraut: Herb. Ledi.

Gichttee: Herb. Chenopodii. Spec. lax.

Gichttropfen: Mixt. oleos.-bals. Tinct. Guajaci ammon. Tinct. Colchici.

—, Hoffmanns: Elix. Aurant. cps.

Gichtundgrimmsaft: Sir. Papaveris.

Gichtundmagentropfen: Elix. Aurant. cps. Tinct. Chinae comp.

Gichtwasser: Aqu. aromatic. spirit. Spir. sapon-camph.

Gichtwurzel: Rad. Bryoniae.

Gichtwurzzaunrübe: Rad. Bryoniae.

Gickelundgockel: Ungt. flavum.

Gideonkraut: Herb. Droserae.

Gienst: Flor. Genistae.

Gieschklee: Herb. Eupatorii.

Giftbaumblätter: Fol. Rhois toxicodend.

Giftblumensamen: Sem. Colchici.

Giftbohnen: Sem. Jequirity.

Giftchriesi: Fol. Belladonnae.

Giftchruet: Aconitum Napellus.

Giftkriesi: Fol. Belladonnae.

Gifteichenblätter: Fol. Rhois toxicodend.

Giftheil: Rhiz. Zedoariae. Tub. Aconiti.

Giftkorn: Secale cornutum.

Giftkraut: Herb. Gratiolae.
Giftlattich: Herb. Lactucae vir.
Giftmehl: Acid. arsenicosum.
Giftmetall: Arsenium.
Giftpetersilienkraut: Herb. Conii.
Giftpulver: Acid. arsenicosum.
Giftrebenblätter: Fol. Rhois toxicod.
Giftrosen: Flor. Paeoniae.
Giftsalat: Herb. Lactucae.
Giftstroh: Lolium temulentum.
Giftsumach: Fol. Rhois toxicodendri.
Giftwasser: Acid. sulfuric. dil.
Giftwendel: Rad. Vincetoxici.
Giftwicke: Coronilla varia.
Giftwürze: Rad. Angelicae.
Giftwurzel: Tubera Aconiti. Rad.
　Vincetoxici. Rhiz. Bistortae.
Giftwüterich: Cicuta virosa.
Gigeliwurz: Rad. Valerianae.
Gilbe: Herb. Genist. tinct.
Gilben = Lilien.
Gilbholzrinde: Cort. Frangulae.
Gilbkraut: Herb. Chelidonii.
Gilbwurzel: Rhiz. Curcumae.
Gildenroman: Elect. theriacale.
Gilfwurz: Rad. Althaeae.
Gilgen: Flor. Lilii alb. Flor. Calendulae.
Gilgenbutterblumen: Flor. Calendulae.
Gilgenöl: Ol. Olivarum album.
Gilgenwurzel: Rhiz. Curcumae.
Gilkenblumen: Flor. Calendulae.
Gillblumen: Flor. Anthemidis.
Gillwurzel: Rad. Hellebori. Rhiz.
　Veratri.
Gillwurzimber: Rhiz. Curcumae.
Gilsepeper: Fruct. Capsici annui.
Gimian: Herb. Thymi.
Gimorwurzel: Rad. Althaeae.
Gimpelbeerblätter: Herb. Ligustri.
Gimschklee: Herb. Eupatorii.
Gin: Spir. Vini gallici.
Ginfer: Rhiz. Zingiberis.
Ginferwurzel: Rhiz. Zingiberis.
Ginster: Herb. Genistae. Viscum alb.

Ginsterholz: Viscum album.
Ginsterwasser: Aq. strumalis.
Ginstkraut: Herb. Meliloti. Herb.
　Genistae.
Gipsjakob: Aqu. vulner. spirit. Ungt.
　Aeruginis.
Gipskrautwurzel: Rad. Saponariae alba.
Gipswurzel: Rad. Saponar. alb.
Giraffelwurz: Rhiz. Caryophyll.
Giraumontsamen: Sem. Cucurb.
Giroffeln: Flor. Caryophylli.
Gispel: Herb. Hyssopi.
Glaaröl: Benzin.
Glander: Fruct. Coriandri.
Glanse: Herb. Genistae.
Glanz od. Glanzkorn: Sem. Canariense.
Glänzerli: Herb. Anserinae.
Glanzgrassamen: Sem. Canariense.
Glanzöl zum Plätten: Gemisch aus Tra-
　gacanth. plv. 5,0 Talc. plv. 50,0,
　Borax plv. 100,0, Spiritus 200,0, Aq.
　dest. ferv. ad 1000,0.
Glanzpetersilie: Herb. Aethusae.
Glanzpulver: Gummi arabic.
　Tragac. plv. Borax. plv.
Glanzruß: Fuligo spendens.
Glanzseife: Paraffinum solidum.
Glanzwurzel: Rhiz. Galangae.
Glapp: Tub. Jalapae.
Glappwurzel: Tubera Jalapae.
Glarböckleinkraut: Herb. Viol. tricol.
Glasaschenwurzel: Rhiz. Filicis.
Glasermagnesia: Mangan. peroxydat.
Glasertropfen: Tinct. Chinioidin.
Glasgalle: Fel Vitri.
Glashenne: Fel Vitri.
Glasierpulver: Talcum pulv.
Glaskalk: Fel Vitri.
Glaskitt: Liquor Natrii silicici.
Glaskopf, roter: Lapis Haemat.
Glaskraut: Herb. Parietariae.
　Herb. Equiseti.
Gläsli: Bulb. Scillae.
Glasmacherseife: Mangan. peroxydat.

Glasöl: Acid. sulfuric. crud.
Glaspech: Res. Pini. Colophonium.
Glaspulver: Stib. sulfurat. nigr.
Glassalbe: Ungt. cereum.
Glassalz, -schaum, -schlacke: Fel Vitri.
Glasseife: Mangan. peroxydat.
Glasspath: Calcium fluoratum (Flußspath).
Glaswasser: Liq. Natr. silicic.
Glasweide: Fol. Ligustri.
Glatichen: Flor. Rhoeados.
Glatschen: Flor. Rhoeados.
Glattbruch: Herb. Herniariae.
Glattbruchkraut: Herb. Herniariae.
Glätte: Lithargyrum.
Glättepflaster: Empl. Litharg. spl.
Glättsalbe: Ungt. Glycerini.
Glattwerk: Elect. Sennae.
Glattwürger: Elect. Sennae.
Glatzenblumen: Flor. Rhoeados.
Glaubersalz: Natr. sulfuricum.
Glawittenstein: Zinc. sulfuric.
—, blauer: Cupr. sulfur.
Gleisse: Aethusa Cynapium.
Gleißwurz: Rad. Mëu.
Glenderpflaster: Empl. fuscum.
Gletschergebüse: Herb. Artemis.
Gliedegenge: Herb. Asperulae.
Gliederbalsam: Spirit. sapon.-camph. Mixt. oleos.-balsam.
Gliederbalsamtropfen: Spirit. Angelicae comp.
Gliederessenz: Liq. Ammon. acet. Tinct. antispasmodica.
Gliederfett: Ol. camphoratum. Ol. Olivarum. Ungt. nervinum.
Gliedergeist: Spir. Angelic. comp. Spir. Melissae comp. Spirit. russicus.
Gliedergrindsalbe, weiße: Ungt. Hydrarg. alb.
Gliederkräuter: Spec. aromatic.
Gliederkraut: Herb. Asperulae.
Gliederlenge: Herb. Scabiosae.

Gliederöl: Linim. ammon. Ol. Chamom. infus. Ol. Terebinth. Ol. Hyoscyami. Ol. viride.
Gliederpulver: Tub. Jalap. pulv.
Gliederrecköl: Ol. Hyoscyami.
Gliederreißendes Pulver: Pulv. Liquirit. comp.
Gliedersalbe: Ungt. nervin. Ungt. Populi. Ungt. Rosmarin. comp.
Gliederspiritus: Spirit. sapon-camph. Liq. Ammon. caust. Spir. Angel. cps. Spir. russicus. Spir. coeruleus.
Gliedersplitteröl: Ol. viride. Ol. Hyosc.
Gliederstenglich: Herb. Asperulae.
Gliedertropfen: Liq. Amm. acet. Tinct. antispasmodica.
Gliedewel: Liniment. ammoniat.
Gliedkraut: Herb. Sideritidis.
Gliedöl: Linim. ammon. Ol. Chamom. infus. Ol. Terebinth. Ol. Hyoscyam. Ol. viride.
Gliedschwammpflaster: Cerat. Aerug. Chart. antirheum.
Gliedwundkraut: Herb. Sideritid.
Gliedwurzel: Rhiz. Polygonat.
Gliedzunge: Herb. Asperulae.
Glijpoeder: Talcum plv.
Glimmergeist: Spir. Formicar.
Glimmerspäne: Glacies Mariae.
Glimmerspiritus: Spir. Formicar.
Glinserin: Glycerin.
Glitschen: Flor. Rhoeados.
Glitscheröl: Glycerin.
Glitschpulver: Talcum pulv.
Glitzenstein: Zinc. sulfuricum.
—, blauer: Cupr. sulfur.
Glöckelstropfen: Tinct. Chinioidin.
Glockenblumen: Flor. Cyani. Flor. Aquilegiae.
Glockenkling: Ungt. ctr. Pedic.
Glockenöl: Ol. Hyperici.
Glockenpappeln: Flor. Malv. arboreae.
Glockenpfeffer: Fruct. Capsici.
Glockenrosen: Flor. Malv. arboreae.

Glockenrosenkraut: Herba Pulsatillae.
Glockenschmalz: Cerat. Cetacei rubr. Ol. Amygdal. Ungt. flavum.
Glockenschmiere: Ol. Sesami.
Glockentee: Flor. Malvae vulg.
Glockentropfen: Tinct. Chinioidin.
Glockenwasser: Aq. Plumbi.
Glockenwurzel: Rad. Helenii.
Glöckelstropfen: Tinct. Chinioidini.
Glöckleinblüten: Flor. Campanul.
Glöckleöl: Ol. Hyperici.
Glockrosen: Flor. Malv. arbor.
Glogauer, französischer: Ungt. Hydrargyri citrin.
Glogga (bloama): Flor. Aquilegiae.
Glore: Tereb. Ungt. flav. c. Ol. Lauri.
Gloriawasser: Aqua Plumbi Goulardi.
Glösen: Herb. Genistae.
Glotzerblumen: Flor. Violae tricoloris.
Glückenwurzel: Rad. Angelicae.
Glücksensamen: Sem. Cucurbit.
Glückshand: Rhiz. Filicis.
Glücksmännchen: Rad. Mandragorae.
Glückswurzel: Blb. Victor. long.
Glühwachs: Cera nigra.
Glümeke: Herb. Beccabungae.
Glunecke: Herb. Beccabungae.
Glunscher: Saccharum Malti.
Glure: Herb. Galeopsidis.
Glütenwurzel: Rad. Angelicae.
Glyzerinwaschwasser: Glycer. c. Aq. Rosae āā.
Gnadenkraut: Herb. Gratiolae.
Gnatzsalbe: Ungt. contra Scab.
Gnitzschenstein: Zinc. sulfuric.
Gnurröl: Ol. Hyoscyam. part. I. Ol. Pini part. II.
Goapulver: Chrysarobin.
Gochheil: Herb. Anagallidis. Herb. Prunellae.
Gockerlestee: Flor. Rhoead.
Gockelfang, -kerne, -mehl, pulver: Pulv. contra Pedic. Sem. Cocculi.
Gode: Herb. Luteolae.

Godensteen: Cupr. aluminatum.
Gogenum: Pulv. contra Pedicul.
Göhl-Wundsalbe: Ungt. cereum.
Goiferwurz: Rad. Pyrethri.
Goijaun: Alumen.
Gökerleskraut: Herb. Saturejae.
Gold, arabisches: Aurum foliat.
Goldadersalbe: Ungt. flavum. Ungt. Linariae. Ungt. Hamamelidis.
Goldadertee: Species laxantes.
Goldadertinktur: Tinct. Aloës cps.
Goldaderwurzel: Rhiz. Zedoar.
Goldäpfel: Fruct. Lycopersici. Auch die Zwiebeln von Lilium Martagon.
Goldauderkraut: Herb. Herniariae.
Goldaurum: Herb. Adianti aur.
Goldbalsam: Spir. Lavandul. cps.
Goldblumen: Flor. Calendulae. Flor. Stoechados. Herb. Ficariae. Herb. Taraxaci.
Goldblumenessig: Acet. aromat.
Goldcreme: Ungt. leniens.
Golden. Adersalbe: Ungt. flavum. Ungt. Hamamelidis.
— Widerton: Herb. Adianti.
— Wildniskraut: Herb. Ivae moschat.
Göldeke: Flor Calendulae.
Goldengänserich: Herb. Alchemill.
Goldengünsel: Herb. Ajugae.
Goldenmundkraut: Herb. Virgaur.
Goldenrautenkraut: Herb. Virgaur.
Goldereblüten: Flor. Lilii.
Golderlingsschaalen: Cortex Aur.Fruct.
Goldessig: Acet. aromatic.
Goldfingerkraut: Potentilla aurea.
Goldfußwasser: Tinct. antihyst. aur.
Goldgelb: Arsenium citrinum nativum.
Goldgilgen: Bulb. Asphodeli.
Goldglätte: Lithargyrum.
Goldglätteessig: Liqu. Plumbi subacet.
Goldglätteöl: Liquor Plumbi subacet.
Goldglättepflaster: Empl. Litharg. spl.
Goldglättesalbe: Ungt. diachylon.

Goldgummibandpflaster: Empl. Litharg. comp.

Goldhaar: Herb. Adianti aurei.

Goldhonig: Mel depuratum.

Goldhühnerdarmkraut: Herba Anagall.

Goldikraut: Herb. Matricariae.

Goldklee: Herb. Hepaticae.

Goldknöpflein: Flor. Verbasci.

Goldkraut: Herb. Senecionis. Herb. Calendulae.

—, **kleines:** Herb. Nummulariae.

Goldkrautsaft: Sir. Chamomill.

Goldkrautsalbe: Ungt. Linariae.

Goldlack: Herb. Cheiri.

Goldleberkraut: Herb. Hepaticae.

Goldleim: Borax.

Goldlevkojen: Flor. Cheiri.

Goldmelisse: Herb. Melissae.

Goldmilz: Herb. Chrysosplenii.

Goldmyrrhe: Myrrha.

Goldmyrrhentropfen: Tinct Myrrh.

Goldnesselblüten: Flor. Lamii alb.

Goldpflaster: Empl. fuscum.

Goldpulver: Pulv. epileptic. c. Aur. fol. Pulv. Magnes. c. Rheo. Rhiz. Rhei pulv.

Goldpurpur, Cassiusscher: Aurostanum praecipitatum.

Goldraute: Herb. Virgaureae. (Herb. Solidaginis.)

Goldregen: Cytisus laburnum.

Goldrinde: Cort. Frangulae.

Goldrosen: Flor. Calendulae.

Goldrosensalbe: Ungt. flavum.

Goldrute: Herb. Vigaureae. (Herb. Solidaginis.)

Goldsaftkraut: Herb. Chelidonii.

Goldsalz: Auro-Natr. chlorat. Aurum chlorat. Ammon. chlorat. ferrat.

—, **Figuier's:** Auro-natr. chlorat.

—, **Fordos:** Auro=natrium thiosulfuric.

—, **Gélés:** Auro-natrium thiosulfuric.

—, **Gozzis:** Auro-natrium chlorat.

Goldschaum: Aurum foliatum.

Goldscheidewasser: Acid. nitric. 1 + Acid. hydrochl. 3.

Goldschlägerhäutchen: Empl. animale.

Goldschmilhagel: Flor. Calthae.

Goldschwefel: Stib. sulf. aurant.

Goldspießglanzschwefel: Stibium sulfurat. aurant.

Goldspitzenblüten: Flor. Verbasci.

Goldstengeltee: Herb. Virgaur.

Goldsternblumenkraut: Herb. Ficariae. Herb. Chelodonii. Auch Galega.

Goldstockblüten: Flor. Cheiri.

Goldtinktur oder -Tropfen: Essentia dulcis. Tinct. amar. Tinct. aromat. Tinct. Corallor. Tinct. Ferr. chlor. aetherea.

— **Lamottes:** Tinct. Ferri chlor. aeth.

Goldweidenrinde: Cort. Salicis.

Goldwiderton: Herb. Adianti.

Goldwurzkraut: Herb. Chelidon.

Goldwurzel: Bulb. Asphodeli. Bulb. Victorial. rot. Rhiz. Curcumae. Rhiz. Tormentill. Auch die Zwiebeln von Lilium Martagon.

—, **kanadische:** Rhiz. Hydrastis.

Goldwurzelpflaster: Empl. oxycroeum.

Goldwurzelsalbe: Ungt. flavum.

— **in Stangen:** Empl. oxycroc.

Goldzwiebel: Bulb. Asphodeli.

Gölkwurzel: Rad. Angelicae.

Gollaun- Alumen pulveratum.

Gollenkraut: Herb. Millefolii.

Gölliken: Flor. Verbasci.

Göllingtee: Flor. Calendulae.

Gom = Gummi.

Gomfer: Camphora.

Gommartharz: Gummi kikekunemalo.

Gomme d'alsace: Dextrinum.

Gommeline: Dextrin.

Gopperkraut: Herb. Fumariae.

Gor: Herb. Millefolii.

Gordhahn: Herb. Abrotani.

Gorgenwurz: Rhiz. Curcum. tot.

Gorgone: Rhiz. Curcumae pulv.

Gorgonenwurzel: Rhiz. Galang. Rhiz. Curcumae.

Gorkraut: Herb. Millefolii.

Görlitzer Galoppheilpflaster: Empl. Litharg. comp.

Goronitzel: Zincum sulfuricum.

Görspflaster: Empl. defensiv. rubr.

Gosfett: Adeps.

Gospflaster: Empl. saponatum.

Götterleskraut: Herb. Saturejae.

Götterstein: Cupr. aluminatum.

Gottesandachtspulver: Pulv. pro Equis virid.

Gottesbart: Sempervivum tectorum.

Gottesgabe: Herb. Chelidonii.

Gottesgerichtsbohnen: Fabae Calabar.

Gottesgnadenkraut: Herb. Galeopsid. Herb. Gratiolae. Herb. Centaurei.

Gottesgnadenpflaster: Empl. Melil.

Gotteshand: Herb. Millefolii. Herb. Serpylli.

Gotteshandpflaster: Empl. fusc.

Gottesheil: Herb. Prunellae.

Gotteshilfe: Herb. Gratiolae. Herb. Marrubii.

Gotteskundenpflaster: Empl. Melilot.

Gottesmuttertee: Herb. Marrubii.

Gottheil: Herb. Abrotani.

Göttlich. Balsam: Mixt. oleos.-balsam. Tinct. Benzoës comp.

— Pflaster: Empl. fusc. camph.

— Stein: Cuprum aluminatum.

Gottvergeß, schwarzer: Herb. Ballotae.

—, weißer: Herb. Marrubii.

Gottvergessentee: Herb. Veronicae. Rad. Succisae. Herb. Marrubii. Fol. Trifolii fibrini.

Gottvergeßwurzel: Rad. Succisae.

Gottvergißmeinnichtöl: Ol. Hyoscyami.

Goud = Gold.

Goulards Salbe: Ungt. Plumbi.

— Wasser: Aq. Plumbi Goulardi.

Grabkraut, Grabekraut: Hrb. Absinthii.

Grach = grau.

Grafenpulver: Plv. Magnes. c. Rh.

Gräflingsfett: Adeps.

Gräkumsamen: Sem. Foenugraeci.

Gramen: Rhiz. Graminis.

Gramille: Flor. Chamomill.

Gramkraut: Herb. Lycopodii.

Grammü: Rhiz. Graminis.

Gramwurz: Rhiz. Graminis.

Grän: Rettig.

Granadill: Sem. Tiglii.

Granatäpfelleder: Cortex Granat. Fruct.

Granatäpfelschalen: Cort. Granati Fruct.

Granatblumen: Flores Granati.

Granaten: Fruct. Granati.

Granatensaft: Sir. Rhoeados.

Granatenzucker: Sacchar. alb.

Granatillkörner: Grana Tiglii.

Granatin: Mannitum.

Granatrinde: Cortex Granati.

Granatstein: Fel Vitri.

Granawettholz: Lign. Juniperi.

Grandelbeerblätter: Folia Vitis Id.

Grandenbeerblätter: Fol. Vitis Idaeae.

Gränesalbe: Ungt. ctr. Pedicul.

Granetbaumrinde: Cort. Granati.

Granium: Herb. Geranii.

Grankenblätter: Herb. Vitis Idaeae.

Grantenblätter: Herb. Vitis Idaeae.

Gränze: Herb. Ledi.

Granzenblätter: Herb. Ledi.

Graphit: Plumbago.

Grapp: Rad. Rubiae tinct.

Gras, türkisches: Rhiz. Graminis.

Grasbielkraut: Fol. Fragariae.

Grasblumen: Flor. Graminis. Flor. Tunicae.

Graschelkraut: Herb. Chelidon.

Graseschwappe = Maronenröhrling: Boletus badius.

Grasfresser: Herb. Pedicularis. Sem. Melampyri.

Grasgilgen: Herb. Nummulariae.

Grasnägelein: Flor. Tunicae.

Grasnelken: Herb. Oreoselini.

Grasöl: Ol. virid. Ol. Hyoscyami.
Grassamen: Sem. Foenugraeci.
Grasspiritus: Spir. Angelicae. comp. Spir. Melissae. comp.
Grasstaub: Lycopodium.
Grastrauben: Lichen islandicus.
Graswasser: Aq. destillata.
— **für Hunde:** Aq. Sambuci c. Tartar. stibiat.
Graswurzel: Rhiz. Graminis.
—, **rote:** Rhiz. Caricis.
Graswürze: Rhiz. Graminis.
Grätenstein: Cetaceum.
Gratzbeerwurzel: Rad. Ononid.
Grau Aschmannssalbe: Ungt. Zinci. c. Bals. peruv. 10 : 1.
— **Bollmannspulver:** Pulv. antiepilept. niger.
— **Butter:** Ungt. Pediculor.
— **Driakel:** Elect. theriacale.
— **Dunst:** Tutia praeparata.
— **Eber:** Ungt. sulfurat. cps.
— **Kapuzinersalbe:** Ungt. Hydrarg. pedic.
— **Kondukteurpulver:** Pulv. pro Equis.
— **Krätzsalbe:** Ungt. sulfur. comp.
— **Magnet:** Ferrum pulveratum.
— **Nervensalbe:** Ungt. Rosmar. comp.
— **Ohrensalbe:** Empl. Litharg. comp.
— **Pflaster:** Empl. Hydrargyri.
— **Pomade:** Ungt. Hydrarg. pedic.
— **Puder:** Pulv. contra Pedicul.
— **Pulver:** Pulv. Jalap. lax. Pulv. strumalis.
— **Roßsalbe:** Ungt. sulf. comp.
— **Salbe:** Ungt. Hydrarg. pedic.
— **Sand:** Pulv. contra pediculos.
— **Schwefel:** Sulfur griseum.
— **Sudensalbe:** Ungt. sulfur. comp.
— **Thimotheus:** Stib. sulf. nigr.
— **Titius:** Tutia praeparata.
— **Vivat:** Ungt. Hydrarg. pedic.
Graubeerblätter: Herb. Vitis Idaeae.
Gräuberichkraut: Herb. Tanaceti.

Graubraunsteinerz: Mang. peroxydat.
Graubolsmannspulver: Pulv. epilept. niger.
Graugalmei: Lapis calaminar.
Grausenblumen: Flor. Genistae.
Grauspießglanz: Stib. sulf. nigr.
Grauwasserpulver: Pulv. laxans.
Grauweide: Herb. Genistae.
Gravenhorstsalz: Natr. sulfuric.
Greanderkraut: Herb. Ballotae.
Greibschkraut: Herb. Equiseti arv.
Greisbart: Muscus arboreus.
Greiserbeeren: Fruct. Myrtilli.
Greiskraut: Herb. Senecionis.
Gren: Rad. Armoraciae.
Grenader: Herb. Ballotae.
Grenadiertropfen: Tinctura Chinae comp. Tinct. Chinioïdin.
Grenetillsamen: Sem. Tiglii.
Grenetine: Gelatina alba.
Grenetten: Fruct. Rhamni cath.
Grenselkraut: Herb. Anserinae.
Grensing: Herb. Clematidis. Herb. Millefolii. Herb. Anserinae.
Gretchen im Busch: Herb. Nigellae.
Grete, feine: Sem. Foenugraeci.
Greundreusensalv: Ungt. laurin.
Greunkinderpulver: Pulvis Liqu. comp.
Grey-powder: Hydrarg. cum Creta.
Griakelbeere: Fruct. Juniperi.
Gricium: Sem. Foenugraeci.
Grickensamen: Sem. Fagopyri.
Griech. Heusamen: Sem. Foenugraeci.
Griech. Leberkraut: Herb. Agrimoniae. Herb. Hepaticae.
— **Nüsse:** Amygdalae.
— **Pech:** Asphalt. Colophonium.
— **Tee:** Fol. Salviae.
Griekensame: Sem. Foenugraeci.
Griemer, gelber: Rhiz. Curcum.
Grienöl: Ol. viride. Ol. Hyoscyami.
Grienspiritus: Spir. viridis.
Griesasche: Kalium carbonicum.
Griesatenpulver: Pulv. pro Equis.

Griesbart: Lichen Pulmonariae.
Griesche: Herb. Genistae.
Griesgrau: Ungt. Tutiae.
Griesholz: Lign. nephriticum.
Grieskraut: Herb. Anserinae.
Griespulver: Pulv. carminativ.
Griesraute: Herb. Galegae.
Griesstein: Lapis ischiaticus.
Grieswurzel: Rad. Pareirae.
Griffelbeeren: Fruct. Myrtilli.
Grillenkraut: Herb. Millefolii.
Grimandl: Teucrium montanum.
Grimmagblumen: Flor. Rhoead.
Grimmelpulver: Pulv. Magnes. c. Rheo.
Grimmertsches Pflaster: Empl. fuscum in scatulis.
Grimmgritt: Sem. Foenugr. pulv.
Grimmöl: Ol. carminativ. Ol. Chamom. infus. Ol. Olivar.
Grimmpulver: Pulv. carminat. Pulv. Magnes. c. Rheo.
Grimmschenblumen: Flor. Genistae.
Grimmwasser: Aq. carminativa.
Grimsche: Herb. Genistae.
Grind = Krätze.
Grindbaumrinde: Cort. Frangulae.
Grindelwaldpflaster: Empl. Matris.
Grindelwaldsalbe: Ungt. resinos.
Grindheil: Herb. Veronicae.
Grindholz: Cort. Frangulae.
Grindkraut: Herb. Fumariae. Herb. Scabiosae. Herb. Senecionis.
Grindmagenblumen: Flores Rhoeados.
Grindpulver: Rhiz. Veratri pulv.
Grindrinde: Cort. Frangulae.
Grindsalbe: Ungt. ctr. pedic. Ungt. ctr. Scab. Ungt. Hydr. alb. dil. Ugt. Zinci.
Grindwurzel: Rad. Bardanae. Rad. Helenii. Rad. Lapathi. Rad. Pyrethri. Rhizoma Chin. Rhiz. Imperatoriae.
Grindwurzkraut: Herb. Senecionis.
Grinitschblumen: Flor. Genistae.
Grinschenblumen: Flor. Genistae.
Grinsing: Herb. Millefolii.

Grippli: Fol. Vitis Idaeae.
Grischelblumen: Flor. Genistae.
Grischeltee: Herb. Burs. Past.
Griseum: Herb. Fumariae.
Groburach: Rad. Gentianae.
Grogruersalbe: Ugt. Hydr. oxyd. rubr.
Gröllöl: Ol. Chamomillae.
Gromenkriet: Ungt. sulfuratum.
Gronawett: Fruct. oder Lign. Juniperi.
Gronawettlatwerge: Succ. Juniperi.
Grön = Grün.
Grönflanellenpflaster: Cerat. Aerugin.
Grönflötverdentpflaster: Cerat. Aerug.
Grönfontanellenpflaster: Cerat. Aerug.
Grönsalv: Ugt. Populi. Ugt. nervinum.
Gröscheltee: Herb. Burs. Past.
Großbathengel: Herb. Primulae. Herb. Veronicae.
Groß. Andorn: Herb. Stachydis.
— Dorant: Herb. Antirrhini.
Großes gelbes Münzkraut: Herb. Nummulariae.
— Heinrich: Rad. Helenii.
— Kaulpappelblüten: Flor. Malv.
Großluzian: Herb. Arnicae.
Großmutters Mütz: Aconit. Napellus.
Großnelken: Antophylli.
Großneßle: Herb. Urticae.
Grottenpulver: Rad. Helen. pulv.
Gruattum: Avena excorticata.
Grubenflechte: Lichen Pulmonariae.
Gruchheil: Herb. Anagallidis.
Grülingskraut: Herb. Genistae.
Grün, Abzug: Ungt. Populi.
—, amerikanisches: Cinnabaris viridis.
— Apostelöl: Oxym. Aeruginis.
— Balsamtee: Fol. Menth. crisp.
— Butter: Ungt. Majoranae. Ungt. nervinum. Ungt. Populi.
— casseler: Viride Schweinfurtense.
—, dreimal: Ungt. Populi. Ungt. nervin.
— englisches: Schweinfurter Grün.
— Flanellpflaster: Cerat. Aerug.
— Flanellpflaster: Cerat. Aeruginis.

Grün, Flöthverdentpflaster: Cer. Aerug.
— **Flußverbandpflaster:** Cerat. Aerug.
— **Grenadiertropfen:** Tinct. Chinioidin.
— **Guignets:** Chrom. hydroxydatum.
— **Hegewald:** Pulv. sternut. vir.
— **kirchberger:** Schweinfurter Grün.
— **Leipziger:** Schweinfurter Grün.
— **Mulljenpflaster:** Cerat. viride.
— **Muttersalbe:** Ungt. nervin. Ungt. Populi.
— **Nervensalbe:** Ungt. nervin.
— **neuwieder:** Schweinfurter Grün.
— **Öl:** Ol. Aeruginis. Ol. Chamomill. Ol. Hyoscyami. Ol. viride.
— **Pappelsalbe:** Ungt. Populi.
— **Pariser:** Schweinfurter Grün.
— **Pflaster:** Empl. Meliloti.
— **Rinmanns:** Cinnabaris virid.
— **Salbe:** Ungt. Populi. Ungt. nervin.
— **Scheelsches:** Cuprum arsenicosum.
— **Schutzpflaster:** Empl. Melil.
— **schwedisches:** Cupr. arsenicosum.
— **Schweinfurter:** Cuprum. acetic. arsenicos. Schweinfurter Grün.
— **Schweizer:** Schweinfurter Grün.
— **Sehnenöl:** Ol. Hyosyami. Ol. viride.
— **Seife:** Sapo kalinus.
— **Senf:** Sem. Sinapis.
— **Siegelwachs:** Cerat. Aerugin.
— **Umschlagkräuter:** Spec. emollient.
— **Unterhaltungssalbe:** Ugt. Cantharid.
— **Verteilungssalbe:** Ungt. flavum c. Ol. Lauri.
— **Vitriol:** Ferrum sulfuricum.
— **Wachs:** Ceratum Aeruginis.
— **Walnußschalen:** Cort.Jugland.Fruct.
— **Weide:** Pulv. pro Vaccis.
— **Wiener:** Schweinfurter Grün.
Grün, Würzburger: Schweinfurt. Grün.
Grünbeeren: Fruct. Rhamn. cath.
Grundbirnen: Kartoffeln.
Gründelwaldsalbe: Ungt. resinos.
Grundheil: Herb. Hederae. Hrb. Millefolii. Hrb. Oreoselini. Hrb. Veron.

Grundiersalz: Natrium stannic.
Grundpflaster: Empl. fuscum.
Grundrabkraut: Herb. Hederae.
Grundrebe: Herb. Hederae.
Grundrebli: Herb. Hederae.
Grundsalbe, gelbe: Ungt. sulfur.
Grundtee: Hrb. Veron. Hrb. Hederae.
Grundwurzel: Rad. Lapathi.
Grüneisene: Ferrum citric. ammoniat. viride.
Grünerde, böhmische: Terra viridis Germanica.
—, **deutsche:** Terra viridis Germ.
—, **veroneser:** Terra virid. Veronensis.
Grüngeist: Spir. viridis.
Grünholz: Rad. Bardanae.
Grünholzkraut: Herb. Genistae.
Grünkörner: Fuchsin.
Grünkraut: Herb. Basilici.
Grünkrautwurzel: Rhiz. Bistortae.
Grünlinblumen: Flor. Spartii.
Grünlingkraut: Herb. Genistae.
Grünnelpulver: Pulv. Magnes. c. Rheo.
Grünöl: Ol. Chamomill. Ol. Hyocyami. Ol. viride.
Grünpulver: Pulv. Liquir. comp.
Grünsaatspiritus: Spiritus Vini. Spir. viridis.
Grünschausamen: Sem. Foenugraeci.
Grünsiegelpflaster: Cerat. Aeruginis.
Grünsingkraut: Herb. Millefolii.
Grünspan: Aerugo.
Grünspanblumen: Cuprum acetic., auch Flor. Spartii.
Grünspanessig: Acid. acet. dilut.
Grünspankristall: Cupr. acetic.
Grünspanliniment: Ungt. Aeruginis.
Grünspanpflaster: Cerat. Aeruginis.
Grünspansalbe: Cerat. Aeruginis.
Grünspanwasser: Liq. Aeruginis.
Grünspiritus: Spiritus viridis.
Grünwollöl: Ol. Hyoscyami.
Grünwurzkraut: Herb. Fumariae.
Grüsamenttropfen: Ol. Menth. crisp.

Gruserich: Bulbus Allil.
Grut: Herb. Ledi.
Grüttblomen: Flor. Millefolii.
Grütz: Sem. Fagopyri.
Grützenkraut: Herb. Millefolii.
Gruwaterpulver: Pulv. laxans. cps.
Guajakholz: Lign. Guajaci.
Guaza: Herb. Cannabis indic.
Gübelimehl: Lycopodium.
Guchheil: Herb. Anagallidis.
Guck dörch den Tun: Herb. Hederae.
Guckauge: Taraxac. offic.
Guckelmehl: Pulv. contra Insect.
Guckeslauch: Herb. Acetosell.
Guckucksbrod: Herba Acetosellae.
Guckucksklee: Herba Acetosellae.
Guckuckskraut: Herba Acetosellae.
Gufenöndli: Herb. Viol. odor.
Gugatzblümel: Orchis Morio.
Gugelkopf: Flor: Calendulae.
Gugelmagen = Perlpilz: Amanita rubescens.
Gugemucke, Gugelmucke = Schafchampignon: Psalliota arvensis.
Gugenwurzel: Rad. Angelicae.
Gugerutz: Semen Maidis.
Guggelblumenkraut: Herb. Pulsatillae.
Gugger: Herb. Acetosellae.
Guggersauer: Herb. Acetosellae.
Guggublüh: Orchis Morio.
Gugguche: Herb. Pulsatillae.
Gugguros: Herb. Pulsatillae.
Gugommarakraut: Herb. Borraginis.
Gugumerpomade: Ungt. flovum.
Guhr: Lac Lunae (Kieselguhr).
Guimauvewurzel: Rad. Althaeae.
Guineakörner: Piper african. (Grana Paradisi).
Guineapfeffer: Grana Paradisi.
Guckdurchdentun: Herb. Heder.
Gukulifon: Fruct. Cocculi.
Gulaschwasser: Aq. Plumb. Goulardi.
Gulden = golden.

Güldenbalsam: Ol. Terebinth. sulfurat. Tinct. Lignorum.
Güldengänserich: Herb. Alchem.
Guldengünsel: Herb. Hederae. Herb. Ajugae.
Güldenhaarblumen: Flor. Stoechados.
Güldenhaarmoos: Herb. Adianti.
Güldenherzpulver: Pulv. epilept.
Guldenklee: Herb. Meliloti.
Güldenklee: Herb. Meliloti.
Guldenleberkraut: Herba Hepaticae.
Güldenpfennigkraut: Herb. Nummulariae.
Güldenroman: Elect. Theriac.
Guldenwederton: Herb. Adianti.
Güldenwiderton: Herb. Adianti.
Guldenwundkraut, Güldenwunderkraut: Herba Virgaureae.
Guldikraut: Herb. Matricariae.
Guldiwasser: Tinct. antihyst. aur.
Gülle Vitriol: Ferr. sulfur. crd.
Gulierwurzel: Rad. Aristol. cav.
Gülli, Gülleli: Orchis Morio.
Gum Benjamin: Benzoë.
Gum Benzoin: Benzoë.
Gumbetöl: Bals. Copaivae.
Gummi, arabisches: Gummi arabicum.
—, armenisches: Ammoniacum.
Gummigtes Salz: Tart. boraxat.
Gummigut: Gutti.
Gummijak: Lign. Guajaci.
Gummilack: Lacca in granis.
Gummilemium: Elemi.
Gummipapier: Percha lamellat.
Gummipasta: Pasta gummosa.
Gummipflaster: Empl. Lith. cp.
Gummipulver: Gummi arab. pulv.
Gummisalbe: Empl. Lith. cps.
Gummischleim: Mucil. Gummi. arab.
Gummistärke: Gummi arabic.
Gummitragantenpflaster: Empl. Lith. comp.
Gummiwasser: Mucil. Gu arab. c. Natr. carb.

Gundelblumen: Flor. Verbasci.
Gundelkraut: Herb. Hederae, Herb. Serpylli.
Gundelmannkraut: Herb. Hederae.
Gundelrebe: Herb. Hederae.
Gundermann: Herb. Hederae.
Gundermannsbutter: Ung. Populi.
Gundling: Herb. Serpylli.
Gundrebe: Herb. Hederae.
Gundrum: Herb. Hederae.
Gungerole: Herb. Pulsatillae.
Guniduni: Chinioïdinum.
Gunjah: Herb. Cannab. ind.
Gunkelblumen: Flor. Verbasci.
Gunnerle: Herb. Serpylii.
Gunreb: Herb. Hederae.
Günsel: Herb. Hederae.
Gunstertee: Herb. Hederae.
Gunsterwasser: Aq. strumalis.
Gunterebe: Herb. Hederae.
Günzelkraut, gelbes: Herb. Chamaepit.
Günzkraut: Stipit. Dulcamarae.
Gupankraut: Herb. Anserinae.
Gurgelkali, rotes: Kal. permanganicum.
Gurgelkali, weißes: Kal. chloricum.
Gurgelmalven: Flor. Malvae arbor.
Gurgelsalz: Alumen pulv.
Gürgütsch: Fruct. Sorbi.
Gurkemeh: Rhiz. Curcumae.
Gurkemeis: Rhiz. Curcumae.
Gurkendillsamen: Fruct. Anethi.
Gurkenkönig: Herb. Borraginis.
Gurkenkraut: Herb. Borraginis. Herb. Anethi. Herb. Saturejae.
Gurkenmehl: Rhiz. Curcum. pulv.
Gurkensalbe: Ungt. leniens.
Gurkenschalen: Cort. Cucumeris.
Gurkenwurzel: Rhiz. Caricis. Rhiz. Curcumae.
Gürmsch: Fruct. Sorbi.
Gürschbaumbeeren: Fruct. Sorbi.
Gurtelkraut: Herb. Abrotani. Herb. Artemisiae.
Gürtelkraut: Herb. Lycopodii.

Gürtelmoossamen: Lycopodium.
Gürteln: Herb. Abrotani.
Gürtelpulver: Lycopodium.
Gürtlerwasser: Acid. sulfur. dil.
Güßpflaster: Empl. saponatum.
Güstpflaster: Empl. defens. rubr.
Gustrum: Fol. Ligustri.
Guterheinrich: Herb. Chenopod.
Gutermann: Herb. Hederae.
Gutheil: Herb. Prunellae.
Gutvergeß: Herb. Marrubii.
Gutwurz: Herb. Chelidonii.
Guz: Manna celastrina.
Guzagagl: Tubera Salep.
Gwandlausschmiere: Ugt. Hydr. pedic.
Gweischwarz: Rad. Ononidis.
Gyps, siehe Gips.
Gypsjakob: Oxymel Aeruginis. Mel boraxat.

H

Haarbalsam, weißer: Ungt. pomad. alb.
Haarbeersaft: Sirup. Rubi Id.
Haare, blutstillende: Penghaw. Djambi.
Haareflasch — Steinpilz.
Haarfenchel: Fruct. Foeniculi.
Haarfett: Ungt. pomadinum.
Haarglied: Herb. Sideritidis.
Haarigekornwut: Herb. Galeopsidis.
Haarkrautfarn: Herba Capill. Veneris.
Haarkugeln: Bezoar germanicus.
Haarlinsen: Sem. Lini.
Haarmoos: Herb. Adiantı.
Haarnesseln: Herb. Urticae.
Haarpuder: Amylum.
Haarsalz: Alumen plumosum.
Haarscharkraut: Herb. Lycopodii.
Haarscharmehl: Lycopodium.
Haarschwarz: Sol. Argent. nitr. amm.
Haarstark: Rad. Peucedani.
Haarstrang: Bulb. Victorial. long. Rhiz. Graminis. Rad. Mëu. Rad. Peucedani. Rad. Petroselini.

Haarwuchspomade, grüne: Ugt. Populi.
Haarwurmsalbe: Ungt. exsiccans.
Haarwurzeln: Sem. Cynosbati.
Habakuköl: Ol. animale foet. Ol. Cajeputi. Ol. Cubebar. et Ol. Oliv. alb. 1 : 10. Ol. Papaveris. Ol. viride.
Habakuksalbe: Empl. Lith. spl.
Habakukstropfen: Liquor Ammon. anis. Tinct. Asae foet.
Habenichts: Nihil. alb.(Zinc.oxyd.crud.)
Haberblume: Pulsatilla vulg.
Haberkähm: Fruct. Cumini. Fruct. Carvi.
Haberkümmel: Fruct. Cumini. Fruct. Carvi.
Haberlattig: Fol. Farfarae.
Habermeisterspiritus: Ol. Cumini mixt.
Habernessel: Herb. Urticae.
Haberstaub: Pulv. contra Pedicul.
Haberstoff: Pulv. contra Pedicul.
Haberstroh: Rhiz. Graminis.
Habervorschuß: Spir. Frumenti.
Haberwurz: Rad. Scorzonerae.
Haberzähn-(Zinn)kraut: Herb. Equiseti.
Habi: Flor. Koso.
Habichstabich: Aq. Foeniculi.
Habichtskraut: Hieracium. Herb. Pilosell. Herb. Taraxaci.
Habritter: Fruct. Cynosbati.
Hachelkrautwurzel: Rad. Ononidis.
Hachelpflaster: Empl. Litharg. comp.
Hachelwurz: Rad. Ononidis.
Hachmutter: Umbilici marini.
Hackamatak: Res. Tacamahaca.
Hackebussade: Aqu. vulnerar. spirituos. Mixt. vulner. acid.
Hackelkraut: Herb. Pulsatillae.
Hackeln: Rad. Ononidis.
Hackelnüsse: Fruct. Avellanae.
Häckelsäftchen: Mel boraxat.
Hackelspektakel: Tacamahaca.
Hackenpotia: Mixt. vulner. acid.
Hackenscharkraut: Herb. Chenopodii.
Hackestierl: Stinc. marinus.

Hackmatack: Res. Tacamahaca.
Häcksel: Rhiz. Caricis.
Hackumhack und Mirummir: Tacamahaca et Myrrha āā.
Hackundmack: Tacamahaca.
Hack- und Ösen-Pulver: Sem. Foenugr. pulv.
Haddigbeeren (Haddick): Fruct. Ebuli.
Haddigblumen: Flor. Sambuci.
Haderholz: Lign. Anacahuit.
Hadergiftblumen: Flor. Calcatripp.
Haderif: Herb. Hederae.
Hädern: Sem. Fagopyri.
Hädernessel: Herb. Galeopsid. Flor. Lamii alb.
Hädernesselgamander: Herb. Hederae.
Haderweiß: Calc. phosph. crud.
Hafel: Pasta phosphorata.
Hafer, Münchener: Pulv. ctr. Pedicul.
—, Polnischer: Fruct. Cumini.
—, Spanischer: Pulv. ctr. Pedic.
—, Ungarischer: Pulv. ctr. Pedic.
Hafergrütze: Fruct. Aven. excort.
Haferkrautblumen: Flores Rhoeados.
Haferkümmel: Fruct. Cumini.
Haferlattig: Fol. Farfarae.
Haferlinsenpulver: Sem. Lini pulv.
Hafermännchen: Pulv. ctr. Pedic.
Haferraute: Herb. Abrotani.
Hafersaat: Pulv. contra Pedicul.
Hafersamen, polnischer: Fruct. Cumini.
Haferstaub: Pulv. contra Pedicul.
Haferstoff: Pulv. contra Pedicul.
Haferstroh: Rhiz. Graminis.
Haferweiß: Alumen plumosum.
Haferwurzel: Rad. Scorzonerae.
Hagamundiskraut: Herba Agrimoniae.
Hagbutze: Fruct. Cynosbati.
Hagebutten: Fruct. Cynosbati.
Hagebuttenkerne: Sem. Cynosbati.
Hagebuttenöl: Ol. Arachidis.
Hagebuttensalbe: Ungt. flavum.
Hagebuttenschwamm: Fung. Cynosbati.
Hagebutzen: Fruct. Cynosbati.

Hagedornbeeren: Fruct. Cynosbati.
Fruct. Crataegi.
Hagedornrosen: Flor. Rosae caninae.
Hageibenblätter: Folia Taxi.
Hagemanns Saft: Elix. e Succ. Liquir.
Hagemark: Fruct. Cynosbati.
Hagemathentee: Herb. Hederae.
Hagemöndli: Herb. Agrimoniae.
Hagrosen: Flor. Rosae canin.
Hagrübenwurz: Rad. Bryoniae.
Nähdorn: Rad. Ononidis.
Hahnebutten: Fruct. Cynosbati.
Hahnenbrot: Secale cornutum.
Hahnenfuß: Herb. Ranunculi,
auch Batrachium.
Hahnenfußöl: Tinct. Spilanthis.
Hahnenfußwasser: Aq. destill.
Hahnenhödchen: Fruct. Cynosbati.
Hahnenklötzenwurzel: Bulb. Colchici.
Hahnenkopfkraut: Herb. Polygalae
vulg. Herb. Verbenae.
Hahnenöl: Ol. Hyperici. Ol. viride.
Hahnensporn: Secale cornutum.
Hahnenstein: Lapis Lyncis.
Hahnentritt: Herb. Anagallid.
Hahnkraut: Herb. Cannabis.
Hahns Wundbalsam: Tinct. Benz. cps.
Haide, weiße: Herb. Ledi.
Haideblüten: Herb. Ericae c. Florib.
Flor. Stoechados. Flor. Millefolii.
Haideckerwurzel: Rhiz. Tormentillae.
Haideflachs: Herb. Linariae.
Haideflechte: Lichen islandicus.
Haidegras: Lichen islandicus.
Haidekorn: Rhiz. Tormentillae.
Haidekraut: Herb. Erica.
Haidemoos: Lichen islandicus.
Haidentropfen: Tinct. bezoardic.
Haidenüsse: Flor. Carthami.
Haidepfriem: Herb. Genistae.
Haidequendel: Herb. Serpylli.
Haiderettigkraut: Herb. Erysimi.
Haiderosen: Flor. Rosae.
Haideschmuck: Herb. Genistae.

Haidewurzel: Rhiz. Tormentillae.
Haidisch: Stipites Dulcamarae.
Haifischleder: Aloë.
Hainbutten: Fruct. Cynosbati.
Hainkrautwurzel: Rad. Ononidis.
Hainrosenbeeren: Fruct. Cynosbati.
Hainrosensamen: Sem. Cynosbati.
Hainrosenschwamm: Fung. Cynosbati.
Hainschwung: Herb. Virgaureae.
Hainwurzel: Rad. Hellebori nigri.
Haipulver: Sem. Foenugraec. pulv.
Haitpulver: Gummi arab. pulv.
Hakelkraut: Herb. Pulsatillae.
Halbdiandersalbe: Empl. Cerussae.
Empl. Lith. comp.
Halbegäule: Rad. Lapathi.
Halbmeistereipflaster: Empl. fusc.
camph.
Halbpferdwurzel: Rad. Lapathi.
Halbrauten: Stipit. Dulcamarae.
Haldewangersalbe: Ungt. Zinci.
Hälestock: Taraxacum off.
Half = halb.
Hälfterlig: Ungt. ctr. Pediculos.
Halfmahnpflaster: Empl. Drouoti.
Hallalapulver: Pulv. Magnes. c. Rheo.
Halleluja: Herb. Acetosellae.
Hallepulver: Rad. Hellebori vir.
Hallers Sauer: Mixt. sulf. acida.
Hallesche Tropfen: Mixt. sulfur. acid.
Hallesche Waisenhauspflaster: Empl.
fuscum camph.
— **Waisenhaustropfen:** Mixt. sulf. acid.
— **Lebenspulver:** Pulv. epilept. rubr.
Hallunkenwurzel: Rad. Gentian.
Hälmerchen: Flor. Chamomill. Flor.
Trifolii arvens.
Halmerltee: Flor. Chamomill.
Halsbräunepflaster: Empl. Tart. stibiat.
Halsgeist: Spirit. strumalis.
Hälsig, Hälslig: Ungt. c. Pedicul.
Halskraut: Herb. Prunellae.
Halsmalven: Flor. Malv. arbor.
Halsperlen: Sem. Paeoniae.

Halspulver: Carbo Spongiae.
Halsrosen: Flor. Malv. arbor. Flor. Rhoeados.
Halssalbe: Ungt. Kalii jodati.
—, blaue: Ungt. Hydr. ciner. dil.
—, flüssige: Jodkalium-Opodeldock.
—, grüne: Ungt. Populi.
Halsschmiere: Ungt. Kalii jodati. Ungt. Hydrarg. cin. dil.
Halstropfen: Tinct. Pimpinellae.
Haltischpulver: Bolus rubr. Lign. Santali rubr. āā.
Halun: Alumen.
Halunkenwurzel: Rad. Gentianae.
Halys Pulver: Pulv. gummosus.
Hamburger Essenz: Elixir Proprietat.
— Kronenessenz: Tinct. Aloës comp.
— Lebensöl: Mixt. oleos.-balsam.
— Ossenkrüz: Empl. oxycroc.
— Pflaster: Empl. fusc. in bacul.
— Salbe: Ungt. vulnerar. comp.
— Stichpflaster: Empl. stictic.
— Stickschwede: Empl. stictic.
—, Tee: Species laxantes.
— Tropfen: Tinct. Aloës cps. Tinct. aromat. acid. Tinct. coronalis.
— — weiße: Spir. Aeth. nitros.
— Weiß: Cerussa.
— Wunderessenz: Mixt. oleos.-bals. rubr.
Hambutten: Fruct. Cynosbati.
Hämel = Himmel.
Hamelkinderpulver: Pulv. triplex.
Hameln: Flor. Chamomillae.
Hammelsmehl: Lycopodium.
Hammelschwanz: Herb. Polygoni. Herb. Agrimon. Herb. Verbasci.
Hammeltalg: Sebum.
Hämmerlein: Bulb. Victor. long.
Hammermüllers sechserlei Fette: Ungt. Populi. Ungt. flavum. Ol. Lauri.
Hammerwurz: Rhiz. Veratri.
Hämmigkraut: Herb. Hederae.
Hämorrhoidalansatz: Spec. amar.

Hämorrhoidalpillen: Pil. laxant.
Hämorrhoidalpulver: Pulv. Liqu. comp.
Hämorrhoidalsalbe: Ungt. flavum. Ungt. Linariae. Ungt. Hamamelidis.
Hämorrhoidaltee: Spec. laxant.
Hämorrhoidaltinktur: Tinct. Aloës comp. Tinct. Lignor.
Hämorrhoidenöl: Ol. Oliv. Ol. Sesami.
Handblätter: Herb. Tormentill.
Handblumen: Herb. Cheiri.
Handblümli: Flor. Farfarae.
Händelkraut: Herb. Veronicae.
Händemehl: Farina Amygdalar.
Handermann: Herb. Hederae.
Händlein: Tubera Salep.
Handsalbe: Sebum salicyl. Vaselin. Ungt. cereum.
Händscheli: Flor. Primulae.
Handschuhblumen: Flor. Primulae.
Handschuhblümli: Flor. Primulae.
Handschuherde: Talcum pulv.
Handschuhleder: Past. gummos.
Handschuhpulver: Talcum pulv.
Handtelen: Fol. Digitalis.
Handtellersalbe: Ungt. Hydr. alb.
Handwurz: Rad. Helenii.
Handzangenkraut: Herb. Cynoglossi.
Hanekloten: Tub. Colchici.
Hänels Kinderpulver: Pulv. triplex.
Hanf, Hanfhahn, Hanfhenne: Fruct. Cannabis.
—, wilder: Herb. Galeopsidis.
Hanfkraut: Herb. Cannabis.
Hanfnesselkraut: Herb. Galeopsidis. Herb. Eupatorii. Herb. Urticae.
Hanföl: Ol. Cannabis. Ol. Hyoscyami. Ol. Origani (gegen Zahnschmerzen).
Hanfpappeln: Flor. Malvae.
Hanfsamen, römischer: Semen Ricini.
Hanfwurzel: Rad. Apocyni. Herb. Malv.
Hängele: Flor. Primulae.
Hänggeli: Flor. Primulae.
Haningwurz: Rad. Bryoniae.
Hanis = Anis.

7*

Hänna = Hühner.
Hannatee: Herb. Marrubii.
Hannoverwurz: Rhiz. Veratri.
Hannotterfett: Adeps suill. Ol. Jecoris Aselli.
Hanreschenbaumbeeren: Fruct. Sorbi.
Hansblumen: Flor. Arnicae.
Hans und Gretel: Herb. Veronicae.
Hanseatenöl: Mixt. vulner. acid.
Hansel am Weg: Herb. Polygoni.
Hansenöl: Ol. Hyperici.
Hans frag nicht danach: Ungt. contra Scabiem griseum.
Hans geh weg und komm nicht wieder: Ungt. contra Scab. gris.
Hans im Glück: Rhiz. Filicis.
Hans komm her: Ungt. cont. Scab. gris.
Hans lach nicht: Ungt. cont. Scab. gris.
Hans nichts nütz: Ungt. contra Scabiem griseum.
Hansset: Fruct. Cannabis.
Hans steh wieder auf: Liq. Amm. caust.
Hans tu mir nichts: Ungt. contra Scabiem griseum.
Hans und Gretel: Herb. Veronicae. Tub. Salep.
Hans was geht's dich an: Ungt. contra Scabiem griseum.
Hans was willst du: Ugt. ctr. Scab. gris.
Hans weiß nichts davon: Ungt. contra Scabiem griseum.
Hantje-Hentje: Paeonia offic.
Hantjeswurzel: Rad. Ononidis.
Haputzen: Fruct. Cynosbati.
Harburger Lebensöl: Mixt. oleos. bals.
Hardrinde: Cort. Salicis.
Harfkraut: Herb. Cannabis sativae.
Harfsamen: Fruct. Cannabis.
Häringsöl: Ol. Jecoris Aselli.
Haripassari: Mixt. vulner. acid. Aqu. vulnerar. *spirit.*
Harlekin: Tubera Salep.
Harlekinsblumen: Aquilegia vulgaris.
Harlemer Balsam: Ol. Tereb. sulfurat.

Harlemer Öl: Ol. Terebinth. sulfurat.
Harlhau: Herb. Hyperici.
Harlins: Sem. Lini.
Härmelchen: Flor. Chamomill.
Harmeln: Flor. Chamomillae.
Harmonie: Liq. Ammon. caust.
Harmonium: Liq. Ammon. caust.
Harnblätter: Fol. Uvae Ursi.
Harnblumen: Flor. Stoechados.
Harnischpulver: Rad. Gent. pulv.
Harnkorn: Herb. Herniariae.
Harnkraut: Herb. Herniariae. Fol. Uvae Ursi. Herb. Acmellae. Herb. Linariae. Herb. Lycopodii. Herb. Pirolae. Chimaphila umbell.
Harnkrautblumen: Flor. Linariae.
Harnkrautwurzel: Rhizom. Caricis. Rad. Ononidis.
Harnwind: Herb. Herniariae.
Harnwurzel: Rad. Ononidis.
Harnzucker: Glykose.
Harrach: Herb. Scrofulariae.
Harrack: Liquor stypticus.
Hars = Harz.
Harschar: Lycopodium.
Harstrangwurzel: Rad. Ononid.
Hartband: Empl. ad. rupturas.
Hartborstensalbe: Ungt. leniens.
Hartbruchpflaster: Empl. ad Rupturas. Empl. oxycroc.
Harte Agtsteinsalbe: Cerat. Res. Pini.
— Palmsalbe: Empl. Lithargyr.
Härtekali: Kal. ferrocyanatum.
Hartelheuwurz: Rad. Ononid.
Hartenau: Herb. Hyperici.
Härtepulver: Kal. ferrocyanat.
Härtestein: Kal. ferrocyanat.
Harthagelkraut: Herb. Abrotani.
Harthaide: Herb. Ledi.
Harthechel: Rad. Ononidis.
Hartheu: Herb. Hyperici.
Hartheuwurzel: Rad. Ononidis.
Hartkopf: Herb. Chaerophylli.
Hartnau: Herb. Hyperici.

Hartnessel: Herb. Urticae.
Hartpech: Pix navalis.
Hartpflaster: Empl. oxycroc. Empl. piceum. Empl. ad rupturas.
Hartriegel: Cornus mas.
Hartrinde: Cort. Salicis.
Hartringel: Fol. Ligustri.
Hartsalbe: Empl. oxycroc.
Hartspankraut: Herb. Chenopodii.
Hartspanöl: Ol. Hyoscyami. Ol. Rapae.
Hartspansalbe: Ungt. Populi. Ungt. Rosmar. comp.
Hartspantropfen: Tinct. antispastica. Tinct. aromatica.
Hartsteinöl: Ol. Succini.
Harz, Burgundisches: Resina Pini.
—, **gelb. od. gemeines:** Resina Pini.
—, **verborgenes:** Resina Pini.
—, **weißes:** Resina Pini.
Harzadeltropfen: Tinct. Valerian.
Harzgeist: Pinoleinum.
Harzgespann: Herb. Ballotae. Herb. Cardiacae.
Harzhorn: Liq. Ammon. caust.
Harzkörner: Olibanum.
Harzöl: Ol. Terebinthinae.
Harzpflaster: Cerat. Resin. Pini.
Harzpresten: Herb. Senecionis.
Harzsalbe: Cera arborea. Ungt. basilic.
Harzvesicator: Empl. Canth. perp.
Harz von Chinbaum: Chinioïdin.
Hasababbla: Flor. Malvae silv.
Haschisch: Herb. Cannab. indic.
Hasegerf: Herb. Millefolii.
Haselbeeren: Fruct. Myrtilli.
Häselbeeren: Fruct. Myrtilli.
Häselbeier: Fruct. Myrtilli.
Haselkraut: Asarum europaeum.
Haselmünnich: Herb. Hepatic.
Haselmusch: Rhiz. Asari.
Haselnußblätter: Herb. Rubi fruticosi.
Häselnußöl: Ol. Amygdalarum.
Haselpulver: Rhiz. Asari pulv.
Haselvoaltcher: Herb. Hepatic.

Haselwurz: Rhiz. Asari. Rhiz. Caricis.
—, **runde:** Tub. Cyclaminis.
Haselwürze: Rhiz. Asari.
Hasenampfer: Herb. Acetosell.
Hasenauge: Rhiz. Caryophyllat.
Hasenblüten: Flor. Genistae.
Hasenbohnen: Bolet. cervinus.
Hasenbramblumen: Flor. Genistae.
Hasenfett: Adeps (Leporis). Ungt. basilic. Ungt. flavum.
Hasenfurz: Bolet. cervinus.
Hasenfuß: Herb. Trifol. arvens.
Hasenfußwurzel: Rad. Pyrethri.
Hasengalle: Fel Tauri.
Hasengarbe: Herb. Millefolii.
Hasengeilblumen: Flor. Genistae.
Hasenhaide: Herb. Genistae.
Hasenhaideblumen: Flor. Spartii.
Hasenklee: Herb. Acetosellae. Herb. Anthyllidis. Herb. Trifolii arvensis.
Hasenkleebohnen: Sem. Lupini.
Hasenkohl: Herb. Acetosellae.
Hasenkraut: Herb. Hyperici.
Hasenohr, Hasenohren: Sagittaria. Hrb. Succisae. Herb. Perfoliat. Herb. Scabiosae. Herb. Bupleuri. Fol. Melissae.
Hasenöhrl: Flor. Gnaphalii. Herb. Scabios. Rhiz. Asari.
Hasenohrwurzel: Rhiz. Asari. Tubera Cyclaminis.
Hasenpappeln: Fol. Malvae. vulg.
Hasenpappelwurz: Rhiz. Asari. Radix Helenii.
Hasenpfötchen: Flor. Gnaphalii. Flor. Stoechados. Flor. Trifol. arvens.
Hasenpopo: Lichen Pulmonar. Lichen islandicus.
Hasensalat: Herb. Acetosellae.
Hasensprung: Bolet. cervinus Conchae praep. Lycopodium.
Hasenstrauch: Herb. Genistae.
Hasentatzen: Fol. Farfarae.
Hasilbeer: Fruct. Myrtilli.

Haslinger: Rhiz. Asari.
Haslingerwurzel: Rhiz. Asari.
Haspelwurzel: Bulb. Scillae.
Haßbeerensalbe: Ungt. Rosmar. comp.
Hasselfett: Ol. Jecoris Aselli.
Hatschapetschen: Fruct. Cynosb.
Hattelhirse: Sem. Milii.
Hattichbeeren: Fruct. Ebuli.
Häuberln: Oblaten.
Hauchkraut: Herb. Uvulariae.
Haudermann: Herb. Hederae.
Haufkraut: Herb. Cannabis sativae.
Haugenblumen: Flor. Chamom.
Hauhechel: Rad. Ononidis.
Haukstein, blauer: Cupr. aluminat.
   Cupr. sulfuricum.
—,weißer: Zincum sulfuricum.
Haumilbchenwurz: Rad. Bistortae.
Häupbeeri: Fruct. Myrtilli.
Haupotensaat: Sem. Cynosbati.
Hauptessenz: Tinct. aromatica.
Hauptkopf: Rad. Eryngii.
Hauptkräuter: Species aromat.
Hauptlatwerge: Elect. Sennae.
Häuptlisalat: Herb. Lactucae.
Hauptmagengliederbalsam: Mixt. oleos.-
   balsam.
Hauptpflaster: Empl. opiatum.
Hauptpillen: Pilulae laxantes.
Hauptpulver: Pulv. sternutator.
Hauptspiritus: Spir. Vini gallici c. sale.
Hauptstärke: Pulv. sternutator.
Hauptundflußpulver: Pulv. aromaticus.
Hauptundflußschnupfpulver: Pulv.
   sternutator.
Hauptundmagenbalsam: Mixt. oleos.-
   balsam.
Hauptundschlagwasser: Aq. aromatica.
   Aq. Melissae. Spir. coloniensis.
Hauptwasser: Aq. aromatica. Liq. Am-
   mon. caust. Spir. odoratus. Spirit.
   saponatus. Spir. Vini gallici.
Hauptwurzelsalbe: Ungt. ctr. Scabiem.
Hausblatt: Hrb. Sedi. Hrb. Anserinae.

Hausenblase: Colla Piscium.
Hausertee: Species laxantes.
Häusertee: Species laxantes.
Hausfarbe: Terra rubra.
Hauskörz: Flores Verbasci.
Hauslaubkraut: Herba Sedi.
Hauslaubsaft: Sir. Althaeae.
Hauslauch: Herb. Sedi. Sempervivum
   tector.
Hauslauchsaft: Sir. Althaeae.
Hausmannswurzel: Rad. Carlinae.
Hausmarkwurzel: Rad. Meu.
Hausminze: Fol. Menth. pip.
Hausöl: Ol. Rapae.
Hauspflaster: Empl. fusc. camph.
Hauspillen: Pilulae laxantes.
Hausrot: Terra rubra. Bolus r.
Haussaft: Sir. Rhamni cathart.
Hausseife: Sapo domesticus.
Haustee: Spec. nutrientes. Fol. Fragar.
Hauswirbel: Flor. Calendulae.
Hauswundertee: Herb. Viol. tricol.
Hauswurz: Herb. Sempervivi.
Hauswurzel: Rad. Carlin. Rad. Helenii.
   Rhiz. Asari.
Hauswurzelöl: Ol. Arachidis.
—, rotes: Ol. Hyperici.
Hauswurzelsaft: Mel rosatum. Sir.
   Althaeae.
Häutlisalat: Herb. Lactucae.
Hautpflaster: Empl. Anglicum.
Hautsalbe: Ungt. leniens.
Hautschmiere: Vaselin. flav.
Havannahonig: Mel american.
Havermonie: Herb. Agrimoniae.
Haversleeblomen: Flor. Acaciae.
Hawersamen: Sem. Avenae.
Hawerstoff: Pulv. contra Pedicul.
Hawodeln: Fruct. Cynosbati.
Hebräische Salbe: Ungt. diachyl.
Hebrasalbe: Ungt. diachylon.
Hebsaft: Mel boraxatum.
Hechele: Rad. Ononidis.
Hebscheben: Fruct. Cynosbati.

Hechelkrautwurzel: Rad. Ononid.
Hechelwurz: Rad. Ononidis.
Hechtfett: Ol. Jecoris Aselli.
Hechtpflaster: Empl. adhaesiv.
Hechtgalle: Talcum venetum.
Hechtgebick: Conchae praep.
Hechtkiemen: Conchae praep.
Hechtkümmel: Pulv. Liquir. cps.
Hechtsalbe: Ungt. cereum.
Hechtsteinpulver: Ossa Sepiae pulv.
Hechtzahn: Conch. praeparat. Oss.
  Sepiae. pulv.
Heckdornblüten: Flor. Acaciae.
Heckelkrautwurz: Rad. Ononidis.
Heckenkirsche: Lonicera.
Heckenkleber: Herb. Galii.
Heckenknöterich: Herb. Polygoni.
Heckenrosensamen: Sem. Cynosbati.
Heckenrübe: Rad. Bryoniae.
Heckenundsecken: Bulb. Victor long.
  et rotund.
Heckenüsop: Herb. Gratiolae.
Heckholz: Fol. Ligustri.
Heckmännchen: Rad. Mandrag.
Heckpflaster: Empl. adhaesiv.
Heckrebenwurzel: Rad. Sarsaparill.
Heddernessel: Flor. Lamii alb. Herba
  Galeopsidis. Rad. Ononidis.
Hedeckenpulver: Rhiz. Tormentill. plv.
Hederich: Herb. Hederae.
Hederichsaft: Sir. Althaeae.
Hederweiß: Calc. phosph. crud.
Hedwigpapillanensaft: Sir. Aurant Flor.
Heemskensprit: Spir. Formicar.
Heemst = Althaea.
Heemstzalf: Ungt. flavum.
Heerezeicheli: Flor. Primulae.
Heermännle: Flor. Chamomillae.
Heeundhee: Rad. Gentianae et Rad.
  Angel. āā.
Heeundsee: Bulbus Victorialis long.
  et rot.
Hefenbranntwein: Kornbranntwein.
Heft: Empl. adhaesivum.

Heftkraut: Herb. Alchemillae.
  Herb. Millefolii.
Heftpapier: Empl. anglicum.
Heftpflaster, Edinburger: Empl.
  adhaesiv. edinburgense.
—, vegetabilisch: Empl. animale.
Hegemark: Fruct. Cynosbati.
Heidbeeri: Fruct. Myrtilli.
Heide, weiße: Herb. Ledi palustr.
Heidebienenkraut: Herb. Ledi pal.
Heideckerwurzel: Rhiz. Tormentillae.
Heideflachs: Herb. Linariae.
Heideflechte: Lichen islandicus.
Heidegras: Lichen islandicus.
Heidekraut: Herba Ericae.
Heidekäs = Steinpilz.
Heidekorn: Buchweizen.
Heidelbeerblätter: Fol. Myrtilli.
Heidelbeeren: Fruct. Myrtilli.
Heidelbeersaft: Sir. Myrt. Sir. Moror.
Heidelblumen: Flor. Stoechad.
Heideln: Herb. Euphrasiae.
Heidemannsches Pulver: Plv. Equorum.
Heidemoos: Lichen islandicus.
Heidenblumen: Flor. Carthusian.
Heidenflachs: Herb. Linariae.
Heidennüsse: Sem. Pichurim.
Heidepfriemblumen: Flor. Spartii.
Heidepreste: Herb. Senecion.
Heiderling = Feldchampignon:
  Psalliota campestris.
Heideschmuck: Herba Genistae.
Heidnischwundbalsam: Bals. peruvian.
Heidnischwundkraut: Hrb. Chenopodii.
  Herb. Virgaur.
Heikenundseiken: Bulb. Vict. long. et
  rotund.
Heilallerschäden oder Heilallerwelt:
  Herb. Agrimon. Herb. Oreosel.
  Herb. Saniculae. Herb. Veronic.
  Rhiz. Caryophyllat.
Heilandbeeren: Fruct. Ebuli.
Heilandschühle: Orchis Morio.

Heil aus dem Grund: Herb. Abrotani. Hrb. Oreoselini. Rad. Tormentillae.
Heilbalsam: Bals. peruvian. Tinct. Benzoës comp.
Heilblätter: Fol. Farfarae.
Heilblumen: Flor: Stoechados.
Heildistel: Herb. Cardui bened.
Heildolde: Herb. Saniculae.
Heilende Medizin: Tinct. Aloës comp.
Heilerde: Bolus alba.
Heilessig: Mixt. vulnerar. acid.
Heilgift: Rhiz. Zedoariae.
Heilgrundsalbe: Ungt. oxygenat.
Heilig, Rübe: Rad. Bryoniae.
Heiligzeitwurzel: Rad. Angelicae,
Heiligdingpflaster oder -schwede: Empl. Lith. simpl. Empl. saponatum.
Heiligdingpulver: Pulv. erysipel.
Heilige Christwurzel: Radix Bardanae.
Heiligenbitter: Ectract. Absinthii. Extr. Aloës. Extr. Gentianae. Rad. Angelicae. Species amarae. Stipit. Dulcam. Tict. Aloes. Spec. hier. picrae.
Heiligengeistwurzel: Rad. Angelic.
Heiligenharz: Resina Guajaci.
Heiligenhauptwasser: Aqua vuln. spir.
Heiligenholz: Lignum Guajaci.
Heiligenpflaster: Empl. fuscum.
Heiligenstein: Cupr. aluminat.
Heiligentee: Lign. Guajaci.
Heiligenwasser: Spir. coloniens. Aqua. vulner. spirit.
Heiligenwurzel: Radix Angelicae. Rhiz. Polypodii.
Heilige Zeitwurzel: Rad. Angelicae.
Heiligheu: Viscum album.
Heiligholz: Lignum Guajaci.
Heiligkraut: Fol. Althaeae. Herb. Verbenae.
Heiligöl: Ol. Ricini.
Heiligwundkraut: Herb. Nicotian.
Heilkräftige Medizin: Tict. Aloës cps.
Heilkraut: Herba Sphondylii. Herb. Saniculae.

Heiloder: Flor. Sambuci.
Heilöl: Bals. peruvian. Ol. carbolicum. Ol. Hyoscyami.
Heilpech: Res. Pini burgund.
Heilpflaster: Cerat. Res. Pini. Empl. Ceruss. Empl. Litharg.
Heilpflaster, schwarzes: Empl. fusc. camph.
Heilpulver: Pulv. Liquir. comp.
— fürs Vieh: Pulv. pro Equis.
Heilrauf: Herb. Hederae.
Heilsalbe: Ugt. boricum. Ugt. cereum. Ungt. Plumbi.
—, schwarze: Ungt. basilic. fusc.
Heilstein: Cuprum aluminatum.
Heiltropfen: Tinct. Chinioïdin.
Heilumdiewelt: Herb. Oreoselini. Herb. Veronicae.
Heilundflußpflaster: Empl. fuscum.
Heilundwundbalsam: Balsam. peruvian Tinct. Benzoës cps.
Heilundzugpflaster: Empl. Litharg. comp. Empl. fuscum camph.
Heilundzugsalbe: Ungt. basilic.
Heilwasser: Aq. borica. Aq. vuln. Mixt. vuln. acid.
—, weißes: Aq. vulnerar. spirit.
Heilwundkraut: Herb. Virgaur.
Heilwurz: Rad. Althaeae. Rad. Consol. Rhiz. Torment.
Heilwurzblumen: Flor. Althaeae. Flor. Arnicae.
Heimbutten: Fruct. Cynosbati.
Heimelekraut: Herb. Chenopodii.
Heims Spiritus: Mixt. oleos. balsam. et Linim. sap. camph. āā.
Heinerli: Herb. Chenopodii.
Heinisch: Fol. Althaeae.
Heinrich, armer: Herb. Chenopodii.
Heinrich, großer: Rad. Helenii.
—, guter, roter oder stolzer: Herb. Chenopod. bon. Henr.
Heinscher Tee: Fol. Menth. pip. et Fol. Trifol. āā.

Heinwurz: Rad. Hellebori.
Heinzelmännchen: Rd. Mandragorae.
Heinzerln: Fruct. Cynosbati.
Heiratswurzel: Tubera Salep.
Heiserkeitspillen: Trochisci Ammon. chlor.
Heiserkeitstropfen: Tinct. Pimpinellae.
Heiteni: Fruct. Myrtilli.
Heiternesseln: Herb. Urticae. Herb. Galeopsidis. Flor. Lamii.
Heiti: Fruct. Myrtilli.
Heitmannsches Pulver: Pulv. Equorum.
Heiundsei: Bulb. Vict. long. et rot.
Heizelpulver: Pulv. pro Porcis.
Heizwurzel: Rhiz. Tormentill.
Hekenundseken: Bulb. Victor.
Helderblumen: Flor. Sambuci.
Heldingpflaster: Empl. sap. rubr.
Helenenblüten: Flor. Helenii.
Helenenkrautwurzel: Rad. Helenii.
Helenenwurzel: Rad. Helenii.
Helfenbein, gebranntes: Ebur ustum.
Helfkraut: Herb. Alchemillae. Herb. Marrubii.
Helgoländer Pflaster: Chart. resinosa. Empl. fuscum.
Helleborsalbe: Ungt. ctr. Scabiem gris.
Helmbusch: Rad. Aristolochiae.
Helmchen: Flor. Chamom. vulg.
Helmerchen: Flor. Chamomill. Flor. Trifolii arvensis.
Helmerchenöl: Ol. Chamomill. infus.
Helmgiftkraut: Herb. Aconiti.
Helmknabenkraut: Orchis militaris.
Helmkraut: Herb. Scrofulariae. Herb. Scutellar. Herb. Urticae.
Helmrigen: Flor Chamomillae.
Helmwurzel: Rad. Aristoloch.
Help ze weg: Ungt. Pediculor.
Helsche steen: Argent. nitric. fus.
Helxine: Parietaria.
Hemdenknöpfe: Flor. Tanaceti. Rotul. Succi Liquirit.
Hemel = Himmel.

Hemelsleutel: Herb. od. Flor. Primulae.
Hemelsteen: Argent. nitric.
Hemigwurzel: Rad. Althaeae.
Hemisch: Folia Althaeae.
Hemmerwurz: Rhiz. Veratri.
Hemsken = Ameisen.
Hemstwurzel: Rad. Althaeae.
Henest: Fol. Althaeae.
Heng: Mel crudum.
Hengelsalbe: Empl. Litharg. cps.
Henig: Mel crudum.
Henipsamen: Fruct. Cannabis.
Henkbeer: = Himbeer.
Hennaverecker: Colchic. autumnale.
Hennagift: Colchic. autumnale.
Henne, fette: Herb. Sedi.
Hennedarm: Herba Anagallidis.
Hennengalle: Rad. Peucedani.
Hennenpfeffer: Fruct. Capsici.
Hennenwurzel: Rad. Aristoloch. cavae.
Hennep = Hanf.
Hennigkraut: Fol. Althaeae. Herb. Cannabis sativae.
Hennigwurzel: Rad. Althaeae.
Hennipenstroop: Sirup. commun.
Hepperstaul: Fol. Trifol. fibrin.
Herbenzian: Herb. Antirrhini.
Herbishöfle: Fruct. Berberidis.
Herbrosen: Flor. Malv. arbor.
Herbstblumensamen: Sem. Colchici.
Herbstliliensamen: Sem. Colchini.
Herbstrosen: Flor. Malvae arb.
Herbstzahnsalbe: Ungt. Plumbi.
Herbstzeitlosensamen: Sem. Colchici.
— -wurzel: Tub. Colchici.
Herdeckern: Rhiz. Tormentillae.
Herderstasch: Herb. Bursae Past.
Herdmandle: Tub. Helianthi.
Herdrauch: Herb. Fumariae.
Heringsöl: Ol. Jecor. Aselli.
Herkules: Sem. Cucurbitae.
Herkuleswurzel: Rhiz. Nymphaeae.
Herlitzen: Fruct. Corni.
Hermännle: Flor. Chamom. vulg.

Hermannsstein: Lap. calaminar.
Hermannstee: Spec. laxantes.
Hermchen, Hermeisen, Hermeln, Hermichen, Hermligen, Hermüntzel, Hermunel: Flor. Chamomillae vlg. (Hermchen werden in manchen Gegenden auch die Wiesel genannt.)
Hermoes: Herb. Equiseti arvens.
Hernschen: Fruct. Corni maris.
Herrenblümli: Flor. Convallar.
Herrenkraut: Herb. Basilici.
Herrenkümmel: Fruct. Ajowan.
Herrenleder: Pasta gummosa.
Herrenlöffelkraut: Herb. Droserae.
Herrensalbe: Ungt. leniens.
Herrenschlüßli: Flor. Primulae.
Herrenschüeli: Orchis Morio.
Herrenzeicheli: Flor. Primulae.
Herrgottbart: Herb. Polygalae. Herb. Spiraeae.
Herrgottsblatt: Herb. Chelidonii.
Herrgottsblümli: Flor. Violae tricolor.
Herrgottsblut: Hyperic. perfor.
Herrgottholz: Lign. Guajaci.
Herrgottkraut: Herb. Abrotani.
Herrgottmantel: Herb. Alchemillae. Herb. Hederae.
Herrgottschäjelchen: Orchis Morio.
Herrgottstroh: Herb. Galii.
Herrgottsüppli: Herb. Acetosellae.
Herrjemerschnee: Carrageen.
Herrnlöffelkraut: Herb. Droserae.
Hertkruiden: Herb. Urticae.
Herts = Hirsch.
Hertsspons: Fungus cervinus.
Herum: Mel rosatum boraxatum.
Herzadeltropfen: Tinct. Valerian.
Herzbetonien: Herb. Betonicae.
Herzblatt: Parnassia palustris.
Herzbleichkraut: Herb. Pulegii.
Herblümchen: *Flor. Parnass. pal.*
Herzblüten: Flor. Millefolii.
Herzbrandkraut: Herb. Agrimon.
Herzbrenn: Ungt. flavum.

Herzelkraut: Herb. Burs. Pastor.
Herzenbleiche: Herba Pulegii.
Herzenfreude: Herb. Asperulae.
Herzengleich: Herb. Pulegii.
Herzensfreude vgl. **Herzfreude.**
Herzfreude: Herb. Asperulae. Herb. Borragin. Herb. Hepaticae.
Herzgespann: Herb. Ballotae. Herb. Cynoglossi.
Herzgespannsalbe, grüne: Ugt. nervin.
—, rote: Ungt. rubrum. Ungt. potabile.
Herzgespanntropfen: Tict. carminativa. Tinct. aromatic.
Herzgespannwasser: Aq. aromat.
Herzgesperr: Ungt. nervinum.
Herzgleich: Herb. Pulegii.
Herzgras: Herb. Cerastii.
Herzhasenpulver: Sang. Hirci plv.
Herzkarfunkelwasser: Spir. Meliss. cps.
Herzklee: Herb. Acetosellae. Herb. Melitoti.
Herzkohl: Herb. Acetosellae.
Herzkrampftropfen: Tinct. Valer. aeth.
Herzkraut: Herb. Bursae Pastor. Herb. Hepaticae. Fol. Melissae.
Herzlämmleintropfen: Ol. Tereb. sulf.
Herzleberkraut: Herb. Hepaticae.
Herzleuchte: Flor. Malv. arbor.
Herzminze: Herb. Pulegii.
Herzog=Christoph-Pflaster: Emplast. consolid. Empl. Picis extens.
Herzog-Friedrichs-Pflaster: Empl. sap.
Herzogs-Augensalbe: Ungt. ophthalm. comp.
Herzogsalbe, weiße: Ungt. Zinci.
Herzogs-Ulrichs-Pflaster: Empl. sapon.
Herzpestilenzwurz: Rhiz. Filicis.
Herzpolei: Herb. Pulegii.
Herzpulver für Kinder: Pulv. Magnes. c. Rheo.
—, gelbes: Pulv. Pueror. citrin.
—, goldenes: Pulv. epilept. March.
—, graues: Pulv. bezoardicus.
—, grünes: Pulv. Liquir. comp.

Herzpulver, mit Flunkern: Pulv. epilept. nigr. c. Aur. fol.

—, rotes: Pulv. cephalic. Mich. Pulv. temperans rubr.

—, weißes: Pulv. epilept. March.

Herzspannöl: Ol. Chamomill. infus. Ol. Hyoscyami.

Herzspannsalbe: Ungt. nervinum.

Herzspannspiritus: Spir. Angelic. comp. Mixt. oleos.-balsam.

Herzspanntee: Spec. inf. c. Fruct. Anisi.

Herzspanntropfen: Tinct. antispastica. Tinct. aromatica.

Herzspannwasser: Aq. aromatica. Spir. Angelicae comp.

Herzsperrsalbe: Ungt. nervin.

Herzstärke: Rotul. Menth. pip. Confect. Zingib.

Herzstärkung: Aqua carminat. reg.

Herzstärkungstropfen: Tinct. aromat.

Herztee: Herb. Burs. Pastoris.

Herztinktur: Essentia dulcis. Tinct. Lignorum.

Herztropfen od. Herz- und Lobtinktur: Tinct. aromatica. Tinct. carmin. Tinct. Cinnam. Tinct. Lignorum. Mixt. oleos. bals. rubr.

Herztrost: Fol. Melissae.

Herzundgeblütstropfen: Essentia dulc.

Herzundhautpulver: Pulvis cephalicus.

Herzwurzel: Rhiz. Filicis. Stipit. Dulcamar. Rad. Mëu.

Hesterichs Pulver: Pulv. Liquiritiae cp.

Hetschebe: Fruct. Cynosbati.

Hetschepetsch: Fruct. Cynosbati.

Hetscherkorn: Sem. Cynosbati.

Heu, griechisches: Trigonella Foenum Graecum.

Heu, heiliges: Visc. album.

Heubeeren: Fruct. Myrtilli.

Heublumen: Herb. Meliloti. Herb. Serpylli. Spec. aromat.

—, Kneipps: Flor. Graminis.

Heudieb: Herb. Plantaginis.

Heudorn: Rad. Ononidis.

Heufoten: Fruct. Cynosbati.

Heuhechel: Rad. Ononidis.

Heuheckenblätter: Fol. Farfarae.

Heul $=$ Mohn (Papaver Rhoeas).

Heundse: Bulb. Vict. long. et rot.

Heupulver: Sem. Foengraec. pulv.

Heusamen: Sem. Gramin. Sem. Psyllii.

—, Griechischer: Sem. Foenugr.

Heuschkels Augensalbe: Ungt. Zinci.

Heuschlafen: Herb. Pulsatillae.

Heustengelkraut: Herb. Chaerophylli.

He und Se: Bulbus Victorial. long.

Heuzberger Puppen: Spec. amar.

Hexenanis: Sem. Nigellae.

Hexenbaum: Cort. Pruni Padi.

Hexenbesen: Viscum album.

Hexendornbeeren: Fruct. Rhamn. cath.

Hexenkörner: Sem. Paeoniae.

Hexenkraut: Circaea. Herb. Lycopodii. Herb. Hyperici. Rad. Valerianae.

Hexenmehl: Lycopodium.

Hexenmehlkraut: Herb. Lycopodii.

Hexennest: Viscum alb.

Hexenpulver: Pulv. pro. Equis.

Hexenrauch: Oliban., Asa foetida. et Sem. Nigellae āā.

Hexenrauchwurzel: Rad. Valerian.

Hexenspiritus: Spirit. sap.-camph.

Hexenspitzet: Bolet. cervinus.

Hexenstaub: Lycopodium.

Hexenstein: Argent. nitricum.

Hexenwiderruf: Herb. Adianti.

Hexenwurzel: Rhiz. Filicis.

Heyderich, weißer: Acid. arsenicos.

Hjarners Lebenselixier: Tintur. Aloës comp.

Hibisch: Fol. Althaeae.

Hibstenwurzel: Rad. Althaeae.

Hickerpicker: Species hierae picrae. Spec. ad long. vit.

Hickundhack: Tacamahaca.

Hienundmien: Chinioïdinum.

Hiften: Fruct. Cynosbati.

Hiftensamen: Sem. Cynosbati.
Hildebrands Pflaster: Ungt. basilicum.
Hilfkraut: Fol. Althaeae.
Hilfwurzel: Rad. Althaeae.
Hillig = heilig.
Hilse: Folia Ilicis.
Himbeersalbe: Cerat. Cetac. rbr.
Himlysche Salbe: Ungt. ophthalm. cps.
Himmelbeeren: Fruct. Rubi. Id.
Himmelblauer Spiritus: Spir. coeruleus.
Himmelblumen: Flor. Verbasci.
Himmelblümli: Herb. Centaurii.
Himmelblüten: Flor. Acaciae.
Himmelbrand: Flor. Acaciae.
    Flor. Verbasci. Fol. Vitis. Id.
Himmelbrandöl: Ol. flavum.
Himmelbrandsalbe: Ungt. flavum.
Himmelbrandtee: Fol. Farfarae.
    Flor. Verbasci.
Himmelbrot: Manna.
Himmeldill: Rad. Peucedani.
Himmelfahrt: Flor. Stoechados.
    Herb. Polygalae.
Himmelgalle: Rad. Peucedani.
Himmelkehr: Herb. Artemisiae.
Himmelkerze: Flor. Verbasci.
Himmelkraut: Verbascum.
Himmelmehlkraut: Herb. Ficariae.
Himmelsalbe, rote: Ugt. ophthal. rubr.
Himmelsblümchen: Herb. Centaurii.
Himmelsschlüssel: Flor. Primul.
Himmelschmetten: Ungt. leniens.
Himmelschwert: Rhiz. Iridis.
Himmelskrautblumen: Flor. Verbasci.
Himmelssegentropfen: Tinct. Rhei. vin.
Himmelstein, blauer: Cuprum aluminat.
— weißer, Zincum sulfuricum.
Himmelstengel: Rad. Gentian.
Himmelstau: Herb. Droserae.
Himmelstohr: Herb. Artemisiae.
Himmeltraut: Flor. Verbasci.
Himmelwurz: Rad. Helleb. nigr.
Himmlisch Dreiacker: Elect. theriacale.
Hindbeersaft: Sir. Rubi Idaei.

Hindeg: Rad. Cichorii.
Hindelbeerikraut: Fol. Rub. frut.
Hindischkrautstengel: Stipit. Dulcam.
Hindläuftenkraut: Herb. Cichorii.
Hindlaufwurzel: Rad. Cichorii.
Hinfen: Fruct. Cynosbati.
Hinfenkörner: Sem. Cynosbati.
Hingischgummi: Asa foetida.
Hinkbeersaft: Sir. Rubi Idaei.
Hinschkrautholz: Stip. Dulcam.
Hinschpulver: Brunstpulver für Tiere.
    Pulv. pro Vaccis.
Hinschstengel: Stip. Dulcamar.
Hintelensaft: Sir. Rubi Idaei.
Hinterhopfen: Herb. Hyssopi.
Hinti: Fruct. Rub. Id.
Hintlauf gegen Asthma: Liq. Ammon.
    anis.
Hinundher: Chinioïdin. Rhiz. Zingiberis
Hinundhertropfen: Tinct. triplex.
    Tinct. Lignorum.
Hinzentee: Herb. Millefolii.
Hippekras: Spec. arom. Vin. aromatic.
Hirdenettel: Herb. Urticae.
Hippenbrem: Herb. Genistae.
Hippstein: Argent. nitricum.
Hirnkraut: Herb. Basilici. Herb.
    Euphrasiae.
Hirnpulver: Pulv. sternutator.
Hirnschalblumen: Flor. Rhoead.
Hirnschnalz: Flor. Rhoeados.
Hirrernetteltee: Herb. Urticae.
Hirsch, wilder: Spiraea Ulmaria.
Hirschaugensalbe: Ungt. Hydrarg.
    rubr. Ungt. Zinci.
Hirschaugenwurzel: Rad. Gent. nigrae.
Hirschbeeren: Fruct. Rhamni.
Hirschbrunst: Bolet. cervinus. (Fungus
    cervinus.)
Hirschdornbeeren: Fruct. Rhamni.
Hirschdost: Herb. Eupatorii.
Hirschenzäh: Colla Piscium.
Hirschfarnwurzel: Rhiz. Polypodii.
Hirschfett: Sebum.

Hirschfußtee: Fol. Trifol. fibr.
Hirschgänsel: Herb. Eupatorii.
Hirschgeil: Liqu. Ammon. carb. pyrool.
Hirschgeiltropfen: Tinct. Castor.
Hirschgeist: Liq. Am. carb. pyrooleosi.
Hirschgespann: Herb. Anserinae.
Hirschgrallen: Bolet. cervinus.
Hirschgretten: Bolet. cervinus.
Hirschgünzelkraut: Herb. Eupatorii.
Hirschheilwurzel: Rad. Gentian. nigrae.
Hirschholderblüten: Flor. Sambuci.
Hirschhorn, geraspelt: Cornu Cervi rasp.
Hirschhorn, präpariertes: Cornu Cervi praep.
—, rotes: Caput mortuum.
—, schwarzgebrannt: Ebur ust.
—, weißgebrannt: Conch. praep.
Hirschhornflechte: Lich. islandicus.
Hirschhorngeist zum Einreiben: Liqu. Ammon. caust.
— zum Einnehmen: Liqu. Ammon. carb. pyrooleosi.
—, bernsteinhaltiger: Liqu. Ammonii succinici.
Hirschhornknochenspiritus: Liqu. Ammon. caust.
Hirschhornöl: Ol. animale foet.
Hirschhornpulver, schwarzes: Ebur ustum.
Hirschhornsalz: Amm. carbon.
— flüssiges: Liqu. Ammon. carbon. pyrooleosi.
Hirschhornspäne: Cornu Cervi raspat.
Hirschhornspiritus: Liqu. Amm. carb. pyrooleos.
— mit Agsteinöl: Liqu. Amm. succini.
— mit Anisöl: Liq. Ammon. anis.
Hirschhorntropfen: Liqu. Amm. carb. pyrooleos.
Hirschinselt: Sebum.
Hirschklee: Eupatorium cannabinum. Herb. Eupatorii. Herb. Hepaticae.
Hirschkörner: Bolet. cervinus.

Hirschkohl: Lichen od. Herb. Pulmon.
Hirschkrallen: Fung. cervinus.
Hirschkrautholz: Stip. Dulcamarae.
Hirschkrautstengel: Stipit. Dulcamarae.
Hirschkugeln: Bolet. cervinus.
Hirschlaugenspiritus: Liquor. Ammon. caust. spir.
Hirschleber: Sang. Hirci pulv.
Hirschluffen: Boletus cervinus.
Hirschlunge: Lichen Pulmonar.
Hirschlungenmoos: Hrb. Pulmon. arbor.
Hirschmangold: Herb. Pulmonar.
Hirschmorellen: Rad. Gent. nigr.
Hirschmundkraut: Herb. Eupator.
Hirschongel: Sebum.
Hirschpeterlein: Rad. Gentian. nigrae.
Hirschpetersilie: Herb. Oreosel.
Hirschpilz: Boletus cervinus.
Hirschschwanzbeeren: Fruct. Ebuli.
Hirschsprung: Bolet. cervinus.
Hirschstengel: Stip. Dulcamar.
Hirschtalg: Sebum.
Hirschtinktur: Liqu. Amm. pyrooleosi.
Hirschtrüffel: Fungus cervinus.
Hirschunschlitt: Sebum.
Hirschweichsel: Physalis Alkekengi.
Hirschweichselblätter: Fl. Belladonnae.
Hirschwundkraut: Herb. Eupator.
Hirschwurzel: Rad. Gent. Rad. Helenii. Rad. Peucedani. Rhiz. Polypodii.
Hirschwurzelvogelnest: Rad. Oreosel.
Hirschzähne: Colla Piscium.
Hirschzehen: Bolet. cervinus.
Hirschzehnwurzel: Rhiz. Filicis.
Hirschzunge: Herb. Scolopendr.
Hirsedornbeeren: Fruct. Rhamn.
Hirsensaat: Sem. Cynosbati.
Hirsepilz = Sandpilz: Bol. variegatus.
Hirtensäckelkraut: Hrb. Burs. Pastoris.
Hirtentäschel: Herb. Burs. Past.
Hirtzwurzel: Rad. Dictamni.
Hirzenzunge: Herba Scolopendrii.
Hirzholder: Flor. Sambuci.
Hitschelblüten: Flor. Sambuci.

Hitschelsaft: Succ. Samb. insp.
Hitz' = Hitze.
Hit'zngeist für's Vieh: Acid. sulf. dil.
Hitzpulver: Pulv. Magnesiae c. Rheo.
. Pulv. temperans.
Hoaflotcher: Fol. Farfarae.
Hoarber: Fruct. Myrtilli.
Hoarsamen: Sem. Lini.
Hocheschenrinde: Cort. Fraxin.
Hochkrautsamen: Fruct. Anethi..
Hochleuchten: Flor. Malvae. arbor.
Hochmutblumen: Flor. Caryophyllor.
Hochstein, blauer: Cuprum sulfuric.
ammoniat. Cuprum sulfuricum.
—, weißer: Zinc. sulfuric.
Hochwürdenpflaster: Empl Canth. perp.
Hochwurz: Rad. Gentianae.
Hodensalbe: Ungt. Jodi.
Hodenwurz: Tubera Salep.
Hoeckertang: Fucus vesiculosus.
Hoest = Husten.
Hofblätter: Fol. Farfarae.
Hoffahrtpulver: Pulv. pro Equis.
Hoffmanns Geist: Spir. aether.
— —, gelbe: Mixt. oleos.-balsam.
— Gichttropfen, braune: Elix. Aur. cps.
— —, gelbe: Mixt. oleos. balsam.
— Lebensbalsam: Mixt. oleos.-balsam.
— Liquor: Spiritus aethereus.
— Magentropfen: Elix. Aurant. comp.
— Tropfen, braune: Tinct. Valerianae
aetherea.
— —, eisenhaltige: Tinct. Ferri
chlorati aeth.
— —, schwarze: Elix. Aurant. comp.
— —, weiße, Spirit. aethereus.
— Zahntropfen: Tinct. Guajac. e Resin.
c. Ol. Menth. pip.
— Zweipfennigtropfen: Tict. Chinioïd.
Hoflatt: Fol. Farfarae.
Hoflattken: Folia Farfarae.
Hoflattkensaft: Sir. Althaeae.
Hoflodenpulver: Fol. Farf. pulv.
Hofpastorensamen: Fruct. Dauci.

Hofrautenblätter: Herb. Rutae.
Hofrauterkraut: Herb. Abrotani.
Höftwater: Aq. aromat. spirit.
Högen: Fruct. Cynosbati.
Hohlbeerensaft: Sir. Rubi Idaei.
Hohldürekraut: Herb. Galeops.
Hohlheide: Herb. Genist. tinct.
Hohlwurzel: Rad. Aristolochiae.
Hohlzahnkraut: Herb. Galeopsid.
Hohlzahnpulver: Rhiz. Irid. pulv.
Hohlzahnwurzel: Rad. Taraxac.
Holdala: Fruct. Myrtillor.
Hoidklover: Flor. Trifol. alb.
Hoil = Heil.
Holangenwurzel: Rhiz. Galang.
Holbeeressig: Acet. Rubi Idaei.
Holderbeeren: Fruct. Sambuci.
Holderblüte: Flor. Sambuci.
Holderknopf: Flor. Sambuci.
Holdermark: Lign. Juniperi.
Holdermüsel: Succ. Sambuci.
Holdersalbe: Balsam. Arnicae.
Holderschwämmle: Fungus Sambuci.
Holdersulz: Succ. Sambuci.
Holderstaudenblüten: Flor. Sambuci.
Holländ. Kräutertee: Rad. Alth., Rad.
Liquirit., Rhizom. Gram., Stip. Dulc.
et Lignum Quass. āā.
— Pflaster: Emplastr. fuscum.
— Säure: Mixt. sulfurica acida.
— Tropfen: Ol. Terebinth. sulf.
Höllenkraut: Fol. Belladonnae.
Höllenrock: Flor. Carthami.
Höllenstein: Argent. nitricum.
Höllenstein, verdünnter: Argent. nitric.
c. Kal. nitrico.
Holler = Holunder.
Hollerblüte: Flor. Sambuci.
Hollerholz: Lign. Juniperi.
Hollerlatwerge, -mandl, -pflaster oder
Sulz: Succ. Sambuci.
Hollerntee: Flor. Sambuci.
Hollerschwamm: Fungus Sambuci.
Höllischwasser: Spirit. coloniens.

Holunderblätter: Fol. Malvae.
Holunderblumen: Flor. Sambuci.
Holunderblumenöl: Ol. Arachidis.
Holunderessig: Acet. aromat.
Holunderkernöl: Ol. Arachidis.
Holunderlatwerge: Succus Sambuci.
Holundermus: Succus Sambuci.
Holunderpflaster: Emplastr. fuscum.
   Empl. Litharg. simpl. Succ. Sambuci.
Holundersalbe: Succ. Sambuci.
Holunderschwamm: Fungus Sambuci.
Holunderwurzel: Rad. Ebuli.
Holst: Folia Ilicis.
Holsteiner Panacee: Kalium sulfuric.
Holtmannspulver: Pulv. fumalis foetid.
Holtwort: Tub. Corydalis.
Holwortel: Rhizom. Imperator.
Holz aller Heiligen: Lignum Guajaci.
— unseres Herrn: Lignum Rhodium.
Holzalkohol: Alcohol methylicus.
Holzäpfel: Fruct. Mali immat.
Holz, heiliges: Lign. Guajaci.
—, indianisches: Lign. Guajaci.
Holzasche = Holzaschensalz.
Holzaschensalz: Kalium carbon.
Holzblumen: Herb. Hepaticae.
Holzblumenkraut, blaues: Herb. Hepat.
Holzbrusttee: Radix Liquirit., Rad.
   Althaeae āā.
Holzessenz: Tinct. Lignorum.
— zu Spülungen: Acet. pyrolignos.
Holzessig: Acetum pyrolignos.
Holzgeist: Alcohol methylic.
—, saurer: Acet. pyrolignos.
Holzkalk: Calc. acetic. crudum.
Holzkassie: Cort. Cassiae lign.
Holzklee: Herb. Acetosellae.
Holzmangold: Herb. Pirolae. Herb.
   Umbellatae.
Holzmännchenrinde: Cort. Mezerei.
Holzöl: Balsam. Gurjun.
—, französisch: Ol. Philosophor.
Holzrinde, faule: Cort. Frangulae.
Holzsäure: Acet. pyrolign. crud.

Holzschuhwurzel: Rad. Cypriped.
Holztee: Radix Saraparillae.
   Species Lignor.
Holzteer: Pix liquida.
Holztinktur: Tinct. Lignorum.
   Tinct. Pini comp.
Holztisane: Spec. Lignorum.
Holztrank: Spec. Lignorum.
Holztropfen: Tinct. Lignorum.
Holzwurzel: Rhiz. Veratri.
Holzzahn: Herb. Galeopsidis.
Holzzahnblüten, gelbe: Flor. Lamii lutei.
Holzzimt: Cort. Cassiae lign.
Holzzwangkraut: Herb. Sedi.
Hombergsches Salz: Acid. boric.
Homerianatee: Herb. Polygon. avicul.
Hond = Hund.
Hondebeishout: Stipit. Dulcam.
Hondenklamei: Zinc. sulfuricum.
Hondjeshout: Cort. Frangulae.
Hondsdraf: Herb. Hederae.
Hondskool: Herb. Mercurialis.
Hondshoda: Tub. Colchici.
Hondslällera: Sem. Colchici.
Hondszunga: Herb. Taraxaci.
   Herb. Cynoglossi.
Honefsamen: Fruct. Cannabis.
Honig (Kneipp): Mel depurat.
Honig, weißer: Mel album.
Honigbalsam: Ungt. Elemi.
Honigblatt: Fol. Melissae.
Honigblümel: Flor. Stoechados.
   Melissa.
Honigblumenwasser: Aq. Mellis.
Honigessig: Oxymel simplex.
Honigklee: Herb. Meliloti.
Honigpflaster: Cerat. Resinae Pini.
   Empl. Litharg. comp. Empl. Meliloti.
   Mel c. Farin. Fabar. āā.
Honigsalbe: Ungt. cereum.
Honigsugel: Flor Lamii alb.
Honigsüß: Rhiz. Graminis.
Honigtau: Manna. Herb. Droserae.
Honigtee: Flor. Tiliae.

Honingklaver: Flores Meliloti.
Honnisügele: Flor. Lamii alb.
Hontabeer: Fruct. Rub. alb.
Hontabeier: Fruct. Rub. Id.
Höntelibeier: Fruct. Rub. Id.
Hooft = Haupt.
Hooftpijn = Kopfschmerz.
Hoofkebladen: Fol. Farfarae.
Hop = Hopfen.
Hopbellen: Strobuli Lupuli.
Hopfen: Strobuli Lupuli.
—, kretischer: Herb. Origani cret.
—, spanischer: Herb. Orig. cret.
Hopfenblüte: Flor. Lupuli.
Hopfengeist: Spiritus.
Hopfenmehl: Glandulae Lupuli.
Hopfenöl, kretisches, spanisches:
    Ol. Origani. cretici.
Hopfenstaub: Glandulae Lupuli.
Hopfenwurzel: Rad. Taraxaci.
Hopfenzapfen: Strobuli Lupuli.
Hoppelgeist: Spirit. aromat.
Hoppentalerpflaster: Empl. fuscum.
Höppesil: Flor. Bellidis.
Hörfrö: Sem. Lini.
Hörlitzen: Fruct. Corni.
Hörnisschen:. Fruct. Corni.
Hornkleesamen: Semen Foenugraeci.
Hornkraur: Herba Ononidis.
Hornkümmel: Flor. Calcatripp.
Hornrosen: Flor. Rosae.
Hornsalbe: Unguent. flavum.
    Ungt. Plumbi.
Hornsamen: Sem. Foenugraeci.
    Sem. Lini.
Hornsensenöl: Ol. Hydrarg. cin.
Hornspäne: Corn. Cervi raspat.
Hornstrauch: Cornus Mas.
Horntee: Carrageen.
Hostisch. Augenwasser: Aqu. ophthal.
    flava.
Horstringewurzel: Rhiz. Imperatoriae.
Hortensienblau: Coerul. berolinense.

Hosabrutlan (Hasenbrötchen): Malva
    silvestris.
Hosarius: Spir. Formicarum.
Hoseklammer = Ameisen.
Hosenbuntesamen: Sem. Colchici.
Hosendall: Rad. Asparagi.
Hosenknöpfle: Troch. Succ. Liq.
Hosenscheißer: Herb. Taraxaci.
    Herb. Pulmonariae.
Hospitalpflaster: Empl. fuscum.
Hötschapötsch: Fruct. Cynosbati.
Hottentottenpflaster: Cerat. Aeruginis.
Hout = Holz.
Houtazijn: Acet. pyrolignos.
Houtjeshout: Cort. Frangulae.
Houtzeep: Cort. Quillayae.
Huder: Herb. Hederae.
Huderich: Herb. Hederae.
Huetblacka: Flor. Petasitid.
Huetrosen: Flor. Rhoeados.
Hufbalsam: Tinct. Aloës.
Hufblätter: Fol. Farfarae.
Hufblotschen: Fol. Farfarae.
Hufblüten: Flor. Farfarae.
Hufelands Augenbalsam: Ungt. Hydr.
    oxyd. rubr. dil. Ungt. ophthal. comp.
— Augensalbe: Ungt. ophthal. comp.
— Balsam: Bals. peruvian.
— Brustpulver: Pulv. Liquirit. comp.
— Kinderpulver: Pulv. Magn. c. Rheo.
— Schnupfpulver: Pulv. sternutat vir.
— Tropfen: Elixir e Succo Liquirit.
Huffelen: Fol. Farfarae.
Huffeln: Fol. Farfarae.
Hüffeltekern: Sem. Cynosbati.
Hüffkesblad: Fol. Farfarae.
Hüfften: Fruct. Cynosbati.
Hufkitt: Ammonic., Guttapercha āā.
Hüflatti: Fol. Farfarae.
Huflattichblätter: Fol. Farfarae.
Huflattichpastillen: Troch. pector.
Huflattichpflaster: Empl. Melilot.
Huflattichsalbe: Ungt. flavum.
    Ungt. viride.

Huflattichsaft: Sir. Althaeae.
Huflor: Ol. Lauri.
Hufloröl: Oleum Lauri.
Hufnägelsalbe: Cerat. Aerugin.
Hufsalbe: Ungt. acre. Ungt. flavum. Vaselinum flavum.
Hufspan: Cornu Cervi raspat.
Hufüele: Sem. Cynosbati.
Hügels Augensalbe: Ungt. ophthal. cp.
Huhackeln: Rad. Ononidis.
Huheckele: Rad. Ononidis.
Huhefe: Sem. Cynosbati.
Huhicke: Sem. Cynosbati.
Hühnerauge: Herb. Plantaginis.
Hühneraugenpflaster: Cerat. Aeruginis. Empl. ad Clavos pedum. Salicyl-seifen-Guttaplast.
Hühneraugenrinde: Cort. Frangula.
Hühnerblind: Flor. Primulae.
Hühnerblumen: Flor. Rhododend.
Hühnerbolle (-Polei): Herb. Serpylli.
Hühnerdarm: Herb. Anagallid. Herb. Serpyll. Hrb. Stellar. med. (Kneipp).
Hühnerdarmöl: Ol. Chamom. Ol. Hyos. Ol. Arachidis u. Ol. Serpylli 10:1.
Hühnerdarmsaft: Sir. Chamomillae. Sir. Papaveris.
Hühnerfett: Ungt. Cetacei.
Hühnergift: Fol. Hyoscyami.
Hühnerklee: Herb. Serpylli.
Hühnerkohl: Herb. Serpylli.
Hühnerkraut: Herb. Anagallidis. Herb. Serpylli.
Hühnerkropfpepsin: Ingluvinum.
Hühnerkull: Herb. Serpylli.
Hühnermagen: Pepsin.
Hühnermajel: Pepsinum.
Hühnernelken: Flor. Calendulae. Herb. Centaurii.
Hühnernessel: Flor. Lamii alb.
Hühnerpoley: Herb. Pulegii.
Hühnerquäle: Herb. Stellariae.
Hühnerquähnel: Herb. Serpylli.
Hühnerquendel: Herb. Serpylli.

Hühnerraute: Herb. Veronicae.
Hühnerserb: Herb. Polygoni.
Hühnertod: Fol. Hyoscyami.
Hühnertritt: Herb. Anagallidis.
Hühnerwurz: Rhiz. Torment. Rhiz. Veratri.
Hühnerwurzel: Rhiz. Veratri.
Huis = Haus.
Hulla: Flor. Sambuci.
Hülscheholz: Fol. Ilicis.
Hulsdorntee: Fol. Ilicis.
Hülsebusch: Fol. Ilicis.
Hülsedorn: Fol. Ilicis.
Hülskrapp, Hülsekraut: Fol. Ilicis.
Hülst: Fol. Ilicis.
Hummablume: Taraxac. off.
Hummelhonig: Mel depuratum.
— für die Augen: Ol. Oliv. alb.
Hummelöl: Ol. Origani Cretic.
Hundauge: Herb. Plantaginis.
Hundaugensamen: Sem. Psyllii.
Hundbaumrinde: Cort. Frangul.
Hundbeeren: Fruct. Rhamni.
Hundblumen: Flor. Farfarae. Taraxacum officinale.
Hundblumenhonig: Mellago Taraxaci.
Hundblumenkraut: Flor. Chamom. Rom. Radix Taraxaci c. Herb.
Hunddornbeeren: Fruct. Rhamni cath.
Hundebaumholz: Rhamnus cathartica.
Hundeblume: Taraxacum, Anthemis cotula, Aethusa cynapium.
Hundeblumenwurzel: Radix Taraxaci.
Hundeflachs: Herb. Linariae.
Hundemyrte: Herb. Serpylli.
Hundertjähriger Mauertee: Herb. Oreoselini.
Hundertkopf: Rad. Eryngii.
Hundertkräutertee: Spec. Hispanicae.
Hundfett: Adeps.
Hundgesicht: Sem. Psyllii.
Hundgras: Rhiz. Graminis.
Hundgraswurzel: Rhiz. Graminis.
Hundkohl: Rad. Apocyni.

Hundkot, weißer: Graec. alb.
Hundkragen: Herb. Hederae.
Hundkraut: Herb. Mercurialis.
  Fol. Hyoscyami.
Hundkürbis: Rad. Bryoniae.
Hundlattich: Herb. Taraxaci.
Hundläufe: Herb. Hederae. Pasta
  gummosa. Rad. Cichorii.
Hundmethode: Elect. Theriac.
Hundnase: Herb. Linariae.
Hundnelke: Rad. Saponariae.
Hundnessel: Flor. Lamii.
Hundpulver: Pulv. pro Equis.
—, gelbes: Sulfur sublimatum.
Hundquecken: Rhiz. Graminis.
Hundrebe: Herb. Saxifragae.
Hundrippe: Herb. Plantaginis.
Hundrosen: Flor. Rosae canin.
Hundrübe: Rad. Carlinae.
Hundrücken: Rhiz. Graminis.
Hundsäckel: Tub. Colchici.
Hundsbaum: Rhamnus Frangula.
Hundsbeeren: Fruct. Rhamni cath.
Hundsdille: Aethusa Cynapium.
Hundseppich: Aethusa Cynapium.
Hundsgrindenöl: Ol. animale foetid. dil.
Hundshode: Tub. Colchici.
Hundsille: Herb. Matricariae.
Hundskerbel: Anthriscus vulgaris.
Hundskohl: Herb. Mercurialis.
Hundskragen: Herb. Hederae.
Hundkraut: Herb. Mercurialis.
  Fol. Hyoscyami.
Hundskürbis: Rad. Bryoniae.
Hundslattich: Herb. Taraxaci.
Hundslungensaft: Sir. Rhoead.
Hundsmelde: Herb. Chenopodii.
Hundspeterlig: Herb. Conii.
Hundspetersilie: Herb. Conii.
  Auch Aethusa cynapium.
Hundsporn: Rad. Carlinae.
Hundsrosen: Flor. Rosarum.
Hundsrückenwurzel: Rhiz. Graninis.
Hundstod: Rad. od. Flor. Arnicae.

Hundsträubel: Tubera Salep.
Hundveilchen: Herb. Viol. tricol.
Hundweizen: Rhiz. Graminis.
Hundwürger: Rad. Vincetoxici.
Hundzahn: Herb. Taraxaci.
  Rhiz. Graminis.
Hundzorn: Sem. Milii.
Hundzungenwurzel: Radix Cynoglossi.
Hunf = Honig.
Hungerampfer: Herb. Acetosae.
Hungerblumen: Flor. Chrysanth.
Hungerblümlikraut: Herb. Euphras.
Hungerbrot: Secale cornutum.
Hungerkorn: Secale cornutum.
Hungerkraut: Herb. Viol. tricol.
  Herb. Trifolii arvensis.
Hungertee: Herb. Burs. Pastor.
  Herb. Violae tricolor.
Hungerwurzel: Rad. Lapathi.
Hungklee: Herb. Meliloti.
Hunk: Mel. crudum.
Hunnenschritt: Rad. Gentianae.
Hüntscheholz: Stipit. Dulcam.
Hupfe: Strob. Lupuli.
Huppedelduk: Spirit. sap.-camph.
Hüppeblume: Taraxac. offic.
Hupuf: Flor. Sambuci.
Hupufdemaid: Flor. Sambuci.
Hurberitzenwurzel: Rad. Bardan.
Hure, nackte: Rad. od. Sem. Colchici.
Hurenpomade: Ungt. Hydr. pedic.
Hurenschnallen: Flor. Rhoeados.
Hurre: Herb. Hederae.
Hurschur: Lycopodium.
Hurtigundgeschwind: Linim. ammon.
  Liq. Ammon. caust. Tinct. Guajaci
  ammon.
Husarenpulver: Pulv. ctr. Pedic.
Husarensalbe: Ungt. Hydr. pedic.
Husarenspiritus: Spir. resolvens.
Husarenwasser: Aq. muscarum.
Hüsblos: Colla Piscium.
Huschsalbe: Ungt. cereum.
Husko, pulverisiert: Succ. Liquirit. pulv.

Huslottblatt: Fol. Farfarae.
Hustenblätter: Folia Farfare.
Hustenelixier: Elix. e Succo Liqu.
Hustenkraut: Fol. Farfarae.
Hustenhilfwurzel: Rhiz. Gramin.
Hustenkraut: Fol. Farfarae.
Hustenkuchen: Succ. Liqu. crud.
Hustenleder: Pasta gummosa.
Hustenpaste: Pasta gummosa.
Hustenplätzchen: Troch. pector.
Hustenpulver: Pulv. Liqu. comp.
Hustensaft, brauner: Sir. Liquir.
—, **gelber, weißer:** Sir. Althaeae.
Hustentee: Species pectorales.
—, **Lieberscher:** Herba Caleopsid.
Hustentropfen, schwarze: Elix. e Succo Liquirit.
—, **weiße:** Liq. Ammon. anisat.
Hustenwurzel: Rad. Althaeae.
Huswürze: Herb. Sedi. Herb. Sempervivi tector.
Hutblagge: Rad. Bardanae.
Hutmacherblüten: Flor. Farfarae.
Hutpflaster: Empl. anglicum.
Hutschenreutersalbe: Ungt. viride.
Hütschblüten: Flor. Sambuci.
Hütschelblumen: Flor. Sambuci.
Hütschelsaft: Succ. Sambuci.
Hüttenkatze: Acid. arsenicos.
Hüttenmehl: Acid. arsenicos.
Hüttennichts: Nihilum album.
Hüttenrauch: Arsenic. alb.
—, **schwärzer:** Tutia.
Huwaldspflaster: Empl. Lith. comp.
Huwaldstropfen: Tinct. Valer. aeth. c. Tinct. Chinioïdin. 1 + 9.
Huxenkruxenpflaster: Empl. oxycroc,
Hyacinthensalbe: Ungt. Kal. jod.
Hydrich, weißer: Acid. arsenicos.
Hykriberi: Spec. hierae picrae.
Hypericumöl: Ol. Hyperici.
Hypoakanna: Rad. Ipecacuanh.
Hypocistensaft: Succ. Sorbor.
Hyssop: Herb. Hyssopi.

I und J

Jaagt den duivel: Herb. Hyperici.
Jachandelbeeren: Fruct. Juniperi.
Jachandelöl: Ol. Juniperi ligni.
Jachandelsaft: Succus Juniperi.
Jachandelwasser: Aq. Juniperi.
Jachaneltagsbeeren: Fruct. Juniperi.
Jachelbeeren: Fruct. Juniperi.
Jachelpflaster: Empl. Litharg. spl.
Jachelspitzen: Turiones Juniperi (Pini).
Jachimsalbe: Empl. Litharg. cps.
Jachtolie: Ol. Hyoscyami.
Jackengeist: Liq. Amm. caust.
Jäddefleesch nennt man in der Kölner Gegend alle Pilze.
Jafnamoos: Agar-Agar.
Jagdendüwel: Pulv. pro Equis.
Jagdspiritus: Spir. sap.-camph.
Jägeles Pflaster: Empl. Lith. cps.
Jagemichel: Herb. Hyperici.
Jägergeist: Liniment. septemplex.
Jägerkraut: Herb. Ficariae. Herb. Lycopodii.
Jägeröl: Ol. Hyoscyami. Ol. viride.
Jägerpulver: Pulv. Liquir. comp.
Jägersches Pflaster: Empl. Canth. perp.
Jageteufel: Ungt. rubrum.
Jageteufelkraut: Herb. Hyperici.
Jahnspflaster: Empl. Litharg. cps.
Jakob: Oxymel Aeruginis.
Jakobisalbe: Ungt. potab. rubr.
Jakobsbalsam: Bals. peruvian.
Jacobsbeeren: Fruct. Myrtilli.
Jakobskraut, Jakobskreuzkraut: Herb. Senecionis.
Jakobsleiter: Herb. Polemonii.
Jakobsöl: Ol. Hyperici rubrum.
Jakobspflaster: Cerat. Aerugin.
Jakobstropfen: Tinct. odontalg.
Jakuslapuk: Folia Uvae Ursi.
Jakuspapuk: Folia Uvae Ursi.
Jalapenharz: Resina Jalapae.
Jalapenöl: Ol. Ricini.

Jalapenrinde: Tubera Jalapae.
Jamaikaholz: Lignum Guajaci.
Jamaikapfeffer: Fruct. Amomi.
Jambuskraut: Spec. Jambusae.
Jamestee: Herb. Ledi.
Jammerblumen: Flor. Rhoead.
Jammerpulver: Pulv. epilept.
   Tubera Jalapae pulv.
Jandelbeeren: Fruct. Juniperi.
Jandelsaft: Succ. Juniperi insp.
Janelausenöl: Ol. Hyperici.
Janinchensalbe: Ungt. Canthar.
Janinischpflaster: Empl. Canth. perp.
Jankerkraut: Lamium album.
Jannsbärsalbe: Cerat. Cetacei rubrum.
   Sirup. Ribium.
Jänsewurz: Rad. Gentian.
Jänzekraut: Herb. Centaurii.
Jänzenen: Rad. Gentian.
Jänzenwurz: Rad. Gentianae.
Janzerwurz: Rad. Gentianae.
Japanholz: Lign. Fernambuci.
Japanische Erde: Catechu.
Jase: Herb. Millefolii.
Jasmin, wilder: Gelsemium sempervir.
Jassiensalbe: Ungt. contra Scab.
Jäuse: Herb. Centaurii.
Javellewasser: Liq. Natrii hypochlor.
Javellsche Lauge: Liqu. Natrii hypochl.
Javellscher Kalk: Calc. hypochloros.
   (Calcar. chlorata.)
Iba: Fol. Taxi.
Ibarach: Herb. Chaerophylli.
Iben = Eiben.
Ibenblätter: Folia Taxi.
Iberi: Herb. Sphondylii.
Iberich: Herb. Sphondylii.
Ibisch: Rad. Althaeae.
Ibischpappel: Fol. Althaeae.
Ibisjacob: Oxymel Aeruginis. Mel
   boraxat.
Ibschä, Ibsche: Rad. Althaeae. Herb.
   Hyssopi. Rad. Anonidis.
Ibschentrideli: Cornu Cervi rasp.

Ibsentee: Fol. oder Rad. Althaeae.
Ibstewurzel: Rad Ononidis.
Ichfragenichtdanach: Ugt. ctr. Scabiem.
Ichmachmirnichtsdraus: Ugt. ctr. Scab.
Idee: Rad. Althaeae.
Idiation: Tinct. odontaligica.
Jf: Fol. Taxi.
Jebgab: Oxymel Aeruginis.
Jeckwitzsaft: Sir. Senn. c. Manna.
Jees-Christkoken: Troch. Liquiritiae.
Jehovablümli: Flor. Saxifragae.
Jehovatropfen: Tinct. Rhei aq.
Jehrbalsamtropfen: Bals. peruv.
Jelängerjefreundlicher: Rad. Saponar.
   alb.
Jelängerjelieber: Herb. Teucrii. Herb.
   Viol. tricol.. Stipit. Dulcadarae.
Jenaer Balsam: Tinct. Aloës comp.
— Tropfen: Tinct. Aloës cps.
Jenes: Fruct. Anisi.
Jenever: Juniperus.
Jenerverkruid: Herb. Eupator
Jenzenenwurzel: Rad. Gentian.
Jeparaltee: Rad. Sarsaparillae.
Jerichobalsam, weißer: Bals. de Mecca.
Jerichorosen: Herb. Caprifolii.
Jerichorot: Acid. rosolicum.
Jernitzelixier: Tinct. Aloës cps.
Jersch mos: Carrageen.
Jerusalemer Balsam: Ol. Myristicae.
   Tinct. Benz. comp. Mixt. oleos. bals.
Jerusalemer Spiritus: Spir. Angelic.
   cps.
— Tropfen: Elix. e Succo Liquir.
Jeschwitzer Brustsaft: Sir. Senn. c.
   Manna.
Jesuim: Rad. Gentianae.
Jesuitenkräuter: Spec. amarae.
Jesuiterbalsam: Bals. Copaivae.
Jesuiterpulver: Cort. Chinae pulv.
   Pulv. contra Pedicul.
Jesuiterspecies: Spec. amarae.
Jesuitertee: Herb. Chenopod.
Jesuitertropfen: Bals. Copaiv.

Jesusblümchen: Herb. oder Flor.
Violae tricoloris.
Jesuschristkoken: Troch. Bechici nigri.
Jesuschristussalbe: Empl. fusc.
Jesuschristwurz: Rad. Lapathi.
Jesusknäblein: Herb. Violae tricolor.
Jesuslein: Herb. Violae tricolor.
Jesusli: Viola tricolor.
Jesuswurzel: Rhiz. Tormentill.
Jesuwunderkraut: Herb. Hyperici.
Jesuwundertee: Herb. Matricar.
Jeupjesbombast: Cort. Frangulae.
Jewerwurzel: Rad. Carlinae.
Ifblätter: Folia Taxi.
Igelfett: Adeps.
Igelkrautwurzel: Rhiz. Caryophyllatae.
Igelskolben: Datura Stramon.
Ignatiusbohnen: Fabae St. Ignatii.
Igrüli: Herb. Vincae.
Ihlgras: Herb. Polygoni.
Ihrenpreis: Herb. Veronicae.
Jibejakob: Mel rosat. boraxat.
Jichtkorrels: Sem. Paeoniae.
Jichtkrut: Herb. Ranunculi.
Jichtrübe: Rad. Bryoniae.
Jichtwörteln: Rad. Bryoniae.
Jip-Faß: Mel rosat. boraxat.
Iips-Jakob: Ungt. Aeruginis.
Ikunddu: Chinioïdin.
Ilen: Hirudines.
Ilenblätter: Herb. Ranunculi.
Ilexblätter: Folia Ilicis.
Ilgen: Flor. Lilii.
Ilgenöl: Ol. Olivarum album.
Ilie: Flor. Lilii.
Ilkenpulver: Rad. Helenii pulv.
Illen = Lilien.
Illesant: Fruct. Anethi.
Illige: Flor. Lilii.
Ilmenrinde: Cortex Ulmi.
Ilmerinde: Cort. Ulmi.
Ilop: Folia Helicis.
Ilsem: Herba Absinthii.
Imben = Bienen.

Imbenschmalz: Cerat. Terebinth.
Imber, Imberklauen, Imberzehen:
Rhizoma Zingiberis.
Imblikraut: Herb. Ulmariae.
Immelkraut: Herb. Serpylli.
Immenblatt: Fol. Melissae.
Immenkraut: Herba Thymi. Herba
Serpylli. Lamium alb.
Immer: Rhizoma Zingiberis.
Immergrün: Herba Pirolae. Herba
Vincae. Visc. alb.
Immergrünöl: Oleum Gaultheriae. Ol.
Hyoscyami.
Immerschön: Flor. Stoechados.
Immerwährender Blasenzug: Empl.
Canth. perp.
— Pflaster: Empl. Canth. perp.
Immortellen: Flor. Stoechados.
Impbeeri: Fruct. Rub. Id.
Impere: Fruct. Rub. Id.
Imperöl: Ol. Hyperici.
Indenbeere: Fruct. Rub. Id.
Indian. Augenbalsam: Mixtur. oleos.-
balsam.
— Balsam, weißer: Ol. Olivar. album.
— Bolesein: Rad. Helenii.
— Farnkraut: Herb. Acmellae.
— Holz: Lign. Guajaci. Lign. Santalin.
— Lungenpulver: Pulv. Liquir. cps.
— Nüsse: Fructus Cocculi.
— Schakalpulver: Cort. Chin. pulv.
— Schmalz: Cetaceum.
Indianerwurzel: Rad. Gentianae.
Indig: Indigo.
Indigkraut: Herba Isatis.
Indisch. Balsam: Bals. peruv.
— Pfeffer: Fructus Capsici.
— Pflanzenpapier: Charta vegetab.
Indica. (Empl. anglic.)
— Spikanard: Radix Nardi.
— Tabak: Herba Lobeliae.
— Wurzel: Rad. Gentianae.
Infusorienerde: Kieselgur.
Ingber, siehe auch Ingwer.

Ingberimber: Rhiz. Zingiberis.
Ingbluem: Flor. Calendulae.
Ingelblumen: Flor. Calendulae.
Ingwer, Ingwerklauen, Ingwerzehen: Rhiz. Zingiberis.
—, **deutscher:** Rhiz. Calami. Tub. Ari.
—, **gelber:** Rhizoma Curcumae.
Inkumsöl: Balsam. peruvianum.
Innocenzkraut: Herb. Polygoni.
Innstaub: Lycopodium.
Inschottsalbe: Ungt. Althaeae.
Inseckundpoltee: Herb. Pulegii et Herb. Hyssopi āā.
Insektenpulver: Flor. Pyrethri pulv.
Insektensalbe: Ungt. ctr. pedic.
Insektentinktur: Tinct. Pyrethri.
Insektensalbe: Ungt. ctr. Pedic.
—, **braune:** Empl. fuscum.
Inselt: Sebum.
Instaub: Lycopodium. Talcum.
Instrianswurzel: Rad. Gentian.
Intendanturtropfen: Tinct. Chinioïdin.
Invalidenpflaster: Empl. ad Rupturas.
Inventurtropfen: Tinct. Chinioïdin.
Inwand: Ungt. ctr. Pediculos.
—, **blauer:** Ungt. Hydr. cin. dilut.
Inzian: Radix Gentianae.
—, **weißer:** Conchae praeparat.
Joachimspflaster: Empl. Litharg. comp.
Joachimssalbe: Ungt. diachylon.
Jochenbeersaft: Succ. Sambuci.
Jochheil: Herb. Anagallidis.
Jochumpflaster Empl. Litharg. comp.
Jockeltee: Flor. Malv. arb.
Jockeysalbe: Ungt. ctr. Pedicul.
Jöcksalv. Ungt. contra Scabiem.
Jod, flüssiges: Tinct. Jodi dilut.
Joden = Juden.
Jodenkers: Fruct. Alkekengi.
Jodgrün: Anilinum viride.
Jodina: Tinct. strum. Tinct. Jodi dilut.
Jodsalbe: Ungt. Kalii jodati.
Jodsalz (i. Bayern): Jodiertes Tafelsalz.
Jodsirup: Sirup. Ferri jodati.

Jodspiritus: Tinct. strumalis.
Johandeln: Fruct. Juniperi.
Johandelsaft: Succ. Juniperi insp.
Johannesgürtel: Herb. Artemis.
Johanneshand: Tub. Salep.
Johannstrubelsaft: Sir. Ribium.
Johannisbeerblätter: Folia Ribis nigri.
Johannisbeeröl: Ol. Hyperici.
Johannisbeerspiritus: Spirit. Serpylli.
Johannisbeerwurzel: Rhizom. Filicis.
Johannisblumen: Flor. Arnicae. Flor. Hyperici. Flor. Primulae.
Johannisblumenöl: Ol. Hyperici.
Johannisblumenspiritus: Tct. Arnicae.
Johannisblut: Herb. Hyperici.
Johannisbockshorn: Fruct. Ceratoniae.
Johannisbrot: Fruct. Ceratoniae.
Johannisgeist: Spir. Juniperi.
Johannisgürtel: Herb. Artemis.
Johannishand: Rhiz. Filicis.
Johannishaupt: Tubera Ari.
Johannishäupteln: Blb. Vict. rot.
Johannisherzbluttropfen: Mixt. oleosbalsam.
Johannisholz: Lign. Juniperi.
Johanniskerzen: Flor. Verbasci.
Johanniskraut: Herb. Hyperici. Aspidium Filix mas.
Johanniskrautblumen: Flor. Arnicae.
Johanniskrauttinktur: Tinct. Arnicae.
Johannismuttertropfen: Tinct. Valerianae aetherea.
Johannisöl: Ol. Hyperici.
Johannisöl, äußerlich: Ol. Petrae rubr.
—, **schwarzes:** Ol. Philosophor.
Johannisohr: Fung. Sambuci.
Johannispappeln: Herb. Malvae.
Johannispatscheln: Rhiz. Filicis.
Johannispestilenzwurz: Rhiz. Filicis.
Johannissaft: Sir. Ribium. Sir. Papav. Sir. Rhoead. Succ. Juniperi.
Johannisschafe: Fruct. Ceratoniae.
Johannisschoten: Fruct. Ceratoniae.
Johanniswedel: Herb. Spiraeae.

Johanniswedelblüten: Flor. Spiraeae.
Johanniswörtel: Aspidium Filix mas.
Johanniswürz: Rad. Convallar.
Johanniswurzel: Rhiz. Filicis.
Johannweißnichtsdavon: Ungt. contra Pedic.
Jockeysalbe: Ungt. contra Pediculos.
Jonaslöl: Ol. Jecoris Aselli.
Jordansches Pflaster: Empl. fusc. camph.
Josefle: Herb. Saturejae.
Josefsalbe: Ungt. ophthalm. cps.
Josefskraut: Herb. Hyssopi.
Josephlakraut: Herb. Saturejae.
Joujou: Pasta Liquiritiae rubr.
Jowisblumen: Flor. Aquilegiae.
Iperrinde: Cortex Ulmi.
Iporto: Tinct. odontalgica.
Ipper: Rhizom. Zingiberis.
Irenzenwurzel: Radix Gentianae.
Irisblüte: Crocus.
Iritzenwurzel: Rhiz. Iridis.
Irländisch Moos: Carrageen.
Irrbeerblätter: Fol. Belladonnae.
Isaakpulver: Rhiz. Veratri pulv.
Isbäredreck: Pasta gummosa.
Isehüt: Flor. Aconiti.
Isehütli: Herb. Aconiti.
Isekraut: Herb. Verbenae.
Isere: Lich. islandicus.
Iserkraut: Herb. Verbenae.
Isipo: Herb. Hyssopi.
Isländisches Moos: Lich. islandic.
— Perlmoos: Carrageen.
Ismos: Lichen islandicus.
Isop, Ispen: Herb. Hyssopi.
Ispenholzrinde: Cort. Ulmi.
Israel: Herb. Hyssopi.
Isrilli: Herba Vincae.
Issbeerblätter: Fol. Belladonnae.
Italienische Pillen: Pilul. aloëticae ferr.
— Rinde: Cortex Chinae.
— Tee: Spec. laxant.
Itjemöhsmeer: Ol. comp. nigr.
Itsch: Herb. Absinthii.

Jubandsalbe: Ungt. Hydr. ped.
Juchhanelbeeren: Fruct. Juniperi.
Juchhei: Herb. Anagallidis.
Juchtenöl: Oleum Rusci.
Juckbohne: Dolichos pruriens.
Juckpulver: Alumen plumos. Pili Stizolobii (Dolichos pruriens).
Jucksalbe: Ungt. contra Scabiem.
Judaskirschen: Fruct. Alkekengi.
Judaskuß: Fruct. Alkekengi.
Judasohren: Fung. Sambuci.
Judassinohr: Fung. Sambuci.
Judenäpfel: Fructus Citri.
Judenbrot: Manna.
Judendeckel: Fruct. Alkekengi.
Judendorn: Stipit. Dulcamarae.
Judendornbeeren: Fruct. Jujubae.
Judengesicht: Viola tricolor.
Judengummi: Asphaltum.
Judenharz: Asphalt.
Judenholz: Lign. Guajaci.
Judenhütchen: Fruct. Alkekengi.
Judenkirschen: Fruct. Alkekengi. (auch Atropa Belladonna und Cornus mas).
Judenkraut: Herb. Millefolii.
Judenleim: Asphalt.
Judenmyrte: Herb. Serpylli.
Judenohren: Fungus Sambuci.
Judenpech: Asphaltum.
—, weißes: Alumen plumosum.
Judenpfeffer: Fructus Amomi.
Judenpulver: Pulv. contr. Pedic. Nihil. alb. (Zinc. oxyd. crud.)
Judenrute: Herba Genistae.
Judensalbe: Ungt. Hydrarg. citr.
Judenschwamm: Fung. Sambuci.
Judenseife: Ungt. Hydrarg. citr.
Judenstaub: Pulv. contra Pedic.
Judenstoff: Pulv. contra Pedicul.
Judenweihrauch: Styrax calam.
Judenwurzel: Radix Vincetox.
Judenzucker: Succ. Liquiritiae.
Judeschmeer: Ungt. diachylon.

Juffern: Flor. Rhoeados.
Jujube: Pasta Liquiritiae rubr.
Jujuben: Fructus Jujubae.
Julawasser: Aq. Plumbi Goul.
Julichrut: Herb. Ulmariae.
Jülkkraut: Herb. Chelidonii.
Junctum: Ungt. contra Scabiem.
Jungeblume: Herba Taraxaci.
Jungfer, nackte: Colchicum autumnale.
Jungfer, verfluchte: Cichorium Intybus.
Jungfergehweg: Ungt. contra Scab. Ungt. sulfurat. comp.
Jungfernblüten: Herb. Rorellae.
Jungfernblume: Flor. Stoechad.
Jungfernblut: Resina Draconis.
Jungfernbrauen: Herb. Millefolii.
Jungfernbutter: Unguent. opht. rubr.
Jungferneis: Glacies Mariae.
Jungfernfett: Ungt. Hydr. citr.
Jungfernglas: Glacies Mariae.
Jungferngras: Herb. Herniariae.
Jungferngrün: Herba Vincae.
Jungfernhaar: Herb. Adiant. aur.
Jungfernharz: Benzoë. Res. Pini alb.
Jungfernhonig: Mel album.
Jungfernkraut: Hrb. Adiant. aur. Hrb. Artemisiae. Herb. Hederae. Herba Millefolii. Herb. Hyperici.
Jungfernleder, braunes: Pasta Liquir.
—, weißes: Pasta gummosa.
Jungfernmehl: Magnes. carbon.
Jungfernmilch: Aqua Rosae c. Tinct. Benzoës 10 : 1.
Jungfernmoos: Herba Adianti.
Jungfernöl: Ol. Olivar. album.
Jungfernpulver: Pulv. menstrual.
Jungfernsalbe: Ungt. leniens.
Jungfernschmätzel: Troch. Santonini.
Jungfernschmiere, eingemachte: Ungt. Hydrarg. alb. dil.
Jungfernschön: Flor. Convallar.
Jungfernschwarm: Cera alba.
Jungfernschwefel; Sulf. subl.

Jungfernteint: Aqua Rosae c. Tinct. Benzoës 10 : 1.
Jungferntritt: Herb. Polygoni.
Jungferntrost: Herb. Herniariae.
Jungfernwachs: Cera alba.
Jungfernwasser: Aqua Rosae c. Tinct. Benzoës 10 : 1.
Jungfernweck: Rad. Peucedani.
Jungfernweiß: Alum. plumos. Cerussa.
Jungfernzucht: Herb. Serpylli.
Jungferschweigstill: Ungt. contr. Scab.
Jungfertumirnichts: Ungt. ctr. Scab.
Jungfrau, nackte: Flor. Convallar. Tub. Colchici.
Jungfrauwurzelkraut: Herba Tanaceti.
Jungharz: Resina Pini.
Jünglingsblumen: Flor. Stoechad.
Juniduni: Chinioïdin.
Junipulver: Pulvis pro Equis.
Junkerkraut: Herba Origan. Cret.
Junkertropfen: Tinct. Guajaci.
Junotränen: Herba Verbenae.
Jupiterbart: Sempervivum tectorum.
Jupiterblumen: Flor. Calcatrip.
Jupitersalz: Stannum chloratum.
Jürgenkrautwurzel: Rad. Valer.
Jürgenmölleröl: Spir. camph. Ol. Terebinthin. Ol. Lini āā.
Justizhütchen: Trochisci Santonini.
Juwelierrot: Ferr. oxyd. rubr.
Ivakraut: Herb. Ivae moschat.
Ivenblatt: Fol. Melissae.
Ivierke: Herba Hederae.
Ivoor, gebrand: Ebur ustum.
Iwisch: Radix Althaeae.
Ixaxum: Oxymel Aeruginis.
Ixnixsaturniustropfen: Liquor. Plumbi subacet.

K

(Siehe auch unter C.)

Kaatje wat be je dik: Herb. Cardui benedicti.

Kabeljauöl: Ol. Jecor. Aselli.
Ol. Philosophorum.
Kabetbeeren: Fructus Juniperi.
Kabischrundblacke: Fol. Rumicis.
Kachelblumen: Flor. Millefolii.
Kachelkraut: Herb: Taraxaci.
Kachinkawurzel: Radix Caïncae.
Rhizom. Chinae.
Kackemoos: Carrageen.
Kactuskörner: Coccionella.
Kaddigbeeren: Fruct. Juniperi.
Kaddigholz: Lign. Juniperi.
Kaddigmus: Succ. Juniperi insp.
Kademum: Fructus Cardamomi.
Kadeöl: Ol. Juniperi empyreum.
Kaeter Blass: Cataplasma.
Käferpflaster: Empl. Cantharid.
Käfersalbe: Ungt. Canthar. acre.
Käferspiritus: Spir. Formicar.
Kaffegeist: Spirit. camphorat.
Kaffepulver: Pulv. Jalap. laxans.
Kaffer: Camphora.
Kageröl: Oleum viride. Ol. Chamo-
mill. infus.
Kagitee: Carrageen.
Kahlequinten: Fruct. Colocynth.
Kahlholz: Folia Ligustri.
Kahlkraut: Lathraea·squammar.
Kähmund: Boletus cervinus.
Kahnel: Cortex Cinnamomi.
Kailkenblumen: Flor. Sambuci.
Kailkenmus: Succ. Samb. insp.
Kainritz: Herba Galii.
Kaiseraugenlicht: Zinc. sulf. Nihil. alb.
Ungt. Zinci.
Kaiseraugenlichtpulver: Pulv. sternut.
alb. Nihil. alb.
Kaiseraugenlichtsalbe: Ugt. ophthalm.
Ungt. Zinci.
Kaiserbutter: Ungt. flavum.
**Kaiserkarolushauptwasser od. Kaiser-
karlquinthöhftwater:** Aq. aromat.
spirit. Aq. vulnerar. spir. Liq. Am-

monii caust. Spir. Lavandulae. Spir.
Meliss. comp. Spirit. coloniensis.
Kaisergelb: Plumb. chromic.
Kaisergrün: Schweinfurter Grün.
Kaiserkerzen: Flor. Verbasci.
Kaiserli: Flor. Primulae.
Kaiserliche Ruhr- und Magentropfen:
Tinct. amara.
Kaiseröl gegen Läuse: Petroleum.
Kaiserpflaster: Empl. stictic.
Kaiserpillen: Pil. laxant.
Kaiserpulver: Pulv. aromat. Pulv.
fumalis.
Kaiserrauch: Pulv. fumalis.
Kaiserrosenblätter: Flor. Rosae.
Kaisersalat: Herba Dracunculi.
Kaisersalbe: Ungt. basilic.
Ungt. ophthalm. rubr.
Kaiserspiritus: Spir. resolvens.
Kaisertee: Thea Chinensis.
Herb. Agrimoniae.
Kaisertropfen: Tinct. Aloës comp.
Tinct. Chinioïdin.
Kaiserwasser: Aq. coloniensis.
Kaiserwurz: Rhiz. Imperatoriae.
Kaju: Anacardia.
Kakaobutter: Ol. Cacao.
Kakau = Cacao.
Kakerlaken: Blatta orientalis.
Käketöl: Oleum Rapae.
Käkinaspähn: Cort. Chin. conc.
Kaktuskörner: Coccionellae.
Kaktuspinititus: Herb. Cardui ben.
Kalulifon: Fruct. Cocculi.
Kalambak: Lignum Aloës.
Kalamijn, Kalamijnsteen: Lapis calam.
Kalamintkraut: Herb. Calaminthae.
Kalanner: Fructus Coriandri.
Kalappusbutter: Oleum Cocos.
Kalappusöl: Oleum Cajeputi.
Kälberhälsig: Ungt. Hydr. cin. dilut.
Kälberkern: Herb. Chaerophyll.
Kälberkraut: Herb. Cerefolii.
Kälberkropf: Herb. Chaerophyll.

Kälbernase: Herb. Antirrhini.
Kälberpeterlein: Herb. Conii.
Kälberscherenkraut: Herb. Chaeroph.
Kälberschiß: Crocus. Rad. Gentian.
Kälberschissen: Tub. od. Sem. Colch.
Kalbledersalz: Sal. Carol. tact.
Kalbsauge: Flor. Bellidis.
Kalbsfuß: Rhizoma Ari.
Kalbskümmel: Herb. Saturejae.
Kalbsmaul: Herb. Antirrhini.
Kalbnase: Herb. Antirrhini.
Kalbstupp: Tannoform. od. Tannalbin.
Kalbswurz: Rhizoma Ari.
Kalenderkraut: Herb. Teucrii.
Kalenderpflaster: Empl. fuscum.
Kalendertropfen: Tinct. Pini comp.
Kalenderwurzel: Rhiz. Galangae.
Kaleschen- (Kalessen-) blume: Aconitum Napellus.
Kalfonig: Colophonium.
Kalfun: Colophonium.
Kali, gemeines: Kal. carbon. crud.
—, **kaustisches:** Kalium caustic.
—, **kleesaures (saures):** Kalium bioxal.
— **zum Beizen:** Kalium dichromic.
— **zum Gurgeln:** Kalium chloric.
— **zum Härten:** Kal. ferrocyan. flavum.
Kali-Alaun: Alumen.
Kaliaturholz: Lign. Santal. rubr.
Kalikblumen: Flor. Millefolii.
Kaliöl: Liq. Kalii carbonici.
Kalipastillen: Troch. Kalii chlor.
Kaliseife: Sapo viridis. Sapo kalinus.
Kalissehout: Rad. Liquiritiae.
Kalittenstein: Zinc. sulfuricum.
Kalitzenbeize: Cupr. sulf. crud.
Kaliwasserglas: Liq. Kal. silicic.
Kalk, bologneser: Creta alba.
—, **essigsaurer:** Calc. acetc.
—, **gebrannter:** Calcaria usta.
—, **holzessigsaurer:** Calc. acetic. crud.
—, **holzsaurer:** Calc. acetic. crud.
—, **Wiener:** Calc. carbonic. nativ.
Kalkanth, grüner: Ferrum sulfuricum.

Kalkanth, weißer: Zincum sulfuricum.
Kalkblau: Coeruleum montanum (Bergblau).
Kalksalz: Calc. chloratum.
Kalkschwefelleber: Calc. sulfuratum.
Kallabeerensalbe: Ungt. potabile.
Kalm: Fructus Carvi.
Kalmede: Rhiz. Calami.
Kalms: Rhiz. Calami.
Kalmus: Rhiz. Calami.
Kalmus, falscher: Rhiz. Pseudac.
—, **überzogener:** Confect. Calami
Kalmusessenz: Tinct. Calami.
Kalmusgerten: Rhiz. Caricis.
Kalmuspeter: Rhiz. Caricis.
Kalmuspeter: Rhizoma Caricis.
Kalmuspoden: Rhiz. Caricis.
Kalmusstein: Lap. calam. praep.
Kalmuszucker: Confect. Calami.
Kalomel: Hydrarg. chloratum.
Kalomelsalbe: Ungt. Zinci.
Kalteplas: Spec. ad Cataplasma.
Kaltequinte: Fructus Colocynth.
Kaltfeuer: Acidum nitricum.
Kalumback: Lignum Aloës.
Kalwe: Aloë et Rhiz. Calami āā.
Käm: Fructus Carvi.
Kamander: Herba Scordii. Herba Veronicae.
Kamanitöl: Oleum Hyoscyami.
Kamarittersalbe: Ungt. flavum.
Kambogium: Gutti.
Kameldreck: Asa foetida.
Kamelhaare: Penghaw. Djambi.
Kamelheustroh: Herb. Foenic.
Kamelspehn: Pulv. ctr. Pedic.
Kamelstein: Lapis calaminaris.
Kamelsteinsalbe: Ungt. Calamin.
Kamelgen: Flor. Chamom. vulg.
Kamelheumannsort: Hrb. Schoenanthi.
Kämen: Fruct. Carvi.
Kamillen: Flor. Chamomillae.
—, **große:** Flor. Chamom. rom.
—, **wälsche:** Flor. Chamom. rom.

Kamillenöl: Ol. Chamom. infus.
Kamillensaft: Sir. Chamomillae.
Kamillentropfen: Tinct. Chamom.
Kaminfegerli: Rhiz. Caricis.
Kaminruß: Fuligo.
Kamisolöl: Oleum carbolicum.
Kammerblumen: Flor. Chamom.
Kammfett: Ol. Pedum Tauri.
—, festes: Adeps suillus.
Kämmich = Kümmel.
Kämölje: Oleum Carvi.
Kampamla: Flor. Campanul.
Kampaschen: Fructus Vanillae.
Kampfer, flüssiger: Ol. camphor.
Kämpfer: Camphora.
Kämpferaugensalbe: Ungt. ophthal. cps.
Kampferbalsam: Linim. sapon.-camph.
Kampfergeist: Spirit. camphorat.
—, gelber: Spir. camph. crocat.
Kampferkraut: Herba Abrotani.
  Herba Absinthii.
Kampferkugeln: Glob. ad Erysip.
Kampferliniment: Lin. ammon. camph.
Kampferöl: Oleum camphorat.
Kampferpflaster: Empl. fuscum. camph.
  Empl. sapon. camphor.
Kampfersalbe, flüchtige: Linim. ammoniat.-camphor.
Kampferseife: Opodeldoc.
Kampferseifenspiritus: Spirit. saponat.-camphor.
Kampferstein: Camphora in cubulis.
Kampfertropfen: Spir. camph. Tinct. anticholer. Tinct. camphorat.
Kampferwein: Vinum camphorat.
Kampferwurzel: Rhiz. Asari. Rhizoma Galangae.
Kamprinde: Cortex Salicis.
Kamynian: Benzoë.
Kanadatee: Fol. Gaultheriae.
Kanarienbutter: Ungt. flavum.
Kanariengras: Phalaris canariensis.
Kanarienholz: Lign. Juniperi. Lign. Santal. alb.

Kanarienpflaster: Empl. sapon.
Kanariensamen: Sem. Canariense.
Kanarientropfen: Tinct. Cinnam.
Kanarienzucker: Sacch. alb. pulv.
Kandelkraut: Herba Serpylli.
Kandelwisch: Herba Equiseti.
Kandelzucker: Sacchar. cristall.
Kandiol: Fructus Ceratoniae.
Kandisblüten: Flor. Acaciae.
Kandiszucker: Saccharum crist.
Kanehl: Cort. Cinnamom.
—, weißer: Cort. Canellae alb.
Kanehlblüte: Flor. Cassiae.
Kanehlsteinpulver: Lapis calam. pulv.
Kaninchenpflaster: Empl. Cantharid.
Kaninchenwurz: Rhiz. Calami.
Kanisselstein: Zinc. sulfur.
Kanisterpflaster: Empl. oxycr.
Kanitzkenstein: Zinc. sulfuric.
Kankerbladen: Flor. Rhoeados.
Kankerbloemen: Herb. Taraxaci.
Kannenblumen: Flor. Nymphaeae.
Kannenkraut: Herba Equiseti.
Kannenplumben: Rhiz. Nymphae.
Kant: Cachou.
Kanschu: Cachou.
Kantelbaum: Folia Taxi.
Kantenkraut: Herba Equiseti.
Kantorbalsam: Ungt. ophthalm. rubr.
Kantorlak: Oleum Santali.
Kanzleipulver: Pulv. Liquir. cps.
Kapahu: Balsam Copaivae.
Kapanüle: Flor. Campanulae.
Kapaunenfett: Adeps.
Kapern, deutsche: Flor. Calthae.
Kapernöl: Ol. viride. Ol. Papaveris.
Kapillärkraut: Herba Adianti.
Kapillärsaft: Sir. Aurantii flor.
Kapiribalsam: Bals. Copaivae.
Kaplaneitee: Herba Marrubii.
Kaplansirup: Sir. Aurant flor.
Kappedutzöl: Oleum Cajeputi.
Kappelblumen: Flor. Calcatrip.
Kappenpfeffer: Fruct. Capsici.

Kappelkrautblüten: Flor. Calcatrippae.
Kappernickwurzel: Radix Mëu.
Kappernickel: Radix Mëu.
Kapretiensaft: Sir. Aurant. Flor.
Kapselöl: Ol. Hyoscyami.
Kapuzinerbalsam: Tinct. Benzoës cps.
Kapuzinerkappe: Aconitum Napellus.
Kapuzinerkresse: Herb. Nasturt.
Kapuzinerpillen: Pil. laxantes.
Kapuzinerstaub: Pulv. ctr. Pediculos.
Pulv. contr. Pediculos.
Kapuzinersalbe: Ungt. Hydrarg. pedic.
—, **graue:** Ungt. Hydrarg. ciner.
—, **rote:** Ungt. Hydrarg. rubr.
—, **weiße:** Ungt. Hydrarg. alb.
Kapuzinersamen: Pulv. contra pedicul.
Kapuzinerstaub: Pulv. ctr. pediculos.
Kapuzinerstein: Cupr. alumin.
Kapuzinertee: Spec. laxant. Schramm.
Kapuzinertropfen: Tinct. Benzoës cps.
Karabe: Succinum raspatum.
Karaffelkraut: Rhiz. Caryophyll.
Karaktuspulver: Pulv. pro Equis rbr.
Karascheenmoos: Carrageen.
Karbei: Fructus Carvi.
Karbelblüten: Flor. Millefolii.
Karbendel: Herb. Serpylli.
Karbendikt: Herb. Cardui bened.
Karbo, Karbei: Kümmel.
Karbolstupp: Roher Karbolkalk.
Karbonat: Ammon. carbonicum.
Karbunkel = Karfunkel.
Kardamömeln: Fruct. Cardamom.
Kardemum: Fruct. Cardamomi.
Kardendistel: Herba Dipsaci.
Kardiktenkraut: Herb. Card. ben.
Kardinalskraut: Herba Lobeliae.
Kardiviol: Flor. Napi.
Kardobenediktenkraut: Herba Cardui bened.
Kardobenediktensalz: Kalium carbonic. Oleum viride.
Kardobenediktensalz: Kalium carbonic.
Kardobenediktenwasser: Aqu. Sambuc.

Kardobenediktenwurzel: Radix Cardui benedicti.
Karfunkelwasser: Spir. Meliss. cps.
Karfreitagsblume: Daphne Mezereum.
Karkenslätel: Flor. Primulae.
Karlkönigstropfen: Mixt. oleos. bals.
Karlsbader Salz: Sal. Carol. fact.
— **Tropfen:** Tinct. Rhei vin., Tinct. Chinae. comp. āā.
Karlsdistel: Herb. Cardui bened. Rad. Carlinae.
Karlskirchenharz: Olibanum.
Karlswurzel: Radix Carlinae.
Karmediktus: Herb. Cardui benedicti.
Karmelitergeist: Spir. Melissae. comp.
Karmeliterpflaster: Empl. fuscum.
Karmeliterstein: Zinc. sulfuric.
Karmelitertropfen: Spir. Meliss. komp.
Karmeliterwasser: Spir. Meliss. cp. dil.
Karmes: Rhizoma Calami.
Karmille: Flor. Chamomill.
Karmillen: Flor. Chamom. vlg.
Karminativtropfen: Tinct. carminativ.
Karminbeeren: Grana Kermes.
Karmoisinbeeren: Grana Kermes.
Karmsen: Rhizoma Calami.
Karnickelpflaster: Empl. Canth. perp.
Karniffel: Coccionella.
Karniffelwurzel: Rad. Caryophyllatae.
Karnille: Flor. Chamomillae.
Karnissel, weißer: Zinc. sulfuric.
Karobbe: Fructus Ceratoniae.
Karolihauptwasser: Aq. aromat. Spir. coloniensis.
Karolinentalertee: Spec. pectoral c. Fructib.
Karolinenwurzel: Rad. Carlin.
Karonktuspulver: Pulv. pro Equis.
Karonyrinde: Cort. Angosturae.
Karottensamen: Fructus Dauci.
Karpfenstein: Cornu Cervi ust. Lap. Pumicis pulv.
Karponett: Herba Cardui benedicti.
Karremanswurzel: Rhizoma Calami.

Karstensaft: Sir. Cerasorum.
Kartenplas: Cataplasma artific.
Species ad Cataplasma.
Karthamine: Flor. Carthami.
Karthäuserkraut: Herb. Chenop. ambr.
Karthäuserpulver: Pulv. ctr. Pedicul.
Stib. sulfur. rubr.
Karthäusertee: Herba Chenopodii.
Karthein: Herba Abrotani.
Kartoffelzucker: Glykose.
Karuben: Fructus Ceratoniae.
Karvey: Fructus Carvi.
Karweblumen: Flor. Millefolii.
Karwendel: Herba Serpylli.
Kasbette: Fructus Ribis nigri.
Kaschekant: Cachou.
Käseblümchen: Flor. Bellidis.
Käsekraut, -malven, -pappel:
Fol. Malvae vulg.
Kaselskrutblumen: Flor. Malvae vulg.
Käsemalven: Flor. Malvae silv.
Fol. Malvae.
Käsenäpfchen: Flor. od. Fol. Malv. silv.
Käsepappeln: Flor. od. Fol. Mal. silv.
Käsetropfen: Liquor seriparus.
Kaskerill: Cort. Cascarillae.
Käskraut: Fol. Malvae vulg.
Käslab: Herba Galii.
Käsleiblestee: Folia Malvae vulg.
Käslein: Folia Malvae vulg.
Käslerkraut: Folia Malvae vulg.
Kasletee: Flor. Malvae vulg.
Käslikraut: Folia Malvae vulg.
Kaßbeerensaft: Sir. Cerasor.
Kassekraut: Herb. Nasturtii.
Kassenfissel: Fructus Cassiae fistul.
Kassia: Fructus Cassiae fistulae.
Kassienfistel: Cassia fistula.
Kassienholz: Cort. Cinnam. Cass.
Kassienpfeifen: Fructus Cass. fistula.
Kassienrinde: Cort. Cinn. Cass.
Kassienröhren: Cassia fistula.
Kassinentee: Folia Mate.
Kastanienblüten, rote: Flor. Rhoeados.

Kastanienblüten, weiße: Flor. Acaciae.
Kastanienblütenspiritus: Spirit. Vini
Gallici.
Kastanienblütenwasser: Tinct. Arnic.
dil.
Kastanienmehl: Dextrin.
Kastanienöl: Oleum Sesami.
Kastanienrinde: Cort. Hippocast.
Kastaniensaft: Sir. Castaneae.
Kastanienschale: Cort. Hippocastani.
Kastanienspiritus: Spir. Rosmarini.
Spir. Meliss. comp.
Kastanientee: Fol. Castan. vescae.
Folia Jugland.
Kästbeerensaft: Sir. Castaneae.
Kasteiertee: Herba Galeopsidis.
Kästenbaumblätter: Fol. Castan. vesc.
Kästene: Folia Castaneae vescae.
Kästensaft: Sirup. Castaneae.
Kasteralwurzel: Cort. Cascarill.
Kastoröl: Oleum Ricini.
Käsundbrot: Herba Acetoseliae.
Katagamba: Catechu.
Kataplas: Cataplasma artef.
Katarrhkraut: Herba Chenopodii.
Katarrhpasta: Past. Liquiritiae.
Katarrhpillen: Pilul. Chinidin.
Katarrhsalbe: Ungt. leniens.
Katechunüsse: Sem. Arecae.
Katerbirdixi: Herba Cardui benedicti.
Katerplas: Cataplasma artific.
Species ad Cataplasma.
Kathanenöl: Oleum Absinth. infus.
Katharinenblumen: Flor. Linariae.
Katharinenflachs: Herba Linariae.
Katharinenkraut: Herba Geranii.
Katharinenöl, gelbes: Oleum Olivar.
Oleum Ricini. Oleum Petrae alb.
—, rotes: Ol. Hyperici. Ol. Petrae ital.
—, schwarzes: Oleum Philosophor.
—, weißes: Oleum Petrae alb.
Katharinensalbe: Ungt. flavum.
Katharinensamen: Sem. Nigell.
Katharinenwurzel: Rad. Arnic.

Kathomenöl: Oleum Absinth. coct.
Kathreinöl: Oleum Petrae rubr.
Katrenchen: Herb. Viol. tricol.
Katschermehl: Spec. ad Catapl.
Katschumspflaster: Empl. Canth. perp.
Kattemum: Fruct. Cardamomi.
Katten = Katzen.
Kattenblätter: Herb. Plantaginis.
Kattendoornkruid: Herb. Ononid.
Kattenkaas, Kattenkiezen:
    Folia Malvae.
Kattenkäse: Malva silvestris.
Kattenklar: Gummi Cerasorum.
Kattenkrallen: Malva silvestris.
Kattenkrautwurzel: Rad. Valerianae.
    Rad. Ononidis.
Kattenmehl: Lycopodium.
Katten-Rabattenöl: Oleum camph. c.
    Oleo Terebinthinae.
Kattensteert: Herba Equiseti.
    Herba Verbasci.
Kattikbeeren: Fruct. Juniperi.
Kätzchentee: Flor. Stoechados.
Katzegeil: Rad. Valerianae.
Kätzelkraut: Herb. Trifol. arv.
Katzenäuglein: Herba Veronic.
Katzenaugenharz: Resin. Dammar.
Katzenbaldrian: Rad. Valerian.
Katzenbalsamkraut: Herb. Nepet.
Katzenblume: Anem. nemorosa.
Katzenblut: Herba Verbenae.
Katzenbuckel: Rad. Valerian.
Katzendälpli: Flor. Gnaphalii.
Katzendreck: Herb. Mariveri.
Katzeneier = Eierbovist: Bovista
    nigrescens.
Katzenfett: Adeps benzoatus. Adeps
    suillus.
Katzenfittig: Fol. Millefolii.
Katzenfraß: Lignum Sassafras.
Katzenfuß: *Herba Anagallidis.*
Katzengamander: Herb. Mariveri.
Katzengesicht: Herb. Galeopsid.
Katzenglas: Glacies Mariae.

Katzenhahn: Herb. Equiseti.
Katzenkäse: Flor. Malvae vulg.
Katzenkerbel: Herb. Fumariae.
Katzenklaue: Herba Fumariae.
Katzenklee: Herb. Trifol. arvens.
Katzenkraut: Herba Mari veri.
    Herb. Euphrasiae. Herb. Millefolii.
Katzenkrautwurzel: Rad. Valerianae.
    Rad. Ononidis.
Katzenleiterlein: Herb. Lycopodii.
Katzenliebe: Herba Mari veri.
Katzenmagenblumen: Flor. Rhoeados.
Katzenminze: Fol. Menth. crisp.
    Herba Hederae.
Katzennessel: Folia Nepetae.
Katzenpeterlein: Herb. Conii.
Katzenpetersilie: Herba Conii.
Katzenpfötchen: Flor. Gnaphalii.
    Flor. Stoechados.
Katzenschuh: Catechu.
Katzenschwanz: Herb. Millefolii.
    Herba Equiset.
Katzensilber: Glacies Mariae.
Katzenspeer: Radix Ononidis.
Katzensteert: Herb. Equiseti.
Katzenstein: Lapis Smiridis.
    Lapis belemnites.
Katzensterz: Herba Nepetae.
Katzenstiel: Herba Equiseti.
Katzentäpple: Flor Gnaphal.
    Flor. Stoechados.
Katzentee: Folia Malvae.
    Flor. Stoechados.
Katzenteriakwurzel: Radix Valerianae.
Katzentraubenkraut: Herba Sedi.
Katzenträublein: Herb. Sedi.
Katzenwaddel: Herba Equiseti.
Katzenwargelwurzel: Rad. Valerianae.
Katzenwedel: Herba Equiseti.
    Herb. Betonicae.
Katzenwerdel: Herba Betonicae.
Katzenwille: Cort. Cascarillae.
Katzenwurzel: Radix Valerianae.
Katzenzahl: Herba Equiseti.

Katzenzahn: Herba Galeopsidis.
Kaukengähl: Crocus. Rhizoma Curcum.
Kaulbarschleim: Calc. phosphoricum.
Kaulbarstein: Calcium phosphoricum.
Kaumeles: Rhizoma Calami.
Kaurosen: Flor. Paeoniae.
Kautschuk: Resin. elastica.
Kautschukpapier: Percha lamellat. (Guttaperchapapier).
Kavekraut: Herba Millefolii.
Kees = Käse.
Keejesbladen: Folia Malvae silv.
Keeskes: Fol. Malvae silv.
Kegelsalbe: Ungt. flavum.
Kehlholz: Folia Ligustri.
Kehlkraut: Herba Uvulariae.
Kehlpulver: Pulv. pro equis.
Kehlsuchtpulver: Pulv. pro Equis.
Kehnkinpulver: Cort. Chin. pulv.
Kehrdichannichts: Ungt. contra Scab.
Kehrdichnichtdran: Ungt. sulfurat.
Keilchen: Flor. Sambuci.
Keilchenmus: Succus Sambuci.
Keiledschen = Kuhpilz: Boletus bovinus.
Keileke: Sambucus nigra.
Keilhacke: Flor. Primulae.
Keilholzpflaster: Cerat. Aerug.
Keilkenblumen: Flor. Sambuci.
Keimblumen: Flor. Stoechados.
Keinakspann: Pulv. contra Pedicul.
Keingesicht: Zinc. oxydatum.
Keiseken: Flor. Sambuci.
Keitschken: Flor. Sambuci.
Kelkenblumen: Flor. Sambuci.
Kelkenkraut: Herba Millefolii.
Kellerasseln: Millepedes.
Kellerbeeren: Sem. Coccognidii.
Kellerhalsbeeren: Fruct. Mezereï.
Kellerhalskimer: Fruct. Mezereï.
Kellerhalsrinde: Cort. Mezereï.
Kellerhalssamen: Sem. Coccognid.
Kellerkrautrinde: Cort. Mezereï.
Kellermannsaft: Sirup. Rhei.

Kellermanns Tropfen: Spir. saponatus. Tinct. carminat.
Kellersalz: Kalium nitricum.
Kellerwürmeröl: Oleum Amygdal.
Kelmenpotzensalbe: Ungt. Populi.
Kelterle: Colchic. autumnale.
Keminjan: Benzoë.
Kemmi: Fruct. Carvi.
Kemp = Hanf.
Kempzaad: Fruct. Cannabis.
Kendle: Radix Mandragorae.
Kennedypflaster: Cerat. Aerug.
Kenster: Viscum album.
Kentenkörner: Sem. Cydoniae.
Kentner: Succinum raspatum.
Kenzerwurzel: Rhiz. Filic. pulv.
Kepen: Fructus Cynosbati.
Keppernickel: Radix Mëu.
Kerbelkraut: Herba Cerefolii. Herba Millefolii.
Kermelwurz: Radix Carlinae.
Kermes, alte: Sirup. Rhoeados.
—, mineralischer: Stibium sulf. rubr.
Kermesbeeren: Fruct. Phytolacc.
Kermeskörner: Grana Chermes. Fructus Phytolaccae.
Kermeskraut: Herba Phytolaccae.
Kerngeiert: Fol. Ligustri.
Kernel: Sem. Anacardii.
Kerngerte: Folia Ligustri.
Kernlestee: Sem. Cynosbati.
Kerntee: Sem. Cynosbati.
Kernwurzel: Radix Taraxaci.
Kerpen: Flor. Millefolii.
Kersche: Herba Nasturtii.
Kersen: Flor. Primulae.
Kerve, Kerwe: Fructus Carvi.
Kerzenblumen: Flor. Verbasci.
Kerzenkraut: Folia Verbasci.
Kerzenöl: Oleum Arachidis.
Kerzensalbe: Ungt. flavum.
Keskenblumen: Flor. Sambuci.
Kesselasche: Kalium carbonic.
Kesselbeeren: Fruct. Oxycocci.

Kesselblumen: Herba Anagallid.
Kesselflicker: Herba Burs. pastor.
Kesselkraut: Folia Malvae.
Kesskrokt: Folia Malvae.
Kestenenblätter: Fol. Castan. vesc.
Kestensaft: Sirup. Castaneae.
Kestezablätter: Flor. Castan. vesc.
Kettenblumenkraut: Herba Taraxaci.
Kettenkraut: Herba Taraxaci.
Kettenputzwasser: Acid. nitric dil.
   Acid. sulf. dil.
Ketzlin: Herba Trifolii arvens.
Keuchhustensaft: Sirup. Thymi comp.
Keulenwurzel: Rhiz. Nymphaeae.
Keuschbaumsamen: Sem. Agnicasti.
Keuschrosen: Flor. Paeoniae.
Kichelblumen: Flor. Rhoeados.
Kickdorntun: Herba Hederae.
Kid: Folia Rosmarini.
Kiebitzfett: Herba Pinguiculae.
Kiepitzpulver: Tartar. depurat.
Kiebitzsalbe: Ungt. Plumbi.
Kieferknospen: Turiones Pini.
Kieferlatschenöl: Oleum Pini pumil.
Kiefernadeläther: Aether Pini silvest.
Kiefernadelöl: Oleum Pini silvestris.
Kiefernsalbe: Ungt. basilicum.
Kiefersprossen: Turiones Pini.
Kiem: Fructus Carvi.
Kiemi: Fructus Carvi.
Kienle: Herba Serpylli.
Kienöl: Ol. Pini. Ol. Terebinthin. crud.
Kienporst: Herba Ledi.
Kienrost: Herba Ledi.
Kienruß: Fuligo.
Kiesekenblumen: Flor. Sambuci.
Kiesel, aufgelöster: Liqu. Natrii silicici.
   (Wasserglas.)
Kieselgur: Infusorienerde.
Kieselmehl: Infusorienerde.
Kieselöl: Liqu. Natr. silicici.
Kieselwasser: Liqu. Natrii silicici.
Kietchelklee: Herba Trifol. arvensis.
Kietschbaumblüten: Flor. Acaciae.

Kietschkepflaumenblüten:
   Flor. Acaciae.
Kifel: Siliqua dulcis.
Kikkertjezalf, Kijkvorschenzalf:
   Empl. Hydrargyri.
Kikkervet: Ungt. Hydrarg. dil.
Kilchenschoppen: Herba Hyssopi.
Kile: Herba Aconiti.
Kiltblumensamen: Sem. Colchici.
Kimferchl = schöner Röhrling: Boletus
   elegans.
Kimm: Fructus Carvi.
Kindbettertee: Spec. gynaecologicae.
Kindbettlatwerge: Elect. Sennae.
Kindbettöl: Oleum Ricini.
Kindbettsalbe: Ungt. nervinum.
Kindbett=Tee: Fol. Althaeae. Spec.
   laxantes. Spec. pector. c. Fruct.
Kindelbeeren: Fruct. Juniperi.
Kindelkraut: Herba Abrotani.
   Herba Serpylli.
Kindlbeersaft: Sir. Rubi Idaei.
Kinderbalsam: Aqu. aromatica. Bals.
   Nucistae. Mixt. oleoso-balsam. Spir.
   Meliss. comp.
Kinderbettsalbe: Ungt. Rosmarini
   comp.
Kinderbett-Tee: Folia Althaeae.
   Spec. laxantes.
Kinderfenchel: Fruct. Foeniculi.
Kinderjesupulver: Plv. Magn. c. Rheo.
   Pulv. pro Eq.
Kinderkaffee: Sem. Querc. tost.
Kinderkorallen: Sem. Paeoniae.
Kindermehl: Lycopodium.
Kindermeth: Sir. Sennae c. Manna.
Kindermoderdath: Sir. Papaveris.
Kindermord: Summit. Sabinae.
Kindermundwasser: Aqu. Foenicul.
Kinderpuder: Lycopodium Amylum.
Kinderpuder: Lycopodium. Amylum.
   Pulv. antiepilept. March.
—, dreierlei: Mischung aus Bolus rubr.
   100, Magnes. sulf. 100, Tart. dep. 50.

Kinderpulver, Hoffmanns: Pulv. Magn.
  c. Rheo.
—, Ribkes: Pulv. Magn. c. Rheo.
—, Tepohl: Fol. Sennae, Kal. tartar. āā.
  10,0, Magn. carb. 40,0.
Kinderrhabarber: Tinct. Rhei aq.
Kinderruhe: Sirup. Papaveris.
Kindersaft: Sir. Rhei et Sennae.
Kindersamen: Sem. Paeoniae.
Kinderseife: Sapo venetus.
Kindersekt: Sirup. Aurant. Cort., Vin.
  Xerense āā.
Kinderspitzeltee: Spec. pro Infant.
Kindersterben: Summitates Sabinae.
Kinderstupp': Lycopodium.
Kindertee, dreierlei: Cornu Cervi rasp.,
  Fruct. Foen. Cort. Cinnam. 10 : 1 : 1.
Kindertropfen: Tinct. Chamomill.
  Tinct. Rhei aquosa.
Kinderwasser: Aqu. aromatica.
Kinderwehblumen: Flor. Paeoniae.
Kinderwindpulver: Pulvis Magnesiae
  c. Rheo.
Kinderwundbalsam: Liniment. Calcis.
  Ungt. Alum. acet.
Kinderwurzel: Rhizoma Iridis.
Kinderzucker: Sacch. Lactis.
Kindesmord: Summit. Sabinae.
  Secale cornutum.
Kindlbeersaft: Sir. Rubi Idaei.
Kindliwehblumen: Flor. Paeoniae.
Kindskerzen: Flor. Verbasci.
Kindskerzensalbe: Ungt. flavum.
Kingle: Herba Serpylli.
Kinkelbeeren: Frct. Ebuli. Frct. Junip.
Kinnela: Herba Serpylli.
Kinster: Viscum album.
Kinzelwurz: Radix Bardanae.
Kjöngs Pflaster: Empl. fuscum.
Kippekörner: Pulv. contra Insect.
Kippenpulver: Magnes. carbon.
Kippenschmiere: Magnes. carbon.
Kirbel: Herba Chaerophylli.
Kircheneisbeth: Herba Hyssopi.

Kirchenharz: Olibanum.
Kirchenmoos: Herba Lycopodii.
Kirchenöl: Oleum Hyperici.
Kirchenraub: Zinc. oxydatum.
Kirchenrauch: Olibanum.
Kirchenschlüsselblumen: Flor. Primul.
Kirchysop, wilder: Herba Acynos.
Kirschambalsam: Bals. Copaiv.
Kirschblüten: Flor. Acaciae.
Kirschgeist: Spiritus Cerasorum.
  Spiritus Melissae.
Kirschlorbeertropfen: Aq. Laurocerasi.
Kirschlorbeerwasser zum Backen: Aq.
  Am. amar. dil. 1 + 19.
Kirschrinde, wilde: Cort. Frangulae.
Kirschstiele: Stipites Cerasor.
Kirschstielwasser: Aq. Amygd. am. dil.
Kirschtropfen: Aq. Amygdalar. am. dil.
Kissekenblumen: Flor. Sambuci.
Kissekenkernöl: Oleum Papaveris.
Kitschelklee: Herba Trifol. arv.
Kitschkepflaumenblüten: Flor. Acac.
Kittekerne: Sem. Cydoniae.
Kittelhans: Cetaceum.
Kittelkraut: Herba Absinthii.
Kittelsche Tropfen: Tinct. Cascarillae.
Kitten: Fructus Cydoniae.
Kittenkäs: Folia Malvae.
Kittkörner: Sem. Cydoniae.
Kittsamen: Sem. Cydoniae.
Klar uit den hemel: Oleum Lauri.
Klaasduitenzalf: Ungt. Zinci.
Klabauter: Secale cornut.
Kläberewurzel: Rad. Bardanae.
Kladenpulver: Pulv. aromat.
Klaffen: Herba Galeopsid.
Klafter: Herba Bursae Pastor.
  Herba Galeopsidis.
Klafterscheitholz: Ungt. nervin. viride.
Klafterspaltholz: Ungt. nervin.
Klaftertee: Herba Bursae Pastor.
Klammerngeist: Spir. Formicar.
Klämmersäckel: Rhizoma Veratr. pulv
  in sacc.

Klammersamen: Fruct. Coriandri.
Klander, Klanner: Fructus Coriandri.
Klap: Secale cornutum.
Klappblätter: Folia Trifolii fibrini.
Klappe: Folia Trifolii fibrin.
Klapperkraut: Herba Bursae Pastor.
Klapperlestee: Fructus Papaveris.
Klappernuß: Kokosnuß.
Klapperolie: Oleum Cocos.
Klapperrose: Flor. Rhoeados.
Klappers: Flor. Rhoeados.
Klapperschlangenkraut: Hrb. Virgaur.
Klapperschlangenwurzel: Rad.Senegae.
Klappertee: Fructus Papaveris.
Klappertinktur: Tinct. Rhei aqu.
Klapprosen: Flor. Rhoeados.
Klapprosensaft: Sir. Rhoeados.
Klapproths Eisentinktur: Tinct. Ferri acet. aeth.
Klaprause: Folia Digitalis.
Kläre: Ichthyocolla. Natr. bicarbonic.
Klärenmoos: Carrageen.
Klarkalk: Calcaria chlorata.
Klärpulver: Conchae praeparat.
Klärwasser: Acid. sulfuric. dil.
Klaterich: Sem. Psyllii.
Klatschmohn: Flor. Rhoeados.
Klatschrosen: Flor. Rhoeados.
Klatschrosensaft: Sir. Rhoeados.
Klatschsalbe: Ungt. cereum.
Klatte = Klette.
Klattendistelwurzel: Rad. Bardanae.
Klauenfett: Oleum Pedum Tauri.
Klauensalbe: Oleum pedum Tauri.
Kleberkraut: Herba Galii.
Kleberwurz: Radix Bardanae.
Klebi: Flor. Primulae.
Klebkraut: Herba Galii.
Klebläusensalbe: Ungt. Pediculor.
Klebpflaster: Empl. adhaesivum.
Klebtaffet: Empl. adhaes. Angl.
Klebwachs: Cerat. Resin. Pini.
Klebwurz: Radix Rubiae.
Kledern: Radix Bardanae.

Klederwurzel: Radix Bardanae.
Klee, gelber: Flor. Lathyr. prat.
Kleeblumen: Flor. Trifolii alb. Flor. Meliloti.
Kleebuschblätter: Herba Aquifolii.
Kleekraus: Herba Trifolii.
Kleemaus: Folia Farfarae.
Kleesäure: Acid. oxalic. (gegen Rostflecken: Kal. bioxalic.).
Kleesalz: Kalium bioxalicum.
Kleesalzkraut: Herba Acetosell.
Kleesamen: Sem. Foenugraeci.
Kleesebusch: Folia Ilicis.
Kleeseide: Herba Cuscutae.
Kleetee: Herba Trifolii arvens.
Klefeli: Herba Rhinanthi.
Klei: Bolus alba.
Kleidertropfen: Spir. Bretfeldi.
Kleie: Furfur Tritici.
Kleinblumen: Flor. Cyani.
Kleines Dreiblatt: Herba Acetosell.
 — **Sinngrün:** Herba Vincae.
 — **Wohlgemut:** Herba Acinos.
Kleingerseckpulver: Rhiz. Veratri plv.
Kleinknospez: Herba Serpylli.
Kleinwegrich: Herba Plantagin.
Klemannsblätter: Folia Farfarae.
Klemei, witte: Zinc. sulfuric.
Klemmergeist: Spir. Formicar.
Klemmerspiritus: Spiritus Formicarum.
Klempnergeist: Amm. chlor. subl.
Klempnersalz: Amon. chlor. subl.
Klenner: Fructus Coriandri.
Klepp: Herba Bursae Pastoris.
Klepperbeins Pflaster: Empl. stomachale.
Klepperlestee: Fructus Papaveris.
Klepschwurzel: Rhiz. Polypod.
Kleschenstauden: Datura Stramonium.
Klettendistelwurz: Radix Bardanae.
Klettenkraut: Herba Eupator. Herba Bardanae. Herba Galii.
Klettenöl: Oleum crinale.

Klettensamen: Sem. Bardanae.
Klettenwurzel: Rad. Bardanae.
Klettenwurzelöl: Oleum crinale.
Klettenwurzelspiritus: Spir. Serpylli.
Klewerblumen: Flor. Trifol. alb.
Klewerklissen: = Kletten.
Klewerweiß: Flor. Trifolii alb.
Kliberewurzel: Rad. Bardanae.
Kliebenöl: Oleum crinale.
Kliebenwurzel: Radix Bardanae.
Klieberwurz: Rad. Bardanae.
Kliemwurzel: Radix Bardanae.
Klierenwurz: Rad. Bardanae.
Klierkruid: Herba Scrophulariae.
Klimop: Herba Hederae.
Klingelsalz: Ammon. chlor. techn.
Klinker: Herba Ranuncull.
Klinkersäckel: s. Klämmersäckel.
Klippenmoos: Carrageen.
Klis: Succus Liquiritiae.
Kliswortel, Klitwortel: Rad. Bardanae.
Klisenwurzel: Radix Bardanae.
Klistenwurzel: Radix Bardanae.
Klistierkräuter: Spec. ad Enema.
Klitsch: Succ. Liquiritiae.
Klitschen: Flor. Rhoeados.
Klitschpulver: Talcum pulv.
Klitzenstein: Zincum sulfuric.
—, blauer: Cupr. sulfuric.
Klockenblume: Pulsatilla vulg.
Klockenkling: Ungt. contra Pedicul.
Klökelchen: Ungt. Hydr. cin. ven.
Klokkebeien: Fructus Myrtilli.
Klokkenolie: Oleum Amygdalar.
Klopfpulver: Lycopodium.
Klör: Tinct. Sacchar. tost.
Klori: Terebinthina communis.
Klosteressenz: Tinct. amara.
Klosterpflaster: Empl. fuscum.
Klosterpillen: Pilulae laxantes.
Klosterysop: Herba Hyssopi.
Klöterich: Sem. Psyllit.
Klöthen: Radix Bardanae.
Kluentweeren: Chloroform.

Klupersbeeren: Fruct. Juniperi.
Klüppelholz: Oleum Lauri, Ungt. flav., Ungt. Populi āā.
Kluster: Viscum album.
Klüster: Viscum album.
Knabenblumenkraut: Herba Taraxaci.
Knabenkrautwurzel: Tub. Salep.
Knabensäure: Acid. oxalicum.
Knackbeerlaub: Fol. Fragariae.
Knackrinde: Cortix Salicis.
Knackweidenrinde: Cort. Salicis.
Knack: Cortex Salicis.
Knallbeerkraut: Fol. Belladonnae.
Knallsalz: Kalium chloricum.
Knaphorst: Herba Scabiosae.
Knarre: Herba Lychn. inflat.
Knauel: Herba Polygonl.
Knauelkraut: Herba Polygoni.
Kneienrinde: Cortex Salicis.
Knerpzalf: Ungt. laurinum.
Knickenbeeren: Fructus Juniperi.
Knickholzöl: Oleum Juniperi ligni.
Knieholzöl: Oleum Pumilionis.
Knielbeeren: Fructus Juniperi.
Kniepsche Augensalbe: Ungt. ophthalm. rubr.
Knieschwammpflaster: Empl. Meliloti.
Knijwortel: Rad. Althaeae.
Knirkbeeren: Fructus Juniperi.
Knistebeeren: Fructus Juniperi.
Knister: Viscum album.
Knisterholz: Viscum album.
Knitschelbeerrinde: Cortex Frangulae.
Knitschelbeeren: Fruct. Frangulae.
Knobel: Bulbus Allii.
Knoblauch: Bulbus Alliï.
—, blauer: Asa foetida.
—, schwarzer: Rhizoma Imperator.
— und Dill: Radix Gentianae pulv.
Knoblauchhederichkraut: Herba Alliariae.
Knoblauchgamander: Herba Scord.
Knoblauchkraut: Herba Alliariae.

Knoblauchöl: Spirit. Sinapis. Tinct. Asae foet.
Knoblauchsaft: Sir. simpl. c. gtt. Spir. Sinapis. Sirup. Allii.
Knoblauchsalz: Natr. sulf. sicc.
Knoblauchstroh: Stip. Dulcam.
Knoblauchtropfen: Tct. Asae foetidae.
Knoblech: Bulb. Allii.
Knochenasche: Calc. phosph. crud.
—, schwarze: Ebur ustum.
Knochenerde: Conchae praep.
Knochenfett: Oleum Ped. Tauri. Oleum Oliv. alb. Paraff. liquid.
Knochengeist: Liquor Ammon. carbon. pyrooleos.
Knochenkalk: Calc. phosphor. crud.
Knochenkohle: Ebur ustum.
Knochenmark: Medull. bovin.
Knochenmehl, graues: Cornu Cervi praep. Calc. phosphor. crud.
Knochenmehl, schwarzes: Ebur ustum.
—, weißes: Calc. phosphoric.
Knochenöl: Oleum Pedum Tauri. Oleum Oliv. alb. Paraff. liquid.
—, gelbes: Oleum Olivar. virid.
Knochenpflaster: Empl. oxycr.
Knochenpulver: Calc. phosphor. crud.
Knochensäure: Acid. phophor.
Knochensalz: Amm. carb. pyrooleos.
Knochenschwarz: Ebur ustum.
Knochenspiritus: Spir. Angelic. comp. Spir. Formicar.
Knochenstein: Lapis Osteocollae.
Knoeven: Knoblauch.
Knokkelolie: Oleum Hyoscyami.
Knollenblumen: Flor. Trollii.
Knoopgras: Herba Polygoni avicul.
Knoopvanalsen: Herba Absinth.
Knöpfenchenkraut: Herba Herniar.
Knopfgras: Carrageen.
Knopfkraut: Herba Scabiosae.
Knopflack: Lacca in massis. (Schellack.)
Knöpfligras: Rhizoma Graminis.

Knöpflikraut: Herba Senecion.
Knopfmoos: Carrageen.
Knopfrosen: Flor. Paeoniae.
Knoppern: Gall. Querc. Aegilops.
Knorpel: Oleum Papaveris.
Knorpelkraut: Herba Sedi acris.
Knorpelöl: Oleum Olivar. viride.
Knorpelpflaster: Empl. oxycroc.
Knorpelsalbe: Ungt. Populi. Ungt. Rosmarini comp.
Knorpeltang: Carrageen.
Knorpelundstorpel: Ol. Olivar. viride.
Knorpelzerteilpflaster: Empl. Meliloti.
Knörre: Herba Lychnidis infl.
Knörrkrautblüten: Flor. Sambuci.
Knorzelkraut, scharfes: Herba Sedi.
Knospenöl: Oleum Lauri.
Knospensalbe: Ungt. Linariae. Ungt. Populi.
Knotengras: Hrb. Polyg. Rhiz. Gramin
Knotenkraut: Herba Botryos. Herb. Chenopodii.
Knotenwegerich: Herba Polygoni.
Knöterich: Herba Polygoni. avic.
—, russischer: Herba Polygoni avicul.
Knusperkraut: Herba Stachydis.
Koane: Rhizoma Zedoariae.
Kobalt: Arsenium nativ.
Kobaltblau: Cobaltum aluminatum (Kobaltultramarin).
Kobbisaft: Electuarium Sennae.
Koberweinsches Pulver: Pulv. pro Inf.
Kobitsch: Pili Stizolobii.
Kobus: Succ. Liquiritiae.
Kobaltgelb: Kalium cobalto-nitrosum.
Kobaltgrün: Cinnabaris viridis.
Kobaltsalz: Cobaltum nitricum.
Kobaltultramarin: Cobaltum alumināt.
Kobaltzinnober: Cinnabaris viridis.
Kochelkörner: Fructus Cocculi.
Kochlerskraut: Herba Veronicae.
Kochlöffelkraut: Herba Bursae Pastor. Herba Cochleariae.

Kochmännchen = Pfifferling oder Pfefferling: Cantharellus cibarius.

Kochnatron: Natr. bicarbonicum.

Kochsoda: Natr. bicarbonicum.

Kockelefant: Fructus Cocculi.

Kockelskörner: Fructus Cocculi. Pulv. contra Pediculos.

— fürs Vieh: Rad. Helleb. nigr. pulv.

Köckels Pflaster: Empl. fuscum.

Koegras: Herba Fumariae.

Koettiertjes: Rhiz. Calami. Fruct. Cardamomi.

Kognaköl: Aether oenanthicus.

Kohbeen: Fruct. Cubeb. pulv.

Köhl = Kohl.

Kohlbaumrinde: Cort. Geoffroeae Jamaic.

Kohlblumen: Flor. Calendulae.

Köhleinskraut: Herba Pimpinellae.

Kohleisenpulver: Ferr. carbon. sacch.

Kohlenöl: Oleum Lithantracis. Acet. pyrolignos. crud.

Kohlensäurepulver: Pulv. aerophorus.

Kohlensaures Pulver: Natr. bicarbonic.

Kohlenschwammpulver: Spongiae tost.

Kohlenstaub (Kneipp): Carbo pulv.

Kohlenstoff, flüssiger: Alcohol sulfuris (Carbon. sulfurat).

Köhlerkraut: Herba Lycopodii. Herba Veronicae. Herba Hyperici.

Kohlewatblüten: Flor. Napi.

Kohlgrün: Ungt. leniens.

Kohlkraut: Folia Uvae Ursi.

Kohlöl: Oleum Anethi comp.

Kohlrabensalbe: Ungt. viride.

Kohlrebenblüten: Flor. Napi.

Kohlrosen: Flor. Malv. arbor. Flor. Rhoeados.

Kohlsaft, weißer: Sir. Aurant Flor.

Köhlsalv: Ungt. Plumbi.

Kohlsamenöl: Oleum Rapae.

Köhlwater: Aqua Plumbi.

Köhm: Fructus Carvi.

Köhmkrüder: Species amarae.

Köhn: Herba Serpylli.

Köhnleiswurzel: Radix Pimpinellae.

Kojanner: Fructus Coriandri.

Koilkemus: Succ. Juniperi insp. Succ. Sambuci inspissat.

Koilkenblumen: Flor. Sambuci.

Kokelskörner: Fructus Cocculi.

Kokeschblommen: Flor. Rhoeados.

Kokliko: Flor. Rhoeados.

Koklüsch: Oleum Papaveris.

Kolben: Capita Papaveris.

Kolbenhülsen: Capita Papaveris.

Kolbenmoos: Herba Lycopodii.

Kolbensirup: Sir. Papaveris.

Kölbleinskraut: Herb. Pimpinellae ital.

Kölbleinswurzel: Radix Pimpinellae ital.

Kolblumen: Flor. Calendulae.

Koliköl: Oleum Carvi dil. Oleum Valerianae. Oleum viride.

Koliktee: Folia Menth. piperit.

Koliktropfen: Tinct. carminat. Tinct. antispast. Tinct. Cinnam.

Kolketropfen: Tinct. carminat.

Kolkothar: Caput mortuum.

Kölle: Herba Saturejae.

Kollebluem: Flor. Rhoeados.

Kollenbachs Blutreinigung: Tub. Jalap. pulv. et Kali sulfuric. āā.

Kollerbusch: Viscum album.

Köllerdistel: Radix Gentianae.

Kollmannskraut: Herba Anagallidis.

Kollmannstropfen: Tinct. carmin.

Kollmandeltee: Herba Teucrii.

Kölm, gemeiner: Herba Thymi.

Kölm, wilder: Herba Serpylli.

Kolmas: Rhizoma Calami.

Kölnischwasser: Spir. coloniens.

Kolofon: Colophonium.

Koloquinthen: Fruct. Colocynth.

Kolrosen: Flor. Paeoniae.

Kolzakohlblüten: Flor. Napi.

Köm: Fructus Carvi.

Komindenwurzel: Rhizoma Calami.

Kominsamen: Fructus Cumini.
Komitrapetersalbe: Empl. Lith. comp.
Komkomerpitten: Sem. Cucumeris.
Kommandeurbalsam: Tinct. Benzoës cps.
Kommandeursalbe: Ungt. basilic. Ungt. Paraffini.
Kommbeimich: Balsam. Copaivae.
Kommen: Fructus Carvi.
Kommendatorbalsam: Tinct. Benzoës cps.
Kommendenttropfen: Tinct. Benzoës comp.
Kommherauf: Empl. Litharg. comp.
Kommhurtig: Gutti. Tub. Jalapae.
Kommwiederpulver: Pulv. pro Eq. gris.
Kommwiedertee: Herba Veronicae.
Kommodegewürz: Fructus Amomi.
Komödiantenpflaster: Empl. Lith. comp.
Kondukteurpulver, graues: Pulv. pro Equis gris.
Konfektionspulver: Plv. Magn. c. Rheo.
Königin der Wiese: Flor. Ulmariae. Flor. Sambuci.
Königinholz: Lign. Campechiàn.
Königinkraut: Folia Nicotianae.
Königinnenwasser: Acid. hydrocloric. 3 + Acid. nitric. 1
Königliches Windwasser: Aqu. aromat. rubr.
Königsblau: Cobaltum silicicum kalinum (Smalte).
Königsblumen: Flor. Paeoniae. Flor. Verbasci.
Königsbrusttropfen: Elix. e Succo Liqu.
Königseersalbe: Empl. fuscum camph. in scat.
Königsfarnkraut: Herba Lunae (Osmund. regal.).
Königsgelb: Arsen. citrin. nativ.
Königskerzen: Flor. Verbasci.
Königskerzenbutter: Ungt. flavum.
Königskerzenöl: Oleum Chamomill.

infus. Oleum Sesami. Ol. Arachidis. Ol. Papaveris.
Königskerzensaft: Sir. Althaeae.
Königskerzensalbe: Ungt. flavum.
Königskerzenwurzel: Radix Angelicae.
Königskorn: Fructus Phellandr.
Königskraut: Herba Agrimoniae. Herba Basilici.
Königskümmel: Fructus Ajowan.
Königslaufwasser: Aqu. vulner. spirit.
Königsnelken: Antophylli.
Königspflaster: Cerat. Resin. Pini. Empl. fuscum.
Königspillen: Pil. laxant.
Königsräucherpulver: Pulv. fumalis.
Königsrauch: Pulvis fumalis.
Königsriedertee: Stipit. Dulamarae.
Königsrinde: Cortex Chinae reg.
Königsrosen: Flor. Paeoniae.
Königsrückels: Pulvis fumalis.
Königssalbe: Ungt. basilic. flavum.
—, braune oder schwarze: Ungt. basilic. fuscum.
—, harte: Ungt. Hydrarg. citrin.
Königssalbei: Folia Salviae.
Königsszepter: Bulb. Asphodeli.
Königstee: Spec. laxant. St. Germ.
Königstropfen: Elix. e Succo Liquiritiae. Tinct. regia.
Königswasser: Aqua regia (Acid. hydrochl. 3 + Acid. nitric. 1.)
Königsweiß: Bismut. subnitric.
Königswurzel: Radix Pyrethri. Radix Imperatoriae.
Konijuenblad: Herba Plantagin.
Konjater: Fructus Coriandri.
Konkordienpflaster: Empl. consolidans.
Konradbalsam: Balsam Locatelli. Spir. Lavandul. comp.
Konradmehl: Zinc. sulfur. pulv.
Konradsalbe: Ungt. calaminare.
Konradskraut: Herba Hyperici.
Konradspillen: Pil. laxantes.
Konradspulver: Pulv. pro Equis.

Konsenztropfen: Tinct. amara.
Tinct. Castorei.
Konservensalz: Kalium nitricum.
Konsorten, gepulvert: Resina Draconis.
(Bolus rubr. pulv.)
Konsumentsalbe: Ungt. consumens.
Kontentmehl: Pulv. Cacao comp.
Konventionspulver: Pulv. pro Equis.
Konzentrierter Alaun: Alumin. sulfur.
Kooken = Kuchen.
Kool = Kohle.
Koornheul, Koornros: Flor. Rhoeados.
Koortsbast: Cort. Chinae.
Koortsbitter: Tinct. Aloës. comp.
Koortsboombladen: Folia Eucalypti.
Koortskruiden: Spec. amarae.
Folia Trifolii fibr.
Koortspillen Pilul. Chinini sulfurici.
Koortspoeder: Chinin. sulfuric.
Kopahubalsam: Balsam. Copaivae.
Kopalpillen: Caps. Balsam. Copaivae.
Kopekenpulver: Cubebae pulv.
Köpernickel: Radix Mëu.
Koperrot: Zincum sulfuricum
(für die Augen).
Kopersamen: Fructus Anethi.
Koperwasser: Aqua Anethi. Aqua carminativa. Zinc. sulfur. sol. 0,5/100,0
(für die Augen).
Köpfeltee: Herba Prunellae.
Kopfessig: Acet. Sabadillae.
Kipfflußpflaster: Empl. Canth. perp.
Kopfklee: Flor. Trifol. alb.
Kopflaxier: Infus. Sennae comp.
Köpflisalat: Fol. Lactucae.
Kopfobenkopfunten: Herba Gratiolae.
Kopfpeinsaft: Electuar. Sennae.
Kopfpillen: Pilulae laxantes.
Kopfsaft: Electuar. Sennae.
Kopfsalbe: Ungt. Hydrarg. pedic.
Kopfspiritus: Spirit. saponat. kalinus.
Spir. Vini gallici.
— zum Riechen: Liqu. Ammon. caust.
Kopftüchelstupp: Tragacantha pulv.

Kopfwasser: Spirit. aromatic.
Kopfwehblümli: Herba Geranii.
Kopfwehessig: Acet. aromatic.
Kopfwehnägala: Herba Pulmonariae.
Kopfwehpulver: Migränin-Ersatz.
Kopisaft u. Mus: Elect. Sennae.
Koppenschmalz: Adeps.
Kopper = Kupfer.
Kopperoh, witt: Zinc. sulfuricum.
Kopperwater: Acid. sulfuric. dil. Cupr.
sulfuric. Ferr. sulfuricum crudum.
Kopperwitt: Zinc. sulfuricum.
Koppöl: Oleum Olivar.
Koppisaft: Electuarium Sennae.
Kopraöl: Oleum Cocos.
Korabsalbe: Ungt. contra Pedic.
Korallen, schwarze: Sem. Paeoniae.
Korallenbalsam: Tinct. Benz. cps.
Korallenblümchen: Herba Anagallidis.
Korallenessenztropfen: Tinct. Succini.
Korallenflechte: Lichen islandicus.
Carrageen.
Korallenöl: Oleum Hyperici.
Korallenpulver, rotes: Pulv. antiepilept. ruber.
—, weißes: Conchae praep.
Korallensaft: Sir. Coccionellae.
Sir. Rubi fructicos.
Korallensamen: Sem. Paeoniae.
Korallentee: Carrageen.
Korallentinctur: Tinct. aromatica.
Tinct. Lignorum.
Korallentropfen: Tinct. aromatica.
Tinct. Lignorum.
Korallenwurz: Radix Asparagi.
Rhizoma Polypodii.
Korallisches Pulver: Pulv. Liqu. comp.
Korantiwurzel: Radix Tormentill.
Korastanienblütenspiritus:
Spir. Vini gallici.
Körbchenwurzel: Radix Bardanae.
Korbe: Fructus Carvi.
Korbelkraut: Herba Cerefolii.

Körbelkraut: Herba Cerefolii.
Herba Oreoselini.
Körbelsalbe: Ungt. Majoranae.
Ungt. laurinum.
Korbender: Herba Card. bened.
Körblikraut: Herba Cerefolii.
Körfgeswurzel: Radix Bryoniae.
Koriander: Fructus Coriandri.
—, schwarzer: Sem. Nigellae.
Korinthen: Passulae minores.
Korinthensaft: Sir. Mannae. Sir.
Liquirit.
Korkrüster: Cortex Ulmi.
Körlkraut: Radix Tarax. c. Herba.
Korn, türkisches: Zea Mays.
Kornblumen: Flor. Cyani. Flor. Rhoead.
Kornblumensaft: Sir. Rhoeados.
Kornblumenwasser: Aqu. Rosae.
Kornbranntwein: Spir. Frumenti.
Körnchentee: Sem. Cynosbati.
Korneb: Fructus Ceratoniae.
Kornelius Haupttropfen oder
— Wasser: Aqua Rosae boraxat.
Kornelkirschen: Fructus Corni.
Fructus Jujubae.
Kornelle: Flores Chamomill. rom.
Kornelrinde: Cortex Corni.
Körnerlack: Lacca in granis.
Körnertee: Sem. Cynosbati.
Kornessenz: Tinct. anticholerica.
Kornflockenblumen: Flores Cyani.
Korngift: Herba Lithospermi.
Kornhelcheskörner: Fructus Cocculi.
Kornkampfertropfen: Tinct. anticholer.
Körnlestee: Sem. Cynosbati.
Kornlichtnägeli: Herba Githaginis.
Kornluege: Herba Galeopsidis.
Kornminze: Herba Calaminth.
Kornmohn: Flores Rhoeados.
Kornmutter: Secale cornutum.
Kornnägeli: Herba Githaginis.
Flores Cyani.
Kornnäglein: Flores Cyani.
Kornnelken: Flores Cyani.

Kornrade: Herba Githaginis.
Kornrosen: Flores Rhoeados.
Kornröschen: Herba Githaginis.
Kornsalbe: Ungt. Populi.
Korntropfen: Tinct. anticholerica.
Kornvater: Secale cornutum.
Kornwinde: Flores Convolvuli.
Flores Malvae vulg.
Kornwut: Herba Galeopsidis.
Kornzapfen: Secale cornutum.
Korpendik: Herba Cardui bened.
Körpergeist, Körperöl: Opodeldok.
Korrigeen: Carrageen.
Korsika-Moos: Helminthochort.
Kosakenpulver: Pulv. contra Insect.
Koschenilge: Coccionella.
Koschmes: Herba Serpylli.
Kosin: Koussinum.
Kosmoline: Vaselinum flavum.
Kossinenkraut: Folia Ilicis.
Kostenbalsam: Herba Agerati.
Kostenzkraut: Herba Origani.
Herba Serpylli.
Kostez, Koschtez (kleiner): Herb. Serp.
Kostfinell: Coccionella.
Kostusrinde: Cort. Canellae albae.
Kostwurzel: Radix Costi.
Kotewurz: Radix Consolidae.
Kowandenöl: Oleum Amygdalar.
Kraampillen: Pilulae laxantes.
Kraamvrouwenolie: Oleum Ricini.
Krabble die Wänd' hinauf:
Liq. Ammon. caust.
Krabellen: Herba Chaerophylli.
Krabethbeeren: Fructus Juniperi.
Krachenauge = Hühnerauge.
Krackbeeren: Fructus Myrtilli.
Kraftblumen: Flores Primulae.
—, Neumanns: Flores Verbasci.
Kraftkräuter: Spec. aromat.
Kraftkraut: Herba Tanaceti.
Kraftküchele: Rotul. Menth. pip.
Kraftmehl: Amylum Marantae.
Kraftrosen: Flores Arnicae.

Kraftspiritus: Spir. sap. camph.

Krafttropfen: Spirit. aethereus.

Kraftwurz: Radix Arnicae. Radix Carlinae. Radix Ginseng. Radix Tarax.

Kraftzetterln: Cachou.

Kraftzuckerle: Rotul. Menth. pip.

Krähenauge = Hühnerauge.

Krähenaugen: Sem. Strychni.

Krähenbeeren: Fructus Oxycocci.

Krähendorn: Ononis spinosa.

Kräheneier: Sem. Strychni.

Krähenfuß: Herba Lycopodii.

Krähenkrallen: Secale cornut.

Krähenpulver: Pulv. contra Pedicul.

Krähensaat: Kreosot.

Krähenwurzel: Rad. Pyrethri.

Krähgeist: Spiritus Sinapis.

Krähn: Radix Armoraciae (Rettig).

Krahstupp: Lycopodium.

Kraidemus: Succ. Sambuci.

Kraigensluder: Viscum album.

Krallengras: Rhizoma Graminis.

Krallenkraut: Malva silvestris.

Krallenmehl: Conchae praep. Lycopod.

Krallenpulver: Lycopodium.

Kramberbeeren: Fructus Juniperi.

Krambit: Juniperus.

Krambohl: Aq. carbolisata.

Kramelbeeren: Fructus Juniperi.

Krämerkümmel: Fructus Carvi. Fructus Cumini.

Krämerlaus: Fructus Cumini.

Krämernelken: Caryophylli.

Kramernageln: Caryophylli.

Kramkümmel: Fructus Carvi. Fructus Cumini.

Krammetsbeeren: Fructus Juniperi.

Kramofbeeren: Fructus Juniperi.

Krampdestomak: Pulv. Magn. c. Rheo.

Kramperltee: Lichn. islandic.

Krampfadersalbe: Ungt. Hamamelidis.

Krampfadertropfen: Tinct. aromat. acid.

Krampfapfel: Fructus Colocynth.

Krampfbalsam: Balsam. Cerebri.

Krampfblumen: Flores Ulmariae.

Krampfdistel: Onopordon Acanthium.

Krampfessenz: Tinct. apoplect. rubr. Tinct. Valerian. Tinct. Valer. aeth.

Krampfkolketropfen: Tinct. carminat.

Krampfkörner: Fructus Cubeb.

Krampfkraut: Herba Ulmariae. Herba Anserinae.

Krampfkücheln: Rotulae Menth. pip. Rotul. Valerian.

Krampfliniment: Linim. antispasticum.

Krampfmalzentropfen: Tinct. apoplect. rubra. Tinctura Valerian aeth.

Krampföl: Oleum camphoratum.

Krampfperlen: Sem. Paeoniae.

Krampfpflaster: Emplastr. antispasm.

Krampfpillen: Pilul. laxantes.

Krampfpulver: Pulv. epilept. March. Pulv. Magn. c. Rheo. Pulv. temper.

Krampfsaft: Sir. Valerianae.

Krampfsalbe: Ungt. flavum. Ungt. nervinum. Ungt. Rosmarini comp. :

Krampfsalz: Kal. bromatum.

Krampfspiritus; Spir. Meliss. comp. Spir. Sinapis.

Krampftee: Rad. Valerianae. Spec. aromat. Spec. nervin.

Krampftropfen, aromatische: Spir. Meliss. cps.

Krampftropfen, braune: Tinct. Valerian.

—, **gelbe:** Tinct. Valerianae aeth.

—, **rote:** Tinct. apoplect. rubr. Tinct. Valerianae. Tinct. Valerianae aeth.

—, **schwarze:** Tinct. Valer. ammon.

—, **weiße:** Aqu. Valerian. Spirit. aeth.

Krampfwurzel: Rad. Valerianae.

Kranaugen: Fructus Myrtilli.

Kranawettholz: Lignum Juniperi.

Kranbeeren: Fructus Vitis Idaei.

Kraneicheltee: Viscum album.

Kranewettsalbe: Ungt. Juniperi.

Kranewittsalze, -latwerge od. -sülzen: Succ. Juniperi insp.

Kranewittbeeren: Fructus Juniperi.

Kranewittöl: Oleum Juniperi. Ligni.
Kranewittsalze: Succ. Juniperi.
Kranewittsülzen: Succ. Juniperi.
Kranewittwasser: Aq. Juniperi
Kranholz: Lign. Juniperi.
Kranichbeeren: Fructus Oxycocci.
Kranikel: Herb. Saniculae.
Kränkessig: Acet. aromaticum.
Kranötbeeren: Fructus Juniperi.
Kransbeeren: Fructus Vitis Idaei.
Kransje: Flor. Bellidis.
Krantwettbeere: Fruct. Juniperi.
Kranwide: Juniperus.
Kranwurz: Radix Pyrethri.
Kranzblumen: Flor. Arnicae.
  Herb. Polygalae.
Kränzel: Herb. Millefolii.
  Herb. Serpylli.
Kranzelkraut: Herba Serpylli.
Krapfenbörnli: Fructus Coriandri.
Krapfenkörner: Fructus Coriandri.
Krapp: Rad. Rubiae tinctorum.
Krapprot: Alizarinum.
Krappwurzel: Rad. Rubiae tinct.
Krätzbalsam: Balsam. peruvian.
Krätzbeeren: Fructus Rhamni.
Kratzbeeren: Fructus Rubi frut.
Kratzbeerlaub: Herba Rubi frutic.
Kratzbeersaft: Sir. Rubi frutic.
  Sir. Mororum.
Kratzbeerwurzel: Rad. Bardan.
Kratzbohne: Fructus Stizolobii.
  Siliqua hirsuta.
Kratzelbeeren: Fructus Rubi frutic.
Kratzengen: Herba Centaurii.
Krätzeblumen: Herba Taraxaci.
Krätzheilkraut: Herba Fumariae.
Kratzkraut: Datura Stramonium.
Krätzkraut: Herba Fumariae.
  Herba Chelidonii.
Krätzrinde: Cortex Frangulae.
Krätzsalbe: Ungt. contra Scab.
—, **englische:** Ungt. Hellebori comp.
  Ungt. sulfur. comp.

Krätzsalbe, franz.: Ungt. Hydr. alb. dil.
—, **gelbe:** Ungt. Hydrarg. citr.
  Ungt. sulfurat. comp.
—, **graue:** Ungt. Hellebori comp.
—, **rote:** Ungt. Hydrarg. rubr. dil.
—, **weiße:** Ungt. Hydrarg. alb. dil.
Krätzseife: Sapo kalinus.
Krätztafeln: Ungt. Hydrarg. citrin.
Krätztee: Spec. amarae. Spec. laxantes.
Krätzwasser: Aq. phagedaenica.
  Sol. Zinci sulfurici.
Krätzwurzel: Radix Hellebori.
  Rhizoma Veratri.
Krausbalsamblätter: Fol. Menth. crisp.
Krausbeerblätter: Herba Vitis Idaei.
Krausdistel: Radix Eryngii.
Krausebutter: Ungt. flavum.
Kräuselmoos: Carrageen.
Krauseminzbalsam: Bals. Nucistae.
Krauseminzbranntwein: Spiritus
  Menthae crisp.
Krauseminze: Folia Menth. crisp.
Krauseminzöl, grünes: Oleum viride c.
  Oleo Menth. crisp.
Krauseblumen: Flor. Spartii.
Krausertang: Carrageen.
Krauskraut: Herba Verbenae.
Krauspappel: Folia Malvae.
Krauswurzel: Radix Eryngii.
Kraut der alt. Könige: Fol. Nicotianae.
Kräutchen durch den Zaun:
  Herba Hederae.
Kräutelsamen: Fructus Petrosel.
Kräuter: Species amarae.
—, **aromatische:** Species aromat.
—, **erweichende:** Species emoll.
— **fürs Fleisch:** Hrb. Basilici, Majoran.
  et Thymi āā.
—, **Liebers:** Herba Galeopsidis.
—, **zerteilende:** Species resolvent.
— **zum Gurgeln:** Spec. ad Gargarisma.
Kräuterbalsam: Aq. aromatica.
  Mixt. oleos. balsam.
Kräuteressig: Acet. aromatica.

Kräutergeist: Spir. Meliss. cps.
Kräutermagentee: Herba Centaur.,
Absinth., Card. ben āā.
Kräutermehl: Spec. ad. Cataplas.
Kräuteröl: Oleum odorat. Oleum
Hyoscyami. Oleum viride.
Kräuterpflaster: Empl. Meliloti.
Kräuterpillen: Pilul. laxantes.
Kräuterpulver für Menschen:
Pulv. Liquir. comp.
— **fürs Vieh:** Pulv. Herbarum.
Kräutersaft, Steirischer: Sir. Liquir.
Sir. Rhoeados.
Kräutersalbe: Ungt. nervin. Ungt.
Populi. Ungt. Rosmarin. comp.
Kräuterschnupftabak: Plv. sternut. vir.
Kräuterspiritus: Spir. Angel. cps.
Kräutertabak: Pulv. sternut. vir.
Kräutertee: Herba Galeopsidis.
Kräutertropfen: Tinctura arom. acid.
Kräuterumschlag: Spec. aromat.
Kräuterwurzel: Radix Petrosel.
Kräuterzucker: Pasta Liquirit.
Krautholder: Sambucus Ebulus.
Krauwiolbeeren: Fructus Juniperi.
Krawattensalbe: Ungt. Hydrarg. tereb.
Kräwet: Lapides Cancrorum.
Kräwtsteen: Lapides Cancrorum.
Krebellenkraut: Herba Chaerophylli.
Kreblikraut: Herba Chaerophylli.
Krebsaugen: Lapid. Cancror.
Krebsaugenpulver: Conch. praep.
Krebsblut: Ungt. potabile rubr.
Krebsblutwurzel: Rad. Alcann.
Krebsbutter: Ungt. Hydrarg. rubr. dil.
Ungt. ophth. rubr. Ungt. potab. rubr.
Krebsdistel: Onopordon Acanthium.
Krebselkraut: Herba Millefolii.
Krebskrautwurz: Radix Cichorii.
Krebspulver: Pulv. arsen. Cosmi.
Krebssalbe: Ungt. arsenic. Hellmund.
Ungt. ophthalm. comp. Ungt. pota-
bile rubr.
Krebssteine: Lapid. Cancrorum.

Krebswurz: Rhiz. Bistortae. Rhiz. Cur-
cum. long. Rad. Imperator.
Krebswurzelpulver: Conch. pp.
Kreditpflaster: Empl. oxycroc.
Krefelder Pillen: Pilul. Blaudii.
Krehmestaub: Lycopodium.
Kreichdornbeere: Fructus Rhamn.
Kreide, grüne: Viride montanum.
(Berggrün).
—, **rote:** Lapis ruber fabrilis.
—, **spanische:** Talcum.
Kreidenelken: Caryophylli.
Kreidepflaster: Empl. Cerussae.
Kreienkorn: Secale cornutum.
Kreienroggen: Secale cornutum.
Kreienspier: Secale cornutum.
Kreindoorn: Ononis spinosa.
Kreiselmoos: Carrageen.
Kreisendes Wundkraut:
Herba Nummulariae.
Kremcölest: Ungt. leniens.
Kremortartari: Tartarus dep.
Krempelkraut: Herba Geranii.
Kremperkräuter: Spec. amarae.
Kremperöl: Oleum Rosmar. comp.
Kremser: Tub. Allii. (Knoblauch.)
Kremserweiß: Cerussa.
Kren: Radix Armoraciae (Rettig).
Krengeist: Spir. Sinapis.
Krenpflaster: Charta sinapisata.
Krenschmiere: Senfölvaseline 1 %.
Krensingtee: Herba Millefolii.
Krentropfen: Spir. Sinapis.
Krenze: Herba Ledi.
Kreppul: Spir. aethereus.
Kresse, indische: Herba Nasturtii.
—, **weiße:** Herba Nasturtii.
Kressech: Herba Cochleariae.
Kressechsaft: Spir. Cochleariae.
Kressenkraut: Herba Nasturtii.
Kressenöl: Oleum Ricini. Ungt. Populi
Oleum Sinapis dil.
Kressensaft: Spir. Cochleariae.
Kreterdost: Herba Origan. cret.

Kreupelgras: Herba Polygoni avic.
Kreuzanis: Fructus Anisi stell.
Kreuzband: Empl. ad Rupturas.
Kreuzbaumöl: Oleum Ricini.
Kreuzbeeren: Fructus Rhamni cath.
Kreuzbeerlatwerge: Succ. Rhamni cath.
Kreuzbeerrinde: Cort. Frangul.
Kreuzbeersaft: Sir. Rhamni cath.
Kreuzbitterkraut: Herba Polygalae.
Kreuzblumen: Herba Polygalae.
     Orchis Morio.
Kreuzblumenwurzel: Rad. Aristoloch.
Kreuzburger Salz: Magnes. sulfuric.
Kreuzdistel: Herba Galeopsidis.
     Herba Cardui benedicti.
Kreuzdornbeeren: Fructus Rhamni.
Kreuzdornrinde: Cort. Frangulae.
Kreuzdornsaft: Sir. Rhamni cath.
Kreuzdornspiritus: Spir. Angelic. cps.
Kreuzdorntee: Herba Hederae.
Kreuzdornwurzel: Radix Ononid.
Kreuzenzian: Radix Gentianae.
Kreuzerpillen: Pilul. laxantes.
Kreuzgift: Zinc. sulfuric.
Kreuzholz: Herba Cardui bened.
     Viscum album.
—, **heiliges:** Lignum Guajaci.
Kreuzkörner: Sem. Nigellae.
Kreuzkraut: Herba Polygalae.
     Herba Senecionis.
Kreuzkrautöl: Oleum Hyperici.
Kreuzkümmel: Sem. Nigellae.
Kreuzminze: Folia Menth.. crisp.
Kreuzöl: Oleum Petrae rubr.
Kreuzpflaster: Empl. oxycroc.
     Empl. Capsici ext.
Kreuzpillen: Pilulae laxantes.
Kreuzraute: Herba Rutae.
Kreuzrinde: Cort. Frangulae.
Kreuzsalbei: Folia Salviae.
Kreuztee: Cort Frangulae.
—, **spanischer:** Herba Galeopsidis.
     Spec. Hispanicae. Spec. pectorales.

Kreuztropfen: Tinct. amar. et Tinct.
     Valer. aeth. āā.
Kreuzwurz: Herb. Polygalae. Rad. Gen-
     tianae. Rad. Ononid. Rhiz. Gramin.
Kreuzzugpflaster: Empl. oxycr.
Kribbelkrabbel: Bolet. cervin.
Kridemehl: Creta laevigata.
Kriebelkorn: Secale cornutum.
Kriechenbaumblüte: Flor. Acac.
Kriechweizen: Rhizoma Graminis.
Kriegshabererbalsam: Tct. Aloës comp.
Kriegskraut: Herba Conyzae.
Krieken over zee: Fructus Alkekengi.
Kriespelkraut: Herba Bursae Pastor.
Kriminialsalbe: Ungt. Hydr. oxyd. rubr.
Krimmsalbe: Ungt. contra Scab.
—, **graue:** Ungt. sulfurat comp.
—, **weiße:** Ungt. Hydrarg. alb.
Krimpöl: Ol. Olivarum virid. Ol.
     Chamomill. inf. Ol. carminat.
Krimmsalbe: Ungt. contra Scab.
Kripfblumen: Flor. Carthami.
Krispelkraut: Herba Burs. Past.
Krissie: Succus Liquiritiae.
Kristallpillen: Pil. Ferr. carb. Arg. obd.
Kristallwasser: Liqu. Am. caust.
Kritschelwasser: Aq. destillat.
Kritzelbeersaft: Sir. Rhamni cath.
Kritzensaft: Succ. Liquiritiae.
Kritzkooken: Troch. bechic. nigr.
Kroatisches Pflaster: Empl. Drouoti.
Krodelkraut: Herba Serpylli.
Krohsaugen: Sem. Nigellae.
Krokodillensaat: Pulv. contra Pedicul.
Krokodiltropfen: Tinct. Chinioïd.
Krommerbeer: Fructus Juniperi.
Kronawettbeeren: Fructus Juniperi.
Kronawettsulz: Succ. Juniperi insp.
Kronelkraut: Herba Serpylli.
Kronenaugen: Sem. Strychni.
Kronengeist: Tinct. Aloës comp.
Kronengelb: Plumb. chromic.
Kronenkümmel: Fructus Cumini.
Kronenöl: Oleum Juniperi Ligni.

Kronenpech: Resina Pini.
Kronenpflaster: Cerat. Res. Pini.
Kronensalbe: Ungt. flavum.
Kronensäure (zum Ätzen der Hufe):
Acid nitric.
Kronenessenz: Elix. Proprietat. Tinct.
aromatica. Tinct. Benzoës comp.
Kronewittbeeren: Fruct. Juniperi.
Kronprinzenpflaster: Empl. Lith. comp.
Kronsbeeren: Fructus Vitis Idaei.
Krontropfen: Elix. Proprietat. Tinct.
aromatica. Tinct. Benzoës comp.
Krönungstropfen: Mixt. oleos. balsam.
Kronwicke: Coronilla varia.
Kroon van Indië: Ungt. terebinthinat.
Kroopflaster: Empl. oxycroc.
Krop van ‚aals: Herba Absinthii.
Kropfgeist: Spir. Kalii jodati.
Kropfkohle: Carbo Spongiae.
Kropfpulver: Carbo Spongiae.
Pulv. strumalis.
— fürs Vieh: Pulv. pro Equis.
Kropfsalbe: Ungt. Kalii jodati.
Kropfschwamm: Spongiae.
Kropfschwamm, gebrannt: Spongiae
tost. Pulv. strumalis.
Kropfschwammkohle: Carbo Spongiae.
Kropfspiritus: Mixt. oleos.-balsam.
Spir. saponat. jodatus.
Kropfstein: Lapis Spongiae. —
Kropftropfen: Tinct. strumalis.
Tinct. Valer. aeth.
Kropfwasser: Spiritus saponat. jodat.
Kropfwurzel: Rhizoma Polypodii.
Kröscheltee: Herb. Burs. Past.
Kroslesaft: Sir. Ribium.
Krotenbeeren: Fructus Frangulae.
Krotenbeerrinde: Cort. Frangulae.
Krotenblumenkraut. Herba Taraxaci.
Krotenbösche: Folia Taraxaci.
Krötenflachs: Herba Linariae.
Krötengras: Herba Herniariae.
Krötenkraut: Herba Senecionis.
Krötenlöffeltee: Herba Taraxaci.

Krötenmelde: Folia Stramonii.
Krötenöl: Linim. ammon. camph.
Krötenpeterlein: Aethusa Cynapium.
Krötenpulver: Sanguis Hirci.
Krötenschwamm = Pantherpilz:
Amanita pantherina.
Krötenwurzel: Radix Taraxaci.
Krottenflachs: Herba Linariae.
Krottenkraut: Herba Chenopod.
Krottenstengel: Radix Lapathi.
Krowittbeeren: Fructus Juniperi.
Krügeröl: Oleum Tereb., Oleum Lini.
Spir. camph. āā.
Krugbohnen: Fructus Phaseoli.
Kruinoot: Sem. Myristicae.
Kruisbloem, Kruiskruid: Herb. Polygal.
amar.
Krullfarnkraut: Herba Adianti.
Herba Capilli Veneris.
Krullpuppenspönpflaster: Empl. stictic.
Hamb. Empl. ad Rupturas.
Krullsuckschwede: Empl. stictic.
Hamb. Empl. ad Rupturas.
Kruluppenpflaster: Empl. ad Rupturas.
Krumingsöl: Oleum nervinum.
Krummholz: Pinus Mughus. Juniperus.
Krummholzbalsam: Balsam. hungar.
Krummholzöl: Oleum Pumilionis.
Oleum Juniperi.
Krummholztropfen: Oleum Pumil.
Krumnigsöl: Oleum nervinum.
Krumputzöl: Oleum Juniperi Ligni.
Oleum Pumilionis.
Krumputzwurzel: Rhizoma Imperat.
Kruppardentun: Herba Hederae.
Kruppbohnen: Fructus Phaseoli.
Krüppelholzöl: Oleum Pumilionis.
Krusefi: Folia Salviae.
Kruselbeeren: Fructus Ribis.
Kruseminte: Folia Menth. crisp.
Kruse Sophie: Folia Salviae.
Kruskrokt: Herba Anethi.
Krusochsenpflaster, gelbes:
Empl. oxycroceum.

Krusochsenpflaster, rotes: Empl. ad
   Rupturas.
—, **schwarzes:** Empl. fuscum.
Krüwtsteene: Lapid. Cancror.
Kruzifixpflaster: Empl. oxycroc. venale.
Kruzifixsalbe: Ungt. nervinum.
Kruzipflaster: Empl. oxycroceum.
Kruziusöl: Oleum Ricini.
Kruziuspflaster: Empl. oxycroceum.
Krüzwort: Senecio vulg.
Krystallpillen: Pilul. Ferri carb.
   Argent. obd.
Krystallsalz: Sal Gemmae.
Kubebenpfeffer: Fructus Cubeb.
Kübelharz: Resina Pini.
Kubischer Salpeter: Natrium nitricum.
Kubitzpulver: Rhizoma Veratr. pulv.
Kuchelkörner: Fructus Cocculi.
Küchelkörner: Fructus Cocculi.
Küchelstein: Cupr. aluminatum.
Kücheltrieb: Ammon. carbonic.
Kuchengähl: Crocus.
Küchenblumenkraut: Herb. Pulsatillae.
Küchenpolei: Herba Serpylli.
Kuchenpulver: Tartarus depur. c.
   Natr. bicarb. 3 : 1.
Küchensalz: Natr. chloratum.
Küchenschelle: Herba Pulsatillae.
Kuchipulver: Caryophylli, Piment. āā.
   oder Pimentpulver.
Kuchleskraut: Herba Borraginis.
Kückelskörn: Fructus Cocculi.
Kuckelum: Fructus Cocculi.
Kuckerl: Flor. Bellidis.
Kuckuck: Flor. Aquilegiae. Flor. Lamii.
   Orchis Morio.
Kuckucksblumen: Flor. Malv. vlg Herb.
   Puls. Orchis Morio. Pulmon. offic.
Kuckucksbrot: Herba Acetosellae.
Kuckucksklee: Herba Acetosellae.
Kuckuckskörner: Fructus Cocculi.
   Pulv. contra Pediculos.
Kuckuckskraut: Herba Acetosellae.
   Herba Marrubii.

Kuckucksmehl: Pulv. contra Pediculos.
Kuckucksöl: Oleum Hyperici.
Kuckuckspulver: Pulv. contra Pedicul.
Kuckuckssaat: Fructus Cocculi.
   Pulv. contra Pediculos.
Kuckuckssalbe: Ungt. contra Pediculos.
Kuckuckswurzel: Tubera Salep.
Kudelkraut: Herba Serpylli.
Kufelkraut: Herba Cerefolii.
Kugelbohne: Phaseolus.
Kugelkumspulver: Pulv. ctr. Pediculos.
Kugellack: Lacca in globulis.
Kuhbeeren: Fructus Vitis Idaei.
Kuhblumen: Flores Farfarae
   Radix Taraxaci c. Herba.
Kuhbohnen: Sem. Foenugraec.
Kuhbrunst: Boletus cervinus.
Kuhdill: Flor. Chamom. caninae.
Kuhdiste: Pulv. pro Vaccis.
Kuhdreck: Placenta Lini tota.
   Species emollientes.
Kuhdutten: Bulb. Colchici.
Kuheuter: Tub. Colchici.
Kuhhornklee: Sem. Foenugraeci.
Kühhornsamen: Sem. Foenugraeci.
Kuhkrätze: Pili Stizolobii.
Kuhkraut: Herba Mercurialis.
Kuhlattich: Herba Taraxaci.
Kuhlemuh: Tub. Colchici.
Kühlhornsamen: Sem. Foenugraeci.
Kuhlizsch: Succ. Liquiritiae.
—, **äußerlich:** Linim. terebinth.
Kuhloch: Pulv. Cantharid. mixt.
Kühlpulver: Pulv. aerophor.
   Pulv. temperans.
— fürs Vieh: Pulv. pro Vaccis.
Kühlsalbe: Ungt. Plumbi.
Kühlstein: Cupr. aluminatum.
Kuhlust: Pulv. Canthar. dil. Brunstpulv.
Kühlwasser: Aq. Plumbi.
Kuhmach: Fructus Carvi.
Kühmellen: Flor. Chamom. rom.
Kühmöl: Oleum Carvi.
Kuhmuß: Herba Equiseti arv.

Kühneckenkraut: Herba Saturej.
Kühnlein: Herba Serpylli.
Kühnrost: Herba Ledi.
Kühnscher Spiritus: Spiritus odoratus colon.
Kühnschotten: Herba Spartii.
Kuhpulver: Pulv. pro Vaccis.
Kuhsamen: Sem. Foenugraec.
Kuhscheiße: Rad. Ononid. Hrb. Urticae.
Kuhschisser: Taraxac. offic.
Kuhschwanz: Radix Lapathi.
Kuhtecken: Fructus Myrtilli.
Kuhweizen: Sem. Melampyri.
Kühwurz: Radix Peucedani. Rhiz. Ari.
Kuhwürze: Pulv. pro Vaccis.
Kuhzungenwurzel: Radix Lapathi. acut.
Kujonenpflaster: Empl. Litharg. cps.
Kukelskörner: Fructus Cocculi.
    Pulv. contra Pediculos.
Kükenkümmel: Herba Serpylli.
Kulaschwasser: Aqua Plumbi Goulardi.
Kulizsch: Succus Liquiritiae.
— zum äußerl. Gebrauch: Linim. tereb.
Kulkraut: Herba Serpylli.
Kulör: Tinct. Sacchar. tost.
Kumach: Fructus Carvi.
Kumin: Fructus Cumini.
Kümm: Fructus Carvi.
Kümmel: Fructus Carvi.
—, ägyptischer: Fructus Cumini.
—, griechischer: Sem. Foeniculi.
—, italienischer: Fructus Cumini.
—, langer: Fructus Cumini.
—, polnischer: Fructus Cumini.
—, römischer: Fructus Cumini.
—, schwarzer: Sem. Nigellae.
—, spanischer: Fructus Cumini.
—, süßer: Fructus Anisi.
—, türkischer: Fructus Cumini.
—, venetischer: Sem. Nigellae.
—, weißer: Fructus Cumini.
—, welscher: Fructus Cumini.
—, wilder: Sem. Nigellae.
Kumelle: Herba Prunellae.

Kumelle zum Baden: Herba Serpylli.
Kümmelöl, altluther.: Oleum Carvi.
Kümmelpflaster: Empl. fusc. camph.
Kümmi: Fructus Carvi.
Kümmich: Fructus Carvi.
Kummerblumen: Flores Chamomill. Flores Chrysanthemi.
Kummerlingskrautsamen: Frct. Anethi.
Kummezurrotwurst: Fructus Cumini.
Kummhurtig: Tubera Jalapae.
Kummkumm: Gummi Gutti.
Kumpaviabalsam: Balsam. Copaivae.
Kumtenholz: Viscum album.
Kumuk: Fructus Cubebae.
Kundelkraut: Herba Serpylli.
Künekenkraut: Herba Saturejae.
Kunele (Kunnerle): Herba Thymi. Herba Majoranae. Herba Serpylli.
Kuniduni: Chinioïdin.
Kunigkraut: Herba Eupatoriae.
Kunigundenkraut: Herba Ageratae. Herba Veronicae. Herba Eupatorii.
Kunkelblumen: Flor. Verbasci.
Kunkelsamen: Sem. Colchici.
Kuhzungenwurzel: Rad. Lapathi.
Künlein: Herba Serpylli.
Kunnela: Herba Serpylli.
Künschottenblumen: Flores Genistae.
Künst: Viscum album.
Kunstenholz: Viscum album.
Küntschisamen: Sem. Colchici.
Kunzenpflaster: Empl. fuscum camph.
Kupfer, zugerichtetes: Ungt. Hydrarg. alb. dil. Ungt. Zinci.
Kupferalaun: Cuprum aluminat.
Kupferasche: Cuprum oxydat.
Kupferaugenrauch: Zinc. sulfuricum.
Kupferaugenstein, weißer: Zinc. sulfur.
Kupferblau: Coeruleum montanum (Bergblau).
Kupferblumen: Aerugo crist.
Kupfererde, grüne: Viride montanum (Berggrün).
Kupferesch: Cupr. oxydatum.

Kupfergeist: Acid. acetic. dilut.
Kupfergrün: Viride montanum.
   (Berggrün).
— **für Schuhmacher:** Ferr. sulf. crud.
Kupferhammerschlag: Cuprum oxydat.
Kupferkristalle: Cuprum sulfuricum.
Kupferlasur: Coeruleum montanum
   (Bergblau).
Kupferliquor: Liq. antiasthmat.
   Koechlin Ph. Württ.
Kupferrauch: Zinc. sulfuricum.
Kupferrost: Ferr. sulfuricum crud.
Kupferrot: Ferr. sulfuricum crud.
Kupfersalmiak: Cupr. sulfur. ammoniat.
Kupfersalz: Cuprum sulfuricum.
Kupferspiritus: Acid. aceticum.
Kupfervitriol: Cuprum sulfuricum.
Kupferwasser, blaues: Cuprum sulfur.
—, **flüssiges:** Acid. sulfuricum dilut.
—, **grünes:** Ferr. sulfuricum crud.
—, **weißes:** Zinc. sulfuricum.
Kupferweiß: Zinc. sulfuricum.
Kupiper: Fructus Cubebae.
Kurassaoschalen: Cort. Aurant.
Kürbiskernöl: Oleum Arachidis.
Kurbschöl: Oleum Arachidis.
Kurbschsamen: Sem. Cucurbit.
Kurellas Brustpulver: Pulv. Liqu. comp.
Kurierstein: Zincum sulfuricum.
Kurkumee: Rhizoma Curcumae.
Kurländisch Wasser: Aqua Plumbi.
Kurwell: Herba Polygoni.
Kurzer Fenchel: Fructus Anisi.
Kurz. Benediktenkraut: Hrb. Card. ben.
Kurzundlang: Bulb. Victor. long. et rot.
Kuschel: Pinus silvestris.
Kusenpaintropfen: Tinctura odont.
Kuskellentropfen: Tinctura odont.
Kuskus: Radix Vetiveriae.
Kusso: Flores Koso.
Kutenfett: Adeps.
Kutenöl: Oleum Olivarum.
Kutsch: Catechu.
Kutschenblume: Aconitum Napellus.

Kuttelfischbein: Ossa Sepiae.
Küttelkraut: Herba Abrotani.
Kuttenenbirnen: Fructus Cydoniae.
Küttenkörner: Sem. Cydoniae.
Kuttelkraut: Herba Majoranae.
   Herba Thymi.
Kutzennellen: Coccionellae.
Kwalsterhout: Stipit. Dulcamarae.
Kweepitten, Kweezaad, Kweikeene:
   Sem. Cydoniae.
Kweltmaie: Colchic. autumnale.
Kwiek: Hydrargyrum.
Kwiekzalf: Ungt. Hydrargyri.
Kyry Pyry: Rad. Gentian. et Rhizoma
   Galang. āā.

L

Laarzenpoeder: Talcum pulv.
Laharraques Flüssigkeit: Liq. Natrii.
   hypochlorosi.
Labaschen: Folia Farfarae.
Labassen: Folia Farfarae.
Labdanum: Ladanum.
Labkraut: Herba Galii. Herba Serpylli.
Labsal: Tubera Salep.
Labstock, Labstöckel: Rad. Levistici.
Lachenknoblauch: Herba Scord.
Lachinsknopfloch: Herba Scord.
   Herba Serpylli.
Lack, blauer: Lacca musica.
—, **gelber:** Flores Cheiri.
—, **Pariser:** Lacca florentina.
—, **Venetian.** Lacca florentina.
—, **Wiener:** Lacca florentina.
Lackblüte: Flores Aurantii.
Lackmoos: Lacca musica.
Lacksamensaft: Mel.
Lackviolen: Flores Cheiri.
Lackwehr: Elect. Sennae.
Ladderblatter: Folia Farfarae.
Ladstock: Levisticum off.
Lafander: Lawendel.
Laffekteursaft: Sir. Sarsap. cps.

Iaffengel, Laffennel: Lawendel.
Lägerkraut: Herba Senecionis.
Lais: Calamus.
Lakritzenholz: Radix Liquiritiae.
Lakritzensaft: Succ. Liquiritiae.
Lakritzenstein: Zinc. sulfuricum.
Lamapulver: Amyl. Marantae.
Lamdorn: Radix Ononidis.
Lämmerchenpfeffer: Piper long.
Lämmerklee: Flores Trifolii. alb.
  Herba Trifolii arv.
Lämmerkraut: Herba Boni Henrici.
Lämmeröl: Oleum Terebinth. sulfuric.
Lämmerschwanz: Herba Eupator.
Lämmertropfen: Oleum Terebinth. sulf.
Lammkraut: Herba Linariae.
Lamottes Gold- oder Nerventropfen:
  Tinct. Ferr. chlor. aeth.
Lampensäure: Acid. acetic. crud.
Lampenwasser: Acid. acetic. crud.
Lampenschwarz: Fuligo.
Lampertsche Tropfen: Tct. Aloës comp.
  Tinctura Benzoës comp.
Landdreck: Rhizoma Graminis.
Landdreckwurzel: Rhizoma Graminis.
Landeflagge: Herba Rumicis.
Landwirtspflaster: Empl. fuscum.
Lang. Allermannsharnisch: Bulb.
  Victorial. long.
— Anis: Fructus Foeniculi.
— Pfeffer: Piper longum.
— Sigmarswurzel: Bulb. Victor. long.
— Wiesenbibernelle: Rad. Sanguisorb.
Langdistelkraut: Herba Eryngii.
Langekrokt: Herba Pulmonariae.
Langfingerpulver: Pulv. pro Equ.
Langhirnen: Sem. Staphisagriae.
Langhohlwurz: Radiz Arist. long.
Langhornsamen: Sem. Staphisagr.
Lang-Lebens-Elixier: Tct. Aloës comp.
Lang-Lebens-Tee: Spec. ad long. vit.
Lankssalbe: Ungt. Hydrarg. rubr. dil.
Lapatekrokt: Herba Bursae Pastor.
Iäpelkes: Herba Bursae Pastor.

Lapis: Argent. nitricum fuscum.
Lappenflanell: Kal. nitric. (für Sauen).
Lappenpulver: Tub. Jalap. pulv.
Lärchenbalsambaum: Terebinth. venet.
Lärchenharz: Resina Pini.
Lärchenpech: Terebinthina veneta.
Lärchenschwamm: Fung. Laric.
Lärchenschwanz: Herba Eupator.
Laserkraut: Herba Laserpitii.
Laserwurzel: Radix Gentianae.
Laß sein: Ungt. contra Pediculos.
Lastpech: Pix liquida.
Lasurblau: Coeruleum montanum
  (Bergblau). Ultramarin.
Laternenblume: Herba Taraxaci.
Latinawurzel: Radix Lapathi.
Latke: Farfarae.
Latschenöl: Oleum Pini Pumilion.
Latschenkiefernöl: Ol. Pini pumilionis.
Latschsalbe: Ungt. Rosmar. cps.
Latten: Folia Farfarae.
Lattenpulver: Tub. Jalap. pulv.
Latterblätter: Folia Farfarae.
Lattig, giftiger: Herba Lactucae viros.
Lattigblätter: Fol. Farfarae.
Lattigblüten: Flor. Farfarae.
Lattigsamen: Sem. Lactucae sat.
Latwerge: Electuar. Sennae.
Lawes: Electuar. Sennae.
Laubacher Tropfen: Spir. Meliss. comp.
Lauberessig: Acet. aromaticum.
Laubersalz: Natr. sulfuricum.
Laubritschen: Herba Aconiti.
Laubtinktur, grüne: Tinct. Trifol. fibrin.
Lauch: Bulbus Allii.
Lauerchen, Laurisch = Frühjahrs-
  lorchel: Helvella esculenta.
Lauers Pflaster: Empl. fuscum camph.
Laufbohne: Phaseolus.
Laufer = Hopfen.
Laufmannspiritus: Spir. Formic.
Laufquecken: Rhizoma Graminis.
Lauge, Javellesche: Liq. Natrii
  hypochloros.

Lauge, Labarraque: Liq. Natrii hypochl.
Laugdistelkraut: Herba Eryngii.
Laugenblumen: Flor. Chamomillae. Flor. Stoechados.
Laugenessenz: Liq. Natr. caust.
Laugenkrautblumen: Flores Arnicae.
Laugensalz, ätzendes: Kali caust.
—, **flüchtiges:** Ammon. carbon.
—, **geschwefeltes:** Kal. sulfurat.
—, **vegetabilisches:** Kalium carbon.
Laugenstein: Natr. carbon. Natr. caust.
Lauks Salbe: Ungt. Hydrarg. citr.
Laurentinusspiritus: Spirit. coerul.
Laurenzschwalbenwurz: Rad. Vincetox.
Laurier = Lorbeer.
Laurin, roter: Herba Centaurii.
Laurinkraut: Herba Centaurii.
Laurinusschmiere: Oleum Lauri.
Laurisches Pflaster: Empl. fusc. camph.
Lauriussalbe: Oleum Lauri.
Lausbaumrinde: Cort. Frangul.
Lausblumen, Läuseblumen: Flor.
Lauskraut siehe Läusekraut.
Läusebaumrinde: Cort. Frangul. Colchici. Flor. Taraxaci.
Läuseessig: Acet. Sabadillae.
Läusekörner: Fruct. Cocculi.
—, **gestoßene:** Pulv. contra Pedicul.
Läusekraut: Herba Ledi. Herba Pedicularis. Herba Scordii. Herba Lycopodii. Veratrum alb. Colchic. autumnale.
Läusekrautrinde: Cort. Mezerei.
Läusekrautsamen: Sem. Sabadill.
Läusemörder: Sem. Sabadillae.
Läuseöl: Oleum Anisi.
Läusepfeffer: Sem. Staphisagr.
Läusepulver: Flor. Pyrethri pulv. Pulv. contra Pedicul. Rad. Hellebori pulv.
Läusesalbe: Ungt. Hydrarg. pedicul.
Läusesamen: Fruct. Cocculi. Sem. Sabadillae. Sem. Staphisagriae.
—, **gestoßener:** Pulv. contra Pedicul.
Läusewasser: Aq. foetida.

Läusewurzel: Rhizoma Veratri.
Laus im Korn: Secale cornutum.
Lauskörner: Fruct. Cocculi. Sem. Staphisagriae. Sem. Sabadillae.
Lausöl: Oleum Anisi.
Lauswurz: Rhizoma Veratri.
Lawarch: Electuar. Sennae.
Lawendel: Flor. Lavandulae.
Lawendelbalsam: Mixt. ol. balsam.
Lawendeltropfen: Tinct. Lavand. comp.
Laxeerbast, Laxeerhout: Cort. Frangul.
Laxieräpfel: Fruct. Colocynth.
Laxierbeeren: Fruct. Rhamn. cath.
Laxierblätter: Fol. Sennae.
Laxierdreierlei: Folia Sennae, Manna, Natr. sulfur. āā.
Laxierfett: Oleum Ricini.
Laxierholz: Cort. Frangulae.
Laxierkassie: Fruct. Cass. fistul.
Laxierkraut: Herb. Gratiolae.
Laxiermus: Electuar. Sennae.
Laxieröl: Oleum Ricini.
Laxierpillen: Pilulae laxantes.
Laxierpulver: Pulv. Jalapae laxans. Pulv. Liquir. comp.
Laxiersaft: Sir. Rhei c. Manna. Sir. Rhei.
Laxiersalz: Magnes. sulfuric.
Laxierschwamm: Fung. Laricis.
Laxiertee: Species laxantes.
Laxiertrank: Infus. Senn. comp.
Laxiertropfen: Tinct. Rhei aquos.
Laxierwasser: Inf. Sennae comp.
Laxierwurzel: Tub. Jalapae.
Laxmeier: Electuar. Sennae.
Lazarustropfen: Tinct. Chinae comp. Tinct. Chinioïdin.
Lebendige Blüten: Flor. Lavandulae.
Lebendstock: Rad. Levistici.
Lebensbalsam: Mixt. oleos.-balsam. Tinct. Aloës comp.
—, **äußerlicher:** Sapo terebinth.
—, **Hoffmanns:** Mixt. oleos.-balsam.
—, **Rulands:** Oleum Terebinth. sulfur.
—, **weißer:** Oleum Terebinthin.

Lebensbalsam, Werners: Tinct. Aloës comp.
Lebensbaum: Herba Thujae.
Lebenselixier: Tinct. Aloës comp.
—, äußerliches: Tinct. Benz. cps.
—, Hjárners: Tinct. Aloës comp.
—, Schwedisch: Tinct. Aloës cps.
Lebensessenz: Tinct. Aloës comp.
—, äußerliche: Tinct. Benz. cps.
—, Augsburger: Tinct. Aloës cps.
—, Kiesowsche: Tinct. Aloës cps.
—, schwedische: Tinct. Aloës cps.
—, weiße: Spirit. Melissae comp. c. Oleo Anisi.
Lebensgeblütstropfen: Tinct. Lignorum.
Lebensgeist: Spir. aethereus.
Lebensgeisteröl: Mixt. oleoso-bals.
Lebensholz: Lign. Guajaci.
Lebenskraut: Herba Thujae.
Lebensöl: Mixt. oleos.-balsam.
—, ewiges: Mixt. oleos.-balsam.
—, Universal-: Mixt. oleos.-bals. rubr.
Lebensöl, weißes: Glycerin. Spir. Meliss. comp.
Lebenspillen: Pilulae laxantes.
Lebenspulver: Pulv. temperans. Pulv. Liquir cps.
—, Halls: Pulv. antiepilept. ruber.
Lebensspiritus: Spir. Angel. cps.
Lebensstock, Lebstock: Rad. Levistici.
Lebenstinktur: Tinct. Aloës cps.
Lebenstropfen: Tinct. Aloës cps. Tinct. Benzoës comp.
Lebenswasser: Aq. aromat. spir.
Lebenswecker: Rot. Menth. pip. Liquor. Ammon. caust.
Lebensweckeröl: Oleum Olivar. c. Ol. Croton. 100 : 1.
Leber, gebrannte: Spongiae ust. Ebur ust. Catechu.
Leberaloë: Aloë.
Leberbalsamkraut: Herba Agerati.
Leberblumen: Flor. Hepatic. Flor. Malvae vulg.
Leberdistel: Herba Lactuc. vir.

Leberessenz: Tinct. Aloës cps. Tinct. carminativa.
Leberflechte: Hrb. Pulmonar. arboreae.
Leberklee: Herba Hepaticae.
Leberklette: Herba Agrimoniae.
Leberkraut: Herba Hepaticae.
—, gelbes: Herba Parnassiae.
—, griechisches: Herba Agrimon.
Lebermoos: Lich. Pulmonar. arbor.
Leberöl: Oleum Jecoris Aselli.
Leberpillen: Pilulae laxantes.
Leberpulver: Rhizoma Rhei pulv.
Lebersaft: Sir. simpl. c. Tinct. Aloës' comp .10 : 1.
Lebersalz: Sal Carolinum fact.
Leberstock: Radix Levistici.
Lebertranseife: Sapo venetus.
Lebertropfen: Tinct. Aloës cps. Tinct. Benzoës comp.
Lebertrostkraut: Herba Eupator.
Leberwindblume: Herba Hepatic.
Leberwundkraut: Herba Hepatic.
Leberwurzel: Rad. Arnic. Rhiz. Veratri.
Lebkraut: Herba Galii.
Lecceröl: Oleum Olivar. commune.
Lechenwurz: Rhizoma Bistortae.
Leckpulver fürs Vieh: Pulv. pro Vaccis.
Leder, türkisches: Pasta gumm.
Lederbeeren: Fruct. Sorbi.
Lederblumen: Flor. Stoechados.
Lederharz: Kautschuk.
Lederkraut: Herba Hepaticae.
Lederzeltchen: Pasta Liquirit.
Lederzucker, brauner: Pasta Liquiritiae.
—, weißer: Pasta gummosa.
Leedling = Feldchampignon: Psalliota campestris.
Leefkraut: Herba Fumariae.
Leesch: Kalmus.
Leeuwen = Löwen.
Lefgenkraut: Herba Fumariae.
Lefzenpomade: Cerat. Cetac. rbr.
Leg: Fruct. Vanillae.
Legrandpflaster: Empl. fuscum.

10*

Lehm, weißer: Bolus alba.
Lehmannspflaster: Empl. fuscum.
Lehmblätter: Folia Farfarae.
Lehmblümli: Flor. Farfarae.
Lehmsalbe (Kneipp): Bolus alb. c. Aqua.
Lehwurzel: Radix Carlinae.
Lei: Sem. Lini.
Leibstückle: Rad. Levistici.
**Leichdornpflaster (Hühneraugenpfla-
ster):** Cerat. Aerug. Empl. saponat.
Leichenblume: Colchic. autumnale.
Leichenfinger = Stinkmorchel:
Phallus impudicus.
Leichenwasser: Sol. Calcar. chlor.
**Leim, Augsburger, Kölner, Nördlinger,
Nürnberger, Reutlinger, russischer:**
Gluten.
Leimkraut: Silene.
Leimmistel: Viscum album.
Leimschmalz: Adeps.
Lein: Sem. Lini.
Leindottersamen: Sem. Camelinae.
Leinefasertee: Herba Millefolii.
Leinenpflaster: Leukoplast.
Leinkraut: Herba Linariae.
Leinkrautblüten: Flor. Linariae.
Leinkrautsalbe: Ungt. Linariae.
Leinkuchen: Sem. Lini pulv.
Leinmehl: Sem. Lini pulv.
Leinsaft: Sir. Althaeae.
Leinsalbe: Ungt. Linariae.
Leinsamensaft: Sir. Althaeae.
Leintee, präparierter: Spec. Lini. comp.
Leinwandpflaster: Empl. adhaesivum.
Leinwandsalbe, flücht.: Linim. ammon.
Leiogomme: Dextrinum.
Leipziger Heilbalsam: Tinct. Benzoës
comp.
— **Mithridat:** Elect. Theriaca.
— **Tropfen:** Elixir Proprietatis.
Leistbrandschmeer: Ungt. Boracis.
Leistenschneiderspiritus: Spir. sapon.
camph. Spir. Lavandul. comp.

Leistenspiritus: Opodeldok, Spir. Vin.
gallic.
Leistenwurz: Rad. Ononidis.
Leiterlikraut: Herb. Chaerophylli.
Aspid. Filix mas.
Lekkerlis: Succus Liquirit.
Lelie = Lilie.
Leljen: Flor. Convallariae
Lemkenwurz: Radix Lapathi.
Lemknorzen: Viscum album.
Lemonikräutl: Fol. Melissae.
Lendenkraut: Herba Rumicis.
Lendenstein: Labis ischiaticus.
Lendenwurz: Radix Lapathi.
Lenemul: Flor. Anthirrini.
Lengert: Terebinthina.
Lenneblätter: Fol. Aceris.
Lennenblüte: Flor. Tiliae.
Lenore, spitze: Spec. Lignorum.
Lenyetöl: Oleum Terebinthinae.
Leonhardsche Pillen: Pilul. lax.
Leopardenwürger: Rad. Doronici.
Lepelblad, Lepelkruid: Herb. Cochlear.
Lerchen, siehe auch Lärchen.
Lerche = Frühjahrslorchel:
Helvella esculenta.
Lerchenbaumbalsam: Tereb. venet.
Lerchenblumen: Fl. Calcatrippae.
Lerchenblümli: Flor. Primulae.
Lerchenhelm: Rad. Aristoloch.
Lerchenklauen: Flor. Calcatrip.
Lerchenschwamm: Agaric. alb.
Lerchenschwanz: Eupator. canna-
binum.
Lerchenspornwurzel: Radix Aristoloch.
rotund., auch Corydalis.
Lerchenzucker: Sacchar. album.
Lermurmor: Myrrha.
Lervis Kräutermedizin: Infus. Sennae
comp.
— **Kräutertee:** Spec. laxantes.
Letschenwurz: Rad. Bardanae.
Lettenessig: Liq. Alumin. acet.
Lettenwurzel: Rad. Bardanae.

Letzter Wille: Kreosot.
Leuchte, weiße: Herba Marrubii.
Leuchtenkraut: Herba Taraxaci.
Lewaöl: Oleum Philosophorum.
Lewatblüten: Flor. Napi.
Lewerstock: Rad. Levistici.
Lewken: Herba Fumariae.
Ley: Fruct. Vanillae.
Lianenpfeffer: Fructus Amomi.
Libretz: Radix Levistici.
Lichtblau: Anilinum.
Lichtblumensamen: Sem. Colchici.
Lichtblumenwurzel: Bulb. Colchici.
  Rad. Taraxaci.
Lichterblume: Taraxac. offic.
Lichtertag: Herba Euphrasiae.
Lichtertagsalbe: Ungt. Zinci.
Lichtertagwasser: Aq. ophthalm.
Lichtkraut: Herba Chelidonii.
Lichtmagnet: Calc. sulfuratum.
Lichtrosenwurz: Rad. Saponar.
Lichtsalbe: Ungt. Zinci.
Lichtsamen: Zinc. sulfuricum.
Lichtschnuppen: Capita Papaver.
Lichttagkraut: Herba Euphrasiae.
Lidwurz: Radix Rubiae.
Liebäugelkraut: Herb. Anchusae.
  Herb. Cynoglossi.
Liebäuglein: Flor. Anchusae. Flor.
  Boraginis Cynogloss. officinale.
Liebe, brennende: Herb. Clematidis.
Liebegehvonihm: Lign. Juniperi.
Liebeherrgottschüeli: Viola tricolor.
Liebelaufnachmir: Tct. Vanillae dilut.
Liebers Tee oder **Kräuter:** Herba
  Galeopsidis grandifl.
Liebertropfen: Tinct. amara.
Liebesäpfel: Fruct. Lycopersici.
  Bolet. cervinus.
Liebesblümchen: Flor. Bellidis.
Liebeskraut: Herb Artemisiae.
Liebespulver fürs Vieh: Pulv. pro
  Equis viride.

Liebespulver, rotes: Cort. Cinnam.
  Pulvis aromatic.
—, weißes: Sacch. Lactis pulv.
Liebesstengel: Radix Levistici.
Liebestropfen: Tinct. Cinnamomi.
  Spirit. Juniperi.
Liebfrauenstroh: Herba Galii.
Liebkraut: Herba Galii.
Liebrohr: Radix Levistici.
Liebstengel: Radix Levistici.
Liebstöckel: Radix Levistici.
Liebstöckelöl: Oleum viride.
Liedpfeifenwurz: Rad. Angelic.
Liegnitzer Tropfen: Tinct. Lignor.
Liekwe: Spirit. aethereus.
Liemken: Herb. Beccabungae.
Liene: Herb. Clematidis.
Lienle: Herb. Lycopodii.
Lieschen kann nicht gehen: Carrageen.
Liesenwiesenbiesenbalsam: Sir. Aurant.
  Flor., Sir. Althaeae et Sir. Balsam.
  peruv. āā.
Liestewurz: Rad. Levistici.
Lignumsanctum: Lign. Guajac.
Likdoorn = Hühneraugen.
Likkepot: Lycvpodium. Electuar.
  Sennae.
Likörkörner: Spec. Hierae picr.
Likpot: Electuar Sennae.
Likrosiumtropfen: Liq. Am. caust.
Lilge = Lilie.
Lilienblumen: Flor. Lilii alb.
Lilienkonvallen: Flor. Convall.
Lilienöl: Oleum Olivarum album.
  Paraffin. liquid.
Liliensaft: Sir. Aurant. Florum.
Liliensalbe: Ungt. leniens.
Lilienwasser: Aq. Anisi. Aq. Rubi
  Idaei. Aq. Tiliae.
Lilienwurzel: Bulb. Apshodel. Tub. Ari.
Liliumfallum: Flor. Convallar.
Limbaumbeeren: Fruct. Sorbi.
  Fruct. Juniperi.
Limonadenpulver: Pulvis. refriger.

Limonensaft: Succ. Citri.
Limonensalz: Acid. citricum.
Limonenschale: Cort. Citri.
Limoninsäure: Acid. Citricum.
Limoninzucker: Elaeosaccharum Citri.
Linariensalbe: Ungt. Linariae.
Lindbast: Cortex Ulmi.
Lindebloesom: Flor. Tiliae.
Lindelbluhscht: Flor. Tiliae.
Lindenasche: Carbo Ligni pulv.
     Kalium carbonicum.
Lindenbaumöl: Ol. Olivar. Ol. Rusci.
Lindenblüten: Flor. Tiliae.
Lindenblütensaft: Sir. Althaeae.
Lindengast und Weidenschwamm:
     Herb. Pulmonar. arbor. et Car-
     rageen āā.
Lindenkohle: Carbo Ligni pulv.
Lindenstaub: Lycopodium.
Linderilant: Radix Helenii.
Linderndes, flüchtiges Vitriolsalz:
     Acid. boricum.
Liniment, flüchtiges: Liniment. ammon.
Linjon: Vaccin. Vitis Idaea.
Linnenkraut: Herba Linariae.
Linnentee: Flor. Tiliae.
Linsaat: Sem. Lini.
Linsenkaffee: Gland. Querc. tost.
Linsenkümmel: Fruct. Cumini.
Lippenblumenkraut: Herb. Marrubii.
Lippenklee: Fol. Trifolii alb.
Lippenpomade: Cerat. Cetac. rubr.
Lippitzhonig: Mel crudum.
Lippstock: Radix Levistici.
Liquer: Spir. aethereus.
Liquor: Spirit. aethereus.
—, eisenhaltiger: Tct. Ferri chlor. aeth.
Liquor gegen Husten: Liqu. Amm. anis.
—, Hoffmanns: Spirit. aether.
—, holländischer: Aethylenum chlorat.
Lischät: Ononis spinosa.
Lischen: Rhiz. Caricis.
Lischwortel: Rhiz. Iridis.
Listä: Ononis spinosa.

Listendorn: Rad. Ononidis.
Listenwurz: Rad. Ononidis.
Litauischer Balsam: Ol. Rusci.
Litschpulver: Talcum pulv.
Littöl: Oleum viride.
Litzenpulver: Pulv. albificans.
Lizarin: Rad. Rubiae tinctor.
Löbestock: Radix Levistici.
Lobstichel: Rad. Levistici.
Lobtinktur: od. **Lob- und Herztinktur:**
     Tct. Cinnamom. Tinct. Corallorum.
     Tinct. Pini comp. Tinct. Aloës.
Lochpflaster: Perforiertes Pechpflaster
     oder Capsicumpflaster.
Löchelkraut: Herb. Hyperici.
Löcherschwamm: Fung. Laricis.
Lochsam: Sirup. Althaeae.
Lochsamen: Sem. Lini.
Lochsamensaft: Sir. Liquiritiae.
Lockwitzer Balsam: Balsam Locatelli.
     Ungt. Rosmarini comp.
— Spiritus: Spir. resolv. Schmuck.
— Tropfen: Tinct. Lignorum.
Loderei mit Flüggopp: Spir. odorat. c.
     Liq. Am. caust.
Lodjehn: Folia Farfarae.
Lödkeblätter: Folia Farfarae.
Löffelblatt: Herb. Cochleariae.
Löffelblumen: Flor. Lamii.
Löffelgeist: Spiritus Cochleariae.
Löffelkraut: Herb. Cochleariae.
     Herb. Droserae.
—, wildes: Herb. Ficariae.
     Herb. Chelidonii minor.
Löffelkrautpulver: Pulv. ctr. Pediculos.
Löffelkrautspiritus: Spir. Cochleariae.
Logjehn: Herb. Farfarae.
Loheiche: Cortex Quercus.
Lohholz: Viscum album.
Lohkraft: Lichen Pulmonariae.
Lohrbohnenmehl: Fruct. Lauri pulv.
Lohsäure: Acid. tannicum.
Lohtäuber, Lohtäuberl = Feld-
     champignon. Psalliota campestris.

Lokateller Balsam: Balsam Locat.
Lömek: Herba Beccabung.
Lompuch: Herba Acetosae.
Londoner Salbe: Ungt. leniens.
Loochsaft: Sirup. Althaeae.
Loochsam: Sirup. Althaeae.
Lood = Blei.
Loodazijin: Bleiessig.
Ioodkruid: Herba Plumbaginis.
Loog = Lauge.
Look: Bulbus Allii.
Look zonder look: Herba Erysimi.
Looizuur: Acid. tannicum.
Löppwurz: Rhizoma Veratri.
Lorbeerbutter: Oleum Lauri.
   Helvella esculenta.
Lotterpulver: Pulv. Magnes c. Rheo.
Lorbeerdaphnharinde: Cort. Mezereï.
Lorbeeren: Fructus Lauri.
Lorbeerkrautrinde: Cort. Mezereï.
Lorbeeröl oder **-salbe:** Oleum Lauri.
Lorbeln: Fructus Lauri.
Lorblätter: Folia Lauri.
Iorbohnen: Fructus Lauri.
Lorche = Frühjahrslorchel.
Lordöl: Acet. pyrolignos. crud.
Lore, alte: Ol Lauri, Ugt. Althaeae āā.
Lorenzkraut: Herba Saniculae.
Lorettosalbe: Oleum Lauri.
Lorget: Terebinthina communis.
Lorkraut: Herba Veronicae.
Loröl, festes: Ungt. laurinum.
Loröl, flüssiges: Oleum Lauri.
  — u. Papoleum: Ungt. Populi,
   Oleum Lauri āā.
Lorölalöl: Oleum Lauri, Ungt.
   flavum āā.
Iörtsch: Terebinthina veneta.
Löschblei: Graphites.
Löschöl: Acet. pyrolignos. crud.
Löschpulver: Pulv. pro Equis.
Löschungspflaster: Empl. sapon.
Löse: Aloë.

Lössalbe: Ungt. flavum
   (nicht Ungt. Pediculor).
Löstropfen: Elixier e Succo Liquir.
Lösung, Burowsche: Liqu. Alum. ac. dil.
Lötborax: Borax cristall.
Lotenpflaster: Empl. fuscum in scat.
   Empl. Meliloti.
Lothringerpflaster: Cerat. Resinae Pini.
Lotjehn: Folia Farfarae.
Lötsalz: Ammon. chloratum.
Lottenpflaster: Empl. Meliloti.
Lotteressig: Acet. aromaticum.
Iötwasser: Acid. hydroch. crud.
Iötwasser, säurefreies: Eine Lösung
   von 100 g Ammoniumchlorid und
   200 g Zinkchlorid in 700 g Wasser.
Löwenfackel: Flor. Verbasci.
Iöwenfußkraut: Herb. Alchem.
Löwenkrautspiritus: Spir. Cochleariae.
Löwenleber: Spongiae ustae.
Löwenmaul: Herba Linariae.
Löwenschwanz: Herba Ballotae.
Löwenzahn: Rad. Tarax. c. Herb.
Lübecker Pflaster: Epl. Canth. Luebeck.
Lubritschen: Tub. Aconiti.
Lubscheten: Tub. Aconiti.
Iuchs, witter: Sirup. Althaeae.
—, schwarzer: Succ. Liquiritiae.
Luchsplätzchen: Troch. Amm. chlor.
Luchsamsaft: Sirup. Liquiritiae.
Luchten: Herb. Taraxaci.
Luchtsam: Sirup. Althaeae.
Lucerne: Herb. Medicaginis.
Luciansblumen: Flor. Arnicae.
Luciuskraut: Herb. Arnicae.
Luciuswasser: Liquor. Ammon. succin.
Ludeltee: Species nutrientes.
Ludwig, Alter: Ungt. flavum et Oleum
   Lauri āā.
Luege: Herb. Galeopsidis.
Luft, fixe: Pulv. aerophorus.
Luftadernpulver: Pulv. strumal.
Luftäpfel: Fructus Colocynthidis.
Luftigflüchtig: Liniment. ammon.

Luftigundgeschwind: Liq. Amm. caust.
Luftkörner, -kuchen oder -plätzchen:
  Rotul. Menth. pip.
Luftkraut: Herb. Hyssopi.
Luftlungensaft: Sir. Liquirit.
Luftpulver: Pulv. strumalis.
  Tubera Jalapae pulv.
Luftrohrpulver: Pulv. strumal.
Luftsaft oder **-sam:** Sirup. Althaeae.
  Sirup. Liquiritiae. Sirup. Sennae.
Luftsalbe: Ungt. Rosmar. comp.
Luftschwefel: Lycopodium.
Lufttropfen: Spirit. aethereus. Spirit.
  Menth. pip. Tinct. carminativa.
Luftwasser: Aq. carminativa.
Luftwurzel: Radix Angelicae.
Luge: Herb. Galeopsidis.
Luisenblau: Coeruleum berolinense
  (Berliner Blau).
Luixenstickel: Radix Levistici.
Lukrezen: Succ. Liquiritiae.
Lumpenzucker: Sacch. alb. pulv.
Lumpenkraut: Fol. Trifolii fibrin.
Lungemiesch: Lich. Pulmonar.
Lungenbalsam: Sir. pectoral.
Lungenblumen: Flor. Antirrhin.
Lungenflechte: Lich. Pulmonar.
Lungenklee: Fol. Trifolii fibrin.
Lungenkraft: Lich. Pulmonar.
Lungenkraut: Fol. Farfarae. Herb. Pul-
  monar. Lich. island. Herb. Marrub.
Lungenkrautpulver: Pulv. Liq. comp.
Lungenkresse: Herb. Cochleariae.
Lungenlack: Succ. Liqu. pulv.
Lungenlatwerge: Elect. aromat.
Lungenleberkraut: Lich. Pulmonariae.
Lungenmoos: Lichen islandic.
  Lichen Pulmonariae.
Lungenpfuhl, brauner: Sir. Liquiritiae.
  Sir. Papaveris.
—, weißer: Sir. Althaeae.
Lungenpulver: Pulv. Liqu. cps.
Lungenraff: Lichen Pulmonar.
  Lichen islandicus.

Lungensaft: Sir. Althaeae.
  Sir. Liquirit. Sir. Papaveris.
Lungenschildflechte: Lichen Pulmonar.
Lungenwasser: Aq. Foenic. Aq. Samb.
Lungenwürz: Rad. Meu.
Lungenwurzel: Rad. Petros., Tub. Ari.
Lungenwurzkraut: Herb. Pulmonar.
Lungenchindli: Tub. Ari.
Lünich: Herb. Beccabungae.
Lupentee: Fol. Trifolii fibrin.
Luppi: Fructus Coriandri.
Lüppwurz: Rhiz. Veratri.
Lurferwasser: Acid. sulfur. dil.
Lurweblätter: Sol. Lauri
Lüs = Läuse.
Lusampfern: Herb. Rumicis.
Lüschwurzel: Rhiz. Calami.
Lusestoff: Pulv. contra Pediculos.
Lussaat: Pulv. contra Pediculos.
Lust, allerlei: Electuar. Sennae.
—, neunerlei: Electuar. theriacale.
Lustbeeröl: Oleum Arachidis.
Lustbornöl: Oleum Arachidis.
Lustig: Bolet. cervin. Plv. aphrodisiac.
Lustigundgeschwind: Liq. Amm. caust.
Luststock: Radix Levistici.
Lustpulver: Pulv. aphrodisiacus.
Lustsaft: Sir. Aurantii Florum.
Lustundfreuden: Bolet. cervin.
Lutmehr: Electuar. Sennae.
Lutters Pulver: Pulv. epilept. Pulv.
  Magnes c. Rheo.
Luttnersalbe: Empl. Lith. molle.
Luuröl: Oleum Lauri
Lyriet: Terebinthina.
Lysten: Rad. Ononidis.

M

Maa, Mag = Mohn.
Maagde = Mädchen.
Maagkraut: Herb. Pulmonariae.
Maagsklipfel: Fruct. Papaveris.
Maagsame: Sem. Papaveris.

Maasamen: Sem. Papaveris.
Maasbeerbaum: Sorbus aucuparia.
Maasblümchen: Flor. Bellidis.
Maashüchle: Fructus Papaveris.
Maashufele: Fructus Papaveris.
Maaske: Herb. Asperulae.
Maasklipfle: Fructus Papaveris.
Maaskolbe: Fructus Papaveris.
Maaskopf: Fructus Papaveris.
Maasliebchen: Flor. Bellidis.
Maastee: Fructus Papaveris.
Macaotropfen: Tinct. Aurant c. Spirit.
    aether. 1 : 10.
Macassarkerne: Fructus Bruceae.
Macassaröl: Oleum crinale.
Machandelbeeren: Fructus Juniperi.
Machdichlustig: Bolet. cervin.
Macholder: Fructus Juniperi.
Machollerbeeren: Fructus Juniperi.
Machtheilkraut: Herb. Solidaginis.
Macinesie: Magnes carbonic.
Macisblüte: Macis.
Macisnüsse: Sem. Myristicae.
Mackdenöl: Oleum Lumbricorum.
Madamenleder: Pasta gummosa.
Mädchenblumen: Flor. Bellidis.
Mädchenhaar: Herb. Capill. Ven.
Mädchenkraut: Herb. Vincae.
Maddingöl: Ol. Lumbricor. Ol. Olivar.
Mädelsüß: Flor. Ulmariae.
Mädelsüß: Flor. Ulmariae.
Madenken: Flor. Primulae.
Madenkraut: Herb. Saponariae.
Madentee: Herb. Chenopodii.
Madenwurzel: Rad. Saponariae.
Mäderblüten: Flor. Acaciae.
Mädertiniter: Fructus Colocynth.
Madilguspulver: Rhiz. Torment. pulv.
Madragen, weiße: Bolus alba.
Magaro: Herb. Serpylli.
Magazinpulver: Pulv. contra Pediculos.
Magdalenenblumen: Flor. Bellidis.
Magdalenenwurzel: Rad. Spicae Celtic.
Magdblüten: Flor. Chamomill.

Magdblumenmettram: Herba Matricar.
Mägdebaum: Summit. Sabinae.
Mägdeblumen: Flor. Arnicae.
Mägdehülle: Herb. Virgaureae.
Mägdekrieg: Herb. Genistae.
Magdelein: Herb. Majoranae.
Mägdepalme: Herb. Vincae.
Mägdesüß: Herb. Ulmariae.
Magdkraut: Herb. Matricariae.
Magdlieben: Flor. Bellidis.
Mageel: Capita Papaveris.
Mageln: Capita Papaveris.
Magen = Mohn.
Magendriseneth: Plv. aromat. c. Sacch.
Magenbalsam: Balsam Nucistae.
    Ol. Myristic. Tinct. Benz. cps.
Magenbaumrinde: Cort. Betulae.
Magenbrand: Rhiz. Calami.
Magendistel: Herb. Card. bened.
Magenelixir: Elix. Aurant. cps.
Magenessenz: Tinct. amarae.
    Tinct. Chinae comp.
Magenklee: Fol. Trifolii fibrin.
Magenköpp: Fruct. Pavaveris.
Magenkrampftropfen: Tct. Valer. aeth.
Magenkraut: Herb. Absinthii.
Magenlatwerge: Elect. aromatic.
Magenpastillen: Troch. Natrii bicarb.
Magenpflaster: Empl. stomach.
Magenpulver: Natr. bicarbonic. Pulv.
    carm. Pulv. lax. Pulv. Mag. c. Rheo.
—, gelbes, Weimarsches: Pulv. Liq. cps.
Magenreinigung: Spec. amarae.
Magenreinigungstropfen: Tct. aromat.,
    Tinct. Calami. āā. Tct. Aloës comp.
Magensaft: Sir. Aurantii Cort.
Magensalz: Natr. bicarbonicum.
Magenschleimpulver: Pulv. Liquir. cps.
    Tub. Jalap. pulv.
Magenschrot: Pulv. aromaticus.
Magenschwamm: Agaricus alb.
Magensekt: Vini Xerensis Sir. Aur.
    Cort. 3 : 1.

Magenstärkung: Resina Japalae.
Spec. amarae.
Magenstärkungstropfen: Tct. aromat.,
Tinct. Calami āā., Tinct. Chinae
comp.
Magenta: Fuchsin.
Magentee: Species laxantes.
Magentinktur: Tinct. amara.
Tinct. Chinae comp.
Magentress: Pulv. aromaticus.
Magentrissenet: Plv. arom. cum Sacch.
Magentropfen, ätherische:
Tinct. Valer. aetherea.
—, Ballhausens: Tinct. Aloës comp.
—, Berliner: Spir. Melissae cps.
—, Biesters: Tinct. Absinthii cps.
—, bittere: Tinct. amara.
—, Danziger: Tinct. Aloës comp.
—, Dietrichs: Elixir Aurant. cps.
—, Mariazeller: Tinct. Aloës cps.
—, rote: Tct. arom. Tct. Chinae comp.
—, sächsische: Tinct. Aloës cps.
—, Salzunger: Tinct. Rhei amara.
—, saure: Tinct. aromat. acida.
—, schwarze: Elix. Aurant. comp.
—, Sprangers: Tinct. Aloës cps.
—, weiße: Spirit. aethereus.
Magentröss: Pulv. aromatic.
Magentrost: Hrb. Hederae. Tct. aromat.
Magenwein: Vin. Pepsini. Vin. Chinae.
Tinct. Rhei vinos.
Magenwirkung: Spec. amarae.
Magenwurzel: Rad. Gentian.
Rhiz. Ari. Rhiz. Calami.
Magenzelteln: Rot. Menth. pip.
Magerblumen: Flor. Rhoeados.
Magerkraut: Herb. Galii.
Magetresse: Pulv. aromaticus.
Magfrüchte oder -kapseln: Fruct.
Papaveris.
Mägi, Mägich = Mohn.
Magihüsele: Fructus Papaveris.
Magisterwurzel: Rhiz. Imperator.
Magistranz: Rhiz. Imperator.

Magistranzwurzel: Rhiz. Imperator.
Magnesia, englische: Magnesia usta
ponderosa.
—, weiße: Magnesium carbonic.
Magnesialimonde: Potio Magnes. citr.
Magnetbrand: Tutia praeparata.
Magnetenpulver: Stib. sulfur. nigr.
Magnetpflaster: Empl. oxycroc.
Magnetpillen: Pil. Argent.
Pil. odontalg.
Magnetspiritus: Spir. aethereus.
Magöl: Oleum Papaveris.
Magori, roter: Ungt. Hydrarg. rubr.
Magran: Herb. Majoranae.
Magretenpulver: Pulv. contra Pedicul.
Sem. Foenugr. pulv.
Magsamen: Sem. Papaveris.
Magsamenköpfe: Capita Papaveris.
Magschaden: Fruct. Papaveris.
Magschalen: Fruct. Papaveris.
Mahagonitropfen: Elix. Aur. cps.
Mahagoniwurzel: Rad. Alkann.
Mahlbaumbeeren: Fruct. Sorbi.
Fruct. Juniperi.
Mählerkraut: Herb. Matricariae.
Mählkraut: Herb. Ulmariae.
Mahlwurzel: Rad. Consolidae.
Mähnenfett: Ol. Ped. Tauri. Ungt.
pomadin.
Mahnkrampensirup: Sir. Papaveris.
Majabluema: Herb. Taraxaci.
Majanegeli: Flor. Viol. odor.
Majariseli: Flor. Convallariae.
Maibaumblätter: Fol. Betulae.
Maiblumen, gelbe: Flor. Chamomillae,
auch Taraxacum off.
—, weiße: Flor. Convallariae.
Maiblumenessig: Acet. Convall.
Maiblumensaft: Sir. Aur. Flor.
Maiblumentabak: Pulv. sternut.
Maiblumenwasser: Aq. Aur. Flor.
Maiblumenwurz: Rad. Taraxaci.
Maiblumenzauken: Flor. Convallariae.
Maiblümli: Flor. Chamom. Flor. Primul.

Maibutter: Ungt. flav. Ungt. Majoran.
Maidblumen: Flor. Chamomill.
Maidenbär: Herb. Capilli. Ven.
Maidkraut: Herb. Matricariae.
Maienblume: Taraxac. off.
Maienkraut: Herb. Aegopodii.
Maienreis: Flor. Convallariae.
Maienrisli: Flor. Convallariae.
Maienrosenwurzel: Rad. Paeoniae.
Maiensäßblümli: Flor. Gnaphalii.
Maienzacken: Flor. Convallariae.
Majerah: Herb. Majoranae.
Maierkraut: Herb. Galii.
Maigelb: Lap. Calaminar.
Maiglöckchen: Flor. Convallar.
Maigrün: Schweinfurter Grün.
Maiholzrinde: Cort. Salicis.
Maikäferöl: Oleum Lini.
Maikäferspiritus: Spir. Vini.
Maikrabben: Rad. Ratanhae.
Maikraut: Hrb. Ficariae. Hrb. Chelid.
Maikräutertee: Blutreinigungstee.
Maikurtee: Species laxantes.
Mailänder Muck: Empl. Canthar. perp.
   extens.
Maililien: Flor. Convallariae.
Mainzer Tropfen: Tinct. Aloës comp.
Maiöl: Ol. Oliv. alb. Ol. viride.
Majoran, wilder: Herb. Origani.
Majolein: Herb. Majoranae.
Majorandosten: Herb. Majoranae.
Majorenkraut: Herb. Majoranae.
Majoransalbe: Ungt. Majoranae.
Majorspillen: Pilul. Hydrarg. bichlor.
   Form. mag. Berol.
Majorwasser: Liq. Ammon. caust.
Mairan, Mairal: Herb. Majoranae.
Mairandost: Herb. Majoranae.
Mairanöl: Ol. Major. Ol. Cham. infus.
Maisbrand: Ustilago Maidis.
Maisnarben: Stigmata Maidis.
Maistöckel: Herb. Taraxaci.
Maisüßchen: Flor. Bellidis.
Maitrank: Herb. Asperulae.

Maitrieb: Turiones Pini.
Maitropfen: Tinct. aromatica.
Majussenblätter: Fol. Fragariae.
Maiwuchs: Turiones Pini.
Maiwuchsextrakt: Extr. Pini.
Maiwuchsöl: Ol. Terebinthinae.
Maiwurm: Meloe majalis.
Maiwürmeröl: Ol. Lumbricor.
   Ol. Hyperici. Ol. Olivar.
Maiwurzel: Lathraea squamaria.
Makassaröl: Ol. crinale.
Makenn: Fructus Carvi.
Makimisch: Fructus Carvi.
Makimi: Fructus Carvi.
Makimmig = Kümmel: Fruct. Carvi.
Makrelanwurzel: Rhiz. Galang.
Makubatropfen: Mixt. oleos. balsam.
Makufken: Flor. Rhoeados.
Malachitgrün: Viride montan.
   (Berggrün.)
Malagabohnen: Anacardia.
Malaganüsse: Anacardia oriental.
Malagneite: Fructus Amomi.
Malaguetkörner: Grana Paradisi.
Malaguettapfeffer: Grana Parad.
Malaktikumpflaster: Empl. Lith. cps.
   Empl. Meliloti.
Maldergeerwortel: Rad. Gentianae.
Malefizöl: Oleum Lini sulfuratum.
   Oleum Olivar. c. Ol. Croton. 50 : 1.
Malefizpulver: Asa foetida pulv.
   Pulv. aromatic.
Malefizwachs: Cerat. fuscum.
Malengowurzel: Rhiz. Galangae.
Maler: Herb. Hederae.
Malergold: Stannum sulfuratum.
Malergummi: Gummi arab.
Malerkraut: Herb. Acetosellae.
Maleröl: Oleum Caryophyllor.
Malicorium: Cort. Granati. Frct.
Malkaspiritus: Spir. Angelicae.
Malmaison: Rad. Liquiritiae.
Malnit: Herb. Absinthii.
Malottentee: Herb. Meliloti.

Maltaöl: Ol. Petrae nigr.

Maltapech: Ol. Petrae nigr.

Malthesersiegelerde: Bolus rubr.

Malthiestropfen: Tinct. antichol.

Malvasierkraut: Herb. Agerati.

Malven, blaue: Flor. Malv. silv.

— **(Kneipp):** Flor. Malvae arbor.

—, **rote:** Flor. Malvae arbor.

—, **schwarze:** Flor. Malvae arbor.

Malvenöl: Ol. Absinthii.

Malvensaft: Sir. Rhoeados.

Malvenwurzel, weiße: Rad. Althaeae.

Malvenzucker: Pasta Liquirit.

Malzennasen: Fruct. Sorbi.

Malzsirup: Sir. Liquiritiae.

Mandelcerat: Cerat. Cetacei.
Ungt. rosatum.

Mandelessenz: Benzaldehyd dilutus.
Sir. Amygdalarum.

Mandelkleie: Farina Amygdalarum.

Mandelmehl: Farina Amygdal.

Mandelmilch: Emuls. Amygd. Sirup.
Amygdalar. u. Aqu. destill. 1 + 10.

Mandelmilchessenz: Sir. Amygd.

Mandelöl: Ol. Amygdalarum.

— **zum Backen:** Benzaldehyd. dil.
oder b l a u s ä u r e f r e i e s Oleum
Amygdalarum aethereum.

Mandelpomade: Ungt. pomad. alb.

Mandelsaft: Sir. Amygdalarum.

Mändeltee: Herb. Trifolii arv.

Mandragora: Rad. Mandragorae.

Mandragorawasser: Aqu. arom.

Manganstein: Mangan. peroxydatum.

Mängelesöl: Ol. Hyperici.

Mangeln: Amygdalae dulces.

Mangelsalbe, graue: Ungt. ctr. Scab.
Ungt. Hydr. ciner.

Mangelwurz: Rad. Lapathi.

Mangold: Beta vulgaris.

—, **wilder:** Herb. Polygal.

Maniguettapflaster: Gran. Paradisi.

Mannabarbarazöröbche: Sir. Sennae
c. Manna.

Mannablätter: Folia Senna c. Manna.

Mannabrot: Cassia fistula.

Mannakindersaft: Sir. Sennae c. Manna.

Mannasaft: Sir. Mannae.

Mannaschoten: Cassia fistula.

Mannazucker: Manna tabulata.

Männchenwurzel: Rad. Mandrag.

Männekensaat: Pulv. contra Pediculos.

Männerkrieg: Herb. Artemisiae.

Männertraubenblätter: Fol. Uvae Ursi.

Männertreu: Hrb. Eryngii. Hrb. Veron.

Männerwurzel: Rad Mëu.

Mannesbart: Rad. Nardi.

Mannetjesdrop: Fruct. Cassiae fistulae.

Mannhaltwort: Rad. Aristol. rot.

Mannheimer Wasser: Spir. Meliss. cp.

Männlein und Weiblein oder **Männ-
liche und Weibliche:** Bulb. Victorial. long. et rot.

Männleinwurmtüpfelfarn: Rhiz. Filicis.

Mannsblut: Herb. Hyperici.

Mannsholtwörteln: Rad. Aristoloch rot.

Mannsgrabwurzel: Rad. Caryophyllat.

Mannsholwurz: Rad. Aristol. rot.

Mannskraft: Rhiz. Caryophylatae.
Herb. Hyperici.

Mannskraut: Herb. Pulsatillae.

Mannsliebe: Herb. Eupatorii.

Mannsrebe: Herb. Hederae.

Mannstreu: Herb. Eryngii. Herb.
Veron.

Mänsamen: Sem. Papaveris.

Mäntelichrut: Herb. Alchemillae.

Mantelkraut: Herb. Alchemillae.

Mänteltee: Herb. Trifol. arvens.

Mantelwurz: Bulb. Victorialis.

Mänten: Fol. Menthae crisp.

Manzeleblume: Herb. Aquilegiae.

Marak: Rad. Armoraciae.

Marantenäpfel: Fruct. Granati.

Marantenmehl: Amyl. Marant.

Marantwurzelrinde: Cortex Granati.

Maraun: Herb. Majoranae.

Maraunwurzel: Rad. Pyrethri.

Marderblüh: Flor. Sambuci.
Marderkraut: Herb. Mariveri.
Marderwitterung: Tinct. Moschi.
Zibeth. artificale.
Marentaken: Stip. Dulcam. Visc. alb.
Marentocken: Stip. Dulcam. Visc. alb.
Märgablümli: Flor. Farfarae.
Margarantblumen: Flor. Granati.
Margarantschalen: Cort. Granati Fruct.
Margaretenblümchen: Flor. Bellidis.
Margaretendistel: Herb. Cardui bened.
Margaretenkraut: Herb. Millefolii.
Margaretenpulver: Pulv. antiepilept.
alb.
Plv. Magn. c. Rheo. Sem. Foen. plv.
Margaretensaft: Sirup. Adianti. Sirup.
Aur. Flor.
Margaretensalbe: Ungt. Hydr. rubr. dil.
Margaretl: Flor. Bellidis.
Margendistel: Fruct. Card. Mar.
Margeriten: Flor. Chrysanthemi.
Marginalsalbe: Ungt. Hydr. pedicul.
Margrankraut: Herb. Majoran.
Margrantenrinde: Cort. Granat.
Margrittli: Flor. Bellidis.
Mariabettstroh: Herb. Adiant aur.
Mariageisttropfen: Spir. aethereus.
Mariamagdalenenäpfel: Fruct. Granati.
Mariamagdalenenwurzel: Rad. Valerian.
Marianägeli: Flor. Violae tricolor.
Marianöl: Oleum Majoranae.
Mariareinigung: Herb. Rosmarini.
Rhiz. Tormentill. pulv.
Mariareinigungstropfen: Tct. Cinnam.
Mariazeller Tropfen: Tct. Aloës comp.
Marieleine: Herb. Majoranae.
Marienbader Tee: Spec. laxant.
Marienbalsam: Tacamahaca.
Marienbaum: Fol. Rosmarini.
Marienbettstroh: Herb. Adianti aur.
Herb. Galii. Herb. Serpylli.
Marienblätter: Herb. Tanaceti.
Marienblümchen: Flor. Bellidis.
Marienbranntwein: Spir. Vini gall.

Mariendistelsamen: Sem. Card. Mariae.
Marienessenz: Tinct. Myrrhae.
Marienfisch: Stincus marinus.
Marienflachs: Herba Linariae.
Mariengeist: Spir. Melissae cps.
Marienglas: Glacies Mariae. Gips.
Marienglöckchen: Flor. Convall.
Marienkerzen: Flor. Verbasci.
Marienkörner: Fruct. Card. Mar.
Marienkranz: Flor. Bellidis.
Herb. Millefolii. Herb. Serpylli.
Marienkraut: Herb. Alchemillae. Herb.
Arnic. Herb. Asperul. Herb. Rosm.
Marienkrautblumen: Flor. Arnicae.
Marienkreuztee: Herb. Cardui Mar.
Marienkrönchen: Flor. Bellidis.
Marienmantel: Herb. Alchemill.
Marienminze: Fol. Menth. crisp.
Mariennessel: Herb. Marrubii.
Marienpilz = Maronenröhrling:
Boletus badius.
Marienpulver: Glac. Mariae pulv.
Calc. sulfuric. pulv.
Marienrosen: Flor. Paeoniae.
Mariensalbe: Ungt. Zinci.
Mariensamen: Fruct. Card. Mar.
Marienschellen: Flor. Convall.
Marienspiritus: Spir. Meliss. cps.
Mariensteinkraut: Herb. Nepetae.
Marienstengel: Flor. Violae.
Marientalblumen: Flor. Convall.
Marientee: Fol. Rosmarini.
Marientränen: Sem. Milii solis.
Marientrank: Flor. Arnicae .
Marientrauben: Flor. Arnicae.
Marientropfen: Spir. Rosmarini.
Tinct. carminativa.
Marienwürmchen: Coccionella.
Marienwurzel: Rad. Bardanae.
Rad. Valerianae.
Marienwurzelkraut: Herb. Marrub.
Marillen = Kirschen.
Marinzessenz: Tinct. amara.
Markasit: Bismut. subnitricum.

Markasitöl: Bismutum chlorat.
Markassaröl: Oleum crinale.
Markgrafenfett: Ugt. Hydr. cin. venale.
Markgrafen- od. -gräfinnenpulver: Plv. epilept. March. Plv. Magn. c. Rheo.
Markgrafenpflaster: Empl. frigidum.
Markobell: Herb. Marrubii.
Marköl: Oleum Olivarum.
Marlefkenblüten: Flor. Bellidis.
Marmormehl: Calc. carbonicum.
Marmorsalbe: Ungt. contra Pediculos.
Marmorweiß: Creta praeparat.
Maronen: Fruct. Castaneae vesc.
Marräk: Rad. Armoraciae (Rettich).
Marrigenöl: Ol. Lumbricorum.
Marseiller Seife: Sapo venetus.
Marsöl: Liq. Ferri sesquichlor.
— zum Schmieren: Ol. Rapar.
Marterblumen: Flor. Sambuci.
Marterkraut: Chrysanthem. Parthen.
Martertropfen: Tinct. amara.
Martialischer Salmiak: Amm. chlor. ferr.
Martinipulver: Ossa Sepiae pulv.
Martinshand: Herb. Anserinae.
Martinskorn: Secale cornutum.
Marumverum: Herb. Mari veri.
Märzbecher: Flor. Farfarae.
Märzblumen: Flor. Farfarae. Herb. Hepaticae. Herb. Polyg.
Marzipansaft: Sir. Amygdalar.
Märzkraut: Geum urbanum.
Märzveigerl: Flor. Violae odor.
Märzveilchen: Flor. Violae odor.
Märzviolen: Flor. Violae odorat.
Märzwurzel: Rhiz. Caryophyllat.
Masaran: Hrb. Majoran. Hrb. Teucrii.
Maschinenöl: Paraffin. liquid.
Maschinenseife: Sapo venetus.
Maschinentropfen: Spir. aethereus.
Mäschtee: Herb. Asperulae. Cannabis sativa.
Masdruchöl: Oleum viride.
Masdruchspiritus: Spir. Mastich. comp.

Mäselsalbe: Ungt. digestivum.
Maseran: Hrb. Majoran. Hrb. Teucrii.
Masero: Herb. Majoranae.

Maserpflaster: Empl. ·fuscum.
Maskaren: Cubebae.
Maßbeeren: Fruct. Sorbi.
Maßliebe: Flor. Bellidis.
Masran = Majoran.
Massecke, Massiche: Lichen islandicus.
Massikot: Lithargyrum.
Masslenkraut: Herb. Asperulae.
Mastdarmöl: Oleum Sesami.
Mastek: Coccionella.
Mastel: Cannabis sativa.
Masterwurzel: Rhiz. Imperator.
Mastgeist: Oleum Terebinth. sulfurat.
Mastichharz: Mastix.
Mastichkraut: Herb. Mari veri.
Mastixöl: Ol. Sesami. Tinct. Aloës cp.
Mastkörner: Sem. Cucurbitae.
Mastkörneröl: Ol. Papav. Ol. Sesami.
Mastkörnersalbe: Ungt. Linariae. Ungt. Hamamelidis.
Mastkörnerspiritus: Spir. Mastich. cps.
Mastpulver: Pulv. pro Vaccis.
Mastruchspiritus: Spir. Meliss. comp.
Matäussalbe: Ungt. resinos.
Mate, Maté: Fol. Ilicis paraguayensis.
Mater: Herb. Matricariae.
Materialsalbe: Ungt. Hydrarg. ped.
Materkraut: Herb. Matricariae.
Mater Secalis: Secale cornutum.
Matico: Fol. Matico.
Matocken: Capita Papaveris.
Matatropfen: Aq. aromat. rubr.
Matratzen, weiße: Bolus alba.
Matrikalspiritus: Spir. Mastich. comp.
Matritzsalbe: Ungt. Plumbi.
Matronenkraut: Herb. Matricar.
Matrosenpulver: Fel Vitri. Natr. sulfuricum pulv.
Mattenblumen: Flor. Stoechados.

Mattenchressech: Flor. Cardamin.
Mattenflachs: Herb. Eriophori.
Mattenkammi: Fruct. Carvi.
Mattenkölm: Herb. Serpylli.
Mattenkönigin: Flor. Ulmariae.
Mattenkolen: Herb. Serpylli.
Mattenkraut: Herb. od. Flor. Verbasci.
Mattenkümmel: Fruct. Carvi.
Mattensamen: Bulb. Colchici.
Mattentennli: Flor. Primulae.
Mattezinkli: Orchis Morio.
Mattitennli: Flor. Primulae.
Mattezinkli: Orchis Morio.
Mattitennli: Flor. Primulae.
Mattscharte: Herb. Eryngii.
Maubeeren: Fruct. Myrtilli.
Mauchkraut: Herb. Galeopsid.
Mauckenwurzel: Rhiz. Filicis.
Maudrieseneth: Pulv. aromatic.
Mauerasseln: Millepedes.
Mauerblumen, gelbe: Flor. Cheiri.
Mauerflachs: Herb. Linariae.
Mauerglaskraut: Herb. Parietar.
Mauerkraut: Hrb. Pariet. Hrb. Marrub.
Mauermannsfett: Adeps.
Mauerpfeffer: Herb. Sedi acris.
Mauerraute: Herb. Rutae.
Mauerrute: Herb. Rutae.
Mauersalat: Herb. Lactucae scariolae.
Mauertee: Herb. Oreoselini.
Mauerträubelein: Herb. Sedi.
Mauerwurzel: Rhiz. Filicis.
Maug(Mauken-)kraut: Hrb. Galeopsid.
Maugensalbe: Ungt. Aeruginis.
    Oxymel Aeruginis.
Maukenwurzel: Rhiz. Filicis.
Maukraut: Herb. Violae tricol.
Maulaff: Linaria vlg.
Maulbeerbaumschalen: Cort. Frangul.
Maulbeerblätter: Folia Rubi fruticosi.
Maulbeersaft: Sir. Mororum.
—, weißer: Sir. Althaeae.
Maulbeersalbe: Ungt. Hydrarg. pedic.
Maulwurfspulver: Sang. Hirci.

Maulwurfstod: Fruct. Coriandri.
Maurellenfetzen: Bezetta.
Maurensamen: Fruct. Dauci.
Maurache, Maurich = Spitzmorchel:
    Morchella conica.
Maurillen: Morcheln.
Mausbaumrinde: Cort. Frangulae.
Mäuschenkappenkraut: Herb. Aconiti.
Mausdornsamen: Sem. Rusci.
Mausöhrchen siehe Mäuseöhrchen.
Mäusebrotkraut: Herb. Ficariae.
    Herb. Chelidonii minor.
Mäusedarm: Herb. Anagallidis.
Mäusedorn: Stipit. Dulcamarae.
Mäusegras: Herb. Herniariae.
Mäuseholz: Stipit. Dulcamarae.
Mäuseklee: Herb. Trifolii arvens.
Mäusekörner: Triticum venenatum.
Mäuseküttel: Herb. Anagallidis.
Mäuseöhrchen: Herb. Marrubii. Fung.
    Sambuci. Herb. Anserinae.
Mäusepulver: Acid. arsenicos.
Mäusesamen: Sem. Staphisagr.
Mäuseschierling: Herb. Conii.
Mäusezwiebel: Bulbus Scillae.
Mausholz, Mauskraut: Stipit. Dulcam.
Mausklee: Flor. Trifolii alb.
Mausöhrchen: Herb. Myosotis. Herb.
    Rubi frutic. Herb. Pilosell. (Kneipp).
Mausohr: Herb. Pilosellae.
Mauszwiebel: Bulb. Scillae.
Mauszwiebelessig: Acet. Scillae.
Mayenhut: Herb. Veronicae.
Mechoacanna: Tub. Jalapae.
Meckmack: Tacamahaca.
Medesüß: Spiraea Ulmaria.
Medik: Tartarus stibiatus.
Medikament: Collodium.
Medikamentstropfen: Tinctura amara
    et aromat. āā.
Mee, Meekrap: Rad. Rubiae tinct.
Meejerkraut: Herb. Galii.
Meeralsch: Herb. Absinthii.
Meeranolie: Balsam Copaivae.

Meerbisquit: Ossa Sepiae.
Meerbohnen: Umbilici marini.
Meerdistel: Herb. Eryngii.
Meereichenpulver: Fucus vesicul. plv.
Meerfisch: Stincus marinus.
Meerfräuleinschmalz: Adeps.
Meergrapp: Rad. Rubiae tinct.
Meergris: Sem. Milii.
Meerharz: Asphalt.
Meerhecht: Stincus marinus.
Meerhirse: Sem. Milii solis.
Meermelbalsam: Ol. Terebinth.
Meermiesch: Helminthochorton.
Meermoos: Carrageen.
Meerrettichspiritus: Spir. Sinapis.
Meerrettichtropfen: Spir. Sinapis.
Meersalz: Sal. marinum.
Meerschalen: Conchae.
Meerschaum: Ossa Sepiae.
Meerschaumpulver: Talcum pulv.
Meerschwamm: Spong. marini.
Meerspinnenbein: Ossa Sepiae.
Meerstein: Zinc. oxydatum.
Meerstinz: Stincus marinus.
Meertau: Herb. Rosmarini.
Meertrauben: Große Rosinen.
Meertraubenblätter: Fol. Uvae Ursi.
Meertriwele: Große Rosinen.
Meerwindenblätter: Fol. Brassic. mar.
Meerwurz: Rhiz. Caryophyllat.
  Rhiz. Tormentillae.
Meerzibele: Bulb. Scillae.
Meerzucker: Ossa Sepiae.
Meerzwiebelhonig: Oxymel Scillae.
Meerzwiebelsaft: Oxymel Scillae.
Meeskentee: Herb. Asperulae.
Megelkraut: Herb. Polygalae.
Megerkraut: Herb. Galit.
Meggensaat: Pulv. contra Pediculos.
Mehlbeerblätter: Fol. Urvae Ursi.
Mehlbeeren: Fruct. Sorborum. Fruct.
  Spinae. Fruct. Vitis Idaei. Auch
  die Früchte der Bärentraube.
Mehlbele: Herb. Chenopodii.

Mehlbläda: Fol. Farfarae.
Mehldorn: Crataegus oxyacantha.
Mehldrine: Secale cornutum.
Mehlhagrosen: Flor. Rosae.
Mehlhundsaft: Mel rosat. borax.
Mehlkrautblüten: Flor. Ulmar.
Mehlkreide: Lac Lunae.
Mehlmundsafterl: Mel rosat. borax.
Mehlmutter: Secale cornutum.
Mehlote: Herb. Meliloti.
Mehlwurz: Rad. Bryoniae.
Meiblümli: Flor. Hepaticae.
Meienrisli: Flor. Convallar.
Meier: Asperula.
Meierisli: Flor. Convallar.
Meiers Pflaster: Empl. fuscum camph.
Meiran: Herb. Majoranae.
Meiranbutter: Ungt. Majoranae.
Meiringer Balsam: Tinct. Sabadillae.
Meiserich: Herb. Asperulae.
Meißnersche Pillen: Pil. Rhei.
Meister: Herb. Asperulae.
Meistereipflaster: Empl. fuscum
Meisterkraut: Herb. Asperulae.
Meisterlauge: Liq. Kali caustici.
Meisteröl: Ol. Olivar. viride.
Meisterpflaster: Empl. fuscum camph.
Meistertropfen: Tinct. Chinioïd.
Meisterwurz, schwarze: Rad. Astr. maj.
Meisterwurzel: Rad. Carlinae. Rad.
  Peucedani. Rhiz. Imperatoriae.
Meisterwurzelsaft: Sir. simpl.
Meisterwurzöl: Tinct. Lignor.
Melaguettapfeffer: Grana Paradisi.
Melancholiekraut: Herb. Fumar.
Melartenpflaster: Empl. Meliloti.
Melassensirup: Sir. communis.
Melaunkerne: Sem. Cucurbitae.
Melcherstengel: Herb. Artemis.
Melde, amerikan. oder mexikan.:
  Herb. Chenopodii.
Melilote: Herb. Meliloti.
Melis: Saccharum pulveratum.
Melisse: Fol. Melissae.

Melk = Milch.
Melkersalbe: Ungt. cereum et Ungt. Zinci āā.
Melkpulver: Natr. bicarbonic.
Melonensalbe: Ungt. Kalii jod.
Melonensamen: Sem. Cucurbit.
Melonenwasser: Aqua destillata.
Melotenkraut: Herb. Meliloti.
Melotenpflaster: Empl. Meliloti.
Melten: Herb. Meliloti.
Melumsafterl: Mel rosat. boraxat.
Meluttenklee: Herb. Meliloti.
Mengelwurzel: Rad. Lapathi.
Menigkraut: Herb. Agrimoniae.
Mennige: Minium.
—, braune: Plumb. hyperoxyd.
—, gelbe: Plumb. oxydat. flav.
Mennigpflaster: Empl. fuscum.
Menschenfett: Adeps. Cetac.
— gegen Ungeziefer: Ungt. Hydrarg. alb. dil.
— mit Zucker: Cetac. sacchar.
Menschengesichter: Viola tricolor.
Menschenhaut: Empl. Anglicum.
Menschenhirnschale, gebrannte: Ossa Sepiae.
Menschenknochenmehl: Conch. praep.
Menschenöl: Ol. Olivarum alb.
Menschenpulver: Ossa Sepiae pulv.
Menschenschale: Ossa Sepiae.
Menschenstärkendes Pulver: Pulv. aromaticus.
— Tropfen: Aether acet. et Tinct. Cinnamomi 1 : 2.
Mentenwurz: Rad. Valerianae.
Menthe Brie: Fol. Menthae pip.
Mentzel: Herb. Asperulae.
Meppensaat: Pulv. contra Pediculos.
Merakelpulver: Ossa Sepiae pulv.
Merchenstengelsamen: Fructus Dauci.
Merdau: Fol. Rosmarin.
Mergelwurz: Rumex obtusifolius.
Merich: Herb. Matricariae. Chrysanthemum Parthenium.

Merkenöl: Ol. Lumbricor. Ol. Rapae.
Merkur, blauer: Ungt. Hydrarg. ciner.
Merkurblut: Herb. Verbenae.
Merkurialbalsam, äußerlich: Balsam. Locatelli. Ol. Terebinth.
—, innerlicher: Aq. arom. Tct. Aloës cps.
Merkurialkraut: Herb. Mercurial.
Merkurialpflaster: Empl. Hydrarg.
Merkurialpillen: Pilul. laxant.
Merkurialpulver: Pulv. contra Insecta.
Mercurialsalbe: Ungt. Hydrarg. pedic.
—, gelbe: Ungt. Hydrarg. citrin.
—, rote: Ungt. Hydrarg. rubr.
—, schwarze: Ungt. contra Pediculos.
Merkurialspiritus: Spir. Mastich. cps. Spir. Melissae cps. Ol. Terebinth.
Merkurialwasser: Aq. phagedaen.
Merkurius, blauer: Ungt. Hydr. cin. dil.
Merkurkraut: Herb. Mercurial.
Merlesamen: Fruct. Dauci.
Merongeist: Spir. Melissae cps.
Meronsaft: Spir. Melissae cps.
Merosent: Myrrha.
Mertblacha: Herb. Rumicis.
Merternwurzel: Rad. Pyrethri.
Merveille van Peru: Tub. Jalapae.
Merublean: Myrobalani.
Merwitztropfen: Tinct. Pyrethri cps.
Merzablümli: Flor. Farf. Flor. Hepatic.
Merzasterna: Flor. Narcissi.
Merzenblümli: Flor. Farf. Flor. Hepatic.
Meserich: Herb. Asperulae.
Messer- und Gabeltee: Herb. Burs. Pastor.
Messerputz: Lap. Smirid. pulv.
Messingtinktur: Acid. sulfuric. dil.
Messingwasser: Acid. sulfuric. dil.
Mestel = Mistel.
Metallspiritus: Spiritus Mentholi.
Meterkraut: Herb. Matricariae.
Metkräuter: Lign. Sassafras.
Methode: Elect. theriacale.
Metjenöl: Ol. Lumbricorum.
Metkenöl: Ol. Lumbricor. Ol. Olivar.

Metram: Herb. Matricariae.
Metricksaft: Sir. Papaveris.
Metternich: Herb. Matricariae.
Metterwurz: Rad. Pyrethri.
Mettigöl: Ol. Lumbricorum.
Mettram: Herb. Matricariae.
Mettwurst, Spanische: Fruct. Cass. fist.
Metzetutenöl: Tinct. Guajaci Lign.
Meumwurzel: Rad. Mëu.
Meutenwurzel: Rad. Valerian.
Mexikanischer Germersamen:
  Sem. Sabadill.
— **Tee:** Herb. Chenopodii.
Meyer, roter: Herb. Anagallidis.
Meyerkraut: Herb. Galii.
Meyermiere: Herb. Anagallidis.
Meyers Pflaster: Empl. fuscum camph.
Michaelissalbe: Ungt. Elemi.
Michelherzpulver: Pulv. epilept.
Michelkraut: Herb. Tanaceti.
Michelsblumensamen: Sem. Colchici.
Michelswurz: Bulb. Colchici.
Michelszwiebeln: Tub. Colchici.
Micheltropfen: Mixt. oleos. balsamic.
  Tinct. Benzoes comp.
Micköl: Ol. Chamomill. infus.
Miendeltee: Herb. Trifolii arv.
Miere, rote: Stellaria. Herb.
  Anagallidis.
Mierenkraut: Herb. Anagallidis.
Mierenspiritus: Spir. Formicar.
Miers: Alsine media.
Miesnissel: Boletus cervinus.
Miezchenkraut: Herb. Trifolii arvens.
Miezeltee: Herb. Trifolii arvens.
Miggert: Herb. Artemisiae.
Migränepulver: Phenyldimethylpyraz:
  c. Coffein. citr. Chinin. sulfur.
Migrauenpulver: Pulv. contra Pedicul.
Milchblumen: Herb. Polygalae.
Milchbusch: Taraxacum.
Milchdieb: Herb. Euphrasiae.
Milchdistel: Herb. Taraxaci.
Milchessenz: Tinct. Benzoës.

Milchkraut: Herb. Polygalae vulg.
— **unsrer lieben Frauen:** Hrb. Pulmon.
Milchling: Taraxacum offic.
Milchpflaster: Epl. sapon. Epl. Meliloti.
Milchpillen: Pilulae laxantes.
Milchpulver: Fruct. Foeniculi. pulv.
  Pulv. galactopaeus.
— **für Kindbetterinnen:** Kalium sulfur.
— **fürs Vieh:** Pulv. lactescens.
—, **holländisches:** Pulv. pro Vacc.
— **zum Buttern:** Natr. bicarbonicum.
  Tartarus depuratus.
Milchrödel: Herb. Taraxaci.
Milchsalz: Sacchar. Lactis.
Milchsamen: Sem. Foenugraeci.
Milchschelm: Herb. Euphrasiae.
Milchstöckel: Herb. Taraxaci.
Milchverteilungspflaster: Cerat. Cetac.
  Empl. Meliloti. Empl. sapon. rubr.
Milchverteilungspulver: Kalium sulfur.
  Pulv. temperans.
Milchverzehrungspflaster, rotes:
  Empl. saponat. rubr.
—, **schwarzes:** Empl. fusc. camph.
—, **weißes:** Cerat. Cetac. Epl. sap. alb.
Milchwurz: Radix Consolidae.
Mildammonium: Ammon. carbonic.
Milde: Herb. Mercurialis.
Militärsalbe: Ungt. contra Pediculos.
Millefleurs: Pulvis fumalis.
Miloriblau: Coeruleum Berolinense.
Milzeröffnende Essenz: Tinct. carmin.
Milzessenz: Tinct. Aurantii.
Milzessenztropfen: Elix. Aurant. comp.
Milzkraut: Chrysosplenium. Herb.
  Malvae silvestris (vulgaris).
Milzpflaster: Empl. aromaticum.
Milzpulver: Pulv. Equorum.
Milzrautenblätter: Fol. Rutae.
Mimosengummi: Gum. Arabic.
Mindeltee: Herb. Trifolii arvens.
Minderblumen: Flores Arnicae.
Minderers Geist: Liq. Ammon. acetic.
— **Salz:** Ammonium aceticum.

Mine d'or: Rad. Ipecacuanhae.
Mineralblau: Coeruleum berolinense.
Coeruleum montanum (Bergblau).
Mineralgeist: Benzin. Petrolei.
—, Hoffmanns: Spir. aethereus.
Mineralgelb: Plumb. oxychlorat.
Mineralgrün: Cuprum carbonicum.
Mineralkermes: Stib. sulfur. rub.
Mineralkobalt: Cobaltum nativ.
Minerallack: Stannum chromic.
Minerallauge: Natr. causticum.
Minerallaugensalz: Natr. bicarbonic.
Mineralsalbe: Vaselinum.
Mineralsäure: Acid. hydrochlor.
Mineralweiß: Barium sulfuricum.
Minnchen: Minium.
Minschenkoppspülver: Ossa Sepiae plv.
Minschenschütt: Lapid. Cancr.
Minschenschütt, präparierter:
Conchae praep.
Minundin: Chinioïdin.
Minutenpflaster: Empl. Meliloti.
Minzenplätzchen: Rotulae Menth. pip.
Minzenwasser: Aqua. Menth. pip.
Mirakelpflaster: Empl. ad Ruptur. Empl.
fusc. Empl. Litharg. cmp. Empl. sapo-
natum. Empl. Hydrarg. ciner.
Mirakelsalbe: Ungt. Hydrarg. cin.
Ungt. Plumbi. Empl. fuscum.
Mirakelspiritus: Mixt. vulnerar. acid.
Miraculum: Restitutionsfluid.
Spir. russicus.
Mirbanessenz: Nitrobenzol.
Mirbanöl: Nitrobenzol.
Mireneier: Ova Formicarum .
Mirenspiritus: Spir. Formic. Tct. Myrr.
Mirhirsch: Sem. Milii solis.
Mirrad: Myrrha.
Mischgelt: Viscum alb.
Misenkraut: Herb. Ptarmicae.
Misere: Lich. islandicus.
Missetat, rote: Ungt. ophthalm. rubr.
Mißwachsöl: Ol. aromatic.
Mistblacke: Herb. Rumicis.

Mistel: Viscum album.
Mistfinke: Herb. Taraxaci.
Mistmelde: Herb. Mercurialis.
Mitesserpulver: Farin. Amygd. Flor.
Cinae pulv.
Mitesserseife: Sapo venetus.
Mitesserzeltchen: Troch. Santonini.
Mithridat: Elect. theriacale.
Mithridatöl: Ol. Juniperi.
Mithridattinktur: Tinct. amara.
Mitisgrün: Schweinfurter Grün.
Mitchelesöl: Ol. Lini. Ol. Petrae rubr.
Mittagsblumen, kryst.: Herb. Mesem-
bryanth.
Mittel geg. Ansteckung: Acet. aromat.
Mittlewor: Rhiz. Veratri pulv.
Mizeltee: Herb. Trifolii arvens.
Möbelöl: Ol. Hyperici.
Möbelwichse: Cerat. Terebinth.
Modakrand: Flor. Chamom. vulg.
Modder: Fango. Moorerde.
Modegewürz: Fruct. Amomi.
Modelgeer: Rad. Gentianae.
Moderpflaster, braunes: Empl. Galban.
crocat. Empl. fuscum camphor.
—, gelbes: Empl. Litharg. comp.
Moderreinigung: Aqua foetid. antihyst.
Moh = Mohn.
Mohhädele, Mohädeln: Fruct. Papa-
veris.
Mohhaeplen: Fruct. Papaveris.
Mohköpp: Fruct. Papaveris.
Mohnblumen: Flor. Rhoeados.
Mohnefelden: Flor. Rhoeados.
Mohnfett: Ungt. cereum.
Mohnhäupter: Fruct. Papaveris.
Mohnkannen: Fruct. Papaveris.
Mohnköpfe: Fruct. Papaveris.
Mohnkrampensaft: Sir. Papaveris.
Mohnmilch: Creta praeparata.
Mohnöl: Ol. Papaveris.
Mohnrautensaft: Sir. Papaveris.
Mohnrosen: Flor. Rhoeados.
Mohnsaft, brauner: Sir. Papaveris.

11*

Mohnsaft, roter: Sir. Rhoeados.
Mohnschlötterche:: Fruct. Papaveris.
Mohrenbalsam: Bals. peruvian.
Möhrenbalsam: Bals. peruvian.
Möhrenkümmel: Fruct. Ajowan.
Mohrenkümmich: Herb. Dauci.
Mohrenkümmichsamen: Fruct. Dauci.
Möhrenmus: Succus Dauci.
Möhrenöl: Ol. Lini.
Möhrensaft: Succus Dauci.
Möhrensamen: Fruct. Dauci.
Mohrenthals Pflaster: Epl. fusc. camph.
Möhrenwurzel: Rad. Dauci. Rad. Bryon.
Mohrrübensaft: Succus Dauci.
Mohrrübensamen: Fruct. Dauci.
Mohrsches Salz: Ferr. sulfur. ammon.
Mohrstein, türkisch: Conchae praep.
Moiber: Fruct. Rubi Idaei.
Molaine: Flor. Verbasci.
Molchpflaster: Empl. Litharg. molle.
Molchenblüemli: Herba Malvae vulg.
Moli: Herb. Veronicae.
Molkenpulver: Tartar. depurat.
Molkensäure: Acid. lacticum.
Mollaine: Flor. Verbasci.
Mollenkrautsamen: Sem. Ricin.
Mollenpflaster: Empl. Litharg. moll.
Mollkrautblumen: Flor. Primul.
Molukkenkörner: Sem. Tiglii.
Mombeeren: Fruct Myrtilli.
Momordicablumen: Flor. Verbasci.
Momordicaöl: Ol. Sesami.
—, grünes: Ol. viride.
Momordicasaft: Sir. Aurant. Flor.
Momordicasalbe: Ungt. cereum.
Momthun: Sem. Foenugraeci.
Monateln: Flor. Bellidis.
Monatsblümchen: Flor. Bellidis.
Monatsblumenblätter: Fol. Trifolii fibr.
Monatspulver: Pulv. menstrual.
Monatsrösli: Flor. Rosae.
Monatstropfen: Tinct. Ferri pomat.
Mönchenpulver: Pulv. contra Pedicul.
Mönchsblumen: Herb. Taraxaci.

Mönchshafer: Pulv. contra Pediculos.
Mönchskappe: Herba Aconiti.
Mönchskatzenkraut: Herb. Aconiti.
Mönchskirschen: Fruct. Alkekengi.
Mönchskopf: Rad. (Herb.) Taraxaci.
Mönchskrautwurzel: Rad. Taraxaci.
Mönchspfeffer: Fruct. Agnicasti.
Mönchspulver: Pulv. contra Pediculos.
Mönchspuppen: Fruct. Alkekengi.
Mönchsrhabarber: Rumex alpinus.
     Rad. Rhapontici.
Mönchswurzel: Rad. Arnic. Tub. Aconi.
Mondblumen: Flor. Calendulae.
Mondkörner: Fruct. Cocculi.
Mondkraut: Herb. Nummulariae.
Mondmilch: Lac Lunae. Creta praep.
     Magnes. carbonicum.
Mondraute: Herb. Lunariae.
     Herb. Capilli Veneris.
Mondsamen: Fruct. Cocculi.
Mondweide: Herb. Ligustri.
Mondwurzel: Rad. Valerianae.
Monikaöl: Ol. Hyperici.
Moniuröl: Ol. Hyperici.
Mönkekapp: Aconitum Napellus.
Mönkenkraut: Herb. Agrimon.
Monkdenöl: Ol. Lumbricorum
Montpelliergelb: Plumb. oxychlor.
Moor: Ebur ustum (Moorerde).
Mooräpfel: Fruct. Colocynthidis.
Moorwein: Aqua aromatica.
Moos, irländisches: Carrageen.
—, isländisches: Lich. islandic.
Moosanken: Herb. Pinguicul.
Moosapfel: Gallen v. Rosa canina.
Moosbeeren: Fruct. Oxycocos.
Moosbeerblätter: Fol. Uvae Ursi.
Moosgrün: Viride Schweinfurt.
Moosknoblauch: Herb. Teucrii.
Mooskraut: Herb. Selaginelli.
Moosrosen: Flor. Rosae.
Moosknoblauch: Herb. Scordii.
Moospflanzentee: Lichen islandicus.
Moospulver: Lycopodium.

Mops = Perlpilz: Amanita rubescens.
Morabel: Herb. Marrubi.
Morasche = Spitzmorchel: Morchella condita.
Moräpfel: Fruct. Colocynthidis.
Moraß: Haarspiritus.
Mordwurzel: Rhiz. Galangae.
Morellsalbe: Ungt. Hydrarg. rubr.
Morgawurzkraut: Herb. Tanaceti.
Morgenblatt: Herb. Balsamitae.
Morgendistel: Herb. Card. Mar.
Morgenröschen: Herb. Globular.
Morgenröte: Flor. Calendulae.
Morgentau: Herb. Rorellae.
Morillen: Amygdalae dulces.
Morionweiblein: Tub. Salep.
Mörlensamen: Fruct. Dauci.
Mörsenmaukraut: Herb. Lycopodii.
Mörtöl: Ol. nucum Jugland.
Mörwurzel: Rad. Eryngii.
Mörzablad: Fol. Farfarae.
Mosch: Mastix. Moschus.
Moschatenbalsam: Bals. Nucist.
Moschatenblumen: Macis.
Moschatennuss: Sem. Myristic.
Moschatensalbe: Bals. Nucist.
Moschen: Herb. Asperulae.
Möschtee: Herb. Asperulae.
Moschusblätter: Fol. Patschuli.
Moschuskörner: Sem. Abelmosch.
Moschuskraut: Adoxa moschatellina. Herb. Achill. moschat. Herb. Mariveri.
Moschusöl: Tinct. Moschi.
Moschusrinde: Cort. Cascarill.
Moschussalbe: Ungt. Veratri alb.
Moschusschafgarbe: Herb. Achilleae moschatae.
Moschustropfen: Tinct. Moschi.
Moschuswurzel: Rad. Sumbul.
Mosholder: Fruct. Sorbi.
Most, eingesottener: Sir. Papaveri.
Mostbeeren: Fruct. Myrtilli.
Mostard, Mosterd: Senf.

Moteschmus: Lichen islandicus.
Mottekrokt: Herb. Botryos.
Mottenblumen: Flor. Stoechados.
Mottenklee: Herb. Meliloti.
Mottenkraut: Herb. Chenopodii. Herb. Ledi. Herb. Patschuli.
Mottenöl: Ol. Bergamottae.
Mottenpflaster: Empl. Cerussae. Empl. Meliloti.
Mottenpulver: Camphora. Fruct. Capsic. pulv. Naphthalin.
Mottensalz: Naphthalin. crist.
Mottenspiritus: Spir. camphor. et Tinct. Capsici āā.
Mottenwurzel: Radix Ivarancusae oder Vitiverae.
Mövenöl: Ol. Lini.
Moxakraut: Herb. Artemisiae.
Muck, Mailänder: Empl. Canth. perp.
Muckeln: Cantharides.
Mücken, spanische: Cantharid.
Mückenfett: Adeps. Ol. Jecoris Aselli.
Mückengift: Cobaltum crist.
Muckenholz: Lign. Quassiae.
Mückenholz: Lign. Quassiae.
Mückenkraut: Herb. Conizae.
Mückenöl: Ol. Caryophyllorum. Ol. Petrae nigr.
Muckenpfiffer = Fliegenpilz: Amanita muscaria.
Mückensauger: Empl. Drouoti.
Mückenspiritus: Ol. Caryophyllorum c. Spirit. 1 : 5.
Mückenstaub: Lycopodium.
Mückenstein: Arsenic. album.
Mueterne: Herb. Calthae.
Muggert: Herb. Artemisiae.
Müggert: Herb. Artemisiae.
Mugwurz: Rad. Artemisiae.
Mühlbeersaft: Sirup. Mororum.
Mühleblümli: Flor. Bellidis.
Mühlebürstli: Flor. Bellidis.
Mühlenstein: Lap. Calaminar.

Mühliblüamli: Flor .Bellid. Hrb. Hepat.
Muhmilch: Natr. bicarbonicum.
Mukin: Orleana.
Mulbeeri: Fruct. Mori.
Muldschmier: Ungt. Alth. Ungt. Laurin.
Muljenspflaster: Empl. Meliloti.
Mulkerskraut: Herb. Hyoscyami.
Müllerblümli: Flor. Bellidis.
Mülleringwer: Rhiz. Curcumae.
Müllerkraut: Herb. Origani.
Müllerkümmel: Fruct. Cumini.
Müllers Pflaster: Empl. fuscum.
— **Salbe:** Empl. Lith. Ungt. Hydr. rubr.
Mültenkähm: Fruct. Cumini.
Mumienbalsam: Asphalt.
Mumilch: Natr. bicarbonicum.
Mummei: Tartarus depuratus.
Mummelblumen: Flor. Nymph. alb.
Mummi und Puppi: Mumia.
   (Conchae praep.)
Münchener Hafer: Rhiz. Veratri.
   Pulv. contra Pedicul.
Münchentee: Herb. Asperulae.
Münchsrhabarber: Rad. Rhapont.
Mündeltee: Herb. Trifolii arv.
Mundessig: Acetum Pyrethri.
Mundfäulekraut: Herb. Acetos.
Mundfäulesaft: Mel rosat. borax.
Mundfäulnis: Herb. Acetosae.
Mundholz: Fol. Ligustri.
Mundhonig: Mel rosat. boraxat.
Mundkali: Kalium permang.
   Kalium chloric.
Mundkraut: Herb. Veronicae.
Mundleim: Guttapercha alb.
   Gelatina saccharata.
Mundreinigung: Mel rosatum. borax.
Mundrosen: Flor. Althaeae.
   Flor. Malvae arb.
Mundrosensaft: Mel rosatum.
Mundrot: Rad. Alcannae.
Mundsalbe: Cerat. Cetac. rubr.
   Ungt. leniens.
Mundtinktur: Tinct. Ratanhiae.

Mundtropfen: Tinct. Guajaci.
Mundwurz: Rad. Valerianae.
Munhemler: Bulb. Victorial. long.
Munihode: Tub. Colchici.
Muniseckel: Tub. Colchici.
Munnikenpoeder: Sem. Staphisag. plv.
Münserlkraut: Fol. Menthae crisp.
   Herb. Bursae Pastor.
Münzbalsam: Fol. Menth. crisp.
Münze, siehe Minze.
Münzenpulver: Pulv. albificans.
Münzkraut: Herba Nummulariae.
Mure: Daucus Carota.
Murensamen: Fruct. Dauci.
Murjahnskräuter: Spec. Catapl.
Murkeln = Morcheln.
Murkenkraut: Herb. Anethi.
Murkensamen: Fruct. Dauci.
Mürkraut: Herb. Anagallidis.
Murmeltierfett: Adeps.
Murmeltieröl: Ol. Jecor. Asell.
Murrsamen: Fruct. Dauci.
Murubelkraut: Herb. Marrubi.
Mus: Meist Succ. Sambuci inspissat.,
   aber auch andere Succi inspiss.
Muschkelblut: Macis.
Muschkelkraut: Herb. Veronicae.
Muschelmehl: Conchae praep.
Muschelöl: Ol. camphorat.
Muschelschalen: Conch. praep.
Muschketnuß: Sem. Myristicae.
Müschs Tee: Fol. Uvae Ursi.
Musciusöl: Ol. Lavandulae.
Musikantenöl: Ol. Anisi. Ol. Olivarum.
Musikus: Pulv. contra Pedicul.
Müsk: Moschus.
Muskatbalsam: Bals. Nucistae.
Muskatblätter, braune: Macis.
—, **weiße:** Fol. Ribis.
Muskatblume: Macis.
Muskatblüte: Macis.
Muskatbutter: Bals. Nucistae.
Muskatellerkraut: Fol. Salviae.
Muskatnüsse: Sem. Myristicae.

Muskatöl: Ol. Myristicae.
Muskatsaft: Sir. simpl. c. gtt. Ol. Mac.
Muskatsalbe: Bals. Nucistae.
Muskatwachs: Bals. Nucistae.
Muskblätter: Herb. Patschuli.
Müskblätter: Fol. Patschuli.
Muskensalbe: Ungt. Hydrarg. rubr. dil.
 Ungt. Zinci.
Musketiersalbe: Ungt. Hydrarg. pedic.
Muskus: Moschus.
—, umgewandter: Ungt. sulfurat.
 Ungt. contra Scab.
Muskuspulver: Pulv. contra Pedicul.
Muskustee: Carrageen.
Müsli: Fol. Salviae.
Müsliblatt, -kraut: Fol. Salviae.
Müsöhrli: Flor. Gnaphalii. Herb. Pilos.
Müstert: Sem. Erucae.
Muswethe: Triticum venenatum.
Muter: Herb. Matricariae.
Mutkraut: Herb. Anagallidis.
Mutmilch: Magnesia carbonica.
Mutpulver: Cantharides pulv.
Mutschengliederöl: Ol. Philosophor.
Mutscheröl: Ol. Philosophor.
Mutschkernöl: Ol. Papaveris.
Mutterbalsam: Aqu. aromat. Bals. Nuc.
 Mix. oleos-bals. Mixt. sulfur. acid.
 Tinct. Aloës cmp. Tinct. Benz. cmp.
Mutterbandpflaster, gelbes:
 Empl. oxycroceum.
—, rotes: Empl. ad Rupturas.
—, schwarzes: Empl. fuscum. camph.
Mutterbescherungstropfen:
 Tinct. Castorei.
Mutterblätter: Folliculi Sennae.
Mutterblume: Herb. Polygalae amar.
 Herb. Pulsatillae.
Mutterblüte: Flor. Malvae silv.
Mutterbranntwein: Aq. Rosmar. spirit.
Mutterbutter, grüne: Ungt. Majoranae.
—, weiße: Ungt. leniens.
Mutterdistel: Herb. Cardui benedicti.
Mutterdistelsamen: Sem. Card. Mariae.

Muttere: Fol. Calthae.
Mutteregel: Hirudines.
Mutterelixier: Tinct. Aloës cps.
Mutteren: Mëum athamanticum.
Mutteressenz: Tinct. carminat. Tinct.
 Cinnamom. Tinct. Valer. aether.
Muttergeduldtropfen: Tinct. Valer.
Muttergeist: Aq. carminativa.
 Spir. Melissae comp.
—, roter: Aq. aromat. rubr.
Mutterglasharz: Galbanum.
Muttergottesbrot: Herb. Bursae Pastor.
Muttergotteshand: Tub. Salep.
Muttergotteskraut: Herb. Centaurii.
Muttergottesmänteli: Alchemilla vulg.
Muttergottesrute: Herb. Tanaceti.
Muttergummi: Galbanum.
Mutterharz: Galbanum. Resina Pini.
Mutterharzpflaster: Empl. Galbani
 croc. Empl. Litharg. cps.
Mutterhohlwurz: Rad. Arist. long.
Mutterkamillen: Flor. Chamom.
Mutterkanehl: Cort. Canell. alb.
Mutterkörner: Fruct. Amomi.
Mutterkorn: Secale cornutum.
Mutterkrampfpulver: Tub. Jalap. pulv.
 et Rad. Rhei pulv. āā.
Mutterkrampftropfen: Spir. aeth. Tinct.
 Cinnamom. Tinct. Valerianae aeth.
 Tinct. Castorei.
Mutterkraut: Flor. Chamomill. Fol.
 Menth. pip. Herb. Alchemill. Herb.
 Matricar. Herb. Marrubii. Herb.
 Melissae. Herb. Marrubii. Herb.
 Tanaceti. Mëum athamanticum.
Mutterkräuter: Fol. Menth. pip.
Mutterkreide: Succ. Sorb. insp.
Mutterkümmel: Fruct. Cumini.
Mütterlorbeeren: Fruct. Lauri.
Muttermakemi: Fruct. Cumini.
Muttermutter: Ungt. Tutiae.
Mutternägele: Anthophylli.
Mutternelken: Anthophylli.
—, weiße: Flor. Aurantii

Mutterpflaster, rotes: Empl. sapon. rubr.
—, schwarzes: Empl. fuscum.
—, weißes: Empl. Litharg. molle.
Mutterpillen: Pil. balsamic. Pil.
  laxant. rubr.
Mutterpulver: Pulvis laxans.
— **fürs Vieh:** Rad. Mëu gr. pulv.
Mutterrauch: Spec. ad. suffiend.
Mutterromor: Elect. theriacale.
Muttersalbe: Cerat. Cetacei. Epl. fusc.
  Empl. Litharg. molle. Ungt. Populi.
  Ungt. Rosmarin. comp.
Mutterschnaps: Aqu. vitae carmin.
Muttersennesblätter: Follicul. Sennae.
Mutterspiritus: Spir. Mastich. comp.
  Spir. Angel. comp.
Mutterstillstandstropfen: Spir. aeth.
  Tinct. Cinnamom.
Muttertee: Flor. Chamom. Rom.
  Herb. Melissae. Species laxant.
Muttertropfen, alte und neue: Aqu.
  aromat. rubr. Tinct. Rhei aquos.
—, braune: Tinct. Castorei. Tct. Valer.
—, rote: Tinct. aromat. Tinct. carminat.
  Tinct. Cinnam. Tinct. Galbani.
—, saure: Mixt. sulfuric. acida.
—, schwarze: Elix. Propriet. sine acido.
—, weiße: Aqu. aromat. Liq. Ammon.
  anis. Spir. aether. Spir. Meliss. cps.
Mutterwasser: Aqu. aromatica.
  Aqu. Cinnamomi.
—, goldiges: Tinct. Castor. camph.
Mutterwurz: Herba Ballotae.
Mutterwurzel: Rad. Artem. Rad. Mëu.
Mutterzimt: Cort. Cass. alb.
Mützchenklee: Herb. Trifolii arv.
Mützchentee: Herb. Trifolii arv.
Mützenpulver: Pulv. albificans.
  Pulv. contra Pediculos.
Muzwut: Herb. Artemisiae.
Mynsichts Elixier: Tinct. aromat. acid.
Myrrhenessenz: Tinct. Myrrhae.
Myrrhengummi: Myrrha.
Myrrhenöl: Tinct. Myrrhae.

Myrrhentinctur: Tinct. Myrrhae.
Myrtenbeeren: Fruct. Myrtilli.
Myrtendorn: Fol. Ilicis.
Myrtensalbe, weiße: Ungt. Kalii jodat.
Myrtenspiritus: Tinct. Myrrhae.

N

Nabelbruchpflaster oder -salbe: Cerat.
  fusc. Empl. adhaesiv. ext. Empl.
  aromat. Empl. fuscum camph. Empl.
  ad Rupturas.
Nabelkraut: Hrb. Pirolae. Hrb. Linar.
Nabelpflaster: Empl. fusc. Empl. sapon.
Nabelsteine: Umbilici marin.
Nabelwurzel: Rhiz. Bistortae. Rad.
  Taraxaci. Rhiz. Tormentillae.
Nachlaßsalbe, grüne: Ungt. nerv.
Nachtgunkeln: Colchic. autumnale.
Nachtheil: Herb. Virgaureae.
Nachtheiltropfen: Tinct. Valer. aeth.
Nachtjadenpflaster: Empl. Conii.
Nachtigallöl: Ol. Amygdalar.
Nachtigalltropfen: Aeth. acetic.
Nachtkerzen: Oenothera. Flor. Ver-
  basci. Oenothera.
  (Eigentlich Oenothera biennis.)
Nachtkraut: Herb. Parietarie.
**Nachtschadenpflaster oder -schwede,
  weißes:** Empl. Cerussae.
—, schwarzes: Empl. Conii.
Nachtschatten: Stipit. Dulcamar. Herb.
  Solani. Herb. Scrophularie.
Nachtschattenessenz: Aq. Aurant. Flor.
Nachtschattenöl: Ol. Hyoscyami.
Nachtschattenpflaster, schwarzes:
  Empl. Conii.
—, weißes: Empl. Cerussae.
Nachtschattenschwede, weißer:
  Empl. Cerussae.
Nachtschattenwasser: Aqua Amygdal.
  am. dil. Aqua Sambuc.
Nachtviolenwasser: Aqua destill.
Nachwasser: Aqua aromatica.

Nachwehtropfen, rote: Tinct. Cinnam.

—, **weiße:** Spir. Angelicae cps.

Nackrosen: Flor. Malvae. arbor. Flor. Rhoeados.

Nackte Füße: Sem. Colchici.

— **Hure, Jungfer:** Sem. Colchici.

— **Mädel:** Pulv. Cantharid. dil.

Nadeldieb: Herb. Burs. Pastor.

Nadelgras: Herb. Plantagin.

Nadelwurzel: Rhiz. Bistortae.

Naderwurz: Rhiz. Bistortae.

Nagel = Nelken (holländ.).

Nagelblumen: Flor. Caryophyllor.

Nägelchen: Caryophylli.

Nagelholz: Cort. Caryophyllatae.

Nägeli: Flor. Dianthi.

Nagelkraut: Herb. Marrubii. Herb. Pilosellae. Herb. Chelidonii.

Nagelwachs: Cerat. Resin. Pini.

Nagelwurzel: Rad. Sanguinar.

Nägelzimmt: Cort. Caryophyllat.

Nagenwurz: Rhiz. Calami.

Nagerln: Caryophylli.

Nagerl = Nelken.

Nagerlöl: Ol. Caryophyllorum.

Nägleinbork: Cort. Caryophyllorum.

Nägleinkraut: Geum urbanum.

Nägleinwurz: Rhiz. Caryophyllorum.

Nagwart: Fol. Stramonii.

Nagwurz: Rad. Bryoniae.

Nähmaschinenöl: Paraff. liquid.

Nährdi: Pulv. pro Equis.

Nährmehl: Amyl. Marantae.

Nahrungstee: Spec. Lini comp.

Naiele: Caryophylli.

Nancysäure: Acid. lacticum.

Nanziger Kugeln: Globul. Tart. ferrat.

Napellenkraut: Herb. Aconiti.

Naphtha: Aether. Spiritus aethereus.

Naphthabraun: Anilinum fuscum.

Naphthian, gelber: Tinct. Valer. aether.

—, **roter:** Tinct. Cinnam.

—, **weißer:** Spir. aethereus.

Naphthum: Naphthalinum.

Napoleon, umgewandter: Ungt. contra Pediculos. (Ungt. neapolitan.)

Narbensalbe: Ungt. Calaminar.

Narde, deutsche: Lavandula officinalis.

—, **wilde:** Asarum europaeum.

Narden, Celtischer: Rad. Valer. celtic.

Nardensamen: Sem. Nigellae.

Nardenwurzel: Rad. Caryophyllatae. Rhiz. Asari. Rad. Valerian. celtic.

Nardusöl: Ol. Pini. Ol. Valerian.

Narduswurzel: Rad. Valerian.

—, **wilde:** Rhiz. Asari.

Narkotisches flüchtiges Vitriolsalz: Acid. boricum.

Narrenheil: Herb. Anagallidis.

Narrenkappen: Flor. Aquilegiae. Tub. Aconiti.

Nasam: Asa foetida.

Nasenblüten: Flor. Rhoeados.

Nasenpflaster: Empl. Litharg. cps.

Natmierus: Tinct. Myrrhae.

Natron, doppeltes: Natrium bicarbon.

—, **kaustisches:** Natr. caustic.

—, **kristallisiertes:** Natr. carbonic.

— **zum Backen:** Natr. bicarbonic.

Natrum: Natr. bicarbonicum.

Natte tritum: Ungt. Plumbi.

Natterblumen: Herb. Polygalae.

Nattergoldkraut: Herb. Nummulariae.

Natterknöterich: Polygonum Bistorta.

Natterkopf: Rad. Echii.

Natternfarn: Aspidium Filix mas.

Natternkraut: Herb. Lysimachiae. Polygonum Bistorta.

Natterwurzel: Rhiz. Ari. Rad. Bistortae. Rhiz. Tormentill.

Natterwurzelsaft: Sir. Senegae.

Natterzunge: Herb. Agrimoniae.

Naturgeblütstropfen: Tinct. Lignorum.

Natursalbe: Ungt. flav. Ungt. Plumbi.

Naturtropfen: Tinct. amara.

Naumanns Saft: Sir. Rhei. Sir. Rhei c. Tub. Jalap. pulv.

Neapelsalbe: Ungt. Hydrargyri. ciner. Ungt. neapolitan.

Neapolitaner Salbe: Ungt. Hydr. pedic.

Neapolitanisches Pflaster: Empl. Hydr.

Nebelkraut: Herb. Linariae.

Nebenaufkraut: Herb. Chamaedryos. Herb. Veronicae.

Nefferrinde: Cort. Ulmi.

Negelwurz: Rhiz. Caryoph. Rhiz. Asari.

Negen = Neun.

Negendeilspulver: Pulv. pro Equis.

Negenkracht: Rhiz. Imperatoriae.

Negenkraft: Pulv. fumalis.

Negenkraftkraut: Fol. Farfarae.

Negerkraut: Herb. Asperulae.

Negerplätzchen: Salmiakplätzchen.

Negertropfen: Elix. amarum.

Neglen: Caryophylli.

Nehmutheilspulver: Plv. pro Equis nigr.

Neith: Zincum sulfuricum.

Nelken: Caryophylli.

Nelkenblüten: Caryophylli.

Nelkenessenz: Spir. Lavand. cps.

– – gegen Zahnschmerzen: Ol. Caryoph.

Nelkenholz: Cort. Caryophyllat.

Nelkenkassie: Cort. Caryphyllat.

Nelkenköpfe: Fruct. Amomi.

Nelkenkörner: Fruct. Amomi.

Nelkenmyrthe: Cort. Caryophyllat.

Nelkenpfeffer: Fruct. Amomi.

Nelkenrinde: Cort. Caryophyllat.

Nelkenwurz: Rad. Caryophyllat.

Nelkenwürze: Rad. Caryophyllat.

Nelkenzimt: Cort. Caryophyllat.

Nengstöchel: Rad. Levistici.

Nenneck: Herb. Alchemillae.

Neptenkraut: Herb. Nepetae.

Neroliblüten: Flor. Aurantii.

Neroliessenz: Ol. Aurantii Florum.

Nerollöl: Ol. Aurantii Florum.

Neroliwasser: Aqua Aurantii Florum.

Nervenbalsam oder **-geist:** Spir. sapon. camph. Mixt. oleos.-balsam. Siehe auch Nervenspiritus.

Nervenöl: Ol. camphor. Ol. Spicae. Ol. templin. Ol. viride. Ol. Rosmar. Ol. Hyoscyami. Spir. sapon.-camph.

Nervenpflaster: Empl. aromat. Empl. sticticum.

Nervensalbe, gelbe: Ungt. Rosm. comp.

—, grüne: Ungt. nervin. viride.

Nervensalz: Ammon. phosphor.

Nervenspiritus: Mixt. oleos. balsam. Spir. Angelic. cps. Spir. Rosmar. Spir. sap.-camph. Spir. nervinus.

Nervenstärk: Rad. Angelicae.

Nervenstärkendes Pulver: Pulv. arom. c. Sacchar. Rad. Artemisiae pulv.

Nerventinktur: Tinct. Ferri chlor. aeth. Tinct. Valer. aethera.

Nerventod: Tinct. odontalgica.

Nerventropfen, Bestuscheff: Tinct. Ferr. chlor. aetherea.

—, eisenhaltige: Tct. Ferri. chlor. aeth.

—, helle: Spir. aethereus camphorat.

—, rote: Tinct. apoplect. rubra. Tinct. Ferri acetic. aeth. Tinct. Valer. aeth.

—, saure: Aether acet. Tct. arom. acid.

Nervenwasser: Aqua aromatic.

Nervenwurzel: Radix Cypripedii.

Nessel, neunte: Herb. Galeopsidis. Herb. Scrophular.

—, rote: Herb. Urticae.

Nesselblüte: Flor. Lamii alb.

Nesselkraut: Herb. Urticae.

Nesselseide: Herb. Cuscutae.

Nesselwasser: Aqua Petroselini.

Nesselspiritus: Spir. Cochlear.

Neßle: Herb. Urticae.

Netelensaat: Semen Urticae.

Nettel = Nessel.

Nettelöl: Oleum Lumbricorum.

Nettelwasser: Aqua Menth. pip.

Neublau: Anilinum coerul.

Neuenburger Extrakt: Tinct. Absinthii.

Neuewürze: Fruct. Pimentae.

Neugeborenkindersaft: Sir. Rhei et Sir. Mannae āā.

Neugelenk: Herb. Serpylli.
Neugewürz: Fruct. Amomi.
Neugrün: Viride Schweinfurtense.
Neukorn: Pulv. contra Pediculos.
Neumanns Pulver: Pulv. pro Infantib.
— Säftchen: Sir. Rhei. Sir. Rhei c. Tub.
  Jalap. pulv.
Neunbruderblut: Succ. Kermes. Sang.
  Draconis. Bolus rubra.
Neunenkleppel: Herb. Scabios.
Neunerlei: Linim. saponato-camph. liq.
— Blümchenwasser: Aqua aromat.
— Gewürz: Fruct. Amomi. Pulv. arom.
— Harz: Spec. ad suffiend.
— Kräuter: Spec. amarae. Spec.
  aromat.
— List: Pulv. Magn. c. Rheo.
— — fürs Vieh: Elect. theriac.
— Lust: Elect. Sennae.
— — für Kinder: Sir. Rhei. Sir.
  Rhoeados. Pulvis Magnes. c. Rheo.
— Öl: Ol. Hyoscyami. et Ol. Tere-
  binth. āā.
— Pflaster: Empl. ad Rupturas.
  Empl. oxycroc. ven.
— Pulver: Pulv. epilept. March.
— — fürs Vieh: Pulv. pro Equis.
— Salbe: Ungt. contra Scabiem.
— Samen: Semina mixta.
— Spiritus: Spir. sapon.-camph.
— Tee: Spec. laxantes Dresd.
  vel comp.
Neungleich: Herb. Lycopodii.
Neungliederöl: Ol. Hyoscyami.
Neunhämliwurz: Bulb. Victorial.
Neunhämmerleinwurz: Bulb. Victorial.
  long.
Neunhänderwurz: Bulb. Victorial.
Neunhäutewurz: Bulb. Victorial. long.
Neunheilkraut: Herb. Lycopodii.
Neunheilpulver: Lycopodium.
Neunhemderwurz: Bulb. Victor. long.
Neunhemmler: Bulb. Victorial. long.
Neunkircher Rezept: Species amarae.

Neunkraftkraut: Herb. Conyzae.
  ·Fol. Farfarae.
Neunkraftsalbe: Ungt. nervin.
Neunmalgrün: Ungt. Populi.
  Ungt. nervin. virid.
Neunstöckel: Rad. Levistici.
Neunte Nessel: Herb. Scrofular. Herb.
  Galeopsid. Herb. Squammariae nod.
Neunundneunziger Geblütspulver:
  Pulv. Liquirit. comp.
Neupfeffer: Fruct. Pimentae.
Neustein: Zinc. sulfur. pur.
Neuviolett: Anilin.
Neuweiß: Barium sulfuricum.
Neuwürz: Fructus Amomi.
Neven: Flor. Calendulae.
Nichthinundnichther: Tct. Chinioïdini.
Nichts: Zinc. oxydat. Zinc. sulfuricum
  (für die Augen).
—, blaues: Stib. sulfurat. nigr.
—, graues: Tutia praep.
—, schwarzes: Stibium sulfur. nigr.
—, weißes: Zinc. oxydat.
— zum Auflösen: Zinc. sulfuric.
Nichtssalbe: Ungt. Zinci.
Nickelkraut: Herb. Saniculae.
Nicolaische Magentropfen:
  Elix. Aurant. comp.
Nidelbrot: Sem. Phellandrii.
Nidelkumrumdipflaster:
  Empl. Lythargyr. comp.
Niederdulz: Spir. Aether. nitros.
Niederdulztropfen: Spir. Aether. nitrosi.
Niederflieder: Fruct. Ebuli.
Niedergeduldstropfen: Spir. Aeth. nitr.
Niederschlagendes Pulver: Pulv. temp.
Niederschlagtropfen: Spir. Aeth. nitr.
Niedersenzöl u. Mierentropfen: Tinct.
  Aloës, Tinct. Myrrha āā.
Niederstolzkühn: Spirit. Aether. nitros.
Niedwurzelsalbe: Ungt. Populi.
Niele: Herb. Clematitis.
Nierensalbe: Ungt. Rosmar. cps.
Nierentee: Fol. Uvae Ursi. Spec. diuret.

Nierensteintee: Spec. diureticae.
Niesbeutel: Rhiz. Veratri pulv. in sacc.
Niesblumen: Flor. Convallariae.
Nieserpulver: Rad. Helleb. pulv.
   Rhiz. Veratri pulv.
Niesgarbe: Herb. Ptarmicae.
Nieskraut: Hrb. Gratiolae. Hrb. Ptarm.
Niespulver, grünes: Plv. sternut. virid.
—, weißes: Pulv. sternutat. alb.
Niessalbe, weiße: Ungt. Hydrarg. alb.
   dil. Ungt. Zinci.
Nieswurz, böhmische: Adonis vernalis.
—, grüne: Rad. Hellebori viridis.
—, schwarze: Rad. Helleb. nigr. pulv.
—, weiße: Rhiz. Veratri.
Nieswurzkraut: Herb. Adonidis.
Nifferrinde: Cort. Ulmi.
Nigellensaat: Sem. Nigellae.
Nikolais Pflaster: Empl. fuscum.
Nilgen: Flor. Lilii.
Nilgenwurzel: Rad. Gentianae.
Nillgenöl: Ol. Olivarum album.
   oder: Ol. Caryophyll.
Nimmernüchtern: Ungt. Plumbi.
Nimmirnichts: Herb. Herniar.
Ninihämele: Bulb. Victorialis.
Niobe-Essenz oder -Öl: Methyl. benz.
Nirenpanel: Ol. Mirbani (Nitrobenzol).
Nistel: Viscum album.
Nistelholz: Viscum album.
Nitridulcis: Spir. Aether. nitros.
Niterdulz: Spir. Aether. nitrosi.
Niteröl: Acid. nitricum.
Niterstolzkühn: Spir. Aether. nitrosi.
Nitrispiritus: Spir. Aether. nitrosi.
Nitriz: Kalium nitricum.
Nitrum: Kalium nitricum.
Nix: Zincum oxydat. Zincum sulfur.
—, aufgelöstes: Aqua ophthalmic.
   Sol. Zinci sulfurici 0,1 : 100.
Nixenblüten: Flor. Nymph. albae.
Nixensalbe: Ungt. Zinci.
Nixmehl: Lycopodium.

Nixpulver: Pulv. albificans.
   Zinc. oxydat. Zinc. sulfuric.
Nixsalbe: Ungt. Zinci.
Nixstaub: Lycopodium.
Noahsalbe: Empl. fuscum.
Nonnenklöppel: Herb. Scabios.
Nonnenkraut: Herb. Fumariae.
Nonnenro: Fumaria offic.
Nonnentritt: Ungt. Plumbi.
Norbeln: Fructus Lauri.
Nordernbeeren: Fructus Ebuli.
Nordhäuser Vitriol: Acidum sulf. fum.
Nordlög: Bulbus Allii.
Normalsalbe: Ungt. Cereum.
Norwegische Tropfen: Tinct. Aloës cp.
Nöt = Nuß.
Notebladen: Fol. Juglandis.
Notebolsters: Cort. Fruct. Jugland.
Nötöl: Ol. nucum Juglandis.
Nuckedistel: Herb. Card. bened.
Nudelsalbe: Empl. Litharg. cps.
Nudelstoff: Pulv. aromaticus.
Nummermadrid: Ungt. Plumbi.
Nummertritt: Ungt. Plumbi.
Nummer 46: Species amarae.
Nummer 11: Spirit. camph. Ol. Tereb.,
   Liqu. Ammon. caust. āā.
Nunhömlere: Bulb. Victorial. long.
Nüniblümli: Herb. Anagallid.
Nünikraut: Herba Anagallid.
Nunneficke: Rhiz. Calami.
Nunnenkraut: Herb. Fumariae.
Nürnberger Pflaster: Empl. fusc. camph.
Nürnberger Salz: Natr. bicarbonicum.
Nurrad: Galbanum.
Nuscht: Zinc. oxydatum.
Nußblätter: Fol. Juglandis.
Nüsse, griechische: Amygdalae.
—, indianische: Fruct. Cocculi.
Nüsserli: Fol. Malvae.
Nußkörn, schwarze: Semen Paeoniae.
Nußöl: Ol. Juglandis Nuc.
Nußsalbe: Ungt. rosatum.
Nußwurzel: Rhiz. Veratri.

Nüsterli: Fol. Malvae vulg.
Nutmeg: Sem. Myristicae.
Nutpflaster: Empl. adhaes. angl.
Nutritum: Ungt. Plumbi.
Nuttharz: Acaroidum.
Nutzenpulver: Pulv. Vaccarum.
Nutz- und Nahrungsbalsam:
    Ol. Terebinth. sulfuratum.
Nyelen: Herb. Clematitis.

O

Oachel = Eichel.
Oaga = Augen.
Obenaufwurzel: Rad. Aristoloch.
Oberhollwurzel: Rad. Aristoloch.
Oberkum: Gummi arabic.
Oberländerbalsam: Spir. Aeth. nitros.
    c. Ol. Caryoph.
Obermüllerspiritus: Liq. Amm. caust.
    Ol. Terebinth.
Oblatenspiritus: Liq. Amm. caust.
Observantensamen: Sem. Staphisagriae.
Obstruktionspillen: Pil. laxant.
Ochselpulver: Stincus marinus.
Ochsenbeeren: Fruct. Rhamni.
Ochsenblumenkraut: Herb. Taraxaci.
Ochsenblut: Succ. Liquirit. Sang. Hirci.
Ochsenborche, -brech: Rad. Ononidis.
Ochsenbrechwurzel: Rad. Ononidis.
Ochsenbrot: Herb. Solidaginis.
Ochsenbruch: Rad. Ononidis.
Ochsenburre: Rad. Ononidis.
Ochseneisspiritus: Liquor. Amm. caust.
Ochsengalle: Fel Tauri insp.
Ochsenkopfs-, -krauts-, -kredit-,
    -krudionspflaster: Empl. oxycroc.
Ochsenkrautwurzel: Rad. Ononidis.
Ochsenkürre: Ononis spinosa.
Ochsenmark: Medulla bovina.
Ochsenmülle: Fel Tauri.
Ochsenreische = Kuhpilz: Boletus
    bovinus.
Ochsenschmalzsaft: Sir. Rhamni cath.

Ochsenzunge, gelbe, Hrb. Scolopendrii.
—, rote: Herb. Buglossi.
—, scharfe: Herb. Pulmonar.
Ochsenzungenöl: Ol. Hyoscyami.
Ochsenzungensaft: Sirup. Althaeae.
    Sirup. Liquiritiae. Sir. Papaveris.
Ochsenzungensamen: Semen Psyllii.
    Semen Cynosbati.
Ochsenzungenwurzel: Rad. Alcannae.
    Rad. Buglossi. Rad. Taraxaci.
Ochskrochssalbe: Empl. oxycroc.
Ochswiedu: Herb. Card. bened.
Ockelskörner: Pulv. contra Pedicul.
Ockelzinkpflaster: Empl. Litharg.
Ockernotenolie: Ol. Juglandis.
Octussalbe: Ungt. acre.
Oddelewang: Spir. Lavandulae.
Odemänteltee: Herb. Agrimoniae.
Odenskopfwurzel: Rad. Helenii.
Odergeist: Spir. Rosmarini.
Oderlenge: Herb. Scabiosae.
Odermännli: Herb. Agrimon.
Odermengen: Herb. Agrimoniae.
Odermennig: Herb. Agrimoniae.
Oderminze: Fol. Menth. pip.
Odermufflär: Spir. odoratus.
Oderöl: Spirit. sapon-camph.
Odersalbe: Ungt. Rosmarin. cps.
Oderspiritus: Spir. Rosmarini.
Odokla: Tinct. aromatica.
Odon: Tinct. odontalgica.
Odontine: Pasta dentifric. rubr.
—, englische: Tinct. odontalgica.
Odschöl: Eau de Javelle.
Oepfelblümli: Flor. Chamomillae.
Ofenbruch: Lap. calamin. Tutia praep..
Ofenessig: Acetum fumale.
Ofenfarbe: Graphit. Plumbago.
Ofengalmei: Tutia.
Ofenlack: Massa ad fornacem.
Ofenpapier: Charta fumalis.
Ofenrauch: Pulv. fumalis.
Ofenschwärze: Graphites. Plumbago.
Ofenspiritus: Tinct. fumalis.

Ofentinktur: Tinct. fumalis.
Ofenwachs: Massa ad fornacem.
Offenbarungsholz: Rad. Althaeae.
Offenhohlwurzel: Rad. Aristoloch. cav.
Offizierfett: Ungt. contra Pedicul.
Offiziersalbe: Ungt. Hydrarg. citr.
Öffnungssaft: Elect. Sennae.
—, flüssiger: Sir. Senna c. Manna.
Offolderholz: Viscum album.
Offölter: Viscum album.
Ogennix: Ungt. Zinci.
Ogensteen, witter: Zinyum sulfuric.
Ogentän: Rad. Taraxaci.
Ohland: Radix Helenii.
Ohlet: Alumen.
Ohmblätter: Fol. Farfar. Herb. Rumicis.
Ohmblätterwurz: Rad. Bardan.
Ohmescher Balsam: Mixt. oleos.-bals.
— Gallentinktur: Tinct. Aloës comp.
Ohmkraut: Herb. Alchemillae.
    Herb. Senecionis.
Ohmsengeist: Spir. Formicar.
Ohnblatt: Herb. Sedi acris.
Ohne Saturnek: Ungt. Plumbi.
Ohnmachtspulver: Pulv. temper.
Ohrenbecherschwamm: Fung. Sambuci.
Ohrenmüggel: Fol. Scolopendr.
Ohrenöl: Ol. camphoratum.
Ohrenpflaster: Empl. Drouoti.
Ohrenschwämmchen: Fung. Sambuci.
Ohrenzug: Empl. Drouoti.
Ohrkensalbei: Fol. Salviae.
Ohrkraut: Herb. Majoranae.
Ohrlöffelkraut: Herb. Rorellae.
Ohrnblatt: Lappa tomentosa.
Öl, Dippels: Ol. animale aethereum.
—, flüchtiges: Linim. ammon.
—, grünes: Ol. viride. Ol. Hyoscyami.
—, Harlemer: Ol. Terebinth. sulfurat.
—, heiliges: Ol. Ricini.
—, klares: Ol. Petrae.
—, Russisches: Ol. Rusci.
—, weißes: Linim. ammoniat.
Oland: Rad. Helenii.

Ölansatz: Ol. odorat. mixtum.
Ölbaumharz: Elemi.
Olbrot: Cetaceum.
Oldocke: Veratrum alb.
Oldwurz: Rad. Helenii.
Oleanderpulver: Cort. Aurant. pulv.
Oleïn: Acid. oleïnicum.
Olekaputtuopfen: Ol. Cajeputi.
Olenschadenpflaster: Empl. fuscum.
Olentinsspiritus: Ol. Terebinth.
Oleoser Balsam: Mixt. oleoso-balsam.
Olepeter: Ol. Petrae.
Oleum: Acid. sulfuricum anglic.
— zum Putzen: Acid. sulfur. dilut.
Oleum causticum: Liq. Ammon. caust.
Oleumpetriöl: Ol. Petrae.
Oleumpopuleum. Ungt. Populi.
Oleumsanctum: Ol. Terebinth.
Oleum Tartari: Liq. Kal. carbon.
Oleumverwachstum: Ol. Hyperici.
Ölgaiß: Spir. sapon-camph.
Ölgeist: Spir. Juniperi. Spir. Lavandul.
    Spir. Rosmarini.
Olivenöl: Ol. Olivarum.
Olivensalbe: Ungt. cereum.
Ölkenöl: Ol. Lumbricorum.
Ölkraut: Herb. Saturejae.
Ölkuchenmehl: Placent. Lini pulv.
Ölmagenblumen: Flor. Rhoeados.
Ollenschadenpflaster: Epl. fusc. camph.
Ollfruhollwort: Rad. Aristol. pulv.
Ölmägen: Capit. Papaveris.
Ölmagsamen: Sem. Papaveris.
Ölsäure: Acid. oleïnicum.
Ölsatz: Liq. Ammon. caust.
Ölsüß: Glycerin.
Oltelure: Ungt. flav. et Ol. Lauri āā.
Oltwurz: Rad. Helenii.
Ölzeltenmehl: Placent. Lini pulv.
Omes = Ameise.
Omißleröl: Spir. Formicarum.
Onderhave: Herb. Hederae.
Onegilke: Rad. Angelicae.
Oogenklar: Herb. Chelidonii.

Oossekroosjes: Empl. oxycroc.

Opedovskysches Brustpulver:
Pulv. Liquirit. comp.

Operment: Arsenium citrin. nativum.

Opfernblut: Herb. Verbenae.

Opiate: Elect. Sennae.

Opiatessig: Acetum Opii.

Opiatpflaster: Empl. opiatum.

Opiumlatwerge. Elect. theriacale.

Opiummus: Elect. theriacale.

Opiumöl: Ol. Papaveris.

Opiumpillen: Pilul. odontalgic.

Opiumtropfen, schmerzstillende:
Acet. Opii. Tinct. Opii benzoic.

—, **versetzende:** Tinct. antichol.

Opodeldoc: Linim. sapon-camph.
Spirit. sapon.-camphorat.

Opodeldoctropfen: Spir. sapon.-camph.
Spir. camphorat.

Oppeneisspiritus: Liqu. Ammon. caust.

Oppenfallwurzel: Rad. Aristoloch.

Opperment: Auripigment.

Oquil: Ol. Terebinthinae.

Orakel = Diakel, Diachylon.

Oramentol: Herb. Anserinae.

Orangeat: Confectio Aurantii.

Orangenblüten: Flor. Aurantii.

Orangenessenz: Tinct. Aurant.

Orangenschalen: Cort. Aurant. Fruct.

Oranienäpfel: Fruct. Aurant. immat.

Oranienwasser: Aqua Aurant. Flor.

Orankraut: Herb. Origani vulg.

Orant, blauer: Herb. Origani.

— **mit Gesicht:** Herb. Antirrhin.

—, **weißer:** Herb. Marrubii.

Orcanett: Rad. Alcannae.

Orchiswurzel: Tub. Salep.

Orega, Orego: Herb. Origani vulg.
oder cretici.

Orengelwurz: Rad. Eryngii.

Orieken: Herb. Centaur. minor.

Orientalische Erde: Bolus rubra.

— **Kräuterpflaster:** Empl. aromaticum.

Orinken: Herb. Centaurii.

Orkantwurzel: Rad. Alcannae.

Orkapostoto: Aqu. vulneraria.

Orlenrinde: Cort. Alni.

Orminkraut: Fol. Salviae sclar.

Ornamentenschmalz: Ugt. potab. rubr.

Oruch: Aqu. vulnerar. rubra.

Orumderjuden: Auripigm. pulv.

Orusch: Aqu. vulnerar. rubra.

Osbak: Ammoniacum.

Oschakgummi: Ammoniacum.

Oschen: Flor. Violae. Herb. Hepaticae.

Oskensaft: Sir. Violarum.

Ossenbreker: Herb. Ononidis.

Ossen Gassum: Empl. oxycroceum.

Ossentüngken: Herb. Buglossi.
Rad. Alcannae.

Ossentüngkensaft: Sir. Liquirit.

Ossentüngkenwörteln: Rad. Buglossi.
Rad. Alkannae. Rad. Taraxaci.

Ostengwurz, Ostenzwurz: Rhiz. Imper.

Osterablüema: Flor. Calthae.

Osterbloma: Flor. Calthae.

Osterblumen: Flor. Hepat. Flor.
Pulsatillae. Flor. Primulae.

—, **weiße:** Flor. Bellidis.

Osterglocken: Herb. Pulsatillae.

Osterikwürzel: Rhiz. Imperatoriae.

Osterkerzen: Flor. Verbasci.

Osterluzei: Rad. Aristolochiae.

Osterluzeiwasser: Aqu. aromat.

Osterschellen: Herb. Pulsatillae.

Osterveigeln: Flor. Viol. odor.

Osterwurzel, gemeine: Rad. Aristoloch.

Ostranzwurzel: Rhiz. Imperatoriae.

Ostrenzwurzel: Rhiz. Imperatoriae.

Ostritschen: Rhiz. Imperatoriae.

Ostritzwurzel: Rhiz. Imperatoriae.

Ostritzwurzel: Rhiz. Imperatoriae.

Otermännig: Herb. Agrimonniae.

Otritzwurzel: Rhiz. Imperatoriae.

Otschbeeren: Fruct. Ebuli.

Ottekolonje: Spir. coloniens.

Otteminde: Herb. Agrimonniae.

Otterblumen: Flores Bellidis.

Otterfett: Ol. Jecoris Aselli.
Ottermännig: Herb. Agrimoniae.
Otterminze: Herb. Agrimoniae.
Otterwurz: Rhiz. Bistortae.
Otterzunge: Rad. Althaeae.
Ottichbeeren: Fruct. Ebuli.
Ottichblumen: Flor. Sambuci.
Ottichkraut: Herb. Eupatorii cann.
Ottilienblumen: Flor. Calcatrip.
Ottokanaille: Spirit. coloniens.
Ottwurzel: Rad. Helenii.
Ox-Krox-Pfl.: Empl. oxycroc.
Oxydierte Salzsäure: Aq. chlorat.
Oxygensalbe: Ungt. oxygenat.
Oxykrucius: Empl. oxycroceum.
Oxykumpflaster: Empl. oxycroceum.
Ozogen: Balsamum fumale.

P

(Siehe auch B.)

Paard = Pferd.
Paardeblumenkruid: Herb. Taraxaci. Herb. Tanaceti.
Pabstweide: Prunus Padus.
Pabunge: Herb. Beccabungae.
Pabunken: Flor. Paeoniae.
Packan: Sirup. simplex.
Pädde: Rhiz. Graminis.
Pädengras: Rhiz. Graminis.
Pädonikerne: Sem. Paeoniae.
Paffeblumen: Flor. Rhoeados.
Pagatzen: Tubera Cyclaminis.
Pagätzle: Tub. Cyclaminis.
Pagenblumen: Flor. Primulae.
Paguda: Herb. Chaerophylli.
Paketenpulver: Pulv. laxans.
Palmarinde (Holz): Cort. Quillayae.
Palm: Fol. Buxi.
Palmaechristisamen: Sem. Ricini.
Palmarosaöl: Ol. Geranii.
Palmblätter: Fol. Buxi.
Palmbutter: Oleum Cocos. (Palmin). Ungt. flavum.

Palmen, saure: Fruct. Tamarind.
Palmendistel: Fol. Ilicis.
Palmensalbe: Ungt. leniens.
Palmöl: Ol. Coc. Ol. Ricini. Ol. Sesami.
Palmpflaster: Empl. Lithargyr.
Palmrosenöl: Ol. Geranii.
Palmsalbe, harte: Empl. Litharg.
—, **weiche:** Ungt. diachylon.
—, **weiße:** Ungt. Paraffini.
Pampelkraut: Herb. Taraxaci.
Pampelblumenwurz: Rad. Taraxaci.
Pampholix: Zincum oxydatum.
Pampoleus: Ungt. populeum.
Panacee: Magnes. carbonic.
Panamaholz, -rinde, -späne, -wurzel: Cort. Quillayae.
Pandelbeeren: Fruct. Myrtilli.
Panoramaholz: Cort. Quillayae.
Pankul: Fruct. Foeniculi.
Pantoffelholz: Lign. Suberis.
Panzerie: Herb. Ballotae.
Päonienblätter: Flor. Paeoniae.
Päonienkörner: Sem. Paeoniae.
Päoniensirup: Mel rosatum.
Papageiensalbe: Ungt. Hydrarg. pedic. Ungt. Populi.
Papankraut: Herb. Taraxaci.
Papellen: Fol. Malvae.
Papenkirschen: Fruct. Alkekengi.
Papenkraut: Herb. Taraxaci.
Papenmütz: Aconitum Napellus.
Papenpint: Rhiz. Ari.
Päper: Fructus Piperis.
Päperblome: Daphne Mezereum.
Päperkähm: Sem. Nigellae.
Papierröschen: Flor. Stoechados.
Papilloten = Bonbons.
Papkruiden: Spec. emollientes.
Papoischle: Flor. Convallariae.
Papolium: Ungt. Populi.
Pappelblätter: Herb. Malvae. Herb. Scabiosae.
Pappelblumen: Flor. Malvae.
Pappelbutter: Ungt. Populi.

Pappelen: Flor. Malvae silv.
Pappelkäse: Fol. Malvae silv.
Pappelknöpfe: Gemmae Populi.
Pappelknospen: Gemmae Populi.
Pappelknospensalbe: Ungt. Populi.
Pappelkraut: Herb Malvae.
Pappeln: Flor. Malvae arboreae.
Pappelöl: Ol. Olivarum.
Pappelpomade: Ungt. Populi.
Pappelpulver: Ungt. pro Equis virid.
Pappelrinde: Cort. Salicis.
Pappelrosen: Flor. Malvae arbor.
Pappelsaft: Sirup. Rhoeados.
Pappelsalat: Herb. Linariae.
Pappelsalbe: Ungt. Populi.
Pappelspiritus: Spiritus dilut.
Pappelwasser: Aqu. Tiliae.
Pappelwurzel: Rad. Althaeae.
Pappenmütz: Fol. Farfarae.
Paprika: Fruct. Capsici.
Parabalsam: Bals. Copaivae.
Paracelsuspflaster: Empl. fuscum.
Paracelsustropfen: Elix. Propr.
Paradiesäpfel: Fruct. Colocynth.
Paradiesbaumholz: Lign. Aloës.
Paradiesholz: Lign. Aloës. Lign. Junip.
Paradieskörner: Grana Paradisi.
Paradieswurzel: Rad. Caryoph.
Paraguayroux: Tinct. Spilanth. comp.
Paraguaytee: Fol. Mate.
Parakresse: Herb. Spilanthis.
Paratinktur: Tinct. Spilanthis.
Paratropfen: Tinct. Paraguay-Roux.
Pardehan: Herb. Absinthii.
Pardekon: Herb. Absinthii.
Pardesan: Herb. Absinthii.
Pardonkerne: Sem. Paeoniae.
Parisäpfel: Fruct. Colocynthidis.
Pariser Anis: Fruct. Foeniculi.
— Balsam: Bals. mammillare.
— Pflaster: Charta resinosa.
— Pulver: Caput mortuum.
Tub. Jalapae pulv.
— Rot: Ferr. oxydat. rubr.

Pariser Tropfen: Tinct. odontalgica.
—, Weiß: Geschlämmter Kalkspat.
Pariskraut: Paris quadrifolia.
Parisol: Herb. Alchemillae.
Parkenboombast: Cort. Frangulae.
Parme: Anilin.
Partenblatt: Herb. Plantaginis.
Parzenkraut: Herb. Cicutae.
Päschekräuter: Species amarae.
Paschenwasser: Aq. Amygdal. dil.
Paschkes Tropfen: Tinct. Chinioïd.
Passelbeeren: Fruct. Berberid.
Passionspflaster: Empl. fuscum.
Passivuspflaster: Empl. fuscum.
Pasteksamen: Semen Cucurbit.
Pastel: Herb. Isatis.
Pastemenkraut: Herb. Abrotani.
Pastemkraut: Herb. Scabiosae.
Pastoksamen: Fruct. Cannabis.
Pastorchristpflaster: Empl. fuscum.
Patenjen: Flor. Paeoniae.
Patenjenwurzel: Rad. Paeoniae.
Patentgelb: Plumbum oxychloratum.
Patentgrün: Schweinfurter Grün.
Paterblumen: Flor. Rhoeados.
Paternostererbsen: Sem. Jequirit.
Paterpeccavi: Balsam. Copaivae.
Paterskappe: Aconitum Napellus.
Patientiwortel: Rad. Lapathi acuti.
Patönnjele: Flor. Primulae. Flor. Paeon.
Patrianwurzel: Rad. Valerian.
Pätschelblüten: Flor. Sambuci.
Pätzig: Flor. Lavandulae.
Paukelbeeren: Fruct. Myrtilli.
Pauliandiekorinthertee: Cort. Frangul.
Paulsblumen: Flor. Primulae.
Paulswurzel: Rad. Imperator.
Pavanne: Lign. Sassafras.
Paviljoenzalf: Ungt. Populi.
Pavot: Fruct. Papaveris.
Pawunke: Flor. Paeoniae.
Pech, Burgundisches: Res. Pini.
—, flüssiges: Pix liquida.
—, gelbes: Colophon.

Pech, Griechisches: Colophon.
—, **schwarzes:** Pix navalis.
—, **weißes:** Resina Pini.
Pechangelspiritus: Spir. Angelic. cps.
Pechbutterwachs: Cerat. Res. Pini.
Pecheltenkörner: Fruct. Lauri.
Pechnelken: Flor. Carthusianor.
   Flor. Tunicae.
—, **weiße:** Flor. Malvae vulg.
Pechöl, schwarzes: Pix liquid.
—, **weißes:** Ol. Terebinth.
Pechölwasser: Aqua Picis.
Pechpapier: Charta resinosa.
Pechpflaster, schwarzes:
   Empl. Picis nigr.
—, **weißes:** Empl. Resinae Pini.
Pechsalbe: Ungt. Picis.
Pechwasser: Aqua Picis.
Pechzucker: Succ. Liquiritiae.
Peden: Rhiz. Graminis.
Peersaat: Fruct. Phellandrii.
Peiselbeeren: Fruct. Berberidis.
Peiterlingssamen: Fruct. Petrosel.
Peitschenstock: Bulb. Asphodel.
Peltschen: Coronilla varia.
Pelzwachs: Cerat. Resinae Pini.
Penilien: Flor. Paeoniae.
Pensionaröl: Ol. Olivar.
Peperboombast: Cort. Mezerei.
Peperkähm: Sem. Nigellae.
Peponensamen: Sem. Cucurbit.
Pepsinessenz: Vinum Pepsini.
Peren = Birnen.
Perenpitjes: Sem. Cydoniae.
Perenrood: Coccionellae pulv.
Perenstaal: Tinct. Ferri pom.
Pergamentspäne: Corn. Cervi rasp.
Perlasche: Kalium carbonicum.
Perlbalsam: Bals. peruvianum.
Perlhirse: Sem. Milii solis.
Perlinsamen: Fruct. Petroselin.
Perlkrautsamen: Sem. Milii solis.
Perlmoos: Carrageen.
Perlmutteröl: Ol. Bergamottae.

Perlmutterpulver: Ossa Sepiae pulv.
Perlmutterwasser: Sol. Magn. sulf. 1:100.
Perlpulver: Conchae praep. Lycopod.
Perlsalz: Natr. phosphoricum.
Perltang: Carrageen.
Perlwasser: Aqua aromat. rubra.
   Aqua Rosae c. Magnesia.
Permanentgelb: Baryum chromic.
Permanentweiß: Barium sulfuric.
Permanganat: Kal. permanganic.
Permantelwurz: Rhiz. Tormentillae.
Pernambukholz: Lign. Fernamb.
Pernotenpflaster: Empl. Meliloti.
Perorim: Tinct. aromatica.
Perpetuelpflaster: Empl. Canth. perp.
Persiliensamen: Fruct. Petrosel.
Persisches Pulver: Pulv. contra Insect.
Perubalsam: Bals. peruvian.
Perückenbaumholz: Lign. flavum.
Peruvianische Rinde: Cort. Chinae.
Pescherwurzel: Rhiz. Ari.
Pestessig: Acet. aromaticum.
Pestilenzessig: Acet. Sabadillae.
Pestilenzkraut: Fol. Farfarae.
Pestilenztropfen: Tinct. Castor.
Pestilenzwasser: Aqua Valerian.
Pestilenzwurzel: Rad. Petasit.
   Rad. Taraxaci. Rhiz. Filicis.
Pestkraut: Herb. Ledi.
Pestnagel: Rad. Pastinacae.
Pesttropfen: Elixir Proprietat. sine
   acido. Tinct. Benz. cps.
Pestwurzel: Rad. Petasitidis.
Peterkrautwurzel: Rhiz. Ari.
Peterlandöl: Oleum Petrae.
Peterlein: Fruct. Petroselini.
Peterlessamen: Sem. Paeoniae.
Peterleswurzel: Rad. Petrosel.
Peterli, Peterlig: Fruct. Petrosel.
Peterling: Fruct. Petroselini.
Petermännchentee: Herba Agrimon.
Petermannssalbe: Empl. Litharg. molle.
   Empl. stictic.
Petermannstropfen: Tict. Chinioïd. cps.

Peteröl: Ol. Hyperici. Ol. Petrae. Ol. Rapae.

Petersalz: Magnesia sulfurica.

Petersblumen: Flor. Primulae.

Petersburger Tropfen: Tct. anticholer.

Peterschlüssel: Flor. Primulae.

Petersilie: Herb. Petroselini.

Petersilieneppichsamen: Fruct. Petros.

Petersilienpomade: Ugt. Hydr. alb. dil.

Petersilienpulver: Pulv. contra Pedicul.

Petersiliensalbe, gelbe: Ungt. basilic.

— —, **weiße:** Ungt. boricum.

Petersilienwasser: Aqua Petroselini (Sambuci).

Peterskraut: Herb. Parietar. Herb. Scabios. Herb. Scordii.

Peterstab: Herb. Virgaureae.

Peterswurzel: Rad. Carlinae. Rad Succisae.

Petitgrain: Aq. Aurantii Florum.

Petitgrainöl: Ol. Aurantii Florum.

Petonigrallen: Sem. Paeoniae.

Petramkraut: Herb. Ptarmicae.

Petriblumen: Flor. Pyrethri.

Petroleumäther: Benzin. Petrol.

Petroleumfett: Vaselinum.

Petroleumgelee: Vaselinum.

Petroleumnaphtha: Benzin. Petrolei.

Petroleumsalbe: Vaseline.

Petroline: Vaseline.

Petrusschlüssel: Flor. Primulae.

Pevenzaad: Sem. Paeoniae.

Peyer: Rhiz. Graminis.

Pfaffenbeerblätter: Fol. Ribis nigr.

Pfaffenblatt: Herba Taraxaci.

Pfaffenblümchen: Herb. Betonic.

Pfaffenblutwurzel: Rhiz. Ari. Rhiz. Tormentillae.

Pfaffenbusch: Taraxac. offic.

Pfaffendistel: Herb. Taraxaci.

Pfaffenhafer: Pulv. contra Pediculos.

Pfaffenhödchen: Herb. Ficariae. Herb. Chelidonii minor. Orchis Morio.

Pfaffenhütchen: Herb. Evonymi.

Pfaffenhütleinöl: Ol. Hyperici.

Pfaffenhütleinrinde: Cortex Evonymi.

Pfaffenkraut: Herb. Taraxaci. Herb. Betonicae. Fol. Melissae.

Pfaffenkümmel: Fruct. Cumini.

Pfaffenöhrlein: Rad. Taraxaci.

Pfaffenöhrleinwasser: Aqua Melissae.

Pfaffenpint: Rhiz. Ari.

Pfaffenröhre: Herb. Taraxaci.

Pfaffenschnell: Herb. Taraxaci.

Pfaffenstiele: Herb. Taraxaci.

Pfaffenzeitwurz: Tub. Ari.

Pfandpulver: Pulv. contra Pediculos.

Pfannenstein: Talcum.

Pfannkuchenkraut: Herba Balsamit.

Pfarm = Farn.

Pfebenkerne: Sem. Cucurbitae.

Pfeffer, afrikanischer: Sem. Paradisi.

—, **brasilianischer:** Piper long.

—, **deutscher:** Cort. Mezerei.

—, **englischer:** Sem. Amomi.

—, **geschwänzter:** Cubebae.

—, **Indischer:** Fruct. Capsici.

—, **langer:** Piper longum.

—, **roter:** Fruct. Capsici.

—, **schwarzer:** Piper nigrum.

—, **spanischer:** Fruct. Capsici.

—, **türkischer:** Fruct. Capsici.

—, **weißer:** Piper album.

—, **westindischer:** Fruct. Amom.

Pfefferäpfel: Fruct. Capsici.

Pfefferbaumrinde: Cort. Mezerei.

Pfefferbeerblätter: Fol. Ribis nigr.

Pfefferblumen: Fruct. Capsici.

Pfefferessenz: Tinct. Capsici.

Pfefferkraut: Herb. Saturejae. Herb. Ledi. Herb. Sedi. Herb. Serpylli.

Pfefferkümmel: Fruct. Cumini. Herb. Serpylli.

Pfefferliniment: Tinct. Capsici. comp. (Pain-Expeller.)

Pfefferminzbrötchen: Rotul. Menth. pip.

Pfefferminze: Fol. Menth. pip.

Pfefferminzgeist: Spir. Menth. pip.
Pfefferminzkampfer: Menthol.
Pfefferminzküchel: Rot. Menth. pip.
Pfefferminztropfen: Spir. Menth. pip.
Pfefferöl: Ol. Myrciae acris. Ol. Absinth. aether. c. Ol. Oliv. 1 : 50.
Pfefferröslein: Herb. Taraxaci.
Pfefferstengel: Piper longum.
Pfefferstrauchrinde: Cort. Mezerei.
Pfefferwurzel: Rad. Pimpinellae.
    Rad. Armoraciae. Rad. Asari.
Pfeifenerde: Bolus alba.
Pfeifenstielpflaster: Empl. Cerussae.
    Empl. Litharg. simpl.
Pfeifenton: Bolus alba.
Pfeilgift: Curare.
Pfeilkraut: Sagittaria.
Pfeilwurzelmehl: Amyl. Marant.
Pfellerrinde: Cort. Mezerei.
Pfengeltee: Herb. Thlaspi.
Pfennigkraut: Lysimachia nummularia.
    Fol. Althaeae.
    Hrb. Nummular. Hrb. Burs. Pastoris.
    Herb. Veronicae.
Pfennigkrautöl: Ol. Hyoscyami.
Pfennigsalat: Herb. Ficariae.
Pfennigwurzel: Rad. Paeoniae.
Pferdeblumen: Herb. Taraxaci.
Pferdefenchel: Fruct. Phellandr.
Pferdehaarwurzel: Rhiz. Bistortae.
Pferdehuf: Fol. Farfarae.
Pferdekümmel: Fruct. Phellandrii.
Pferdekümmelkraut: Herb. Chaerophylli sylv.
Pferdelust: Pulv. pro Equis.
Pferdepappeln: Fol. Malvae.
Pferdepulver Pulv. pro Equis.
Pferderosen: Flor. Paeoniae.
Pferdesaat: Fruct. Phellandrii.
Pferdeschwanz: Herb. Equiset. arvens.
Pferdespicke: Ol. Ped. Tauri.
Pferdetinte: Solut. Pyoktanini.
Pferdewurzel: Rad. Carlinae.
Pferdezahn: Zea Mays. Maiskörner.

Pferdkastenrinde: Cort. Hippocastani.
Pferdleinblume: Aconitum Napellus.
Pferdshaarwurz: Rhiz. Bistortae.
Pfifarinde: Cort. Frangulae.
Pfiffenerd: Bolus alba.
Pfiffenrösli: Herb. Corydalis.
Pfiffenrute: Cort. Salicis.
Pfingstblumen: Flor. Paeoniae.
    Flor. Genistae. Orchis Morio.
Pfingstkraut: Orchis Morio.
Pfingstnägeli: Flor. Dianthi.
Pfingstpfriemenblumen: Flor. Genistae.
Pfingstrosen: Flor. Paeoniae.
Pfingstruten: Herb. Genistae.
Pfirsichbluest: Flor. Persic. Flor. Acac.
Pfirsichblätter: Fol. Ribium.
    Herb. Saniculi.
Pfirsichblütenwasser: Aq. Aurantii Flor.
Pfirsichholz: Lign. Fernambuci.
Pfirsichkernwasser: Aqua Amygdal.
    amar. dil. 1 : 20.
Pflanze, heilige: Herb. Absinth.
—, wilde: Folia Trifolii.
Pflanzenalkali: Kalium carbonic.
Pflanzengrün: Succus viridis.
Pflanzenlaugensalz: Kalium carb.
Pflanzenleim: Viscum aucupar.
Pflanzenmehl: Lycopodium.
Pflanzenmohr: Aethiops veget.
Pflanzenpapier: Charta adhaes.
Pflanzensaft, grüner: Succus viridis.
—, roter: Succus ruber.
Pflanzenschwefel: Lycopodium.
Pflappenrose: Flor. Rhoeados.
Pflaster, Bachmanns: Empl. Drouoti.
—, Benders: Empl. fuscum. camph.
—, Bertholds: Empl. fuscum camph.
—, blaues: Empl. Hydrarg.
—, Bormanns: Empl. oxycroc.
—, Brenners: Empl. fuscum camph.
—, Christs: Empl. fuscum camph.
—, Dicks: Empl. fuscum camph.
—, Drouots: Empl. Drouoti.
—, dunkelgrünes: Empl. Meliloti.

Pflaster, Endtners: Empl. fuscum camph.

—, **englisches:** Empl. anglicum.

—, **erweichendes:** Empl. Meliloti . Empl. saponatum.

—, **Fleischmanns:** Empl. oxycr.

—, **gelbes:** Cerat. Resin. Pini.

—, **göttliches:** Empl. fuscum camph.

—, **graues:** Empl. Hydrargyri.

—, **grünes:** Cerat. Aeruginis.

—, **hamburger:** Empl. fuscum camph.

—, **helgoländer:** Empl. fuscum camph.

--, **Hofmanns:** Empl. fuscum camph.

—, **holländisches:** Empl. fuscum camph.

—, **Hoppenthaler:** Empl. fusc. camph.

—, **Jäckels:** Empl. Litharg. comp.

—, **Jägers:** Empl. Canth. perp.

—, **immerwährendes:** Epl. Canth. perp.

—, **Karmeliter:** Empl. fuscum camph.

—, **Klepperbeins:** Empl. stomach. Klepperbein. Empl. aromatic.

—, **Köckels:** Empl. fuscum camph.

—, **Kunzens:** Empl. Picis liquid. Empl. fuscum camph.

—, **Lamperts:** Empl. fuscum camph.

—, **Lauers:** Empl. fuscum camph.

—, **Laurisches:** Empl. fuscum camph.

—, **lübecker:** Empl. Canth. ord.

—, **Magen:** Empl. aromaticum.

—, **Meyers:** Empl. fuscum camph.

—, **milchverteilendes:** Epl. saponatum.

—, **Mohrenthals:** Empl. fuscum camph.

—, **neapolitanisches:** Empl. Hydrargyri.

—, **nürnberger:** Empl. fuscum camph.

—, **orientalisches:** Empl. aromaticum. Klepperbein.

—, **reichenauer:** Empl. fuscum. camph.

—, **Richtersches:** Empl. fuscum camph.

—, **rotes:** Empl. oxycroceum.

—, **russisches:** Empl. ad Rupt. nigrum.

—, **Siebolds:** Empl. fuscum camph.

—, **Spörcks:** Empl. Canth. perp.

—, **Stechelbergs:** Empl. fuscum camph.

—, **tiroler:** Empl. Canth. perp.

—, **ungenanntes:** Cerat. Resin. Pini.

Pflaster, Wahlers: Empl. fuscum.

—, **weißes:** Empl. Cerussae.

—, **wiener:** Empl. fuscum camph.

—, **Winklers:** Empl. Meliloti et Empl. Litharg. āā.

—, **züllichauer:** Empl. fuscum camph.

Pflasterkäfer: Cantharides.

Pflaumenblüte: Flor. Acaciae.

Pflaumenlatwerge: Electuar. Sennae.

Pflugsterz: Rad. Ononidis.

Pflugwurzblumen: Flor. Malv. arboreae.

Pfriemenblüten: Flor. Genistae.

Pfriemenkraut: Herb. Genistae.

Pfriemensamen: Sem. Genistae.

Pfropfwachs: Cerat. arboreum.

Pfudijahns Pflaster: Empl. fusc. camph.

Pfundenkraut: Herb. Beccabung.

Pfundklee: Herb. Trifolii arvens.

Pfundrosen: Flor. Peaoniae.

Pfungenkraut: Herb. Beccabungae.

Phagadaen-Wasser: Aq. phagedaenica.

Phasola: Fabae alba.

Phenylblau: Acid. rosolic. rubr.

Phenylrot: Acid. rosolic.

Philldron: Flor. Convallariae.

Philonium romanum: Elect. Theriaca.

Philosophenessig: Acet. aromatic. Acid. acetic. dilut.

Philosophenöl: Ol. Lini et Ol. anim. foet. 20 : 1.

Philosophensalz: Ammon. chlor. ferrat.

Philosophenwolle: Zinc. oxyd.

Philosoph. Säure: Ammon. chlor. ferrat.

— **Tropfen, schwarze:** Tinct. Benz. cps. Tinct. Chinioïdin.

— —, **weiße:** Solut. Cinchonin. sulf. Spir. aether.

— **Vitriolblumen:** Acid. boric.

Phisikum, weißes: Sem. Foenugraec.

Phöse: Herb. Aquilegiae.

Phosphormehl: Calc. phosph. crud.

Phosphorsalz: Natr. phosphor. ammon.

Phu-Baldrian: Rad. Valerianae majoris.

Physik: Liq. Stanni chlorati.

Physikum, weißes: Sem. Foenugraeci.
Pichorimbohnen: Sem. Pichurim.
Pickbeeren: Fruct. Myrtilli.
Pickelbeeren: Fructus Myrtilli.
Pickelgrün: Viride Schweinfurt.
Pickelhäring: Tubera Salep.
Pickgummi: Gummi arabicum.
Picksalbe, schwarze: Ugt. basilic. fusc.
—, weiße: Unguent. Zinci.
Pickschwede: Empl. fuscum camph.
   Empl. Picis. Empl. sticticum.
Pielkenöl: Ol. Lumbricor.
Pienöl: Kreosot.
Piepenholzblätter: Fol. Taxi.
Piephackenpflaster: Empl. Canth. acre.
Pierenkruid: Herb. Tanac. Flor. Cinae.
Pieratzenök: Ol. Lumbric. Ol. Hyperici.
Piferkraut: Herb. Centaurii.
Piffenerd: Bolus alba.
Pifröhrwurzel: Rad. Pimpinellae.
Pihlbeeren: Fruct. Sorbi.
Pijhout: Cort. Frangulae.
Pijlstartwortel: Rad. Althaeae.
Pikrenik: Zinc. sulfuric.
Pilarum poligrest: Pil. laxant.
Pilatustropfen: Tinct. Chinioïdin.
Pilatuswurzel: Bulb. Victorial. long.
Pilgerblumen: Herb. Polygalae.
Pillen, Blancards: Pil. Ferri jod.
—, italienische: Pil. aloët. ferr.
—, Leonhards: Pilul. laxantes.
—, pariser: Pil. Ferr. carb. sacch.
Pillenharz: Terebinthina.
Pillenmehl: Lycopodium.
Pillenstaub: Lycopodium.
Piment: Fructus Amomi.
Pimentkraut: Herb. Chenopod.
Pimerölwurzel: Rad. Pimpinellae.
Pimpeljoen: Ungt. Populi.
Pimpernelle: Rad. Pimpinellae.
—, rote: Rad. Sanguisorbae.
Pimpernellenessenz: Tct. Pimpinellae.
Pimpernüsse: Nuces Pistaciae.
Pimpinellstein: Lapis calamin.

Pinalwurzel: Rad. Pimpinellae.
Pinangnuß: Semen Arecae.
Pinellwurz: Rad. Pimpinellae.
Pingelsalbe, rote: Ungt. Hydrarg. rubr.
Pings = Pflingst.
Pinnblatt: Herb. Hepaticae.
Pinnrinde: Cortex Frangulae.
Pinselenblüten: Flor. Acaciae.
Pinselsaft: Mel rosat. boraxat.
Pinselsamen: Fruct. Petroselin.
Pipakten: Flor. Paeaniae.
Pipakten: Flor. Paeoniae.
Pipau: Taraxac. offic.
Pipenkraut: Herb. Chaerophyll.
Piperkopp: Fructus Capsici.
Pipiblumen: Flor. Stoechados.
Pipitropfen: Tinct. Pimpinellae.
Pipmenthol: Menthol.
Pippau: Rad. Taraxaci c. Herba.
Pippelkäse: Herb. Malvae.
Pippenholzblätter: Fol. Taxi.
Piratzöl: Ol. Lumbr. Ol. Lini. Ol. Hyper.
Piretten: Fruct. Citri.
Pirkumkraut: Herb. Hyperici.
Pirusöl: Ol. Petrae.
Pissangliwurzel: Rad. Taraxaci.
Pissblumen: Flor. Stoechados.
Pissedieb: Rad. Mandragorae.
Pissenli: Rad. Taraxaci.
Pissranken: Stipit. Dulcamarae.
Pistazien: Sem. Pistaciae.
Pitschow: Species amarae.
Pitzem, Pitzig: Flor. Lavandulae.
Plaispulver: Lycopod. mixtum.
Plander: Bolus alba.
Planetenbalsam: Tinct. Benzoes comp.
   Lin. sapon. camph.
Planetenspiritus: Tinct. Corallor.
Plankentee: Herb. Galeopsid.
Plapperrosen: Flor. Rhoeados.
Platanenblätter: Fol. Aceris.
Platenigeni: Flor. Primulae.
Platzblumen: Flor. Rhoeados.
Pluckpflaster: Empl. Litharg. comp.

Plumbicum: Ungt. Plumbi.
Plumpenwurzel: Rhiz. Nymph.
Plusterbeutel: Rhiz. Veratr. in sacc.
Plutgen: Cucurbita Pepo.
Plutisquisanthemum: Flor. Chrysanth.
Plutzeblum: Datura Stramonium.
Plutzerkerne: Sem. Cucurbitae.
Pockenholz: Lignum Guajaci.
Pockenkraut: Herb. Galegae.
Pockenpulver: Pulv. Magn. cum Rheo.
Pockensalbe: Ungt. Plumbi.
   Ungt. Tartari stibiat.
Pockenwurzel: Rhiz. Chinae.
Pockharz: Resina Guajaci.
Pockholz: Lignum Guajaci.
Pocksalbe: Ungt. Tartari stib.
Pockwuzel, chinesische: Rhiz. Chinae.
Podagrakraut: Aegopodium podagraria.
Podagraspiritus: Spir. russicus. Spir.
   sapon.-camph. Spir. Angelic. comp.
Podenkullerpflaster: Empl. Cerussae.
Podexsalbe: Ungt. Linariae.
Pöden: Rhiz. Graminis.
Poggen = Frosch.
Poggenkullerpflaster: Empl. Cerussae.
Poggenleichsalbe, rote: Ungt. Hydrarg.
   oxyd. rubr. dil.
—, weiße: Ungt. Cerussae. Ungt. Zinci.
Poggenlexpflaster: Empl. Cerussae.
Poggenstohl, Poggensstaul: allgemeine
   Bezeichnung für Pilze.
Pöhlsöl: Ol. Lini, Ol. Terebinth. et Spir.
   camph. āā.
Pohoöl: Ol. Menthae pip. japon.
Polei: Herb. Pulegii.
—, gelber: Lycopodium.
—, wilder: Herb. Serpylli.
Poleiwasser: Aqua aromatica. Aqua
   Menth. 'crisp. Aqua vulnerar. spir.
Polichkraut: Herb. Pulegii.
Poliererde: Terra tripolitana.
Polierertropfen: Liqu. Stib. chlor.
Polierheu: Herb. Equiseti.
Polierlack: Vernix.

Polieröl: Ol. Hyperici.
Polierpulver: Ferr. oxydat. rubr.
   Stann. oxydat.
Polierrot: Ferr. oxydatum rubr.
Poliersalz: Stann. oxydatum.
Polierschiefer: Terra Tripolitana.
Polierstroh: Herb. Equiseti.
Polierwasser: Acid. sulfuric. dil.
Polnischer Hafer: Fruct. Cumin.
— Kümmel: Fructus Cumini.
Polnische Tropfen: Tinct. Guajaci ligni.
Poloblätter: Herb. Serpylli.
Polskenhafer: Sem. Cumini.
Polterhannes: Fruct. Capsici. Rad. Valer.
Poltersalbe: Ungt. Lauri.
Polychrestpillen: Pil. balsam. Argento
   obduct. Pil. laxant.
Polychrestsalz: Tart. natronat.
Pomade, blaue: Ungt. Hydrarg. cin.
—, braune: Ungt. Chinae.
—, graue: Ungt. Hydrarg. pediculos.
—, grüne: Ungt. Populi.
—, rote: Ungt. Hydrarg. rubr.
—, schwarze: Ungt. Hydrarg. cin.
Pomadenbalsam: Bals. peruvian.
Pomadenöl: Ol. odoratum.
Pomagran: Flores Granati.
Pomeranzen: Fruct. Aurant. immat.
Pomeranzenblüten: Flor. Aurant.
Pomeranzenelixier: Elix. Aurant. comp.
Pomeranzenlatwerge: Elect. Sennae.
Pomeranzenschalen: Cort. Aurant.
Pomeranzenspiritus: Tinct. Aurant.
Pomoquinten: Fruct. Colocynth.
Pompelblumen: Flor. Tanacet.
   Flor. Paeoniae.
Pompelmus: Fruct. Citri.
Pompelwurz: Rad. Taraxaci.
Pompholyse: Zinc. sulfuricum.
Pomponrosen: Flor. Rosae. Flor. Paeon.
Poparollen: Herb. Trollii.
Popelrosen: Flor. Malvae arb.
   Flor. Paeoniae.
Popenblumen: Herb. Taraxaci.

Poperli: Flor. Cheiri.
Pöperli: Fruct. Coriandri.
Poppali: Arum macul.
Pöppel: Malva silvestris.
Poppelkörner: Pulv. contra Pedicul.
Poppermänt: Stib. sulfur. aurant.
Populeumsalbe: Ungt. Populi.
Populisalbe: Ungt. Populi.
Porrich: Herba Borraginis.
Porsch oder **Porst:** Herb. Ledi.
Portchaisenpflaster: Epl. oxycroceum.
Portugalrot: Carthaminum.
Porzellanfarbe: Stannum chrom.
Porzellanmaleröl: Ol. Caryophyll.
Pöschpulver: Lycopodium.
Postapfelsalbe: Ungt. Populi.
Postchaisenpflaster: Empl. oxycroc.
Postchaisensalbe: Ungt. flavum.
Postemkraut: Herb. Abrotani.
    Herb. Scabiosae.
Postessig: Acet. aromaticum.
Postillonspulver: Pulv. Liq. comp.
Postkraut: Herb. Ledi.
Postmeistersalbe: Ungt. ophth. comp.
Postpflaster: Empl. fuscum.
Postsekretäröl: Ol. Rusci.
Potaarde: Bolus alba.
Potagenwurzel: Rad. Alcannae.
Potelgensaat: Pulv. contra Pedicul.
Potenchenblätter: Flor. Paeoniae.
Potenzholz: Lign. oder Rad. Muirae
    puamae.
Potessalbe: Ungt. Hydrarg. rubr.
Potloth: Graphites. Plumbago.
Potpourri: Species fumales.
Potschen: Digitalis.
Potschullenblätter: Fol. Patchouli.
Pottangen: Herb. Betonicae.
Pottasche: Kalium carbonicum.
—, spanische: Natr. carbonic.
Pottaschensalz: Kal. carbonic.
Pottlack: Plumbago.
Poudre de riz: Amylum Oryzae.
Powidl: Electuar. Sennae.

Pracherläuse: Sem. Stapisagr.
    Pulv. contra Pediculos.
Präcipitat, gelber: Hydrarg. oxydat.
    flavum.
—, roter: Hydrarg. oxyd. rubr.
—, weißer: Hydrarg. praecipit. alb.
Präcipitatsalbe: gelbe: Ungt. Hydrarg.
    oxydati flavi.
—, rote: Ungt. Hydrarg. rubr.
—, weiße: Ungt. Hydrarg. alb.
Prägel: Herb. Senecion.
Pragerläuse: Sem. Staphisagriae.
Pragerwasser: Aqua foet. antihyst.
Präglerpulver: Pulv. Liqu. comp.
Prälatenpulver: Pulv. cibaricus.
Prangwurzel: Rad. Ononidis.
Präpariersalz: Natr. stannicum.
Präparierter Leintee: Spec. Lini. comp.
— Minschenschütt: Lapides Cancror.
— Wallrat: Cetaceum sacch.
Praußbeerblätter: Herb. Vitis Idaei.
Preibusch: Herb. Equiseti.
Preißelbeere, schwarze: Fruct. Myrtilli.
Preißelbeerkraut: Fol. Uvae Ursi.
Preißelbeersaft: Sir. Ribium rubr.
Premensamen: Sem. Genistae.
Preschpulver: Pulv. stimulans.
Preßkraut: Herb. Tanaceti.
Preßschwamm: Spong. compr.
Presterpflaster: Empl. fusc. camph.
    Empl. Lithargyri.
Preußentee: Hrb. Galeops. Spec. pector.
Preußischbrustpulver: Pulv. Liqu. cps.
Priesebohne: Fabae Tonco.
Prikkelnöse: Prunella.
Priminze: Fol. Menth. pip.
Prinz, roter: Ungt. Hydrarg. rubr.
—, weißer: Ungt. Hydrarg. alb.
Prinzdeputat, roter: Ungt. Hydr. rubr.
—, weißer: Ungt. Hydrarg. alb.
Prinzensalbe, rote: Ungt. Hydr. rubr.
—, weiße: Ungt. Hydrarg. alb.
Prinzentropfen: Liq. Ammon. succin.

Prinzéns gelbe Tropfen: Liqu. Ammon. succin.

Prinz-Friedrich-Pulver: Pulv. epilept. March.

Prinz-Friedrich-Tropfen: Spirit. aether.

Prinz Heinrich: Pulv. sternut. vir.

Prinzipalsalbe, rote: Ungt. Hydr. rubr.

—, **weiße:** Ungt. Hydrarg. alb.

Prinziperi: Ungt. Hydrarg. rubr.

Prinzipitat: Ungt. Hydrarg. oxyd. rubr. oder alb.

Prinz-Karl-Pulver: Pulv. Liquir. comp.

Prinzmetall: Minium.

Prinzmetallsalbe, rote: Ungt. Hydrarg. rubr. dil.

—, **weiße:** Ungt: Hydrarg. alb. dil.

Prinzsalbe: Ungt. Hydrarg. alb. ven.

Prisadewasser: Aqua vulner. spir.

Pritzcherle = Butterpilz: Bolet. luteus.

Prohmetbieren: Fruct. Juniperi.

Promerbeeren: Fruct. Juniperi.

Prominenzenplätzchen: Rotul. Menth. pip.

Prominenzentee: Fol. Menth. crisp. oder pip.

Prophetenkraut: Fol. Hyoscyami.

Propositionssalbe: Ungt. Populi.

Proppwachs: Cerat. arboreum.

Prositsaft: Sirup. Liquiritae.

Prosittropfen: Tinct. China.

Provencer Öl: Ol. Olivarúm.

Provinzenwasser: Aq. Menth. pip.

Provinzholz: Lign. Campechian.

Provisorchen: Candel. fumales.

Prozessionssalbe, rote: Ungt. Hydrarg. rubr. dil.

—, **weiße:** Ungt. Hydrarg. alb.

Prüfungstropfen: Tinct. Chin. comp. Tinct. Chinioïdin.

Prummelberen: Fruct. Berberidis.

Prunelle: Herb. Prunellae, auch Sanguisorba.

Prunellensalz: Kal. nitr. tabul.

Prunellensaft; Sir. Liquiritiae.

Prunnellensalz: Kal. nitr. tabul.

Prunellenstein: Kal. nitricum.

Prunzblumenwurzel: Radix Taraxaci.

Pruum: Infus. Sennae comp.

Puckelkpulver: Lycopodium. Pulv. salicyl. c. Talco.

Pucksalbe: Ungt. Populi.

Pudenplaster: Empl. Lith. cps.

Puder, gelber: Lycopodium.

—, **grauer:** Pulv. contra Pediculos.

—, **weißer:** Amylum.

Pudermehl: Lycopodium.

Puderreglise: Pulv. Liquir. cps.

Pudertäpli: Lycopodium.

Pugerlitzen: Flor. Rhoeados.

Puggelkraut: Herb. Artemisiae.

Puglieseröl: Ol. Olivar. commune.

Puhlmanntee: Herb. Galeopsidis.

Püllkraut: Herb. Pulegii.

Pulex: Herb. Pulegii.

Pulsterblätter: Fol. Farfarae.

Pulver aus dem schwarzen Kästchen: Pulv. contra Pediculos.

—, **blutreinigendes:** Pulv. laxans.

—, **dat rot lett, oder rot utseiht:** Pulv. temperans ruber.

—, **Dowers:** Pulv. Ipecac. opiat.

—, **Eberhards:** Pulv. Liquir. cps.

—, **Elementlauer:** Cornu Cervi ust.

—, **englisches:** Stib. chlorat. basic.

— **gegen Abweichen:** Rhiz. Tormentill. pulv.

—, **gegen Hämorrhoiden:** Plv. Liqu. cps.

—, **gegen Schärfe:** Magnes carb.

— **gegen Veitstanz:** Conch. praep.

—, **kohlensaures:** Natr. bicarb.

—, **Konrads:** Pulv. pro Equis.

—, **neunerlei:** Pulv. Vaccarum.

—, **niederschlagendes:** Pulv. temperans.

—, **peruvianisches:** Cort. Chin. pulv.

— **Prinz Friedrichs:** Pulv. epilepticus.

—, **Wedels:** Pulv. Liquir. comp.

Puverdatrotheet: Plv. temperans ruber.

Pulverholzrinde: Cort Frangulae.

Pulverrute: Cort. Frangulae.
Pulver zum Annehmen (z. Aufnehmen):
   Pulv. Canth. comp. Brunstpulver.
Pulvis anodynus: Kal. sulfuric.
Pulvis solaris: Pulv. temperans.
Pulvis vitalis: Pulv. Liquirit. comp.
   Pulv. temperans.
Pumpelrosen: Flor. Paeoniae.
Pumperblume: Taraxacum off.
Pumpernickel: Pulv. epilept. March.
Pumpernüßli: Nuces Pistaciae.
Puniniche: Flor. Paeoniae.
Puntshacken: Herb. Corydalis.
Punziose: Tub. od. Sem. Colchici.
Puppenblumenwurz: Rad. Tarax.
Puppenkirschen: Fruct. Alkekengi.
Purch: Borrago off.
Purenplaster: Empl. Lith. cps.
Purganze: Fol. Phytolaccae.
Purgieräpfel: Fruct. Colocynthid.
Purgierbeeren: Fructus Rhamni.
Purgierdorn: Rhamnus cath.
Purgierblätter: Folia Sennae.
Purgierflachs: Herb. Lini cathart.
Purgierkassie: Cassia fistula.
Purgierkörner: Sem. Ricini.
Purgierkraut: Herb. Gratiolae.
Purgierlein: Linum catharticum.
Purgiermoos: Lichen islandicus.
Purgiernüsse: Semen Ricini.
Purgierpillen: Pilulae laxantes.
Purgierpulver: Pulvis. laxans.
Purgiersalz: Magnes. sulfuric.
Purgierschoten: Cassia fistula.
Purgierschwamm: Agaricus alb.
Purgiertropfen: Tinct. Rhei aquos.
   Tinct. Aloës comp.
Purgierwurz: Tub. Jalapae.
Purgirwegdorn: Rhamnus cathartica.
Purpurblau: Indigopurpur.
Purpuressenz: Tinct. Lignor.
Purpurrosen: Flor. Paeoniae.
Pursch: Herb. Ledi.
Puschentee: Herb. Trifolii arv.

Puschkraut: Herb. Conyzae.
Pustade, braune: Mixt. vuln. ac.
—, weiße: Aqua vuln. vinos.
Pustblumen: Herb. Taraxaci.
   Flor. Trifol. arvens.
Pustelkraut: Herb. Scrofular.
Pustelsalbe: Ungt. Tart. stib.
Pustenblumen: Flor. Paeoniae.
Puster = Flaschenbovist:
   Lycoperdon gemmatum.
Putenkörner: Sem. Paeoniae.
Puttaenjenblätter: Flor. Paeoniae.
Puttenklaue: Conchae praep.
Putthähnchen: Sem. Paeoniae.
Puttlümchensamen: Sem. Paeoniae.
Putzdielaus: Pulv. contra Pedicul.
Putzöl: Oleïnum.
Putzpulver: Calcar. viennens.
Putzstein: Lapis Pumicis.
Putzwasser: Acid. sulfuric. dil.

Q

Quabeben: Cubebae.
Quackelbeeren: Fruct. Juniperi.
Qualsterbeeren: Fruct. Sorbi.
   Fruct. Juniperi.
Qualsterjahn: Lign. Quassiae.
Quältropfen: Sirup. Infantium.
   Sirup. Sennae c. Manna.
Quänel: Herb. Serpylli.
Quändel: Herb. Serpylli.
Quangelchen: Herb. Serpylli.
Quappenfett: od. -Öl: Ol. Jecor. Aselli.
Quansterwurzel: Rad. Ononidis.
Quarkspitzen: Troch. Santonini.
Quassiaholz: Lign. Quassiae.
Quassienholz: Lign. Quassiae.
Quastwurz: Rad. Rubiae tinct.
Quatre fleurs: Spec. pectorales.
Quebekenblumen: Flor. Sambuci.
Queckenhonig: Mellago Gramin.
Queckenwurz: Rhiz. Graminis.
—, rote: Rhiz. Caricis.

Queckholder: Fruct. Juniperi.
Quecksilber, eingemacht, gelöschtes, zugerichtet: Ungt. Hydr. ciner. dil.
Quecksilberklökelchen, rote: Ungt. Hydrarg. rubr. dil.
—, weiße: Ungt. Hydrarg. alb. dil.
Quecksilberpillen: Pilulae laxant.
Quecksilberpomade: Ungt. Hydrarg. ciner. dilut.
Quecksilbersalbe, graue: Ungt. Hydrarg. ciner. dilut.
Quedenkerne: Sem. Cydoniae.
Queftchen: Flor. Sambuci.
Quellenehrenpreis: Hrb. Beccabungae.
Quellmeisel: Laminaria.
Quellranken: Herb. Nasturtii.
Quellschwamm: Spong. compr.
Quellstrunk: Laminaria.
Quendel: Herb. Serpylli.
—, römischer: Herb. Thymi.
Quengelchen: Herb. Serpylli.
Querniskraut: Herb. Farfarae.
Querzitron: Lignum citrinum.
Quesbenblumen: Flor. Sambuci.
Quespen: Flor. Sambuci.
Quespenwurzel: Rad. Ononidis.
Questenwurz: Rad. Ononidis.
Quetschenkernöl: Ol. Arachidis.
Quetschkenöl: Ol. Arachidis.
Quewetten: Flor. Sambuci.
Quewettenkernöl: Ol. Olivarum alb.
Quickenbeeren: Fruct. Sorbi. Fruct. Juniperi.
Quickquick: Ungt. Hydrarg. pedicul.
Quiessesalbe: Ungt. flavum.
Quillayarinde: Cort. Quillayae.
Quinappel: Fruct. Colocynthid.
Quintangtropfen: Tinct. Aloës. comp.
Quintangelwasser: Aqua aromat.
Quintappel: Fruct. Colocynthid.
Quintenappel: Fruct. Colocynthid.
Quintessenz von Menschurin: Liqu. Amm. carbon. pyrooleos.
Quinthangwasser: Aqua aromat.

Quinttropfen: Tinct. Aloës cps.
Quirinskraut: Fol. Farfarae.
Quirlstern: Lysimachia vulgaris.
Quitschen: Fruct. Sorbi.
Quitschenblumen: Flor. Sambuci.
Quitschenkraide: Succ. Sorbor.
Quitten: Fruct. Cydoniae.
Quittenappel: Fruct. Colocynth.
Quittenbrot: Troch. Santonini.
Quittenkerne: Sem. Cydoniae.
Quittenkernöl: Ol. Arachidis.
Quittenöl: Ol. Arachidis.
Quittensaft: Sir. Liquiritiae.
Quittenschnitzel: Fruct. Cydoniae.
Quittensteine: Sem. Cydoniae. Zinc. sulfur. (für die Augen).
Quitze: Sorbus aucuparia.
Quitzenkraide: Succ. Sorb. insp.
Quitzenmus: Succ. Sorbor. insp.

R

Raabsalbe: Cerat. fuscum.
Raapwortel: Rhiz. Graminis.
Räba: Flor. Napi.
Rabels Geist: Mixt. sulfur. acida.
Rabels Wasser: Mixt. sulfur. acid.
Rabenblut: Oleum Rusci.
Rabendistel: Rad. Eryngii.
Rabensilber: Graphites.
Rabentenöl: Oleum Terebinth.
Rabenwurzel: Tubera Jalapae.
Rabnerpflaster: Empl. fuscum camph.
Rabulleröl: Ol. Arachidis.
Rabullersalbe: Ungt. flavum.
Rabullertee: Flores Verbasci.
Racahout: Pulv. Cacao comp.
Rachbeerrinde: Cort. Mezereï.
Rackbeeren: Fruct. Juniperi.
Rackerwurz: Pulv. stimulans.
Rackerzeug: Oleum mixtum.
Rackholder: Fruct. Juniperi.
Räckholder: Fruct. Juniperi.
Racoles: Succus Liquiritiae.

Radblümel: Flor. Primulae.
Raddigbeeren: Fruct. Juniperi.
Raddigmus: Succ. Juniperi insp.
Rade: Herb. Githaginis.
Radeln: Herb. Centaurii.
Radendistel: Rad. Eryngii.
Radeöl: Oleum Juniperi.
Radikalessig: Acid. acetic. dil.
Radteer: Pix liquida.
Raf: Succinum raspatum.
Rafert, weißer: Herb. Ptarmicae.
Räffer: Herb. Tanaceti.
Raffsblod: Sang. Hirci.
Rafiöl: Oleum Raparum.
Ragwurz: Tubera Salep.
Rahmbeeren: Fruct. Rubi frut.
Raimain: Flor. Chamomillae.
Rainblumen: Flor. Stoechados.
Rainfarn: Herb. oder Flor. Tanaceti.
—, **weißer:** Flor. Ptarmicae.
Rainefase: Herb. Millefolii.
Raingerte: Flor. oder Herb. Tanaceti.
Rainholzblätter: Fol. Ligustri.
Rainkümmel: Herb. Serpylli.
Rainpol: Herb. Serpylli.
Rainpolei: Herb. Serpylli.
Rainritze: Herb. Galii.
Rainweide: Fol. Ligustri.
Räkholder: Fruct. Juniperi.
Ramandelbast, Rambasjes:
     Cort. Frangulae.
Ramerian: Flor. Chamomillae.
Rami: Ungt. contra Pediculos.
Ramisalbe: Ungt. contra Pediculos.
Rammenasbast: Cort. Frangulae.
Rammerpflaster: Empl. fuscum camph.
Ramschfedern: Herb. Anthrisci.
Ramsel: Herb. Polygalae, auch: Allium
     ursinum.
Ramselblumen: Flor. Polygalae.
Rämsere: Bulb. oder Herb. Allii.
Ramseren: Herb. oder Bulb. Allii.
Ränderpoley: Herb. Serpylli.
Rändepree: Flor. Ulmariae.

Rankkorn: Secale cornutum.
Rankwurzkraut: Herb. Scrophulariae.
Ranschpulver: Stibium sulfur. nigrum.
Ränze: Bulb. Allii.
Rapontika: Rad. Rhapontici.
Rapperwurzel: Rhiz. Rhei. Tub. Jalap.
Räppige Salbe: Ungt. viride.
Rapsblüten: Flor. Napi.
Rapsöl: Oleum Rapae.
Rapsölpflaster: Empl. Litharg. simpl.
Raritätensalbe: Ungt. flavum.
Rasenrübe: Rad. Bryoniae.
Rasenwurz: Fol. Hyoscyami.
Rasierpinsel: Bulb. Victor. long.
Rasierpulver: Sapo venet. pulv.
Rasiertborkpulver: Cort. Chin. pulv.
Raspal, Raspel: Lichen. islandicus.
Ratte: Herb. Githaginis.
Rattenbeerenkraut: Fol. Belladonnae.
Rattenblumen: Flor. Verbasci.
Rattendistel: Rad. Eryngii.
Rattenfänger: Menthol.
Rattenkraut: Flor. Verbasci.
Rattenpfeffer: Pulv. contra Pediculos.
     Sem. Sabadill. Sem. Staphisagriae.
Rattenpulver: Acid. arsen. color.
Rätterspuren: Flor. Calcatripp.
Ratzenwurz: Rad. Valerianae.
Räuber: Herb. seu Flor. Tanaceti.
Räuberessig: Acet. aromaticum.
Räubersalbe: Ungt. Hydrarg. pediculos.
Räuberwasser: Aqua aromaticum.
Rauch = Rauh.
Rauchapfel: Herb. Daturae.
Räucherblüten: Pulv. fumal.
Räucheressenz: Tinct. fumalis.
Räucheressig: Acet. aromaticum.
Räucherkerzen: Candel. fumal.
Räucherpapier: Chart. fumalis.
Räucherpulver: Pulv. fumalis.
Räucherschwamm: Fung. Chirurgorum.
Räuchertee: Pulv. fumalis.
Rauchholz: Clematis vitalba.

Rauchkraut: Herb. Cynoglossi. Herb. Fumariae. In plattdeutschen Gegenden auch Arsenic. alb.

Rauchöl: Kreosot.

Rauchsalbei: Fol. Salviae.

Rauchwurzel: Rad. Scrophulariae.

Rauhe Salbe: Fol. Salviae.

Rauchbeeren (Raukbeeren): Stachelbeeren.

Rauhfutter: Pulv. Equorum.

Rauschbeeren: Fructus Myrtilli (eigentlich die Früchte von Vaccin. uliginos., die aber giftig sind).

Rauschbeerkraut: Fol. Myrtilli.

Rauschgelb: Auripigmentum.

Rauschgranatenblätter: Fol. Uvae Ursi.

Rauschkraut: Fol. Uvae Ursi.

Rauschpulver: Zincum. oxydat. Stib. sulfur. nigr.

Rauschtropfen (fürs Vieh): Tct. aromat. 2,0. Tinct. Canthar. 1,0.

Raute: Herb. Rutae.

—, wilde: Herb. Fumariae.

Rautensaft: Sir. Althaeae. Sir. Chamom.

Rautensalbe: Ungt. Populi.

Rautensamenpulver: Fruct. Cumini plv.

Rauwuhlertee: Flor. od. Hrb. Verbasci.

Rav: Succinum.

Raymondsblau: Coerul. berolinense.

Rebeckenwein: Tinct. Benzoës.

Rebel: Rhiz. Graminis.

Rebendoldenfrüchte: Fruct. Phellandrii.

Rebhuhnkraut: Herb. Parietar.

Rebschwefel: Sulfur. sublim.

Rechbeerrinde: Cort. Mezerei.

Rechgras: Rhiz. Graminis.

Rechhaide: Herb. Genistae.

Rechholderblumen: Flor. Sambuci.

Rechholz: Lign. Juniperi.

Recherl = Pfifferling: Cantharellus cibarius.

Recinusöl: Ol. Ricini.

Rechholderbeeren: Fruct. Juniperi.

Reckmanter- oder **Reckmentenpflaster:** Empl. oxycroceum.

Recköl: Ol. Hyoscyami.

Reckpflaster: Empl. Meliloti.

Reck- u. Treckpflaster: Empl. oxycroc.

Recksalbe: Ungt. Rosmar. cps.

Recksehnenöl: Ol. camphor. Ol. viride.

Rectum: Sem. Foenugraeci.

Redantenpulver: Pulv. contra Pedicul.

Redlingerpillen: Pil. laxant. rubr.

Redlingerpulver: Pulv. Vaccarum.

Reefern: Herb. Tanacet.

Reffert-Tee: Herb. Tanaceti.

Reefkoöl: Oleum carminativ. Ol. viride. c. Ol. Terebinth.

Reefkotropfen: Tinct. amara.

Reels: Herba Millefolii.

Regedurre: Fructus Juniperi.

Regenbogengeist: Spir. Serpyll.

Regenfahrt: Flor. Tanaceti.

Regenrösli: Flor. Primulae.

Regentenpulver: Pulv. contra Pedicul.

Regenwurmgeist: Spir. Formic.

Regenwurmmehl: Farin. Fabar.

Regenwurmöl: Ol. Lumbric. Ol. Hyper. Ol. Lini. Ol. Philosoph.

Regenwurmpulver: Sang. Hirci pulv.

Regenwurmspiritus: Liq. Ammon. carb. pyrooleos. Spir. Cochlear. Spir. Formicar. Spir. Serpylli.

Regenwurmwurzel: Rad. Helenii.

Reglise, braune: Past. Liquir.

—, schwarze: Succ. Liquiritiae.

—, weiße: Pasta gummosa.

Reglisenpulver: Pulv. Liqu. comp.

Rehdistelsamen: Sem. Card. Mar.

Rehgras: Rhiz. Graminis.

Rehhaidekraut: Herb. Spartii.

Rehhörnli: Sem. Foenugraeci.

Rehkörner: Sem. Foenugraeci.

Rehkörnli: Sem. Foenugraeci.

Rehkraut: Herb. Genistae.

Rehkrautblumen: Flor. Genistae.

Rehling, Rehgais = Pfifferling:
  Cantharellus cibarius.
Reibrübe: Rhiz. Rhei.
Reibwachs: Cerat. Terebinthin.
Reibwisch: Herb. Equiseti.
Reichhard: Herb. Verbenae.
Reifbeeren: Fruct. Berberidis.
Reifene: Flor. Tanaceti.
Reiferblumen: Flor. Tanaceti.
Reihbaumbeeren: Fruct. Juniperi.
Reiherfett: Ol. Jecoris Aselli.
Reiherschnabel: Erodium cicutarium.
Rein, siehe auch Rain ...
Reinakspann: Pulv. contra Pediculos.
Reinanis: Pulv. contra Pediculos.
Reinaniswurzel: Rad. Hellebori. alb.
  Rhiz. Veratri.
Reinbeeren: Fruct. Rhamni cath.
Reinbeeröl: Ol. Juniperi Ligni.
Reinblume: Helichrysum aren.
Reinblau: Anilinum.
Reineclaudensalbe: Ungt. Linar.
Reinefahrt: Herb. Tanaceti.
Reinejase: Herb. Millefolii.
Reinfarn siehe Rainfarn.
Reinigung, braune: Mel rosat.
  Ungt. Aeruginis.
Reinigungsblätter: Folia Sennae.
  Fol. Uvae Ursi.
Reinigungsholz: Cort. Frangulae.
Reinigungspillen: Pil. laxant.
Reinigungssaft: Sirup. Rhei.
Reinigungssalz: Natr. bicarb. Natr. sulf.
Reinigungstee: Spec. laxantes.
Reinwurz: Rad. Consolid. maj.
Reisblei: Graphites. Plumbago.
Reisendersalbe: Ungt. Hydrarg. pedic.
  Ungt. nervinum. Ungt. Populi.
Reiserwurzel: Rhiz. Caricis.
Reiskontent: Pulv. Cacao comp.
Reismehl: Amylum Oryzae.
Reisöl: Oleum Ricini.
Reispuder: Amylum Orzyae.
Reißbeeren: Fruct. Berberidis.

Reißblei: Graphites. Plumbago.
Reißelbeeren: Fruct. Berberidis.
Reißenderstein: Kalium aceticum.
Reißgelb: Arsen. citrin. nativum.
Reißkraut: Herb. Polygoni aric.
Reißmanns Salbe: Ugt. ophthalm. rubr.
Reitersalbe: Ungt. Hydrarg. dil.
Reiterseife: Sapo viridis.
Reitertropfen: Tinct. Chinioïdini.
Reitpulver: Cantharides pulv.
Reizsalbe: Ugt. Canthar. Ugt. Sabinae.
Rekolter: Fruct. od. Lign. Juniperi.
Rekrutenpflaster: Empl. oxycroc.
Relaka: Herb. Millefolii.
Relik: Herb. Millefolii.
Relitz: Herb. Millefolii.
Relkike: Herb. Millefolii.
Relktee: Herb. Millefolii.
Rels: Achillea Millesolium.
Remerey: Flor. Chamom. rom.
Remey: Flor. Chamom. rom.
Rendantenpulver: Pulv. contra Insect.
Renettensalbe: Ungt. pomad. alb.
Renköl: Oleum Juniperi ligni.
  Oleum Terebinth. empyrheum.
Renkpflaster: Empl. oxycroc. ven.
Renksalbe: Ungt. nervin. Ungt. Populi.
Renkschmiere: Lin. ammon. und
  Ol. Terebinth. 2 : 1.
Renksehnenöl: Ol. camphorat.
Renkspiritus: Spir. sapon.-camphorat.
Rennefahrt: Herb. Tanaceti.
Renntierflechte: Lich. islandicus.
Renntierwurzel: Rad. Helenii.
Renovatum: Sem. Foenugraeci.
Renscher Tee: Spec. laxantes.
Rentamtspflaster: Empl. fuscum.
Reps: Flor. Napi.
Rerlkraut: Herb. Taraxacl.
Resinaöl: Oleum Ricini.
Resinegalle: Resina Jalapae.
Resolvierender Spiritus: Spir. Rosmar.
Resselbeeren: Fruct. Berberidis.
Resskenblumen: Flor. Sambuci.

Rettigpulver: Elaeos. Foenicul.
Rettigsaft: Sir. simplex c.
Spir. Sinapis 1000 : 1.
Rettigtropfen: Spir. Cochlear.
Reutersalbe: Ungt. Hydrarg. pediculos.
Reutlinger Pillen: Pil. laxantes.
Reuzel = Fett, Adeps suillus.
Revelaar, Revelaarskind: Sem. Lini.
Revierblumen: Flor. Tanaceti.
Rewaldstee: Spec. aperientes.
Rewkohkenöl: Oleum Rapae.
Rewkosalbe: Ungt. flavum.
Rezkorn: Secale cornutum.
Rhabarber: Rhiz. Rhei.
—, **schwarzer:** Tub. Jalapae.
—, **wilder:** Rad. Lapathi.
Rhabarberbeeren: Fruct. Berberidis.
Rhabarbermagentropfen: Tct. Rhei vin.
Rhabarberöl: Oleum Papaveris.
Rhabarbersaft: Sir. Rhei.
Rhabarbertinktur, Darellis:
Tinct. Rhei vinosa.
Rhabarbertinktur, wässerige:
Tinct. Rhei aquos.
—, **weinige:** Tinct. Rhei vinosa.
Rhabarbertropfen: Tinct. Rhei aquos.
Rhabarberwein: Tinct. Rhei vinosa.
Rhapontica: Rad. Rhaponticae
Rheinblumen: Flor. Stoechados.
Rheumatismusbalsam: Mixt. oleoso-
bals. mit Chloroform 3 : 1.
Rheumatismusblätter: Fol. Castaneae.
Herb. Taraxaci. Fol. Eucalypti.
Rheumatismuspastillen: Tablett. Acid.
acetylosalicylic.
Rheumatismussalbe: Ungt. Rosmar. cps.
Rhinozerosöl: Oleum Ricini.
Rhodiserholz: Lign. Rhodii.
Ribbeblad: Fol. Plantaginis.
Ribel: Rhiz. Graminis.
Ribeselsaft: Sir. Ribium.
Ribizel, schwarze: Fruct. Ribium nigr.
Richardkraut: Herb. Verbenae.
Richters Salbe: Ungt. Lapid. Calaminar.

Richters Pflaster: Empl. fusc. camphor.
Ricinelappe: Resina Jalapae.
Ricinusöl: Oleum Ricini.
Ricinussamen: Sem. Ricini.
Rickertsöl: Balsam. peruvian.
Rickum: Sem. Foenugr. pulv. gr.
Ridikulblaadjes: Folliculi Sennae.
Riechäther: Aether aceticus.
Riechefichte: Herb. Chamaedryos.
Herb. Teucrii.
Riechendes Wasser: Aqua foetid. comp.
Spirit. coloniens.
Riechessig: Acet. aromaticum.
Riechgras: Herb. Anthoxanthi.
Riechklee: Herb. Meliloti.
Riechsalz: Ammon. carbonicum.
Riechwasser: Liq. Ammon. caust.
Spirit. odoratus.
Riederöl: Gemisch aus Ol. Hyperici 1,0,
Ol. camph. 1,5, Liq. Amm. caust. 1,0.
Riedgläsli: Fol. Trifolii fibrini.
Riedgras: Rhiz. Caricis.
Riegöl: Oleum Lumbricorum.
Riemenkraut: Herb. Hederae.
Riementang: Laminaria.
Riemerei: Flor. Chamom. Rom.
Riet: Rhiz. Caricis.
Rietsche, Riske = Reizker: Lactarius
deliciosus.
Rieverscher Tee: Herb. Galeopsidis.
Riewöl: Oleum viride.
Riewsel: Ceratum Terebinthinae.
Riezenöl: Oleum Ricini.
Riffelbeeren: Fruct. Vitis Idaei.
Rifspitzbeeren: Fruct. Berberidis.
Rigaer Balsam: Bals. Locatelli. Tinct.
Benzoës comp. Mixt. oleos.-balsam.
Rijnbezien: Fruct. Rhamni cath.
Rilling = Pfifferling: Cantharellus
cibarius.
Rilstee: Flor. Millefolii.
Rinde, faule: Cort. Frangulae.
—, **eröffnende:** Cort. Frangulae.

Rinde, peruvianische: Cort. Chinae.
Rindeken: Cort. Cinnam. ceyl.
Rindentee: Cort. Frangulae.
Rinderblumen: Flor. Arnic. Fl. Calend.
Rinderkugeln: Boletus cervinus.
Rinderlust: Boletus cervinus.
Rindermark: Medulla bovina.
Rinderpulver: Pulv. stimulans.
Rindsgalle: Fel Tauri.
Rindstropfen: Tinct. amara.
Ringelblumen: Flor. Calend. Fl. Tarax.
—, **mineralische:** Ammon. chlor. ferrat.
Ringelblumensalbe: Ungt. flavum.
Ringelhards Pflaster: Epl. fusc. camph.
Ringelken: Flor. Calendulae.
Ringelkraut: Herb. Cichorii.
Ringelmeyers Pflaster: Epl. fusc. camph.
Ringelrosen: Flor. Calend. Fl. Rhoead.
Ringelrosenbutter: Ungt. flavum.
Ringelrosenöl: Ol. Papaveris.
Ringelrosensaft: Sir. Althaeae.
    Sir. Rhoeados.
Ringelrosensalbe: Ungt. flavum.
Ringelrosenspiritus: Tinct. Arnicae dil.
Ringelsalbe: Ungt. flavum.
Ringelwasser: Aqua Sambuci.
Ringeza: Fol. Taraxaci.
Ringöl: Oleum Lumbricorum.
Rinkenpflaster: Empl. oxycroc.
Rinnefahrt: Herb. Tanaceti.
Rippel: Herb. Millefolii.
Rippenkraut: Hrb. Millef. Hrb. Plantag.
Ripplikraut: Herb. Plantaginis.
Rippstangen: Rad. Lapathi.
Rispal, Rispel: Lichen. islandicus.
Ritgesöl: Oleum Ricini.
Ritterblumen: Flor. Calcatripp.
Ritterkerzen: Candelae fumales.
Ritterpomade od. **-salbe:** Ungt. pedicul.
Ritterspiel: Flor. Calcatrippae.
Ritterspörli: Flor. Calcatrippae.
Rittersporn: Flor. Calcatrippae.
Ritterspornöl: Oleum viride.

Ritterspornsamenpulver: Pulv. contra
    Pedicul. Sem. Nigellae pulv.
Ritterspornwasser: Aqua Tiliae.
Ritz: Herb. Plantaginis.
Ritzebüttelsalbe: Ungt. ophthalm.
Ritzelesöl: Oleum Ricini.
Ritzersaft: Succus Liquiritiae.
Riversches Tränkchen: Potio Riveri.
Rizala: Fruct. Berberidis.
Rizwurzelkraut: Herb. Pulsatillae.
Roabsalbe: Ceratum fuscum.
Röberblüten: Flor. Tanaceti.
Robertskraut: Herb. Geranii.
Robertwitt: Tinct. Chinae comp.
Rochbeerrinde: Cort. Mezereï.
Rochellersalz: Tartar. natronat.
Rochowstropfen: Tinct. Chinioïd.
Rochustropfen: Tinct. Absinth.
Rockenblumen: Flor. Cyani.
Röckerkätschen: Candel. fumal.
Rocku: Orleana.
Röd = rot .
Rodamiustropfen: Tinct. Rhei vinosa.
Rodebodder: Cerat. Cerac. rubr.
Rodebrandschwede: Cerat. Cetac. rubr.
Rodebundica: Rad. Rhapontic.
Rödelkraut: Herb. Pedicularis.
Rodendistel: Rad. Eryngii.
Rodermennig: Herb. Agrimoniae.
Rödströggerod: Rhiz. Torment.
Rogenschmalz: Ol. Jecor. Aselli.
Roggenblumen: Flor. Cyani.
Roggenblütenwasser: Aqua Sambuci.
Roggenmutter: Secale cornut.
Roggennägeli: Flor. Githaginis.
Roggenöl: Ol. Jecoris Aselli.
Rogwurz: Rad. Bryoniae.
Rohfleischtupp: Alumen ust.
Rohheide: Flor. Spartii. Hrb. Genistae.
Rohlegg: Herb. Millefolii.
Röhlk, Rölken, Röllike, Rölskraut:
    Herb. Millefolii.
Pöhlkeblumen: Flor. Primulae
Rohmbeeren: Fruct. Rubi frutic.

Röhrenkassie: Cassia fistula.
Rohrheide: Herb. Genistae.
Rohrkassie: Cassia fistula.
Röhrkraut: Herb. Taraxaci.
Rohrlack: Lacca in tabulis.
Röhrlekraut: Herb. Taraxaci.
Rohrminze: Herb. Calaminthae.
Rois Kräutermedizin: Infus. Sennae cp.
— Kräutertee: Spec. laxantes.
Rökertätschken: Candel. fumal.
Roku: Orleana.
Rolegger: Herb. Millefolii.
Roleiblumen: Flor. Millefolii.
Rölken: Herb. Millefolii.
Rölskraut: Herb. Millefolii.
Rölkwasser: Aqua Melissae.
Rollgerstl: Hordeum perlatum.
Rollspulver: Pulv. epilept. March.
Rollwödel: Herb. Equiseti.
Romantischer Essig: Acet. arom.
Romeien: Flor. Chamomillae rom.
Romeikenöl: Ol. Chamomillae coct.
Romer: Flor. Chamomillae rom.
Romerai: Flor. Chamomillae rom.
Römerien: Fol. Althaeae.
Romey: Flor. Chamomillae rom.
Römisch. Alaun: Alumen.
— Bohnen: Sem. Ricini.
— Hanfsamen: Sem. Ricini.
— Kamillen: Flor. Chamomillae rom.
— Kümmel: Fruct. Cumini.
— Quendel: Herb. Thymi.
— Rübe: Rad. Bryoniae.
— Tee: Herb. Chenopodii.
Rommelkruid: Fruct. Amomi.
pulv. Piper nigr. pulv.
Rompennoten: Sem. Myristicae.
Rön-Zaft: Sir. Rubi Idaei.
Roporellen: Rhiz. Rhei.
Roob Laffecteur: Sir. Sarsap. cps.
Roobol: Herb. Equiseti arvens.
Rooing: Ungt. Terebinthinae.
Roraxsalbe: Bals. Locatelli rubr.
Rosabalsam: Tinct. Aloës.

Rosamarei, Rosamari: Fol. Rosmarin.
Rosarum: Mel rosatum.
Rosasalz: Stann. clorat. ammon.
(Pinksalz).
Rosaspiritus: Spir. Rosmarini.
Rosemarie: Fol. Rosmarini.
Rosenäpfel: Gallae Rosar.
Rosenbeeren: Fruct. Cynosbati.
Rosenblätter: Flor. Rosae.
Rosenbranntwein: Spir. odorat.
Rosenessenz: Ol. Tamarisci.
Rosenflor: Bezetta rubra.
Rosenholz: Lignum Rhodii.
Rosenholzöl: Ol. Lign. Rhodii. Ol. Pal-
mae ros. Ol. Anis āā.
Rosenhonig: Mel rosatum.
Rosenkerne: Semen Cynosbati.
Rosenknochensalbe: Ugt. Rosmar. cps.
Rosenköhm: Aq. Rosmar. spir.
Rosenkörig: Gallen v. Rosa canina.
Rosenkranztee: Herb. Serpylli.
Rosenkraut: Fol. Ribis.
Rosenlatwerge: Conserv. Rosae.
Electuar. Sennae.
Rosenlorbeerblätter: Fol. Oleand.
Rosenmehl: Flor. Rosae pulv.
Pulv. ad Erysipelas.
Rosenmilch: Aqua Rosae c. Tct. Benz.
Rosenöl, rotes: Ol. crinal. rubr.
Rosenpappeln: Flor. Malvae arb.
Rosenpflaster: Empl. Cerussae. Cerat.
fusc. Empl. sapon. rubr.
Rosenpomade: Ungt. pomadin.
— von Kampen: Ugt. Cerussae. camph.
Rosenpulver: Flor. Rosae pulv.
Pulv. ad Erysipelas.
Rosenrotes Heilpflaster: Empl. fuscum.
Rosensaft: Mel rosatum.
Rosensalbe: Ungt. leniens. Ungt. rosa-
tum. Ungt. ophthalmic.
Rosensamen: Sem. Cynosbati.
Rosenschlafäpfel: Gallen von Rosa
canina.
Rosenschwamm: Fung. Cynosbati.

Rosenstein: Zincum sulfuricum.
Rosensteinsche Augensalbe: Ugt. Zinci.
— **Kinderpulver:** Pulv. Mag. c. Rheo.
Rosenstocköl: Mixt. oleos.-bals.
Rosentuch: Bezetta rubra.
Rosenvankampher: Ugt. Ceruss. camph.
Rosenwasser: Aqua Rosae.
Rosenzucker: Conserva Rosar.
Rosewieß: Sirup. Ribium rubr.
Rosinengalak, -gojak, -klappe, -pola-
ken: Pulv. Jalap. laxans.
Rosinengalle gegen Frost: Ugt. Plumbi.
Rosinenpulver: Chinin. sulfur.
Tub. Jalapae pulv.
Rosinensalbe: Empl. Litharg. comp.
Ungt. rosatum.
Rosinentropfen, braune: Tct. Chinioïd.
— **weiße:** Solut. Chinini sulfurium.
Rosinenwein: Vin. Malacense.
Roskenblumen: Flor. Sambuci.
Röskenrot: Bezetta rubra.
Röslimaristuda: Fol. Rosmarini.
Rosmarin: Fol. Rosmarini.
—, **wilder:** Herb. Ledi pal.
Rosmarinbettstroh: Herb. Serpylli.
Rosmarinbutter: Ungt. Rosmar. comp.
Romaringeist: Spir. Rosmarini.
Rosmarinkrautwein: Spir. Rosmarini.
Rosmarintinctur „Kneipp": Tinct. Ros-
marini e Herb. recente.
Rosolblau: Acid. rosolic.
Rosölikraut: Herb. Rorellae.
Rospel: Lichen. islandicus.
Rossoli: Herb. Rorellae.
Rostfleckensalz: Kalium bitoxal. Acid.
tartaricum.
Röstgummi: Dextrin.
Rostocker Fiebertropfen: Tct. Chinioïd.
— **Krampftropfen:** Tinct. Valer. aether.
— **Magentropfen:** Tinct. amara.
Rostpulver: Kalium bioxal. Acid.
tartaric.
Rostwasser: Acid. sulfur. crd. dil.
Roßaloë: Aloë.

Roßampfer: Herb. Acetosae.
Roßamselspiritus: Spir. Formicarum.
Roßäugli: Flor. Primulae.
Roßbeeren: Fructus Myrtilli.
Roßblätter: Fol. Farfarae.
Roßblume: Taraxacum off.
Roßessenz: Acet. pyrolignos. Tinctura
Aloës et Tinct. Asae. foetid. āā.
Tinct. Aloës comp. Tinct. Valer.
aether.
Roßfarnwurzel: Rhiz. Polypod.
Roßfenchel: Fruct. Phellandrii.
Roßgelb: Arsenium citrin. nativ.
Roßhub, Roßhuebe: Fol. Farfarae.
Roßhufen: Fol. Farfarae.
Roßhuftinktur: Tinct. Aloës et Tinct.
Benzoës comp. āā.
Roßkästenäschel: Cortex Hippocastani.
Roßkastanienrinde: Cort. Hippocastani.
Roßklee: Herb. Acetosellae.
Roßklettenwurz: Rad. Bardanae.
Roßkraut: Herb. Ledi.
Roßkümmel: Fruct. Cumini.
Roßkümmelkraut: Herb. Chaerophylli.
Roßlattig: Fol. Farfarde.
Roßlauchkraut: Herb. Scordii.
Rösslblume: Aconitum Napellus.
Rößlikraut: Herb. Corydalis.
Roßmalven: Herb. Malvae silv.
Roßmierenspiritus: Spir. Formicarum.
Roßnageln: Caryophylli.
Roßnösselkraut: Herb. Siderititis.
Roßpappeln: Fol. Malvae.
Roßpulver: Pulv. pro Equis,
Sem. Foenugraec. pulv. gr
Roßrippe: Herb. Plantaginis.
Roßrübe: Rad. Bryoniae.
Roßtee: Spec. pectorales.
Roßtinktur: Tinct. Aloës.
Roßsäckel: Tub. Colchici.
Roßschwanz: Herb. Equiseti arv.
Roßschwefel: Sulfur griseum.
Roßstupp: Pulv. pro Equis.
Roßwurzel: Rad. Bryon. Rad. Carlinae.

Roßzähne: Fol. Hyoscyami.
Rötelwurz: Rad. Succisae.
Rot, englisches: Caput mortuum.
—, **florentiner:** Lacca Florentina.
—, **nürnberger:** Terra rubra.
—, **pariser:** Ferr. oxyd. rubr. crud. Minium.
—, **preußisch:** Ferr. oxydat. rubr. crud.
Rot, Äpfelblüte: Flores Granati.
— **Anhaltspulver:** Plv. temberans rubr.
— **Archenpulver:** Pulv. contra Pedicul.
— **Augenbalsam:** Ungt. Hydr. rubr. dil.
— **Aurin:** Herb. Centaurii.
— **Baggeln:** Herb. Artemisiae.
— **Beettropfen:** Tinct. Pini comp.
— **Beinsalbe:** Ungt. exsiccans.
— **Bethstropfen:** Tinct. bezoard.
— **Bolssalbe:** Ungt. exsiccans.
— **Brandschmer:** Cerat. Cetac. rubr.
— **Brandschwede:** Cerat. Cetac. rubr.
— **Brasilienholz:** Lign. Fernamb.
— **Bundika:** Rad. Rhapontic.
— **Butter:** Ungt. potabil. rubr.
— **Chinakinderpulver:** Plv. pro Infant.
— **Doste:** Herb. Origani.
— **Drachenpulver:** Pulv. pro Equis ruber. Bolus rubra.
— **Edelherzpulver:** Plv. epilept. ruber.
— **Edelsteinpulver:** Plv. epilept. ruber.
— **Ernst:** Rad. Gentianae.
— **Flor:** Bezetta rubra.
— **Flußtropfen:** Tinct. Lignor. Tinct. Aloes comp.
— **Fritzensalbe:** Ungt. Hydrarg. rubr.
— **Gauchheil:** Herb. Anagallidis.
— **Guldenöl:** Ol. Petrae rubr.
— **Himmelssalbe:** Ungt. ophthalm. rubr.
Hirschhorn: Caput mortuum.
— **Hundszunge:** Ungt. potab. rubr.
— **Kapuzinersalbe:** Ungt. Hydr. rubr.
— **Katharinenöl:** Ol. Petr. rubr.
— **Knoblauch:** Asa foetida. Rad. Asphod.
— **Kopfsalbe:** Ungt. Hydrarg. rubr.
— **Krätzsalbe:** Ungt. Hydrarg. rubr.

Rot, Kruciuspflaster: Empl. oxycr.
— **Lappen:** Bezetta rubra.
— **Lawendeltropfen:** Tct. Lavand, cps.
— **Liebespulver:** Pulv. aromat.
— **Lumpen:** Bezetta rubra.
— **Makari:** Ungt. Hydrarg. rubr.
— **Missetat:** Ungt. ophthalm. rubr.
— **Moos:** Carrageen.
— **Myrrhen:** Myrrha.
— **Nerventropfen:** Tct. Ferr. acet. aeth.
— **niederschlagendes Pulver:** Pulv. temper. rubr.
— **Nieröl:** Ol. philosoph.
Ochsenzunge: Rad. Alcannae.
— **Olan:** Ol. Hyperici.
— **Olium:** Ol. Hyperici.
— **Pappeln:** Flor. Malvae arbor.
— **Pimpinelle:** Rad. Sanguisorb.
— **Pingelsalbe:** Ungt. Hydrarg. rubr.
— **Präcipitat:** Ungt. Hydr. oxyd. rubr.
— **Prinz mit Haar:** Ungt. Hydr. rubr.
— **Pulver:** Pulv. Magnes. c. Rheo. Pulv. temper. rubr.
— **Rosenöl:** Ol. crinale rubrum.
— **Schlagtropfen:** Tinct. aromat.
— **Schreckpulver:** Pul. temperans rubr.
— **Schwefel:** Cinnabaris.
— **Seidensalbe:** Ugt. Hydr. rubr. in sacc.
— **Sensen-Magentropfen:** Tinct. Senn cps.
— **Stahlpulver:** Ferr. oxyd. rubr.
— **steigender Nachtschatten:** Stip. Dulc.
— **Tee:** Flor. Rhoeados.
— **Wegerich:** Herb. Plantag. maj.
— **Widerton:** Herb. Adiant. aur.
— **Wundbalsam:** Tct. Benzoës comp.
— **Wurzel:** Rad. Alcannae.
— **Zehrtropfen:** Tinct. aromatic.
— **Zungenwurzel:** Rad. Alcann.
Rotbackenküple: Pilul. Ferri carb.
Rotbackenpillen: Pil. Ferr. carb. Pil. aloet. ferrat.
Rotbackenpulver: Ferr. oxyd. sacch.

13*

Rotbackentropfen: Liq. Ferri mang. sacchar. Tinct. Ferri pomati.

Rotbeerblätter: Fol. Fragariae.

Rotbeersaft: Sir. Berber. Sir. Rubi Idaei.

Rotbeersalbe: Ungt. potabile rubr.

Rotbeize: Liquor Alumin. acetici crud.

Rotblau: Anilin. rubr.

Röte, auch türkische: Rad. Alcannae.

Roteibenblätter: Fol. Taxi.

Roteisenstein: Lapis Haematitis.

Rötel: Lapis Haematitis.

Röteli: Flor. Primulae.

Rötelkreide: Lapis ruber fabrilis.

Rötelstein: Bolus rubra. Lap. Haematit.

Rötelwurz: Rad. Rubiae.

Rotenze: Rad. Gentianae.

Roterde, armenische: Bolus rubra.

Rotfärberwurzel: Rad. Alcann.

Rotgungel: Rhiz. Tormentillae.

Rotheilwurzel: Rhiz. Tormentillae.

Rotholz: Lignum Fernambuci.

Rotkali: Kal. permanganicum.

Rötke: Herb. Millefolii.

Rotkelchenbeersalbe: Ugt. potab. rubr.

Rotkelchenöl: Ol. Hyperici.

Rotkelchensaft: Sirup. Rubi Idaei.

Rotlaufkraut: Herb. Geranii.

Rotlaufkugeln: Globuli ad Erysipelas.

Rotlauföl: Ol. Hyperici.

Rotlaufpflaster: Empl. Cerussae.

Rotlaufpulver: Pulv. ad Erysip.

Rotlaufsalbe: Ungt. Cerussae.

Rotlaufschutz: Acid. hydrochl. dil.

Rotlümpel: Bezetta rubra.

Rotmachgelb: Crocus.

Rotmilchherzpulver: Plv. epil. ruber.

Rotminenpflaster: Empl. Minii rubr.

Rotocker: Terra de Siena.

Rotöl: Ol. Hyperici.

Rotorinkraut: Herb. Centaurii.

Rotpräcipitat: Ungt. Hydrarg. rubr.

Rotrindentee: Cort. Frangul

Rotsalz: Natr. aceticum crud.

Rotsandelholz: Lign. Santal. rubr.

Rotscharlakenpulver: Gutti pulv.

Rotschlütten: Fruct. Alkekengi.

Rotstahlpflaster: Empl. ad Rupturas.

Rotstein: Lapis ruber fabrilis.

—, armenischer: Bolus rubra.

Rotwisplichöl: Ol. Hyperici.

Rotwundwasser: Aqua vuln. rubr.

Rotwurz: Rhiz. Torment. Rad. Alcan.

Rotwurzöl: Ol. Hyperici.

Rottenstein: Terra tripolit.

Rottenwurzel: Rad. Valerian.

Rotterdamsche Tritum: Ungt. Plumbi.

Rotzer = Butterpilz: Boletus luteus.

Röwe = Rübe.

Rozenheul: Flor. Rhoeados.

Rüabstickel: Rad. Levistici.

Rübe, faule: Rad. Bryoniae.

Rübenkraut, wildes: Fol. Farfarae.

Rübenpflaster: Empl. fuscum camph.

— schwarzes: Empl. fuscum.

—, weißes: Empl. Cerussae.

Rübensaft: Succ. Dauci inspiss.

Ruberitze = Großer Schirmpilz: Lepiota procera.

Rübezahltropfen: Tinct. amara. Tinct. Chinioïdin.

Rubinschwefel: Arsenium sulfur.

Rubkraut: Herb. Marrubii. Auch: Brassica rapa.

Rübliwat: Flor Napi.

Rüböl: Oleum Rapae.

Rubricke: Minium.

Rubrikrot: Minium.

Rubsalbe: Empl. fuscum camph.

Rübsamen: Sem. Napi.

Ruchblätter: Fol. Salviae.

Ruchelkörn: Pulv. contra Pedicul.

Ruchfutter: Pulv. pro Equis.

Ruchgras: Herb. Anthoxanthi.

Ruchhörnli: Sem. Foenugraeci.

Rückelbusch: Herb. Abrotani.

Ruckerl: Flor. Bellidis.

Rüdbalsam: Balsam. peruvian.

Ruckerblüt: Flor. Bellidis.

Rudbalsam (-Salbe): Bals. peruvianum.
Rüdsalbe: Ungt. sulfuratum.
Rüesling = Rothäubchen: Bolet. rufus.
Ruffensalbe: Ungt. Hydrarg. alb.
Rufkraut: Gnaphalium. Herb. Sideritidis.
Ruf, Widerruf und Gegenruf: Herb. Conyzae, Herb. Ptarmicae et Herb. Sideritidis āā.
Rügelikümmi: Fruct. Coriandri.
Rugertee: Herb. Marrubii.
Ruh = rauh.
Ruhenicht: Liq. Ammon. caust.
Ruhepulver für Kinder: Pulv. Magn. c. Rheo.
Ruhesaft: Sir. Papaveris.
Ruhewasser: Aqua Foeniculi.
Ruhhakeln: Ononis spinosa
Ruhlatwerge: Electuar. Sennae.
Ruhpulver: Pulv. epilektic. March. Plv. carminat. Pulv. Magnes c. Rheo.-
Ruhralant: Herb. Conyzae.
Ruhrblumen: Flor. Stoechados.
Ruhrkirschen: Fruct. Corni.
Ruhrkraut: Gnaphalium. Herb. Mercurialis. Herb. Eupatorii.
Ruhrkrautblüten: Flor. Stoechados.
Ruhröl: Oleum viride.
Ruhrrinde: Cort. Cascarillae. Cort. Simarubae.
Ruhrtropfen: Tinct. Cascarillae.
Ruhrwurzel: Rad. Colombo. Rad. Ipecacuanh. Rhiz. Tormentillae.
Ruhsaft: Sir. Chamomill. Sir. Mannae. Sir. Papaveris. Sir. Rhei. Sir. Valer.
Ruhtropfen: Tinct. Valerianae.
Ruhwasser: Aq. aromat. Aq. Foeniculi.
Ruku: Orleana.
Rulands Lebensbalsam oder Schwefeltropfen: Ol. Terebinth. sulfurat.
Rülsblumen: Flor. Millefolii.
Rumesch: Herb. Teucrii.
Rumorpflaster: Empl. ad Ruptur.

Rund Allermannsharnisch: Bulb. Victorialis rot.
—. Sigmarswurz: Bulb. Victorialis rot.
Rundrie: Secale cornutum.
Runzerenbeerenkraut: Fol. Rub. frut.
Ruppenmünze: Fol. Menth. crisp.
Ruppimenthen: Fol. Menth. crisp.
Rüpplikraut: Herb. Millefolii.
Rüppsuchtsalbe: Ungt. Rosmarini cps.
Ruprechtskraut: Herb. Geranii.
Rüpschpomade: Ungt. Hydr. pedicul.
Ruschbeere: Fruct. od. Fol. Myrtilli.
Ruschbeerblätter: Fol. Myrtilli.
Ruscherrinde: Cort. Ulmi.
Ruskraut: Herb. Conyzae.
Rüsselkraut: Herb. Plantaginis.
Russelrinde: Cortex Ulmi.
Russenpulver: Pulv. insp. c. Borac.
Russisch. Balsam: Tinct. Benz. comp.
Russisch. Bohnen: Sem. Ricini.
— Kalk: Calc. viennensis.
— Öl: Oleum Rusci.
— Pflaster: Empl. fuscum.
— Schoten: Fruct. Capsici.
— Stahltropfen: Tinct. Ferri chlor. aeth.
— Tropfen: Tinct. anticholeric.
— Wasser: Spir. Melissae comp.
Rußessenz: Tinct. Fuliginis.
Rußgelb, Rüßgelb: Arsen. citr. nativ.
Rußnussenöl: Oleum Petrae.
Rußöl: Kreosot.
Rustelrinde: Cort. Ulmi.
Rüsterrinde: Cort Ulmi.
Rustbaumrinde: Cort. Ulmi.
Rute: Tub. Ari. Herb. Rutae.
Rutenkraut: Herb. Rutae.
Rutenöl: Ol. Jecoris Aselli.
Rutenwurz: Rhiz. Ari.
Rütersaft: Succ. Liquiritiae.
Rütersalv: Ungt. Hydrarg. pedicul.
Rutheil: Fol. Rutae.
Ruthmachgähl: Crocus.
Rutschpulver: Talcum pulv.
Rütte: Herb. Rutae.

Ruuksigge: Rhiz. Calami.
Rymbesinge: Fruct. Rhamni cathart.

S

Saafbrot: Fruct. Ceratoniae.
Saarbaumknospen: Gemmae Populi.
Saarbollenknospen: Gemmae Populi.
Saat = Samen.
Saatgras: Rhiz. Graminis.
Saatrosen: Flor. Malvae arbor.
Sabadill: Semen Sebadillae.
    Pulv. contra Pediculos.
Sabadillsalbe: Ungt. Hydrarg. pedicul.
Sabels: Calamus.
Säbenbaumbeeren: Fruct. Juniperi
    (Sabinae).
Säbendeispulver: Pulv. pro Equis.
Sabikraut: Fol. Salviae.
Sabintinctur: Tinct. Arnicae.
Sachfriß: Herb. Millefolii.
Sachsenfraß: Lign. Sassafras.
Sächsischblau: Coeruleum berolinense.
Sächsische Erde: Pulv. contra Blattas.
Sächsische Magentropfen:
    Tinct. Aloës cps.
— Schwefelsäure: Acid. sulf. fumans.
Säckchenpulver: Pulv. contra Insekt.
Säckelkraut: Herb. Burs. Pastoris.
Sackpackdi: Pulv. contra Pedicul.
Sackuar: Herb. Scabiosae.
Sadebaum: Summit. Sabinae.
Sadebaumbeeren: Fruct. Juniperi
    (eigentlich Frct. Sabinae).
Sadebaumöl: Ol. Hyoscyami. Ol. Papa-
    veris. Ol. Sabinae.
Sadewurzel: Lignum Quassiae.
Safengeist: Spiritus saponatus.
Safferblumen: Flores Carthami.
Safferet: Crocus.
Safferetblümli: Crocus.
Safferetstäbli: Empl. oxycroc.
Saffernt: Crocus.

Säffer: Crocus.
Saffian: Herb. Salviae.
Saflat: siehe Salvolat.
Saflor: Flores Carthami.
Safran: Crocus.
—, falscher od. wilder: Flor. Carthami.
Safranpflaster: Empl. oxycroc.
Safranspiritus: Spir. camph. croc.
Safranwurzel: Rhiz. Curcumae.
Safran und Blum: Crocus et Macis.
Safrich: Crocus.
Saftbraun: Catechu.
Saftgrün: Succus viridis. Chlorophyll.
Saftgrünbeeren: Fruct. Rhamni cathart.
Säftle: Sir. Mannae.
Säftpflaster: Empl. Lythargyri.
—, vermehrtes: Empl. Litharg. comp.
Sagarill: Cort. Cascarillae.
Sagebaum: Summitat. Sabinae.
Sägkraut: Herb. Millefolii.
Sagradarinde: Cort. Cascar. sagr.
Sagstoff: Pulv. contra Pediculos.
Sahentsöl: Ol. Juniperi Ligni.
Saidschützer Salz: Magnes. sulfur.
Sainfoin: Herb. Medicaginis.
Saint Germaintee: Spec. laxant.
Saint Germaintinktur: Tinct. Sennae.
Säkfitee: Flor. Chamomillae.
Sala: Cort. Salicis.
Salat, giftiger: Herb. Lactuc. vir.
Salatöl: Ol. Olivarum. Ol. Arachidis.
Salbe: Fol. Salviae.
—, ägyptische: Ungt. Aerugin.
    Ungt. ophthalm. rubr.
—, alte Schaden-: Ungt. Zinci.
—, aromatische: Ungt. nervin.
—, austrocknende: Ungt. exsiccans.
—, Authenrieths: Ungt. Plumb. tannic.
—, blaue: Ungt. Hydrarg. pedicul.
—, borsdorfer: Ungt. pomadin.
    album. Ungt. rosatum.
—, durchdringende: Ungt. nervin.
—, einfache: Ungt. cereum.
—, englische: Ungt. leniens.

Salbe, erweichende: Ungt. flavum. Ungt.
Populi. Ungt. Hydr. ciner. ven.
—, flüchtige: Linim. ammoniat.
—, französische: Ungt. Hydr. citrin.
—, gelbe: Ungt. flavum.
—, Genfer: Ungt. strumale.
—, gewöhnliche: Ungt. cereum.
—, Glogauer: Ungt. Hydrarg. citrin.
—, Goulardsche: Ungt. Plumbi.
—, graue: Ungt. Hydrarg. pedicul.
—, grüne: Ungt. nervin. Ungt. Populi.
—, hebräische: Ungt. diachylon.
—, Hebras: Ungt. diachylon.
—, Königseer: Empl. fuscum. camph.
—, Lauks: Ungt. Hydrarg. citrin.
—, Londoner: Ungt. leniens.
—, Neapolitanische: Ungt. Pediculor.
—, neunerlei: Ungt. nervinum.
—, rauhe: Folia Salviae.
—, Reißmanns: Ungt. ophthalm.
—, scharfe: Ungt. Cantharidum.
—, schmale: Folia Salviae.
—, schwarze: Empl. fuscum.
Ungt. contra Pediculos.
—, tolle: Electuarium Sennae.
Electuarium theriacale.
—, weiße: Ungt. Cerussae.
—, Werthofs: Ungt. Hydrarg. alb.
—, zerteilende: Ungt. Kalii jodati.
Ungt. Elemi.
Salbeiöl (Kneipp): Ol. Salviae coct.
Salbenblätter: Folia Salviae.
Salbine: Fol. Salviae.
Salbinetee: Folia Salviae.
Sale: Cort. Salicis.
Salegrag: Tubera Salep.
—, Amerikan.: Amyl. Marantae.
Sal essentiale tartari: Acid. tartaricum.
Salep, amerikanisch.: Amyl. Marantae.
Salf = Salbe.
Salfara = Salbei.
Salfere: Fol. Salviae.
Salfererbalsam: Ol. Lini sulfur.
Salferertee: Folia Salviae.

Salfi = Salbei.
Salicylstreupulver: Pulv. salicylicus
cum Talco.
Salicylstupp: Pulv. salicyl. c. Talco.
Saliter: Kalium nitricum.
Salitergeist: Spirit. Aetheris nitrosi.
Salmblume: Flor. Bellidis.
Salmensalbe: Ungt. Rosmar. cps.
Salmiak: Ammon. chloratum.
—, fixer: Calcium chloratum.
—, flüchtiger: Ammon. carbon.
Liq. Ammon. caust.
—, martialischer: Amm. chlorat. ferrat.
— zum Backen: Amm. carbon.
Salmiakblumen: Ammon. chlorat.
Salmiakgeist: Liq. Amm. caust.
—, blauer: Spiritus coeruleus.
—, versüßter: Liq. Ammon anis.
Liqu. Ammon. caust. spirit.
Salmiaklakrizen: Troch. Amm. chlor.
Salmiakpastillen: Troch. Amm. chlor.
Salmiaksalz: Ammon. carbon. (zum
Backen). Amm. chlorat. (zum Ein-
nehmen). Ammon. chlorat. subl.
(zum Löten).
Salmiakspiritus: Liqu. Ammon. caust.
Salmiakstein: Ammon. chlorat. subl.
(zum Löten).
Salniter: Kalium nitricum.
Salnitri: Kalium nitricum.
Salomonsiegel: Rhiz. Polygon.
Salomonstiefel: Rhiz. Polygon.
Salomontropfen: Ol. Tereb. sulfur.
Salpeter: Kalium nitricum.
—, cubischer: Natr. nitricum.
Salpeteräther: Spir. Aeth. nitros.
Salpetergeist: Acid. nitricum.
—, versüßter: Spir. Aeth. nitros.
Salpeterkügelchen: Kalium nitricum
tabulat.
Salpeternaphtha: Spir. Aeth. nitr.
Salpeterpapier: Charta nitrata.
Salpetertafeln: Kalium nitric. tabulat.
Salpetertropfen: Spir. Aeth nitr.

Salpeterzeltchen: Kalium nitric. tabul.
Salsch: Cort. Salicis.
Salse: eingedickter Saft. Succus.
Salsendornbeeren: Fruct. Berber.
Saltaltri: Kalium carbonicum pur.
Saltartari: Kalium carbonicum pur.
Saltling: Herb. Acetosae.
Saltorter: Kalium carbonicum.
Saltrianbeeren: Fruct. Alkekengi.
Salus et vinus: Liq. Amm. caust.
Salus und Lavendel: Spir. Lavandul. ammoniat. (3 + 1).
Salusspiritus: Acid. hydrochl. dil.
Sälv: Fol. Salviae.
Salvatorbalsam: Bals. peruv. Tinct. Benzoës comp.
Salve, rauhe: Fol. Salviae.
Salverer: Folia Salviae.
Salvetinktur: Tinct. amara.
Sälvli: Fol. Salviae.
Salvolate, aromatische: Liq. Ammon. aromat.
—, **blaue oder grüne:** Aq. coerul.
Salvolate, gelbe: Liq. Ammon. anisat., besonders für die Bienenzucht.
—, **weiße:** Liqu. Ammon. caust. Aqua vulner. spirit.
— — **zum Einnehmen:** Liq. Amm. anis.
Salvolatspiritus, innerlich: Liq. Ammon. anisat.
—, **äußerlich:** Liq. Ammon. caust.
Sal volatile: Ammon. carbon.
Salz, Berliner: Natr. bicarbonic.
—, **Berthollets:** Kalium chloricum.
—, **Braunschweiger:** Natr. sulfuricum.
—, **Bremer:** Natr. sulfuricum.
—, **Bullrichs:** Natr. bicarbon.
—, **Egerer:** Magnes. sulfuricum.
—, **englisches:** Magnes. sulfuric.
—, **flüchtig-englisch:** Ammon. carb.
—, **flüchtiges:** Ammon. carbon.
—, **Frankfurter:** Natr. bicarbonic.
—, **Karlsbader:** Sal. Carolinum.
—, **Kreuzburger:** Magnes. sulfuric.

Salz, Mohrsches: Ammon. sulfuric. ferrat.
—, **Rocheller:** Tartar. natronat.
—, **Schlippes:** Stibio-natr. sulfuric.
—, **Seidlitzer:** Magnes. sulfuric.
Salzäther: Spir. Aether. chlor.
—, **versüßter:** Spirit. Aether. chlor.
Salzalkali: Natr. carbonicum.
Salzburger Tropfen: Elixir Proprietatis. Tinct. Aloës cps.
Salzgeist: Acid. hydrochloricum.
—, **versüßter:** Spir. Aeth. chlor.
Salzglas: Fel Vitri.
Salzkraut: Herb. Salsolae.
Salzöl: Acid. hydrochlor. Linim. resolv.
Salzschaff: Pulv. pro Equis.
Salzspiritus: Acid. hydrochlor. Spir. Vini gallic. c. Sale.
Salzstein: Sal. Gemmae (Steinsalz).
Salzunger Tropfen: Elixir Proprietatis. Tct. Aloës cps. Tct. sal. Hallensis.
Samakt: Hrb. Melissae. Hrb. Saniculae.
Samariterbalsam: Ol. rubrum.
Samaritergeist: Spir. Melissae cps.
Samariterpflaster: Empl. fuscum. Empl. Cerussae. Empl. Lithargyri molle.
Samaritersalbe: Empl. Litharg. molle.
Sämchenöl: Oleum Rapae.
Sämehl: Lycopodium.
Samen der Brautimhaar oder der Jungferimgrünen: Sem. Nigellae.
—, **spanischer:** Sem. Canariense.
—, **wohlriechender:** Fruct. Amomi.
Samenlack: Lacca in granis.
Samenöl: Oleum Sesami.
Samensalz: Ammon. chloratum.
Samenstaub: Pulv. contra Pedicul.
Sämersamen: Fruct. Cannabis.
Samlottenkraut: Herb. Oreoselin.
Samtblacka: Fol. Farfarae.
Samtblümchen: Flor. Violae tricol. Flor. Bellidis.
Samtpappelblüten: Fol. Althaeae.
Samtpappeln: Flor. Malvae arb.
Samtpappelwurzel: Rad. Althaeae.

Samtschwarz: Carbo ossium. Spodium.
Sanamundenwurzel: Rhiz. Caryophyll.
Sandbeerblätter: Fol. Uvae Ursi.
Sandblackte: Fol. Farfarae.
Sandblätter: Fol. Farfarae.
Sandblüemli: Flor. Farfarae.
Sandblumen: Flor. Farfarae.
Sandbrot: Fruct. Ceratoniae.
Sanddistelwurzel: Rad. Carlinae.
Sandedroni: Flores Cinae.
Sandel, gelber: Rhiz. Curcum.
Sandelholz, blaues: Lign. nephriticum.
—, gelbes: Lign. Santali citrin.
—, rotes: Lign. Santali rubrum.
—, weißes: Lign. Santali album.
Sandelrot: Lign. Santali rubr.
Sandgoldblumen: Flor. Stoechados.
Sandimmortellen: Flor. Stoechados.
Sandkraut: Arenaria. Folia Farfarae.
  Herb. Ivae moschatae.
Sandrach: Sandaraca.
Sandrainblumen: Flor. Stoechados.
Sandriedwurz: Rhiz. Caricis.
Sandruhrblumen: Flor. Stoechados.
Sandsaat: Sem. Staphisagriae.
Sandsegge: Rhiz. Caricis.
Sandstrohblumen: Flor. Stoechados.
Sandwegtritt: Herb. Plantaginis.
Säneschlotten: Follicul. Sennae.
Sängerkraut: Herb. Saturejae.
  Herb. Erysimi.
Sängerschiffchen: Veilchenpastillen,
  Past. d'orateurs.
Sanikel: Herb. Saniculae.
Sanikelöl: Oleum viride.
Sanikelsalbe: Ungt. basilicum.
  Ungt. nervinum viride.
Sanikelstein: Lap. Calaminar.
Sanissalbe: Ungt. nervinum.
Saniter: Kal. nitricum.
Saniterspiritus: Spir. Aeth. nitros.
Sanktbernhardskraut: Hrb. Card. bened.
Sanktgeorgstropfen: Ol. Tereb. sulfur.
Sanktgermaintee: Spec. laxantes.

Sanktjakobsöl: Ol. Hyosc. Ol. rubrum.
Sanktjakobstropfen: Tct. Aloës comp.
Sanktjohanniskraut: Herba Hyperici.
Sanktjürgenkrautwurzel: Rad. Valerian.
Sanktkatharinenkraut: Herb. Geranii.
Sanktkatharinenöl: Ol. Petrae. rubr.
Sanktkatharinensamen: Sem. Nigellae.
Sanktkonrądskraut: Herb. Hyperici.
Sanktlorenzwurz: Rad. Vincetoxici.
Sanktluziankraut: Herb. Arnicae.
Sanktorikraut: Herb. Centaurii.
Sanktottilienkrautwurzel: Rad. Consol.
Sanktpaulswurzel: Rhiz. Imperatoriae.
Sanktpeter: Kal. nitricum.
Sanktpeteröl: Ol. Petrae rubr.
Sanktpeterskoken: Kalium nitricum.
  tabulat.
Sanktpeterskraut: Herb. Parietariae.
Sanktpeterswurzel: Rad. Succis.
Sanktpetristab: Herb. Virgaur.
Sanktumholz: Lign. Guajaci.
Sankt Yves Augenbalsam:
  Ungt. ophthalm. comp.
Sansonatebalsam: Bals. peruv.
Santredoni: Flor. Cinae. Troch. Santon.
Santelholz: Lign. Santalinum.
Santeywurzel: Rad. Saniculae.
Santorie: Herb. Centaurii.
Saphedentee: Fol. Salviae.
Sappikanten: Succ. Liquiritiae.
Sapsüß: Succ. Liquiritiae.
Sarazenkraut: Aristoloch. Clemat.
Sarbacheknospen: Gemmae Populi.
Sarbollenknospen: Gemmae Populi.
Sardellenwurzel, rote: Lign. Santali
  rubr.
Sareptasenf: Sem. Erucae.
Sarratisalbe: Ungt. Plumbi.
Sarriette: Herb. Saturejae.
Sarsaparillian: Sir. Sarsap. cps.
Sarsaparille: Rad. Sarsaparill.
—, deutsche: Rhiz. Caricis.
Sartoriuspflaster: Empl. Lith. spl.
Sassafras: Lign. Sassafras.

Sassafrasnüsse: Sem. Pichurim.
Saßdaundhatabrillauf: Rad. Sarsaparill.
Saßundfraß: Lign. Sassafras.
Satermannskraut: Herb. Saturejae.
Satinocker: Terra Ochrea (Ocker).
Satteldrucksalbe: Oxymel Aeruginis.
Sattlerspiritus: Acid. hydrochlor. dilut.
Satureikraut: Herb. Saturejae.
Saturnbalsam: Liq. Plumb. subacetici.
Saturnessig und Saturnextrakt:
 Liq. Plumbi subacet.
Saturnicerat: Ungt. Plumbi.
Saturnus, umgewandter: Ungt. Plumbi.
Saturnusöl: Acet. Plumbi.
Saturnsalbe: Ungt. Plumbi.
Satzmehl: Amylum.
Säuerungssalbe: Ungt. Hydr. pedicul.
Saublöamla, Saublümlein: Flor. Violae
 tricolor. Herb. Taraxaci.
Säublumenkraut: Herba Taraxaci.
Saubohnenkraut: Fol. Hyoscyami.
Saubrot: Rhiz. Cyclaminis.
Saudann: Herb. Ledi.
Saudistel: Rad. Taraxaci c. Herb.
Saudrain: Flor. Stoechados.
Sauer: Herba Acetosellae.
—, Hallers: Mixt. sulf. acid.
Sauerachrinde: Cort. Berberidis.
Sauerampfer: Herb. Acetosae.
Sauerampfersalz: Kalium bioxalic.
Sauerampföl: Acid. sulfuric. dil.
Sauerbalsam: Ol. Tamarisci.
Sauerbeeren: Fruct. Berberidis.
Sauerbeerensaft: Sir. Berberidis.
Sauerbeerkraut: Fol. Vitis Id.
Sauerbittergallenmagendarmwasser:
 Liqu. Ammon. pyrooleos. dilut.
Sauerdattel: Pulp. Tamarind. depur.
Sauerdorn: Fruct. Berberidis.
Sauergras: Rhiz. Caricis.
Sauergugger: Herb. Rumicis.
 Herb. Acetosellae.
Sauerhonig: Oxymel simplex.
Sauerklee: Herb. Acetosellae.

Sauerkleesalz: Kalium bioxalic.
Sauerkleesäure: Acid. oxalic.
Sauerkraut: Herb. Levistici.
 Herb. Majoranae.
Sauerlampe: Herb. Acetosae.
Säuerli: Herb. Rumicis acetos.
Säuerling: Herb. Acetosae.
Sauerlump: Herb. Acetosae.
Sauermus: Pulp. Tamarind. dep.
Sauerpulver: Tartar. depurat.
Sauerpulver: Tartar. depurat.
Sauerrachbeeren: Fruct. Berberidis.
Sauersaft: Sirup. Citri.
Sauersalz: Acidum tartaricum.
Sauersirup: Sir. Citri.
Sauertropfen: Mixt. sulfur. acida.
 Tinct. aromat. acida.
Sauerwasser: Acid. sulfur. dil.
Saufenchel: Rad. Peucedani.
Saufris, siehe Sulfuris.
Saugift: Fol. Hyoscyami.
Saugränze: Herb. Ledi palustr.
Saugras: Herb. Polygoni.
Sauigel: Herb. Mercurialis.
Saukirsche: Fol. Belladonnae.
Saukraut: Herb. Hyoscyami.
 Herb. Levist. Herb. Polygoni.
Saukrautwurz: Rad. Taraxaci.
Saulausschmiere: Ungt. Pediculor.
Saulstropfen: Tinct. Chinioïdini.
Saumehlwurz: Rad. Peucedani.
Saumelke: Herb. Taraxaci.
Saumias, Saumoos: Lich. islandicus.
Saunuß: Datura Stramon.
Saumwurz: Rad. Bryoniae.
Saunickel: Herb. Saniculae.
Saupappel: Fol. Malvae vlg.
Saupulver: Stib. sulfurat. nigr.
Säupulver: Stib. sulfurat. nigr.
Saur. Elixier: Mixt. sulfuric. acid.
— Nerventropfen: Aether. aceticus.
 Tinct. aromat. acid.
— Tropfen: Mixt. sulfur. acid.
 Tinct. aromat. acida.

Saur. Zahntropfen: Mixt. sulfur. acid.
Saurachbeeren: Fruct. Berberidis.
Säure, Hallersche: Mixt. sulfur. acid.
—, preußische: Acid. hydrocyan.
Saurebe: Stipit. Dulcamarae.
Sauringel: Herb. Anserinae.
Saurüsselkraut: Herb. Plantagin.
Saurüsselwurz: Rad. Taraxaci.
Säuschnabel: Taraxac. off.
Saustampfer: Herb. Rumicis.
Saustock: Herb. Taraxaci.
Saustupp: Schweinepulver.
Sautanne: Herb. Lycopodii.
Sauwurz: Rhiz. Veratri alb.
Savenbaum: Summit. Sabinae.
Savolat = Salvolat.
Säwersaat: Flores Cinae pulv.
Säwkenpulver: Flor. Cinae pulv.
Schabab: Herb. Millef. Herb. Adonidis.
Schababsamen, zahmer: Sem. Nigallae.
Schaback: Ungt. contra Scabiem.
Schabarisalbe: Ungt. sulfur. gris.
Schabekraut, Schabenkraut:
    Fol. Patschuli. Herb. Meliloti.
Schaben: Blatta orientalis.
Schabenklee: Herb. Meliloti.
Schabenkrautblumen: Flor. Stoechados.
Schabenpulver: Pulv. Insector. Borax.
Schabensalz: Naphthalin.
Schabertee: Herb. Millefolii.
Schabijak: Ungt. Hydrarg. alb.
Schablone: Ungt. flavum.
Schaborblüten: Flor. Millefolii.
Schabrell: Cort. Cascarillae.
Schabrian, umgewandter: Ugt. ctr. Scab.
Schabstein: Talcum pulv.
Schabziegerklee: Herb. Meliloti coerul.
Schachtelhalm, Schachtelhala,
    Schachtla, Schachtelhä: Hrb. Equis.
Schachtelpflaster: Empl. fuscum.
Schächterhai: Herb. Equiseti.
Schachtkraut: Herb. Genistae.
Schackerillenbork: Cort. Cascarillae.
Schadenpflaster: Empl. Litharg. molle.

Schadensalbe, alte: Ungt. exsiccans.
    Ungt. Zinci.
Schadentunpflaster: Empl. ad Rupturas.
Schadenwasser: Aq. phagedaen.
Schadheil: Rad. Consolidae.
Schafdistel: Herb. Card. bened.
Schafeminzwurz: Rhiz. Veratri.
Schafennigwurzel: Rhiz. Veratri.
Schafentel: Flor. Lavandulae.
Schafentelwurz: Rad. Bryoniae.
Schäferbalsam: Liq. Ammon. anisat.
Schäferkern: Pulv. contra Pedicul.
Schäferkraut: Herb. Burs. Pastor.
Schaferltee: Follicul. Sennae.
Schäfermädchensalbe: Ungt. ophthalm.
Schäferpflaster: Empl. fuscum.
Schäfersalbe: Ungt. basilic. fusc. Ungt.
    cereum. Ugt. ophthalm. Ugt. Zinci.
Schäfertropfen: Tinct. aromat.
Schäferwurzel: Rhiz. Galangae.
Schaffkraut: Herb. Teucrii.
Schaffrus: Herb. Equiseti.
Schafgarbe: Herb. Millefolii.
Schafgarbenessenz: Tinct. amara.
    Tinct. Millefolii.
Schafheu: Herb. Equiseti.
Schafklee: Fol. Trifolii alb.
Schafkopfkraut: Herb. Chenopodii.
Schafkunz: Fung. Sambuci.
Schafminzwurz: Rad. Hellebori albi.
    Rhiz. Veratri alb.
Schafmullensaat: Fruct. Phellandrii.
Schafpfennigsaat od. -wurz: Rad.
    Helleb. alb. Rhiz. Veratr. alb.
Schafrippchen: Herb. Millefolii.
Schafrippelblumen: Flores Millefolii.
Schafsäckel: Tub. Colchici.
Schafsalbe: Lanolin (Adeps Lanae).
Schafschwanz: Flor. Verbasci.
Schafstroh: Herb. Equiseti.
Schafteken: Herba Equiseti.
Schaften: Herb. Equiseti.
Schafthalm: Herb. Equiseti.
Schaftheu: Herb. Equiseti.

Schaftreck: Rad. Bryoniae.
Schafzungen: Flor. Millefolii.
  Herb. Plantaginis.
Schaiblers Pulver: Pulv. pro Equis.
Schakalpulver, Indianisches:
  Cort. Chinae pulv.
Schakarillenbork: Cort. Cascarillae.
Schakorinde: Cort. Cascarillae.
Schalberrisalbe: Ungt. sulfur. gris.
Schalottenblumen: Herb. Pulsatillae.
Schämdich: Stincus marinus.
Schämgraff: Herb. Linariae.
Schamkraut: Chenopodium vulvaria.
Schampanierwurz: Rhiz. Veratri.
Schampionkraut: Herb. Scabios.
Schängräff: Herb. Linariae.
Schanikel: Herb. Saniculae.
Schankersalbe: Ungt. Hydr. rubr.
Schanzwurz: Rad. Consolidae.
Schapiosenkraut: Herb. Scabiosae.
Schappang: Ungt. Hydrarg. alb.
Schappox: Ungt. Hydrarg. alb.
Schappsalbe: Ungt. ctr. Scabiem.
Schapschartee: Herb. Millefolii.
Schapschinken: Herb. Bursae Past.
Schapshose: Herb. Scabiosae.
Scharbe: Herb. Genistae.
Scharbockheil: Herb. Cochleariae.
Scharbockklee: Fol. Trifol. fibr.
Scharbockkraut: Herb. Arnicae.
  Herb. Cochlear. Herb. Ficar.
Scharbocksalbe: Ungt. ctr. Scab.
Scharbockspiritus: Spirit. Cochleariae.
Scharbocktropfen: Tinct. Chinae. comp.
  Tinct. Myrrhae.
Scharchkrautblüten: Flor. Genistae.
Scharf, Juni: Oleum Olivarum.
Scharfe Salbe: Ungt. Cantharidum.
— **Schmiere:** Ungt. sulf. cps. Ungt. acre.
— **Spießglanztinktur:** Tinct. kalina.
Schärfepulver: Natr. bicarbon.
  Pulv. Liquiritiae comp.
Schärfkräutig: Herb. Sideritid.
Scharfkopfsalbe: Ungt. basilic.

Scharfkraut: Herb. Sideritidis.
Scharfnessel: Herb. Urticae.
Scharfrichterpflaster: Epl. fusc. camph.
Scharfrichterpulver: Rhiz. Torment. plv.
Scharfrichtersalbe: Ungt. contra
  Scabiem. Unguent. Populi.
Scharfrichtertropfen: Tict. Chinioïdini.
Scharfruß: Herb. Equiseti.
Schärläch: Herb. Sphondylii.
Scharlachbeeren: Fruct. Phytolaccae.
Scharlachgrün: Grana Kermes.
Scharlachkäfer: Coccionella.
Scharlachkörner: Grana Kermes
Scharlachkraut: Fol. Salviae.
Scharlachwasser: Sol. Carmini.
Scharlachwurzel: Rad. Alcannae.
  Rad. Rubiae tinct.
Scharlakenpulver: Tub. Jalapae pulv.
Scharlei: Fol. Salviae.
Schärlez: Herb. Sphondylii.
Scharlottenpulver: Tub. Jalapae pulv.
Scharmakwurzel: Rad. Consolidae.
Scharnikel: Herb. Saniculae.
Scharnokel: Herb. Hyperici.
Scharnpiepen: Herba Chaerophylli.
Scharpiesalbe: Ungt. basilicum.
Scharbionöl: Ol. Hyperici. Ol. Lum=
  bricor. Ol. Olivar.
Scharte: Herb. Genistae.
Schartenöl: Ol. Amygdalarum.
Scharwekraut: Fol. Patschuli.
Schascharellenbork: Cort. Cascarillae.
Schathütlichkraut: Herb. Alchemillae.
Schattenklee: Flor. Trifolii albi.
Schauderbalsam: Spirit. aromat.
Schauerbalsam: Ungt. Rosmarin. comp.
  Spir. Meliss. cps. Spir. Angelic. cps.
Schäufeln = Plätzchen.
Schaumhütchen: Troch. Santonini.
Schaumkraut: Herb. Cardamin.
Schaupen: Flor. Convallariae.
Schedelkraut: Herb. Burs. Pastor.
Schedelwater: Acid. nitricum.
Scheefbein: Cornu Cervi ustum.

Scheefennigsaat: Flor. Pyrethri pulv. Pulv. ctr. Pedic. Rhiz. Veratri. pulv. Sem. Staphisagriae.

Scheele's sches Süß: Glycerin.

Scheepseeschwede: Epl. defensiv. rubr.

Scheere, feine: Herb. Chaerophylli.

Scheerenkraut: Herb. Chaeropylli.

Scheerkraut: Herb. Taraxaci.

Scheesenträgerpflaster: Empl. ad Rupturas. Empl. oxycroceum.

Scheetpulver: Pulv. pro Pecore.

Scheibelkraut: Asar. europ.

Scheibenwurz: Rhiz. Asari.

Scheidewasser: Acid. nitricum.

Scheikgras: Rhiz. Caricis.

Scheißbeeren: Fruct. Cathartic.

Scheißbeerholz: Cort. Frangulae.

Scheißbeerstengel: Stip. Dulcamar.

Scheißblätter: Fol. Sennae.

Scheißholzschalen: Cort. Frangulae.

Scheißkraut: Herb. Mercurial.

Scheißlorbeeren: Fruct. Mezereï.

Scheißpillen: Pil. Jalapae.

Scheißwurzel: Rad. Bryoniae.

Schelardin: Gelatina.

Schellack: Lacca in tabulis.

Schellkraut: Herb. Chelidonii.

Schelmenkraut: Herb. Antirrhini.

Schenderbeeri: Fruct. Myrtilli.

Schenscheldemenschentee: Spec. laxant.

Scherbelstein: Talcum

Scherbenkobalt: Arsen. metall.

Scherenschleifertropfen: Tinct. aromat. acid.

Scherkraut: Herb. Sideritidis.

Scherlig: Herb. Sphondylii.

Schermöntee: Spec. lax. St. Germain.

Schernekelöl: Ol. Hyperici.

Schernekeltee: Herb. Hyperici.

Schertlig: Herb. Sphondylii.

Scherzenkraut: Herb. Sempervivi.

Scherzensalbe: Ungt. oxygenat.

Schetschken: Flor. Sambuci.

Schetschkensaft: Succ. Sambuci.

Scheuerchenpulver: Pulv. pro Infant.

Scheuergras: Herb. Equiseti.

Scheuerkraut: Herb. Equiseti.

Scheuermannstee: Spec. laxantes St. Germain.

Scheuertee: Herb. Equiseti arvens.

Scheurles Pflaster: Empl. fuscum.

Schibberschaber: Pulv. contra Pedicul.

Schibken: Flor. Sambuci oder Fruct. Sambuci.

Schickerill: Cortex Cascarillae.

Schiefergrün: Viride montanum (Berggrün).

Schieferöl: Ichthyol. Benzin. Oleum Petrae rubr.

Schieferstein: Tutia praep.

Schieferweiß: Cerussa

Schielkraut: Herb. Chelidonii.

Schielkrautpflaster: Empl. aromat.

Schiemen: Rhiz. Calami.

Schienenwurz: Rhiz. Calami.

Schierling: Herb. Conii.

Schierlingswasser: Aq. Petrosel.

Schierwasser für Kühe: Acid. nitr. crud.

Schießbeeren: Fruct. Rhamni cath.

Schießlerenwurzel: Rhiz. Polypod.

Schießwurz: Rad. Bryoniae.

Schiewecken: Flor. Sambuci oder Fruct. Sambuci.

Schifferstein: Tutia praeparat.

Schiffspech: Pix navalis.

Schiffsteer: Pix liquidia.

Schiggoree: Herb. Cichorei.

Schikerill: Cort. Cascarillae.

Schilbken: Flor. Sambuci.

Schildfarn: Rhiz. Filicis.

Schildkraut: Lichen Pulmonar.

Schildmoos: Lichen Pulmonar.

Schillardie: Gelatina.

Schillerkraut: Herb. Linariae.

Schillkrautsalbe: Ungt. Linariae.

Schiltwort: Rad. Bryoniae.

Schimmelsalz: Acid. salicylic.

Schimpfkapseln: Caps. bals. Copaivae.

Schinakelsalbe: Empl. Litharg. comp.
Schinderpflaster: Empl. basilic.
Schindholdersalbe: Ungt. oxygenatum.
Schindkraut: Herb. Chelidonii.
Schinken: Herb. Bursae Pastor.
Schinkensteel: Herb. Bursae Pastor.
Schinnkraut: Herb. Chelidonii.
Schinnpulver: Spec. emollient.
Schirmentee: Spec. laxantes.
Schirpklee: Flor. Trifolii alb.
Schischib: Pasta Jujubae.
    Pasta Liquiritiae .
Schisgelte: Herb. Cardaminis.
Schismaltere: Herb. Chenopodii.
Schismartelle: Herb. Chenopodii.
Schismuskörner: Semen Tiglii.
Schißkraut: Herb. Mercurialis.
Schißmelde: Herb. Mercurialis.
Schiwiken: Flor. Sambuci
    oder Fruct. Sambuci.
Schlabeeren: Fruct. Rhamni cath.
    Atropa Belladonna.
Schlafäpfel: Fruct. Papaveris.
    Fung. Cynosbati.
Schlafkraut: Fol. Belladonnae.
    Fol. Hyoscyami.
Schlafkunzen: Fung. Cynosbati.
Schlafpulver: Bromuralpulver.
Schlafsaft: Sir. Chamom. Sir. Papaver.
Schlaftee: Fruct. Papaveris.
Schlaftrunk: Sir. Papaveris.
Schlagbaumrinde: Cort. Frangulae.
Schlagbeeren: Fruct. Rhamni cathart.
Schlagessig: Acet. aromaticum.
Schlagflußtropfen: Tinct. apoplectica.
Schlagkraut: Herb. Chamaepit.
Schlagpulver: Pulv. temperans.
Schlagtropfen, rote: Tinct. aromat.
    Tinct. apoplect. rubr.
— **weiße:** Spirit. aether.
Schlagwasser: Aq. aromat. Aq. vul-
    nerar. acid. Spirit. Angelic. comp.
    Spir. colon. Spir. Lavandulae comp.
— **mit Gold:** Aq. aromat. c. Aur. foliat.

Schlagwasser, Weißmanns: Tinct. Ar-
    nicae c. Tinct. Kino 10 : 1.
Schlagwasser zum Aufriechen:
    Liq. Ammon. caust. arom.
— **zum Einnehmen:** Aq. Melissae.
Schlangechrut: Aspidium Filix mas.
Schlangenbeeren: Fruct. Belladonnae.
Schlangenfett: Adeps. Ol. Jecor. Aselli.
Schlangengras: Rhiz. Graminis.
Schlangenhaut: Colla Piscium.
Schlangenholz: Lign. Guajaci.
Schlangenknoblauchwurzel: Rad.
    Victor. long.
Schlangenkraut: Herb. Consol. Herb.
    Lycop. Herb. Veronicae. Herb. Dra-
    cunculi. Caltha palustris.
Schlangenkrautsaft: Sirup. communis.
Schlangenmehl: Lycopodium.
Schlangenmoos: Herb. Lycopodii.
Schlangenmord: Rad. Consolid.
Schlangenöl: Ol. Jecoris Aselli.
Schlangenpulver: Lycopodium. Mille-
    pedes pulv. Rad. Serpentariae pulv.
Schlangenrippenpulver: Pulv. Infant.
Schlangenschmalz: Adeps. Ol. Jecoris
    Aselli.
Schlangentritt: Rhiz. Bistortae.
Schlangenwasser: Aq. aromat.
Schlangenwundkraut: Hrb. Veronicae.
Schlangenwurz: Rad. Serpentariae.
    Rad. Vincetoxici. Rhiz. Bistortae.
Schlaraffenpulver: Tub. Jalapae pulv.
Schlawerhaube: Aconitum Napellus.
Schlechtwurzel: Rad. Dictamni alb.
Schlecksirup: Sir. Althaeae.
Schlegelöl: Ol. Papaveris.
Schlegeltee: Spec. laxantes.
Schlehbeeri: Fruct. Pruni spinos.
    Fruct. Sorbor.
Schlehblüten: Flor. Acaciae.
Schlehdorn: Flor. Acaciae.
Schlehdornwurzel: Rad. Consolidae.
Schlehe: Prunus spinosa.
Schlehenblut: Flor. Acaciae.

Schlehenmoos: Musc. Acaciae.
Schlehenmus: Succ. Sorborum.
Schlehenöl: Oleum viride.
Schlehenpech: Gummi arabic.
Schlehensaft: Sir. Berberidis.
Schlehenwasser: Aq. Melissae.
Schleichöl: Ol. Olivarum.
Schleimkörner: Sem. Cydoniae.
Schleimkreim: Creta alba.
Schleimmoos: Carrageen.
Schleimpflaster: Empl. Litharg. cps.
Schleimpulver: Pulv. Liquir. cps.
Schleimsaft: Sir. gummosus.
Schleimschäufeln: Rotulae lax.
Schleimtee: Rad. Althaeae.
  Spec. emoll. Spec. pector.
Schleimtropfen: Tinct. Jalapae dil.
Schleimundgallenpillen: Pilulae laxant.
Schleimwurzel: Rad. Althaeae.
Schlenzkersche Mágentropfen:
  Tinct. Chinae comp.
Schleppchenpulver: Tub. Salep pulv.
Schletterlestee: Fruct. Papaveris.
Schliche, Schliehe = Schlehe.
Schlichtmoos: Carrageen.
 Schlickspottche: Elect. Sennae.
Schliefgras: Rhiz. Graminis.
Schlieköl: Ol. Arachidis.
Schliesgras: Rhiz. Graminis.
Schlimmblut: Flor. Acaciae.
Schlingbohnen: Sem. Phaseoli.
Schlingdornblüte: Flor. Acaciae.
Schlingwurzel: Rad. Ononidis.
Schlingeblüten: Flor. Acaciae.
Schlinkenblüten: Flor. Acaciae.
Schlipfblümli: Flor. Farfarae.
Schlippenwurz: Rhiz. Bistortae.
Schlirpklee: Flor. Trifolii rep.
Schloßkraut: Herb. Eupator. cannabini.
Schloßstein: Lapis Belemnites.
Schlotfegerkappe: Aconitum Napellus.
Schlotfegertropfen: Tinct. Ferri pomat.
Schlotten: Fruct. Alkekengi.
Schlottenkraut: Herb. Pulsatillae.

Schlotterblumen: Flor. od. Hrb. Pulsat.
Schlotterhosenkraut: Hrb. Pulmonariae.
Schluche- oder Schluckerwurz:
  Rad. Bistortae.
Schluckwehrrohr: Rad. Levistici.
Schluckerwurz: Rhiz. Bistortae.
Schluckpulver: Rad. Gent. pulv. gross.
Schlupfpulver: Talcum pulv.
Schlüsselblumen: Flor. Primul.
— blaue: Pulmonaria offic.
Schlüsselblumenwasser:
  Aqua. Amygdal. am. dil.
Schlüsseli: Flor. Primulae.
Schlüsselkraut: Herb. Saponar.
Schlüsselwurz: Rad. Saponar.
Schlutten: Fruct. Alkekengi.
Schluttenkraut: Herb. Pulsatillae.
Schmack: Fol. Sumach.
Schmackblätter: Fol. Rhoïs.
Schmacket: Fol. Salviae.
Schmähle: Rhiz. Graminis.
Schmale Salve: Fol. Salviae.
— Sophie: Fol. Salviae.
Schmalzblume: Tarax. off. Flor. Calth.
Schmalzbluema: Flor. Arnicae.
  Herb. oder Flor. Taraxaci.
Schmalzhefen: Rad. Ononidis.
Schmalztee: Spec. nutrientes.
Schmalzwurz: Rad. Consolidae.
Schmandsalbe: Ungt. leniens.
Schmärwurz: Rad. Bryoniae.
Schmatzerltee: Herb. Silenae.
Schmeckbirnkerne: Semen Cydoniae.
Schmecke: Herb. Centaur. min.
Schmeckelswasser: Spir. odorat.
Schmeckenicht: Pulv. laxans.
Schmecker: Fol. Menth. pip.
Schmecket: Fol. Salviae.
Schmecketsöl: Ol. odoratum.
Schmecketswasser: Aqua coloniensis.
Schmeckwasser: Spirit. coloniensis.
Schmeerstein: Talcum.
Schmerblumen: Flor. Arnicae.
  Flor. Verbasci.

Schmergel: Hrb. Chenop. Hrb. Serpyll.
Schmerkraut: Herb. Cannabis.
Schmersamen: Fruct. Cannabis.
Schmerstein: Talcum.
Schmerwurz, Schmerwürze:
 Rad. Bryoniae. Rad. Symphyti.
Schmerwurzel: Rhiz. Ari. Rad. Consol.
Schmerzstillende Essenz: Tct. carmin.
— — **fürs Kind:** Sir. Chamomillae.
 Sir. Valerian.
— **Liquor:** Spiritus aethereus.
— **Opiumtropfen:** Acet. Opii.
 Tinct. antichlor.
Schmerzstillender Saft: Sir. Papaveris.
— **Spiritus:** Spir. athereus. Spir. Angel.
 comp. Spir. Melissae. comp.
— **Tee:** Flor. Chamom., Fol. Menth.
 pip., Rad. Valer. āā.
— **Wasser:** Aq. sedat. Aq. Petroselini.
Schmerzwurzel: Rad. Consolid.
Schmettenschmiere: Liniment. ammon.
Schmidlipulver: Pulv. arom. Schmidlii.
Schmidts Pflaster: Empl. Res. Pini.
Schmiere, Schmiern = Salbe.
Schmierpflaster: Empl. fuscum.
Schmierpulver, schwarzes: Graphit.
Schmiersalbe: Sapo viridis.
Schmierseife: Sapo viridis.
Schminkbohnen: Sem. Phaseoli.
Schminke, rote: Carmin. rubr.
— **weiße:** Bismut. subnitr.
Schminkläppchen: Bezett. rubr.
**Schminkpulver, mineralisches oder
 spanisches:** Bismut. subnitr.
Schminkweiß: Bismut. subnitr.
Schminkwurzel: Rad. Alcannae.
Schmirgel: Lapis Smiridis.
Schmitze: Lign. campechian.
Schmitzerlein: Fruct. Jujubae.
Schmöckwasser: Spir. coloniens.
Schmöhle: Rhiz. Graminis.
Schmolt: Adeps.
Schmuckers Pflaster: Empl. consolid.
Schmutzkreide: Bol. alba. Creta alba.

Schnabelwurz: Rad. Levistici.
Schnackenblume: Taraxac. officinale.
Schnakenfett: Ol. Jecor. Asell.
Schnakengeist: Liq. Ammon. caust.
Schnakenöl: Ol. Arachidis.
Schnakenpulver: Pulv. ctr. Insect.
Schnallen: Flor. Rhoeados.
Schnallensaft: Sir. Rhoeados.
Schneckenblätter: Herb. Lappae.
Schneckenfett: Adeps. Ol. Jecor. Asell.
 Ol. Lumbricor.
Schneckengeist: Liq. Ammon. caust.
 Spirit. aromaticus.
Schneckengruß: Sir. Althaeae.
Schneckenhäuschen: Troch. Santonin.
Schneckenhauspulver: Conchae praep.
Schneckenöl: Ol. Lumbricor. Ol. Jecor.
 Asell. Ol. Lini sulfur.
Schneckensaft: Sir. Althaeae.
 Sir. Aurant. Flor. Sir. Liquirit.
Schneckensalbe: Ungt. Plumbi.
—, **schwarze:** Ungt. basil. fuscum.
Schneckensteine: Lapid. Cancror.
Schneckenzähne: Conchae pulv.
 Sem. Paradisi.
Schneeballwurzel oder **-rinde:**
 Cort. Viburni prunifol.
Schneeberger Schnupftabak:
 Pulv. sternutatorius alb.
Schneebitterwurz: Rad. Gentianae.
Schneeblumwurzel: Rad. Hellebori.
Schneerose: Helleborus niger. Rhodo-
 dendron.
Schneesalbe: Ungt. leniens.
 Ungt. Plumbi. Ungt. Zinci.
Schneesalz: Ammon. carbonicum.
Schneetropfen: Flor. Convallar.
Schneeweiß: Zincum oxydatum.
Schneggenblagge: Lappa tomentosa.
Schneiderbalsam: Ungt. ctr. Scab.
Schneiderblumen: Flor. Acaciae.
Schneiderkurasche: Ungt. ctr. Scabiem.
Schneiderlein: Polygala amara.

Schneiderleistenspiritus: Spir. Lavand. comp. Spir. sapon.-camph.

Schneiderliebe: Ungt. contra Scabiem.

Schneiders Kurzweil oder Vergnügen: Ungt. contra Scabiem.

Schneischenbeeren: Fruct. Sorbi.

Schnellbleiche: Calcar. chlorat.

Schnellerblumen: Flor. Rhoeados.

Schnellsalz: Ammon. carbonic.

Schnelltropfen: Tinct. Jalapae.

Schnelzen: Flor. Rhoeados.

Schneppdiwepp: Infus. Sennae. comp.

Schniderbeeren: Fruct. Rubi. Idaei.

Schnitterblumen: Flor. Stoechados.

Schnittgras: Rhiz. Caricis.

Schnitttropfen: Sir. Sennae.

Schnitzelrotstein: Lap. Haematit.

Schnitzerlein: Fruct. Jujubae.

Schnitzewitt: Ungt. sulfur. cps.

Schnuderbeeren: Fruct. Myrtill.

Schnüffelsalbe: Ungt. Zinci.

Schnupfensalbe: Ungt. Majoran.

Schnupfkapseln: Caps. Bals. Cop.

Schnupfpulver, Schneeberger: Pulv. sternutatorius alb.

Schnupftabaksblumen: Flor. Arnicae.

Schnur: Rhiz. Graminis.

Schnürligras: Rhiz. Graminis.

Schobbijak, weißer: Ugt. Hydr. alb. dil.

Schober: Flor. Millefolii.

Schofripple: Flor. Millefolii.

Schofbeinöl: Ol. Olivar. alb.

Schokoladenpflaster: Empl. fuscum.

Schokoladenpflaster: Cerat. fuscum. Ungt. basil. fuscum.

Schokoladensalbe: Cerat fusc. Ungt. basil. fusc.

Schöllkraut: Herb. Chelidonii.

Schöllwurzelpulver: Rhiz. Veratr. pulv.

Schöllwurzkraut: Herb. Chelidonii.

Scholzenpflaster: Empl. fuscum.

Scholzensalbe: Ungt. basilic. fuscum.

Schömwurzel: Rad. Hellebori.

Schönefrau: Fol. Belladonnae.

Schönemarie: Sem. Foenugraeci.

Schönhacke: Rad. Cailinae.

Schönheitsmilch: Aq. Rosae benzoinat.

Schönheitspflaster: Empl. angl. nigr.

Schönkraut: Herb. Chelidonii.

Schönliebe: Flor. Stoechados.

Schönmädchen: Fol. Belladonnae.

Schonungspflaster: Epl. Canthar. perp.

Schop: Ungt. contra Scabiem.

Schopfsalbe: Ungt. sulfuratum.

Schöpstalg: Sebum ovile.

Schorfkopfsalbe: Ungt. basilic.

Schorfkraut: Herb. Scabiosae.

Schorflattichwurzel: Rad. Oxylapathi.

Schornsteinfegertropfen: Tinct. Ferri pomati.

Schoßbeeren: Solan. Dulcam.

Schoßkraut: Herb. Abrotani.

Schoßmaltenkraut: Herb. Artemisiae.

Schoßwurz: Herb. Abrotani.

Schoten, griechische: Fruct. Ceraton.

Schotenklee: Herb. Meliloti.

Schotenpfeffer: Fruct. Capsici.

Schotentee: Follicul. Sennae.

Schottenzucker: Sacch. Lactis.

Schotschen: Flor. Sambuci.

Schottendorn: Prunus spinosa.

Schottenzucker: Sacch. lactis.

Schradel: Fol. Ilicis.

Schraminenstein: Lap. Calam.

Schrankschmier: Polierwachs.

Schrapelsalbe: Ungt. contra Scab.

Schreckbirnen: Sem. Paeoniae.

Schreckblumen: Flor. Arnicae.

Schreckensalbe: Ungt. sulfur. cps.

Schreckkörner: Sem. Paeoniae.

Schreckkoppen: Flor. Trifolii albi. Flor. Centaureae Jaceae. Herb. Centaureae paniculat.

Schreckkraut: Herb. Conyzae. Herb. Centaureae panic. in Bündeln. Herb. Chenopodii. Herb. Sideritidis.

Schreckpulver: Pulv. epilept. Pulv. pro Infant. ruber. Plv. temperans ruber.

Schrecksteine: Flach abgeschliffene, durchbohrte, dreieckige Serpentinsteine.

Schrecktropfen: Mixt. oleos.-balsam. Tinct. Valerian.

—, **rote:** Aqua aromat. rubr.

—, **weiße:** Spiritus aethereus. Spiritus Aetheris nitros. Spir. Meliss. comp.

Schreckwasser: Aqua aromatic.

Schreikraut: Herb. Sideritidis.

Schrindwurz: Rad. Lapathi.

Schrockdistel: Datura Stram.

Schrotschußpulver: Pulv. ctr. Pedicul.

Schrundensalbe: Ungt. cereum. Lanolin. Sebum.

Schrunesalbe: Ungt. Terebinth.

Schrunnöl: Glycerin.

Schrunnwasser: Glycerin.

Schubijak: Ungt. contra Scabiem.

Schublak: Lacca in tabulis.

Schuhblume: Aconitum Napellus.

Schülerkraut: Herb. Acmellae.

Schulholz: Cort. Dita.

Schulzes Balsam: Tinct. odontalgic.

Schulzucker: Sacchar. rubrum.

Schumack: Herb. Sumach.

Schumannstropfen: Tinct. amara.

Schumarkel: Herb. Asperulae.

Schuppenflechte: Lich. island.

Schuppensalbe: Ungt. Zinci.

Schuppenwurz: Rhiz. Bistort. Rhiz. Filicis.

Schürmannpflaster: Empl. fuscum.

Schürwurz: Rhiz. Tormentillae.

Schußblattersalbe: Ungt. Zinci.

Schlüsseli: Flor. Primulae.

Schüssersalbe: Ungt. sulfurat.

Schußwasser: Mixt. vuln. acid.

Schusterkraut: Herb. Majoranae.

Schusterpech: Pix nigra.

Schusterpuder: Talcum pulv.

Schusterpulver: Alum. plumos.

Schustersalbe: Ungt. sulfurat.

Schustertropfen: Tinct. Chinioïd.

Schüttelbölli: Pil. laxant.

Schutzpflaster, grünes: Empl. Meliloti.

Schwabel = Schwefel.

Schwabenkraut: Herb. Chenopodii.

Schwabenöl: Ol. Ricini.

Schwabenpulver: Pulv. contra Insect.

Schwabentod: Borax pulv. Pulv. contra Blattas.

Schwabenwurzel: Rhiz. Veratri.

Schwalbenkraut: Herb. Chelid. Herb. Fumariae.

Schwalbenkrautöl: Oleum Amygdal. Ol. compositum. Ol. Hyoscyami.

Schwalbenöl: Ol. Amygdal. Ol. Jecor. Aselli fuscum. Oleum Philosoph. Ol. viride. Spir. saponat.

Schwalbenwasser: Aqua aromatica. Aq. carminativa. Aq. Tiliae.

—, **schwarzes:** Aq. Foeniculi.

Schwalbenwurzel: Rhiz. Bistortae. Rad. Vincetoxici.

Schwälkenöl: Ol. viride coct.

Schwamm, Schwammerl heißen in Bayern und Oberhessen Pilze ganz allgemein.

Schwammbüchseltropfen: Spir. odorat.

Schwämmchensaft: Mel borax. Mel rosat. borax.

Schwammerlwasser: Sol. Boracis.

Schwammkohle: Carbo Spong.

Schwammsaft: Sir. Alth. Mel boraxat. Mel rosat. borax.

Schwammsäftchen: Mel borax. Mel rosat. borax.

Schwammstein: Lap. Spongiae.

Schwammtee: Lichen island.

Schwammwurz: Rad. Asparagi.

Schwammzucker: Sacchar. rubr.

Schwanensalz: Tartar. natronat.

Schwanzpfeffer: Cubebae.

Schwärkraut: Herb. Scabiosae.

Schwärkräuter: Spec. emollient.

Schwärpflaster: Empl. Litharg. comp

Schwarteehr: Mumia pulv.

Schwarte Päperkern: Sem. Nigellae.
Schwartenpeterkähm: Semen Nigellae.
Schwarz. Ahrand: Styrax.
— **Andorn:** Herb. Ballotae.
— **Beere:** Fruct. Myrtilli.
— **Besinge:** Fruct. Myrtilli.
— **Chinaöl:** Bals. peruvian.
— **Degen:** Ol. animale foet. Ol. Rusci.
— **Ehr:** Mumia.
— **Essig:** Acet. pyrolignos. crud.
—, **Frankfurter:** Ebur ustum.
— **Hafer:** Pulv. contra Pedicul.
— **Heilpflaster:** Empl. fuscum camph. Empl. angl. nigr.
Schwarz. indischer Balsam: Balsam: peruvian.
— **Königssalbe:** Ungt. basilic. nigr.
— **Koriander:** Sem. Nigellae.
— **Kümmel:** Sem. Nigellae.
— **Malven:** Flor. Malvae arbor.
— **Muttertropfen:** Tinct. Ferri pomati.
— **Nießwurz:** Rad. Helleb. nigr.
— **Nüsse:** Mirobalani.
— **Paperkähm:** Sem. Nigellae.
— **Pech:** Pix navalis.
— **Pfeffer:** Fruct. Piper. immat.
— **Picksalbe:** Ungt. basilic. nigr.
— **Platintropfen:** Tinct. Aloës.
— **Rhabarber:** Tub. Jalapae.
— **Schneckensalbe:** Ungt. basilic. fusc.
— **Seife:** Sapo kalinus venalis.
— **Senf:** Sem. Sinapis.
— **Steinöl:** Ol. animale foetid. Ol. Petrae nigr. Ol. Rusci.
— **Stundentropfen:** Tinct. Aloës.
— **Tafelsalbe:** Empl. fuscum. camph.
— **Tropfen:** Elix. Aurant. cps. Tinct. amara.
— **Uran:** Styrax calamita.
— **Waschung:** Aq. phaged. nigr.
— **Wasser:** Aq. phagédaen. nigr.
— **Wundertropfen:** Tinct. Aloës comp.
— **Zucker:** Succ. Liqu. anis. (Cachou).
Schwarzbeerblätter: Fol. Rubi frutic.

Schwarzbeeren: Fruct. Myrtilli.
Schwarzbeersaft: Sir. Moror.
Schwarzbeize: Liqu. Ferri acetici. crud.
Schwarzbergöl: Ol. Rusci.
Schwarzblätter: Herb. Hepatic.
Schwarzblei: Graphit. Plumbago.
Schwarzbleiweiß: Graphites. Plumbago.
Schwarzbreitenpflaster: Empl. fuscum.
Schwarzbrühe: Liq. Ferri acetici. crud.
Schwarzburgerbalsam: Ol. Lini sulfur.
Schwarzburgerpflaster: Empl. fuscum.
Schwarzdegenöl: Ol. animale foetid.
Schwarzdornblüten: Flor. Acac.
Schwarzdornbrei: Succ. Sambuci.
Schwarzdornrinde: Cort. Ulmi.
Schwarzdornwurzel: Radix Ononidis. Rhiz. Tormentill. Rad. Consolidae.
Schwarzedelherzpulver: Pulv. epilept. niger.
Schwarzenbergsalbe: Empl. fuscum.
Schwarzespenknospen: Gemm. Populi.
Schwarzfegertropfen: Tinctura Ferri pomat. Tinct. Fuliginis. Elix. uterin. anglic. (Ph. Sax.).
Schwarzgallenmagentropfen: Tinct. Aloës comp.
Schwarzglaspulver: Stib. sulfur. nigr.
Schwarzheilpflaster: Empl. fuscum.
Schwarzholder: Flor. Sambuci.
Schwarzholzrinde: Cort. Frang. Aqua Amygdal. amar. dilut.
Schwarzkorn: Secale cornutum.
Schwarzkümmel: Sem. Nigellae.
Schwarzlosenpulver: Pulv. pro Equis.
Schwarzmalven: Flor. Malvae arbor.
Schwarznessel: Herb. Scrophul. Herb. Ballotae.
Schwarzpappelbaumspitzen: Gemmae Populi.
Schwarzpappeln: Flor Malvae arbor.
Schwarzpflaster: Empl. fuscum.
Schwarzrabenblut, innerlich: Tinct. Asae foetid.
—, **äußerlich:** Oleum Rusci.

14*

Schwarzrhabarber: Tub. Jalapae.
Schwarzruschelrinde: Cort. Ulmi.
Schwarztaffetpflaster: Empl. Drouoti.
Schwarzwäldertropfen: Tinct. Aloës cp.
Schwarzwaldpulver: Plv. epilept. niger.
Schwarzwaldtee: Spec. laxant. Dresd.
Schwarzwaldwurzel: Radix. Consolid.
Schwarzwurzel: Radix Consolid.
Schwarzwurzelöl: Ol. viride.
Schwarzwurzelpflaster: Empl. fuscum.
   Empl. ad Rupt.
Schwarzwurzelsaft: Sir. Consolid.
Schwarzwurzelsalbe: Ungt. basilic. fus-
   cum. Ungt. flavum.
Schwebelrinde: Cort. Frangul.
Schwede = Pflaster.
—, **alter:** Spec. ad long. vitam. Spec.
   Hierae picrae. Spec. amarae. Tinct.
   Aloës comp.
Schwedentrank: Tinct. Aloës comp.
Schwedisch. Balsam: Tinct. Aloës cps.
   Tinct. Benzoës cps.
— **Elixier:** Tinct. Aloës comp.
   Tinct. Benzoës comp.
— **Kräuter:** Species amarae.
— **Magentropfen:** Tinct. Aloës comp.
— **Pomade:** Ungt. sulflurat cps.
Schwedisch. Tinktur: Tct. Aloës comp.
   Tinct. Benzoës comp.
— **Tropfen:** Elixir e Succo Liquir.
Schwefel, umgewandter: Ugt. sulfurat.
—, **ungenützter:** Sulfur. citrin.
—, **zugerichteter:** Ungt. sulfurat.
Schwefeläther: Aether.
Schwefeläthergeist: Spirit. aether.
Schwefelalkali: Kal. sulfuratum.
Schwefelalkohol: Carbon. sulfur.
Schwefelbalsam: Ol. Lini sulfur.
Schwefelbalsamtropfen:
   Oleum Terebinth. sulfur.
Schwefelblumen: Sulfur sublim.
Schwefelblüte: Sulfur depurat.
Schwefelbraun: Kal. sulfurat.
Schwefelerde: Sulfur sublim.

Schwefelgeist: Mixt. sulfur. acid.
   Acid. sulfur. fum.
—, **flüchtiger:** Liqu. Ammon. hydrosulf.
Schwefelleber: Kal. sulfurat.
—, **flüchtige:** Liq. Ammon. hydrosulfur.
Schwefelleinöl: Ol. Lini sulfur.
Schwefelmehl: Lycop. Sulfur depurat.
Schwefelmilch: Sulfur praecip.
Schwefelnaphtha: Aether.
Schwefelöl: Acid. sulfur. crud.
   Ol. Terebinth. sulfurat.
Schwefelpräzipitat: Sulfur praecipit.
Schwefelpulver: Sulfur sublim.
Schwefelrahm: Sulfur praecipit.
Schwefelsäure: Acid. sulfuric.
—, **englische:** Acid. sulfur. angl.
—, **Nordhäuser:** Acid. sulfuric. fumans.
—, **sächsische:** Acid. sulfur. fumans.
— **zum Putzen:** Acid. sulfur. dil.
Schwefelsalbe: Ungt. sulfurat.
—, **schwarze:** Ungt. sulfur. cps.
Schwefelspäne: Sulfur in filis.
Schwefelspießglanz: Stib. sulfur. nigr.
—, **roter:** Stib. sulfur. rubeum.
Schwefelspiritus, versüßter: Spir. aeth.
Schwefelstätt: Aether.
Schwefeltartar: Ol. Terebinth. sulfur.
Schwefelterpentinöl: Ol. Tereb. sulfur.
Schwefeltmodur: Ol. Terebinth. sulfur.
Schwefelwurzel: Bulb. Asphodeli.
   Rad. Peucedani.
Schwefelwurzkraut: Stip. Dulcamarae.
Schweinblagde: Herb. Acetosae.
Schweinebrot: Tubera Cyclamin.
Schweinebrunst: Boletus cervinus.
Schweinefenchel: Meum athamantic.
Schweinefraß: Lign. Sassafras.
Schweinegras: Rhiz. Graminis.
Schweinegruse: Herb. Polygoni.
Schweinepulver: Stib. sulfur. nig.
Schweinerösl: Taraxacum offic.
Schweineschneidersalbe:
   Ungt. Hydrarg. rubr. venal.

Schweintropfen: Arsenic. D. III.
homoeop.
— Tinct. Aloës comp.
Schweingaeder Nervensalbe:
Ungt. nervin. virid.
Schweinigeltropfen: Ol. Tereb. sulfur.
Schweinsbeutel: Rhiz. Veratr. pulv.
in sacc. (sogen. Niesbeutel).
Schweinsbrechwurzel: Rhiz. Veratri.
Schweinsbrot: Rad. Cyclaminis.
Schweinsbubenpflaster: Empl. Lith. cp.
Schweinwurz: Rad. Bryoniae.
Schweißkraut: Herb. Mercurial.
Schweißmelde: Mercurialis perennis.
Schweißpulver: Pulv. salicyl. c. Talco.
— zum Härten: Kal. ferrocyan.
Schweißtreiber: Tinct. bezoardic.
Schweißtropfen: Liq. Amm. acet.
Schweißwurzel: Rhiz. Chinae.
Schweizerkräuter: Spec. amar.
Schweizermädeltee: Flor. Rhoeados.
Schweizerpillen: Pil. laxantes.
Schweizertee: Herb. Abrotani.
Herb. Galeops.
Schweizertropfen: Elixir Succini.
Schweizerzucker: Sacchar. Lact.
Schwellkraut: Fol. Malvae.
Schwellstein: Cupr. aluminat.
Schwerkraut: Herb. Scabiosae.
Schwernottropfen: Tinct. Chinioïdini.
Schwersaat: Flor. Cinae.
Schwertelwurzel: Rhiz. Irid. Flor.
—, wilde: Bulb. Asphodeli. Bulb. Victorial. rot. Rad. Pyrethri. Rad. Consolid. Rhiz. Pseudacori.
— — gegen Zahnschmerzen:
Rhiz. Galangae.
Schwertwurzel: Rhiz. Iridis.
Schwerwurzelpflaster: Epl. Lithargyri.
Schwestern, die ungleichen:
Herb. Pulmonar.
Schwiblume: Herb. Taraxaci.
Schwidern: Fruct. Berberidis.
Schwiedenbeere: Fruct. Berberidis.

Schwiegerle: Flor. Violae tricoloris.
Schwiegermütterchen: Herb. Viol. tric.
Schwiensbütel: Rhiz. Veratri in sacc.
Schwiensbulenpflaster: Empl. Litharg.
Schwienwörtel: Rhiz. Veratri.
Schwigerli: Herb. Violae tricol.
Schwillpflaster: Empl. Litharg.
Schwindelbeere: Fruct. Berberidis.
Atropa Belladonna.
Schwindelblumen: Flor. Primulae.
Schwindelkörner: Fructus Cocculi.
Fruct. Cubebae. Fruct. Coriandri.
Sem. Sinapis. alb.
Schwindelkraut: Coriandrum sativ.
Schwindelöl: Ol. Terebinthinae.
Schwindelpulver: Pulv. temper.
Schwindelriechgeist: Liq. Amm. caust.
Schwindelwurzel: Rad. Arnicae.
Schwindensalbe: Ungt. Hydr. alb.
Schwindsuchtskraut: Hrb. Galeopsidis.
Schwindsuchtwurzel: Radix Actaeae.
Schwineöl: Oleum Buechleri.
Schwingelkörner: Sem. Staphisagr.
Schwiniöl: Oleum Buechleri.
Schwinisalbe: Oleum Buechleri.
Schwinskraut: Herb. Anserinae.
Schwirzelkörn: Sem. Staphisagr.
Schwitzerlack: Pulv. Vaccarum.
Schwitzerlein: Fruct. Jujubae.
Schwitzpastillen: Tablett. Acid. acetylosalic.
Schwitzerpulver: Pulv. lactesc.
Schwitzsaft, Schwitzsalbe:
Succ. Sambuci insp.
Schwitztee: Flor. Sambuci. Flor. Tiliae.
Schwitztropfen, grüne: Tct. Menth. pip.
—, weiße: Liqu. Ammon. acet.
Spir. Angelicae comp.
Schwögerli: Herb. Viol. tricol.
Schwollkraut: Fol. Malvae silv.
Schwülkenöl: Ol. Philosoph. Ol. viride.
Schwülkenwasser: Aqu. aromatica.
Aqu. Foeniculi.

Schwulstkraut: Herb. Chelidon. Herb. Senecionis.

Schwulstsalbe: Ungt. Kalii jodat.

Schwundbalsam: Liqu. Ammon. caust. 1,0. Tinct. Arnicae, Spir. camph., Spir. sapon. āā. 5,0.

Schwundsalbe: Ungt. Rosmar. comp. Ungt. Zinci.

Schwundspiritus: Spir. Angelic. comp.

Schwungsalbe: Ungt. Populi

Schwungsalz: Ammon. carbon.

Scillabol: Bulb. Scillae.

Scorbutkraut: Herb. Cochleariae.

Scorbutsalz: Kal. chloric.

Scorbutspiritus: Spir. Cochlear.

Scorbuttinktur: Tinct. Lignor.

Scordienkraut: Herb. Scordii.

Scorpionöl: Ol. Lini. Ol. camphorat. Ol. Petrae rubr.

Sebarsaat: Flor. Cinae.

Sebast: Cort. Mezereï.

Sebastiantee: Lign. Quassiae.

Sebenbaum: Summit. Sabinae.

Sebenbaumblätter: Herb. Sabinae.

Sebersaat: Flor. Cinae.

Sechserlei Pflaster: Empl. ad Rupt.

Sechserleischmiere: Ungt. nervin.

Sechswöchnerintee: Hrb. Violae tricol.

Seckelkraut: Herb. Bursae Pastor.

Seckelmeister: Rad. Caryophyll.

Sedativhalbsäure: Acid. boric.

Sedativsalz: Acid. boric. Natr. bicarb.

Seebbeeren: Fruct. Myrtilli.

Sedlitzer Salz: Magnes. sulfur.

Seeblumensamen: Sem. Paeon.

Seebohnen: Umbilic. marin.

Seechrüseli: Flor. Nymphaeae alb.

Seeeiche: Fucus vesiculosus.

Seefkesad: Tanacetum vulg.

Seegamselspiritus, Seechamselspiritus: Spir. Formic.

Seegras: Herb. Equiseti min.

Seegraswurzel: Rhiz. Caricis.

Seejungferfett: Ol. Jecor. Asell.

Seeländerklee: Herb. Trifolii prat.

Seelenbalsam: Ungt. Elemi.

Seelenpolekten: Lycopodium.

Seelenspeck: Cetaceum.

Seelnonnenpflaster: Ungt. Terebinth.

Seelotenklee: Herb. Meliloti.

Seemannstreu: Herb. Eryngii.

Seemoos: Carrageen.

Seeperlen, rote: Corall. rubr.

—, weiße: Conchae praep.

Seerosen: Flor. Nymphaeae.

Seesalz: Sal marinum.

Seeschaum: Ossa Sepiae pulv.

Seeschwede: Empl. Ceruss. rubr.

Seetang: Fucus vesiculosus.

Seewebaum: Summit. Sabinae.

Seewersaat: Flor. Cinae.

Seewurzel: Rhiz. Galang. tot.

Sefelbaum: Summitates Sabinae.

Sefenbaum, Sefi, Sefler, Segelbaum, Segenbaum: Juniperus Sabina. Herb. Ericae.

Sefi = Salbei.

Segelbaum: Summit. Sabinae.

Segelstern: Succinum raspatum.

Segelsterntropfen: Tinct. Succin.

Segenbaum: Summit. Sabinae.

Segenkraut: Herb. Verbenae.

Segge: Rhiz. Caricis.

Seggenwurzel: Rhiz. Caricis.

Sehmsblätter: Fol. Sennae.

Sehnengras: Rhiz. Graminis.

Sehnenöl: Ol. camphorat. Ol. nervin.

Sehnenrecksalbe: Ol. Hyoscyami. c. Ol. Tereb. Ungt. Populi. Ugt. nervin.

Sehnentreck: Ungt. Hydrarg. alb.

Sehnenziehöl: Ol. Hyoscyami. Oleum Philosophorum. Linim. ammoniat.

Sehnsuchtsblätter: Fol. Majanth. bifol.

Seichdiakel: Empl. Litharg. cps.

Seicherin: Rad. Taraxaci c. Herb.

Seichkraut: Herb. Taraxaci. Ononis spinosa.

Seidelbast: Cort. Mezereï.

Seidenbinse: Herb. Eriophori.
Seidenblau: Coeruleamentum.
Seidenrosentee: Flor. Mavae arb.
Seidensalbe: Ungt. Hydr. rubr. in sacc.
Seidenspiritus: Liquor. Ammon. carbon. pyrooleos.
Seidlitzer Salz: Magnes. sulfur.
Seidlitzpulver: Pulv. aerophor. laxans.
Seidschützer Salz: Magn. sulfur.
Seife, Alikantische, Spanische oder
— Venetische: Sapo venet.
—, chemische: Ammon. carbon.
—, Englische: Sapo oleaceus.
—, grüne oder schwarze: Sapo kalin. venalis.
Seifenbalsam: Linim. saponat.-camph.
Seifengeist: Spirit. saponatus.
Seifenholz: Cort. Quillajae.
Seifenkampferspiritus:
    Spiritus saponat.-camph.
Seifenkraut: Herb. Saponariae.
Seifenpflaster: Empl. saponat.
Seifenrinde: Cort. Quillajae.
Seifensiederfluß: Kal. chloratum.
Seifensiederlauge: Liquor Natri caust.
Seifensiedersalbe: Ungt. Plumbi.
Seifenspiritus: Spir. saponatus.
Seifenstein: Natr. causticum crud.
Seifenwürze: Rad. Saponar.
Seifenwurzel: Rad. Saponariae.
—, weiße: Rad. Saponar. alb.
Seigamseln = Ameisen.
Seigamselspiritus: Spir. Formicar.
Seignettensalz: Tart. natronatus.
Seihblumen: Herb. Taraxaci.
Seihdiakel: Empl. Litharg. cps.
Seihkrautsamen: Lycopodium.
Seihwuhlcher sind Trüffeln.
Seilerschmiere: Tinct. Arnicae.
Seilkraut: Herb. Lycopodii.
Seilkrautsamen: Lycopodium.
Seitholt: Rad. Liquirit.
Sektenpulver: Flor. Pyrethri pulv.
Selap: Tub. Jalapae.

Selbenblätter: Fol. Salviae.
Selbin: Fol. Salviae.
Selbstheil: Herb. Prunellae.
Self: Fol. Salviae.
Sellerieöl: Ol. Philosophorum.
Selleriepomade oder -salbe:
    Ungt. Hydrarg. alb. dil. Ungt. Zinci.
Selleriesamen: Fruct. Apii.
Selleriefropfen: Spir. Petrosel.
Selleriewurzel: Rad. Apii. Rad. Petrosel. Rad. Bardan.
Selotten: Flor. Meliloti.
Selvénblätter: Fol. Salviae.
Selwe = Salbei.
Selz = eingedickter Saft. Succus.
Semen contra: Flor. Cinae.
Semensblätter: Fol. Sennae.
Semhamundjaphet: Fol. Sennae, Rad. Liquir., Fol. Aurant. āā.
Semmelgelb: Rhiz. Curcum. pulv.
Sempervigensalbe: Ungt. Populi.
Sendbeeren: Fruct. Myrtilli.
Senden: Herb. Ericae.
Senegalgummi: Gummi arab.
Senf, englischer: Sem. Erucae.
—, Französischer: Sem. Sinapis.
—, gelber oder weißer: Semen Erucae.
—, grüner od. schwarzer: Sem. Sinapis.
—, Holländischer oder Russischer:
    Sem. Erucae.
—, roter: Sem. Sinapis.
Senfblätter: Fol. Sennae. Charta sinap.
Senfkraut: Herb. Saturejae.
Senfmehl: Semen Sinapis pulv. gross.
Senföl: Spirit. Sinapis (eigentlich Ol. Sinapis, das aber rein zu scharf ist).
Senfpflaster: Charta sinapisata.
Senfspiritus: Spiritus Sinapis.
Senftblätter: Fol. Sennae.
Senfteig: Sem. Sinapis pulv.
    Charta sinapis.
Sengenessel: Flores Lamii.
Sennenblätter: Herb. Alchemillae.
Sennesamdihle: Fruct. Sabadill.

Sennesbälge, -schärfen oder -schäffle: Folliculi Sennae.
Sennesblätter: Folia Sennae.
Sennesmus: Electuar. Sennae.
Sennessaft: Sir. Sennae.
Sennesschoten: Folliculi Sennae.
Sennesselblüten: Flor. Lamii albi.
Sensenblätter: Fol. Sennae.
Sensentropfen: Inf. Sennae cps.
Sentbeeren: Fruct. Myrtilli.
Sentichblätter, Sentischblätter: Summit. Sabinae.
Sentinellpulver: Magn. carbon.
Sepedillensaat: Pulv. contra Pedicul Sem. Sabadillae.
Sepiaschalen: Ossa Sepiae.
Septemwurzel: Rad. Zedoariae.
Serbelsaat: Flores Cinae.
Sergenkraut: Herb. Saturejae.
Serpentilsamen: Sem. Sabadill.
Serpentin: Rhiz. Bistortae.
Sersch: Rhamnus carthartica.
Servelati: Mixt. oleos.-balsamic.
Sevenbaum: Sumit. Sabinae.
—, sibirischer: Herb. Balotae lanat.
Sevenkraut: Herb. Sabinae.
Sevi, siehe Sefi.
Sevikraut: Fol. Salviae.
Seviöl: Oleum Sabinae.
Sibbeeren: Fruct. Myrtilli.
Sibirisches Salz: Magnes. sulfur.
Sibyllenessig: Acet. Sabadillae.
Sibyllentropfen: Tinct. Chinioïdin.
Siccatif: Plumbum oleinicum.
Siccatifpulver: Mangan. boricum.
Sichelblumen: Flor. Cyani. Flor. Millef.
Sichelschnitt: Herb. Millefolii.
Siddensalv: Ungt. Plumbi.
Sidelbast: Cort. Mezereï.
Sidenblümli: Flor. Trifolii fibr.
Sidenhamstropfen: Tinct. Opii crocata.
Sië: Herb. Cuscutae.
Sieblumenöl: Ol. Olivar. alb.
Siebenbaum: Summit. Sabinae.

Siebenblatt: Rhiz. Tormentill.
Siebenblümchen: Menyanth. trifoliata.
Siebenerlei Pflaster: Empl. oxycroc.
— Schmiere: Ungt. nervinum virid.
— Tee: Spec. lax. Dresd.
— Tropfen: Tinct. Chinioïdini.
Siebenfarbenblümlein: Herb. Viol. tricol.
Siebenfrüchtetee: Spec. pectoral. cum fructib.
Siebengartenkraut: Herb. Millefolii.
Siebengezeugsamen, Siebengezeit: Semen Foenugraeci.
Siebenhämmerleinwurzel: Rad. Victor. long.
Siebenkraut: Herb. Meliloti.
Siebenmannstrenk oder -tränk: Flor. Tanaceti.
Siebennagelspitzen: Herba Marrubii.
Siebenstundenkraut: Herb. Fumariae. Herb. Meliloti.
Siebenundsiebziger: Spec. aromaticae.
Siebenundsiebzigerlei Borkpulver: Cort. Chinae pulv.
— Tropfen: Tinct. Chinioïdin.
Siebenwormsertee: Spec. laxant. Dresd.
Siebenzeit: Herb. Meliloti.
Siebenzeiten: Sem. Foenugraeci.
Siebolds Pflaster: Empl. fuscum.
Siebziger fürs Vieh: Pulv. pro Vaccis.
Siedeblümchen: Fol. Trifolii fibr.
Siedelkraut: Herb. Sideritidis.
Sieden-Langenbecker-Schulzenpflaster: Empl. Litharg. simpl.
Siedesudesalzöl: Liquor. antarthritic. Pottii.
Siegelerde: Bolus alb. oder rubr.
—, weiße: Bolus alba. Terra sigillata.
Siegelöl: Ol. philosophor.
Siegelwachs, grünes: Cerat. Aerugin.
Siegelwurz: Rhiz. Polygonat.
Siegertsches Pflaster: Epl. fusc. camph.
Siegwurz: Bulb. Victorialis. Rad. Hellebori alb. Rhiz. Caricis.

Siergwurz: Rhiz. Calami.
Siewemannstark: Flor. Tanacet.
Sigge: Rhiz. Calami.
Sigmarsblumen: Flor. Malvae arbor.
Sigmarskraut: Fol. Malvae.
Sigmarswurzel: Bulb. Victorial.
Sigmundblumen: Flor. Malvae arbor.
Silberaufdermilch: Magn. carbon.
Silberbalsam: Ol. Lini sulfur.
Ol. Terebinth. sulfur.
Silberblatt: Herb. Anserinae.
Herb. Lunariae.
Silberdistel: Fruct. Cardui Mar.
Rad. Carlinae.
Silberfraunmanteltee: Fol. Farfarae.
Silberglätte: Lithargyrum.
Silberglätteessig: Liq. Plumbi subacet.
Silberglättpflaster: Empl. Lithargyri.
Silberglättsalbe: Ungt. Ceruss. Ungt.
diachyl. Ungt. Plumbi.
Silberglätttropfen: Ol. Tereb. sulfur.
Tinct. Chinioïdin.
Silberglücksalbe: Ungt. Plumbi.
Silberknopf: Herb. Ptarmicae.
Silberkraut: Herb. Alchemillae.
Herb Anserinae.
Silberkristalle: Argent. nitricum.
Silbersalbe: Ungt. Hydrarg. alb.
Silbermänteli: Alchemilla alpina.
Silbersalpeter: Arg. nitr. c. Kalio nitric.
Silberschaum: Argent. foliatum.
Silberstein: Argent. nitricum.
Silbertropfen: Ol. Terebinth. sulfur.
— gegen Fieber: Tinct. Chinae cps.
Tinct. Chinioïdin.
Silberweiß: Cerussa.
Silberzuckerln: Cachou (versilbert).
Silfiktrin: Acid. sulfuric. dilut.
Silgenkraut: Herb. Oreoselini.
Silgenöl: Ol. Anethi. Ol. Petroselini.
Silgensamen: Fruct. Sabadill.
Pulv. contra Pediculos.
Siliensamen: Fruct. Petroselini.
Silksamen: Fruct. Petroselini.

Sillenöl: Ol. Anethi. Ol. Petroselini.
Sillerkraut: Herba Artemisiae.
Simeonsblumen: Flor. Malvae arb.
Simio: Herb. Serpylli.
Simmerling $=$ **Mehlpilz:**
Clitopilus prunulus.
Simonsblätter: Fol. Salviae.
Simplexpflaster: Empl. Litharg. simpl.
Simplexsalbe: Ungt. cereum.
Simplextinktur: Tinct. Arnicae.
Simsamdill: Sem. Sabadillae.
Simsen: Stipites Junci.
Simsons Pflaster: Empl. oxycr.
— —, braunes: Empl. fuscum.
— —, weißes: Empl. Litharg.
Sinaäpfelschale: Cort. Aurant.
Sinabork: Cort. Chinae.
Sinau: Herb. Alchemillae.
Sinaukraut: Herb. Alchemillae.
Sindaukraut: Herb. Rorellae.
Sinfersaat: Flor. Cinae.
Singsalbe: Ungt. Zinci.
Sinnestropfen: Spir. Menth. pip.
Sinngrün: Herb. Vincae.
Sinntau: Herb. Rorellae.
Sinustee: Folliculi Sennae.
Sippenbeeren: Fruct. Sorbi.
Sirenzwurzel: Rhiz. Imperator.
Siriigehlwater: Liqu. Ammonii aromat.
Sisendisenpulver: Pulv. Magn. c. Rheo.
Skabiosenpulver: Pulv. Liquiritiae cps.
Skabiosensaft, roter: Sir. Rhoeados.
—, weißer: Sir. Aurant. Florum.
Skabiosenwasser: Aqua Foenicul.
Skali: Kalium chloricum.
Skink: Stincus marinus.
Skitzelnsamen: Sem. Colchici.
Skorbutkraut: Herb. Cochlear.
Skorbutsalz: Kal. chloricum.
Skorbuttee: Spec. Lignorum.
Skorbuttinktur: Tinct. Myrrhae.
Tinct. Lignorum.
Skorbutwasser: Sol. Kal. chlorici.
4,0/90,0, Spir. Cochlear. 10,0.

Skorpionöl: Ol. Chamomill. Ol. Hyper. Ol. Lini. Ol. Lumbricor. Ol. Rapae.
Skorpionwurzel: Rad. Succisae.
Skrofelkraut: Herb. Scrofulariae. Herb. Violae tricol.
Skuttie: Gutti.
Slagwater: Aq. apoplectica. Aq. aromat.
Slimtee: Spec. emollientes.
Slimwörteln: Rad. Althaeae.
Smak: Pulv. Sumach.
Smalle Sophie: Fol. Salviae.
Smalte: Cobalt. silicicum kalin.
Smartpulver: Lycopodium.
Smeersel, flüchtig: Linim. ammon.
Smetpoeder: Talcum. Lycopodium.
Smetzalf: Ungt. Zinci.
Snerkpoeder, Snertpoeder: Lycopod.
Snotpoeder: Sem. Foenugraeci pulv.
Smokblumen: Flor. Rhoeados.
Smolt: Adeps.
Soda: Natr. carbon. crud.
—, caustische: Natr. caustic.
—, präparierte: Natr. bicarbon.
Sodakraut: Herb. Salsolae.
Sodalaugensalz: Natr. carbon.
Sodasalz: Natr. bicarbonicum.
Sodaseife: Sapo medicat. (Natronseife).
Sodatropfen: Liq. Kalii carbon.
Sodbrot: Fruct. Ceratoniae.
Söggel oder Sögli: Herb. Hyssopi.
Sögöl: Ol. Foeniculi.
Sögpulver: Pulv. Magnes. foenicul.
Sogpflaster: Empl. ad Rupturas.
Sohlakraut: Herb. Plantaginis.
Sohn vor dem Vater: Fol. Farfarae.
Sohrsäftchen: Mel rosat. borax.
Söht = süß.
Soichbluma: Herb. Taraxaci.
Solarispulver: Herb. Absinth. pulv.
Soldatenholz: Lign. Guajaci.
Soldatenknabenkraut: Orchis militaris.
Soldatenkraut: Fol. Matico.
Soldatenmixtur: Mixtura solvens.

Soldatenpetersilie: Glechoma hederacca.
Soldatensalbe: Ungt. contra Pedicul.
Soldatenton: Talcum pulv.
Soldatentropfen: Tinct. Chinioïdin.
Solfer: Salvia officinalis.
Solferbloem: Sulfur sublim.
Solferwurz: Rad. Peucedani.
Solotanzpflaster: Empl. consolidans.
Some = Samen.
Somcenröschen: Helianthemum.
Sommerbingel: Herb. Mercurial.
Sommerdorn: Herb. Taraxaci.
Sommergrün: Herb. Veronicae.
Sommerstaub: Flor. Pyrethri pulv. Pulv. contra Pedicul.
Sommertürle: Fol. Farfarae.
Sommerwurzel: Rad. Taraxaci.
Sommerzwiebel: Bulb. Cepae.
Sondaukraut: Herb. Rorellae.
Sonnenauge: Herb. Matricariae.
Sonnenblätter: Herb. Alchemill.
Sonnenblumen: Flor. Calendul. Flor. Taraxaci.
Sonnenblumenöl: Ol. Arachidis.
Sonnenbrand: Rad. Cichorii.
Sonnenbraut: Flor. Calendulae.
Sonnendächli: Herb. Petasitidis.
Sonnendistelwurz: Rad. Carlin.
Sonnendraht: Rad. Cichorii.
Sonnengold: Flor. Stoechados.
Sonnenhirse: Sem. Milii solis.
Sonnenkäfer: Coccionella.
Sonnenkrautöl: Oleum Ricini.
Sonnenkrautwurzel: Rad. Cichorii.
Sonnenlöffelkraut: Herb. Rorell.
Sonnenpulver: Pulv. Herbar.
Sonnenrosen: Flor. Calendulae.
Sonnenrosenöl: (Ol. Papaveris).
Sonnensalz: Ammon. chlorat. Sal marinum.
Sonnenschiit: Herb. Scordii.
Sonnentau: Herb. Rorellae.
Sonnentauöl: Ol. Arachidis.

Sonnenwedel: Herb. Artemisiae.
Flor. oder Herb. Cichorii.
Sonnenwende: Flor. Calendulae.
Herb. Cichorii.
Sonnenwendkraut: Herb. Hyperici.
Sonnenwendgürtel: Herb. Artemis.
Sonnenwirbel (wirtel): Herb. Taraxaci.
Sonnenwirbelwurz: Rad. Cichorii.
Rad. Taraxaci.
Sonnenwurzel: Rad. Taraxaci.
Sootbrot: Fruct. Ceratoniae.
Soodschote: Fruct. Ceratoniae.
Sophei = Salbei.
Sophie, schmale: Fol. Salviae.
Sophienblätter: Fol. Salviae.
Sophienmargarethenpulver:
Sem. Foenugraeci pulv.
Sophienpulver: Pulv. epilept. alb.
Sophiensaft: Mel rosat. boraxat.
Söpli: Herb. Hyssopi.
Söppelkraut: Herb. Hyssopi.
Sorsäftchen: Mel boraxatum.
Sötpich: Succus Liquiritiae.
Sottöl: Kreosot.
Sowassalbe: Ungt. contra Pedicul.
Ungt. sulfurat. comp.
Spalmöl: Oleum Pini.
Spaltgras: Rhiz. Caricis.
Spaltersalbe: Ungt. Rosmar. cps.
Ungt. Populi.
Spaltholzöl: Oleum cadinum.
Oleum Lauri. dil.
Spandeersalbe: Ungt. Rosmarin. cps.
Spangrün: Aerugo.
Spanierpulver: Borax pulv.
Spanisch. Erde: Catechu.
— **Fliedertee:** Herb. Origani.
— **Fliege:** Cantharides.
— **Fliegenpflaster:** Empl. Cantharid.
— **Fliegensalbe:** Ungt. Cantharid.
— **Flor:** Bezetta rubra.
— **Glas:** Glacies Mariae.
— **Hafer:** Pulv. contra Pedicul.
— **Hafermehl:** Pulv. contra Pedicul.

Spanisch, Heidelbeerblätter: Folia
Uvae Ursi.
— **Hopfen:** Herb. Origani Cretic.
— **Hopfenöl:** Ol. Origani Cretic.
— **Kornpulver:** Pulv. contra Pedicul.
— **Kreide:** Talcum.
— **Kreuztee:** Herb. Galeopsid.
Spec. pectorales.
— **Lappen oder Lumpen:** Bezetta rubra.
— **Metwurst:** Cassia fistula.
— **Mücke:** Cantharides. Epl. Cantharid.
— **Mücken, immerwährende:**
Empl. Canth. perp.
— **Pfeffer:** Fruct. Capisci.
— **Reitersalbe:** Ungt. contra Pedicul.
— **Saft:** Succ. Liquiritiae.
— **Samen:** Sem. Canariense.
— **Seife:** Sapo venetus.
— **Tee:** Hrb. Chenopod. Hrb. Galeops.
Spec. Hispanicae. Spec. laxantes.
— **Weiß zum Schminken:** Bism.sub.-nitr.
Spannsalbe: Ungt. flavum. Ungt. nervin.
Sparadrap: Empl. adhaes. extens.
Spargelwurzel: Rad. Asparagi.
Spargensamen: Sem. Nigellae.
Sparlei: Fol. Salviae.
Sparrfadenkraut: Herb. Lycopod.
Sparsach: Rad Asparagi.
Sparsach: Rad Asparagi.
Sparsich: Rad. Asparagi.
Sparz: Rad. Asparagi.
Spathsalbe: Ungt. Cantharid. acre.
Spatzenwurzel: Rad. Saponar.
Spechtwurzel: Rad. Carlinae.
Rad. Dictamni.
Specificum cephalicum: Pulv. epilept.
Marchionis. Pulv. temperans ruber.
Speckblümchen: Flor. Lavand.
Speckgummi: Resina elastica.
Specklilienwasser: Spir. dilut.
Speckmelde: Herb. Mercurial.
Specknarresblüten: Flores Lavandulae.
Specköl: Ol. Spicae.
Speckstein: Talcum pulv.

Speckwurzel: Rad. Consolidae.
Speenzalf: Ungt. camph., Ungt. Populi.
Speerkrautwurzel: Rhiz. Iridis. Rhiz. Ari. Rad. Valerianae.
Speerminze: Fol. Menth. crisp.
Speerwurzel: Rhiz. Ari. Rhiz. Iridis.
Speichelwurz: Rad. Pyrethri. Rad. Saponariae.
Speierlingsbeeren: Fruct. Sorbi.
Speikraut: Herb. Senecionis.
Speikwurzel: Rad. Valerianae.
Speimiezel: Herb. Trifolii arvens.
Speimiezeltee: Herb. Trifolii arvensis.
Speisekümmel: Fruct. Carvi.
Speisepulver: Natr. bicarbonic.
Speisesoda: Natr. bicarbonic.
Speiskraut: Herb. Linariae.
Speispulver: Natr. bicarbonic.
Speiswurz: Rad. Bryoniae.
Speiwurzel: Herb. Senecionis. Rad. Pyrethri.
Spektakelpflaster: Empl. Lithargyri. Empl. saponat.
Sperberbaum: Sorbus aucuparia.
Sperberbeeren: Fruct. Berberidis.
Sperberkraut: Herb. Sanguisorb.
Spergelbaumrinde: Cort. Frangul.
Sperlingskraut: Herb. Anagall.
Spermacet: Cetaceum.
Spermacetpflaster: Cerat. Cetac.
Spermacetsalbe: Ungt. leniens.
Spermacettäfelchen: Cerat. Cetacei.
Sperrmäuler: Fumaria offic.
Sperwurzel: Rhiz. Iridis.
Spi: Lavandula officinalis.
Spiauter: Zincum metallicum.
Spickatblüte: Flor. Lavandul.
Spickblütenöl: Oleum Spicae.
Spickblumen: Flor. Lavandul.
Spicke: Lavandula spica.
Spickernalienöl: Ol. Spicae.
Spickeröl: Oleum Spicae.
Spickerrinde: Cort. Frangulae.
Spicknarden- od. -nervenöl: Ol. Spicae.

Spickrohr: Rad. Angelicae.
Spiegelharz: Colophonium.
Spiegelruß: Fuligo.
Spiegelsaat: Fruct. Foeniculi.
Spike: Flor. Lavandulae.
Spieknardenöl: Ol. Spicae.
Spieknervenöl: Ol. Spicae.
Spieköl: Ol. Spicae.
Spienmüggli: Sem. Nigallae.
Spierblume, Spierkraut: Hrb. Spiraeae.
Spierlingssaft: Succus Sorbor.
Spießglanz: Stib. sulfurat. niger.
Spießglanzbutter: Liqu. Stibii chlorati.
Spießglanzleber: Hepar Antimon.
Spießglanzöl: Liq. Stibii chlorati. Acid. hydrochl. fum.
Spießglanzschwefel: Stibium sulf. aur.
Spießglanztinktur: Tinct. kalina. Butyr. Antimonii.
Spießglas: Stib. sulfurat. nigr.
Spießglasbutter: Liq. Stibii chlor.
Spießkraut: Herb. Plantaginis.
Spik, Spikat, Spike: Lavandula spica.
Spikanard: Rad. Nardi. Flor. Lavandul.
Spikanardöl: Ol. Spicae.
Spikatblüten: Flor. Lavandul.
Spikblüten: Flor. Lavandulae.
Spikgeist: Spir. Lavandulae.
Spiknardblüten: Flor. Lavandulae.
Spiköl: Ol. Spicae.
Spilettenschmiere: Ungt. leniens.
Spilfiktrin: Acid. sulfuric. dilut.
Spillbaumrinde: Cort. Frangulae.
Spillingblüten: Flor. Acaciae.
Spiltersalbe: Ungt. flavum.
Spiltertropfen: Ol. Terebinth. rectif.
Spinatschbeeren: Fruct. Berberidis.
Spindelbaum: Evonymus europaeus.
Spindle: Colchic. autumnale.
Spindlers Pflaster: Emplastr. fuscum. Empl. Litharg. comp.
Spinellenblüten: Flor. Acaciae.
Spinnblumen: Flor. Colchici.
Spinnenblumenwurzel: Tub. Colchici.

Spinnendistelkraut: Hrb. Cardui bened.
Spinnemüggeli: Sem. Nigellae.
Spinnenklette: Lappa tomentosa.
Rad. Bardanae.
Spinnkraut: Herb. Chelidonii.
Herb. Senecionis.
Spinnlichkraut: Herb. Equiseti arv.
Spiraltropfen: Acid. hydrochlor. dilut.
Spirifiktrin: Acid. sulfuric. dilut.
Spiritus ablitus: Spirit. Angel. cps.
—, acomoneceus: Liqu. Ammon. caust.
—, adulcius: Spirit. Aether. nitros.
—, apoplectic: Aqua aromatica.
Spirit. coloniensis.
—, armonacerus: Liqu. Ammon. caust.
—, aromatischer: Spir. Melissae comp.
—, dulcis: Spir. Aetheris nitrosi.
— Dzondii: Liqu. Ammon. caust. spirit.
— electricus: Ol. Terebinthinae.
—, fliegender: Liq. Ammon. caust.
—, flüchtiger: Liq. Ammon. caust.
—, grüner: Spir. nervin. virid.
—, hussarius: Liquor. Ammon. caust.
—, Laufmanns: Spir. Formicar.
—, matricarius: Spirit. Mastich. comp.
—, Minderers: Liquor. Ammon. acet.
—, nitri: Spir. Aeth. nitrosi. Acid. nitric.
— nitri dulcis: Spir. Aeth. nitros.
—, politicus: Spirit. odorat.
—, resolvens: Spiritus Rosmarini.
—, salis: Liqu. Ammonii caustici.
— — dulcis: Spir. Aether. chlorati.
— — fumans: Acid. hydrochl. crud.
— Salis und Lavendel:
Spir. Lavandul. ammoniat.
—, saturni: Liqu. Plumbi subacetici.
—, schmerzstillender: Spir. aethereus.
—, Turnis: Liqu. Plumbi subacetici.
—, vitrioli: Acid. sulfur. dil.
Spiritusbranse: Ol. Terebinth.
Spiritus dulcis: Spir. Aether. nitros.
Spiritusfiktri: Acid. sulfuric. dil.
Spiritusflink: Liquor. Ammon. caust.
Spiritushoch: Alcohol.

Spiritusniteröl: Acid. nitric. crud.
Spiritusrabineröl oder -rebentenöl: Ol.
Hyosc. c. Ol. Terebinth. āā.
Spiritusrein: Spir. camphorat.
Spiritussalfolat: Liquor. Ammon. caust.
Spiritussavile: Ol. Rusci.
Spiritustinktur: Tinct. Arnicae.
Spiritusturnus: Liquor. Plumbi subacet.
Spiritusverbind: Ol. Terebinth.
Spiritusverteidig: Liq. Ammon. caust.
Spiritusvictrinöl: Acid. sulf. anglicum.
Spirling: Fruct. Sorbor.
Spirsäure: Acid. salicylicum.
Spirvictrin: Acid. sulfuric. dilut.
Spitz: Ol. Spicae. Spirit. Lavandulae.
Spitzampfer: Rad. Lapathi.
Spitzawägeli: Herb. Plantaginis.
Spitzbeeren: Fruct. Berberidis.
Spitzblackenwurzel: Rad. Lapathi.
Spitzbläer: Herb. Ranunculi.
Spitzblumen: Flor. Lavandulae.
Spitzbubenessig: Acet. aromaticum.
Acet. Sabadillae.
Spitze Leonore: Spec. Lignor.
Spitzentee: Summitates Sabinae.
Spitzewaederi: Herb. Plantaginis.
Spitzfeder: Herb. Plantaginis.
Spitzfederich: Herb. Plantaginis.
Spitzglas: Stib. sulfurat. nigr.
Spitzklette: Herb. Xanthii.
Spitzkugeln: Troch. Santonin.
Spitzöl: Oleum Spicae.
Spitzpulver, englisches: Tub. Jalap. plv.
Spitzspiritus: Spir. Lavandulae.
Spitzwegerich: Herb. Plantaginis.
Spitzwegerichsaft: Sir. Plantaginis.
Spitzwegerichsalbe: Ungt. flavum.
Spitzwegramsaft: Sir. Plantaginis.
Sir. Althaeae. Sir. Liquiritiae.
Splietwasser: Aq. aromatica.
Splintbaum: Buxus.
Splintbeeren: Fruct. Rhamni Frang.
Splittersalbe: Ungt. flavum.
Splittertropfen: Ol. Terebinth.

Spodium: Carbo ossium.
Spökern- oder Spörgelbeeren:
  Fruct. Rhamni cathart.
Spörks Pflaster: Empl. Canthar. perp.
Spöttlich: Herb. Euphrasiae.
Spor: Moschus.
Sporenstichwurzel: Rad. Gentianae.
Sporkerrinde: Cort. Frangulae.
Spornblumen: Flor. Calcatripp.
Sporngrünpflaster: Ceratum Aeruginis.
Sprangers Magentropfen: Tct. Aloës cp.
Sprätzenrinde: Cort. Frangulae.
Sprausalbe: Ungt. Zinci c. Bals. peruv.
Spreckenrinde: Cort. Frangulae.
Spreesalbe: Ungt. rosatum.
Spregelbaumrinde: Cort. Frangulae.
Spreusaft: Mel rosat. boraxat.
Spreuwasser: Sol. Boracis 1 : 20.
Sprillpulver: Borax pulv.
Sprillsalv: Mel boraxatum.
Springaufblumen: Flor. Convallar.
Springgurke: Fruct. Elaterii.
Springkörner: Sem. Ricini.
Springkörneröl: Ol. Ricini.
Springkraut: Herb. Impatient.
Springsalz: Ammon. carbonic.
Springwurzel: Rad. Dictamni.
Springwurzelmilch: Tinct. Benzoës,
  Ol. Cajeputi āā.
Springwurzelöl: Ol. Cajeputi.
Spritzewurzel: Rad. Angelicae.
Spröhpulver: Borax pulv. Zinc. oxydat.
Spröhsaft: Mel rosatum boraxat.
Sprokkenhoutblast: Cort. Frangulae.
Sproßöl: Ol. Olivarum.
  Ol. Lumbricorium. Ol. Lini.
Sprötzerrinde: Cort. Frangulae.
Sprühhonig: Mel rosat. boraxat.
Sprüllsaft: Mel rosat. boraxat.
Sprungöl: Ol. Philosoph. Ol. Terebinth.
Sprungpulver: Boletus cervinus. pulv.
Spulwurz: Rhiz. Graminis.
Spulwurzblumen: Flor. Trifolii. alb.
Spygblümli: Flor. Lavandulae.

Stäblisalbe: Empl. Plumbi comp.
Stabkraut: Herb. Abrotani.
Stabwurzel: Rad. Artemis. Rhiz. Ari.
Stabwurzelbeifuß: Herba Abrot.
Stabwürzenkraut: Herb. Abrotani.
Stabwurzmännlein: Herb. Abrotani.
Stachel, finsterer: Rad. Ononidis.
Stachelkraut: Herb. Card. bened.
Stachelkrautwurz: Rad. Ononidis.
Stachelnuß: Sem. Stramonii.
Stachelpulver: Ferr. pulv. Ferr.
  carbonic. sacch.
Stachwurzel: Rad. Taraxaci.
Stachyssalbe: Ungt. Linariae.
Staffadrian: Pulv. contra Pedicul.
Stahlfeile: Ferrum pulveratum.
Stahlhärter: Kal. ferrocyanat.
Stahlkraut: Hrb. Verben. Hrb. Ononid.
Stahlkrautwurzel: Rad. Ononidis.
Stahlkugeln: Tart. ferr. in glob.
Stahlpillen, schwarze: Pilul. aloët. ferr.
—, weiße: Pil. Ferr. carb. sacch.
Stahlpulver: braunes: Ferrum
  oxydatum sacchar.
—, gelbes: Ferrum citric. efferv.
—, graues: Ferr. carbon. sacch.
—, schwarzes: Ferr. pulv. Ferr. reduct.
  Pulv. Ferr. cps.
—, weißes: Ferr. latic. c. Sacch.
Stahlsalz: Ferrum sulfuricum.
Stahlsalbe: Ungt. simplex.
Stahlschwefel: Ferr. sulfuric.
Stahltropfen, äpfelsaure od. schwarze:
  Tinct. Ferri pomati.
—, ätherische oder gelbe:
  Tinct. Ferri chlor. aether.
—, braune oder saure: Tinct. Ferri
  acet. aether.
Stahlwein: Vinum ferratum.
Stahlzucker: Ferr. oxyd. sacch.
Stahupundgehweg: Herba Veron.
Stäkkorn: Fruct. Cardui Mariae.
Stallkraut: Hrb. Linar. Ononis spinosa.
Stallwurz: Herb. Abrotani.

Standelbeere: Fruct. Myrtilli.
Standsalbe: Ungt. consolidans.
Stangenheft: Empl. adhaesiv.
Stangenlack: Lacca in ramulis.
Stangenpfeffer: Piper longum.
Stangenpflaster: Emplastr. adhaesiv.
Empl. Litharg. cps.
Stangenrosen: Flor. Malvae arbor.
Stangensalbe: Empl. Litharg. cps.
Stangenschwefel: Sulf. in bacul.
Stänker: Liq. Amm. caust. Ol. Lini sulf.
Stänkerbalsam: Ol. Lini sulfur.
Stänkertee: Pix liqu. Ol. animal. foet.
Stännes: Succ. Liquir.
Stanzelkraut: Herb. Heraclei.
Stanzmarie: Stincus marinus.
Staphisander: Pulv. contra Pedicul.
Stärkeglanz: Stearin. Paraffin. Borax.
Stärkegummi: Dextrinum.
Stärkeweiß: Borax.
Stärkezucker: Glycose. Sacch. Uvae.
Starkkraut: Herb. Linariae.
Stärkungskugeln: Tartar. ferr. in glob.
Stärkungspillen: Pil. Blaudii.
Stärkungstropfen: Tinct. Chinae comp.
Tinct. Cinnam.
Starkwurzel: Rad. Hellebor. nigr.
Starrkraut: Herb. Linariae.
Starzelkraut: Herb. Heracleï.
Stätt: Aether.
Stäubling: Bovist.
Staubmehl: Lycopodium.
Staubwurzel: Rhiz. Imperator.
Staudelbeeren: Fruct. Myrtilli.
Staversaat: Pulv. ctr. Pedicul. Pulv.
flor. Pyrethri. Sem. Sabadillae plv.
Stearinöl: Oleïnum (Acid. elainic.).
Stebbwolle: Gossypium ferrat.
Stebmehl: Lycopodium.
Stechapfel: Folia Stramonii.
Stechapfelsamen: Sem. Stramon.
Stechbeeren: Fruct. Juniperi.
Fruct. Rhamni.
Stechbeersaft: Sir. Rhamni cath.

Stechblaka: Fol. Ilicis.
Stechdistel: Rad. Eryngii.
Stechdornblätter: Fol. Ilicis.
Stechdornblüten: Flor. Acaciae.
Stecheiche: Fol. Ilicis.
Stechelbergs Pflaster: Empl. fuscum.
Stechginster: Herb. Genistae.
Stechholz: Lign. Juniperi.
Stechkörner: Fruct. Card. Mar.
Datura Stramonium.
Stechkraut: Herb. Mariveri.
Stechlaub: Fol. Ilicis.
Stechöl: Ol. Chamomillae.
Stechpalme: Fol. Ilicis.
Stechpfriemen: Herb. Genistae.
Rad. Ononidis.
Stechsaat: Fruct. Card. Mariae.
Stechwart: Herb. Mariveri.
Stechwasser: Spirit. sap. camph.
Stechwindenwurzel: Rad. Sarsaparill.
Stechwurzel: Rad. Eryngii.
Steckbeeren: Fruct. Juniperi.
Fruct. Rhamni.
Steckelkrautöl: Ol. Hyoscyami.
Steckflußsaft: Sirup. Althaeae c.
Liq. Ammon. anis.
Steckflußwasser: Aqu. antiasthmatica.
— **gegen Schwämmchen:**
Mel rosat. boraxat.
— **gegen Krämpfe:** Aqu. aromat. c.
Liqu. Ammon. anis.
Stecknadelsamen: Sem. Psyllii.
Steckrinkenrinde: Cort. Ulmi.
Stefania: Herb. Pulmonariae.
Steffadrian: Sem. Staphisagr.
Steffensalbe: Ungt. ctr. Scabiem.
Steffenskörn: Sem. Staphisagriae.
Pulver contra Pediculos.
Steftsamen: Sem. Staphisagriae.
**Stehaufundgehweg oder Stehaufund-
wandle:** Bulb. Victorial long. Herb.
Veronic. Rad. Gentian. Rad. Levi-
stici. Ungt. contra Scabiem.
Stehkörner: Fruct. Card. Mariae.

Steibrüchel: Herb. Senecion.
Steierscher Kräutersaft: Sir. Rhoead.
Steifmehl: Amylum.
Steigaufblüten: Flor. Malvae arb.
Steiklee: Herb. Meliloti.
Stein, göttlicher: Cupr. sulf. aluminat.
— —, **blauer:** Cupr. sulf. aluminat.
— —, **weißer:** Zincum sulfuricum.
— —, **weißer (für die Augen):**
   Zincum sulfuricum.
Steinalaun: Alumen.
Steinasche: Kalium carbonic. crud.
Steinbeerblätter: Fol. Uvae Urs. Auch:
   Vaccinium Vitis idaei.
Steinbibernell Rad. Pimpinell.
Steinblumen: Flor. Stoechados.
Steinbrech, weißer: Rad. Pimpin.
Steinbrechherz: Fruct. Alkekeng.
Steinbrechkraut: Herb. Saxifragae.
   Flor. Stoechados. Herb. Pirolae.
Steinbrechsamen: Sem. · Lithospermi.
   Sem. Milii solis.
Steinbrechwasser: Aq. Petroselini.
   Aqua Tiliae.
Steinbrechwurzel: Rad. Saxifragae.
Steinbruchwasser: Aq. foetida.
Steindistel: Herb. Cardui bened.
Steinessenz: Elix. Aurant. cps.
Steinfarn: Rhiz. Polypodii.
Steinfassel: Lichen Pulmonariae.
Steinflachs: Alumen plumosum.
Steinfußeltee: Herb. Pulmonariae arb.
Steinglöckel: Herb. Meliloti.
Steingrün: Viride montanum
   (Berggrün).
Steingünsel: Herb. Ajugae.
Steinhägeröl: Ol. Juniperi e Baccis.
Steinharz: Dammar.
Steinhirse: Sem. Milii solis.
Steinhocker: Herb. Sedi.
Steinkirsche: Fruct. Alkekengi.
Steinklee: Herb. Meliloti.
   Herb. Trifol. arvensis.
Steinknöterich: Herb. Polygoni.

Steinkohlenbenzin: Benzol.
Steinkohlenkampfer: Naphthalin.
Steinkohlenkreosot: Acid. carbolicum.
Steinkohlenöl: Ol. Lithanthrac.
Steinkraut: Herb. Agrimoniae. Herb.
   Asperulae. Herb. Galii. Herb. Sedi.
   Herb. Herniariae. Herb. Potentillae.
Steinkrautöl: Ol. Chamomill.
Steinkresse: Herb. Cardaminis.
Steinlakritzen: Rhiz. Polypodii.
Steinleckens: Rhiz. Polypodii.
Steinlecker: Rad. Taraxaci.
Steinleim: Minium.
Steinlungenmoos: Lichen Pulmonariae.
Steinmark: Bolus alba. Medulla Saxor.
—, **grünes:** Ungt. nervin. virid.
Steinmarköl: Ol. Olivarum.
Steinminze: Herb. Nepetae.
Steinnelken: Flor. Tunic. Hrb. Centaur.
Steinnessel: Herb. Galeopsidis.
   Herb. Nepetae.
Steinöl, rotes: Ol. Petrae italic.
—, **schwarzes:** Ol. animale foet.
—, **weißes:** Ol. Petrae album.
Steinpeterlein: Rad. Pimpinell.
Steinpfeffer: Sem. Nigellae. Hrb. Sedi.
Steinpflanze: Herb. Pirolae.
Steinpilzkugeln: Bolet. cervin.
Steinpilzöl: Ol. Papaveris.
Steinpimpinelle: Rad. Pimpinell.
Steinpolei: Herb. Acynos.
Steinpulver: Lycopodium.
Steinpuppen: Fruct. Alkekengi.
Steinquendel: Herb. Serpylli.
Steinrauten: Herb. Rutae.
Steinrösli: Flor. Rosae.
Steinsalbe: Ungt. cereum.
Steinsalz: Sal Gemmae.
Steinsame: Lithospermum.
Steinsamen: Lithospermum officinale.
   Sem. Milii solis.
Steinschlüsseli: Flor. Primulae.
Steinsetzertee: Herb. Pirolae.
Steinspiritus: Spir. Vini gallic.

Steintee: Flor. Stoechados.
Steintinktur: Tinct. Lignorum.
Steinveilchen: Flor. Cheiri.
Steinwallseife: Sapo venetus.
Steinwurz: Herb. Agrimoniae.
Herb. Polypodii.
Steinwurzel: Rhiz. Polypodii.
Stelzmarie: Stincus marinus.
Stempelienöl: Oleum Lini.
Stendelbeeren: Fruct. Myrtilli.
Stendelwurz: Tubera Salep.
Stengelpflaster: Empl. Litharg. comp.
Stenker: Betonica officinalis.
Stenzelmarie: Stincus marinus.
Stenzelpulver: Pulv. pro Equis.
Stenzmarin: Stincus marinus.
Stenzmarinöl: Oleum Lini.
Stenzmarintropfen: Tinct. aromat.
Stephanientee: Herb. Pulmon.
Stephanpulver: Pulv. contra Pedicul.
Stephanskörner: Sem. Staphisagr.
Pulv. contra Pediculos.
Stephenssalbe: Ungt. contra Scab.
Sterenblumen: Flor. Arnicae.
Sternanis: Fruct. Anisi stellat.
Sternbalsam: Linim. sap.-camph.
Sternblümchen, blaue: Flor. Anchusae.
Flor. Bellidis.
—, gelbe: Flor. Narcissl.
Sterndistel: Herb. Calcatrippae.
Sternflockenblumen: Flor. Calcatrip-
pae. Herb. Centauril.
Sternkraut: Herb. Alchemill. Herb.
Asper. Herb. Galii. Herb. Veronic.
Sternkuchen: Troch. bechic. nigr.
Sternleberkraut: Herb. Asperul.
Herba Pirolae.
Sternniere: Alsine media.
Sternöl: Ol. Olivarum album.
Sternsamen: Fruct. Anisi stell.
Sternsmarie: Stincus marinus.
Sternundplanetenbalsam: Linim.
sapon.-camph.
Sternwurzel: Rad. Anchusae.

Stettlertropfen: Tinct. antarthritica.
Steudelpflaster: Empl. domesticum.
Stichbeeren: Fol. Ribis nigr.
Stichkörner: Fruct. Card. Mar.
Stichkraut: Herb. Card. bened.
Herb. Arnicae.
Stichkrautblumen: Flor. Arnicae.
Stichpflaster: Empl. sticticum.
Papier Wlinsi. Cerat. Resin. Pini.
—, gelbes: Empl. oxycroceum.
—, Hamburger: Empl. Litharg. comp.
Stichpflaster, rotes: Empl. ad Ruptur.
—, schwarzes: Empl. Canthar. perp.
Stichsaft: Sir. Althaeae.
Stichsalbe: Ungt. flavum.
Stichtikum: Empl. sticticum.
Stichtropfen: Elix. e Succo Liquir.
Stichwurz: Rad. Arnic. Rad. Helenii.
Stickdurusöl: Ol. Philosophor.
Stickrübe: Rad. Bryoniae.
Sticksaft: Sir. Althaeae.
Stickschwede: Empl. fuscum camph.
Stickwurzel: Rad. Helenii.
Stickwurzelstengel: Stip. Dulcamarae.
Stieckwurz: Stipit. Dulcamarae.
Stiefelknechtstropfen: Tct. Asae foet.
Stiefkinderkraut: Herb. Viol. tric.
Stiefmütterchen: Flor. Viol. tric.
Stiefmütterchenbutter: Ungt. Populi.
Stiefmütterchenkraut: Herb. Viol. tric.
Stiefpfeffer: Cubebae.
Stiefstandwurzel: Rad. Taraxac.
Stielpfeffer: Fructus Cubebae.
Stierbolus: Boletus cervinus.
Stierkörner: Semen Paradisi.
Stierkraut: Herb. Euphorbiae.
Stierkugeln: Boletus cervinus.
Stierpulver: Pulv. stimulans.
Stiersäckel: Tub. Colchici.
Stievels: Amylum.
Stiftungspillen: Pilul. laxantes.
Stiktumpflaster: Empl. stictic.
Stillende Krampftropfen:
Tinct. Valerian. aether.

Stillpulver: Pulv. Magn. c. Rheo.
Stillsaft: Sir. Papaveris.
Stillsalz: Acidum boricum.
Stillstand: Tinct. Cinnamomi.
Stilltropfen: Sir. Papaveris.
    Tinct. Valerianae.
Stimmer: Succus Liquiritiae.
Stimmharz: Succ. Liquirit.
Stimmkuchen: Succ. Liquirit.
Stimmküchel: Troch. Am. chlor.
Stimmwachs: Succus Liquirit.
Stingelkörner: Sem. Staphisagr.
Stinkasant: Asa foetida.
Stinkbalsam: Ol. Terebinth. sulfur.
Stinkbaumrinde: Cort. Frangulae.
Stinkdillsamen: Fruct. Coriandri.
Stinkeidechse: Stincus marinus.
Stinkendes Tieröl: Ol. animale foet.
Stinkholzblätter: Herb. Sabinae.
Stinkkraut: Herb. Geran. Robert.
Stinkmarie: Stincus marinus.
Stinkmarietropfen: Ol. Lini sulfurat.
Stinkmelde: Herb. Chenopod.
Stinköl: Ol. animale foetidum.
Stinkrosen: Flores Paeoniae.
    Flores Rhoeados.
Stinksalat: Lactuca virosa.
Stinktropfen: Ol. Terebinth. sulfurat.
    Tinct. Asae foetid.
Stinkus: Stincus marinus.
Stinkwasser: Aqua foetid. antihyst.
Stinkwurzel: Rad. Valerianae.
Stinolis: Amylum.
Stinzenmarinöl: Ol. Spicae.
Stipstap: Pulv. contra Pedicul.
    Sem. Staphisagriae.
Stip-Stáp-Salbe: Ungt. contra Pedicul.
Stiptikum: Tinct. haemostyp. Lycopod.
Stiwelsch: Gelatina alba.
Stockdohntropfen oder `Stockdumm:
    Elix. viscerale Stoughton. Tct. Pini
    comp. Liquor. Ammon. caust. Tinct.
    Aloës comp. Tct. amara. Tct. arom.
    Tct. apoplect. rubra. Tct. Chinae cp.

Stockerlsalbe: Empl. Litharg. cps.
Stockfischholz: Lign. citrinum.
Stockfischkiemen: Conchae praep.
Stockfischtran: Oleum Jecoris Aselli.
Stockflußwasser: Aqua aromatic.
Stockkraut: Herb. Linariae.
Stocklack: Lacca in ramulis.
Stockmalven: Flor. Malvae arbor.
Stockrosen: Flor. Malvae arbor.
Stocksalbe: Empl. fuscum.
Stockschwungkraut: Hrb. Virgaureae.
Stockwurzel: Rad. Althaeae.
—, wilde: Stipit. Dulcamarae.
Stoffsaat, Stoffsack, Stoffschrot:
    Pulv. contra Pediculos.
Stoh up un goh hen: Flor. Arnicae.
Stoi = Stein.
Stoibembernell: Rad. Pimpinellae.
Stolzemarie: Stincus marinum.
Stolzerheinrich: Herb. Chenopod.
—, gestoßen: Pulv. pro Vaccis.
Stomachaltropfen: Tinct. amara.
—, gekrönte: Tinct. Chinae comp.
Stomeienblumen: Flores Chamomillae.
Stoogrosen: Flor. Malvae arbor.
Stoom van elixier: Elix. stomachicum.
Stopfbeeren: Fructus Myrtilli.
Stopfkraut: Herb. Trifol. arvens.
Stopfzu, Stopparsch, Stoppkeert, Stopps-
    loch: Flor. Stoechad. Fol. Trifol.
    fibrin. Herba Solidaginis. Flor.
    Trifol. arvensis. Herb. Perfoliatae.
Stoppäsekentee: Flor. Trifol. arv.
Stoppmaustee (Stopmouse-tea):
    Flor. Tifolii arvens.
Storaxsalbe: Ungt. Styracis.
Storbiswurzel: Rad. Lapathi.
Storchensalbe: Adeps.
Storchfett: Adeps. Ol. Jecoris Aselli.
Storchschnabel: Herb. Geranii (zum
    Baden). Herb. Rorellae (als Tee).
Storchenschnabelfett: Adeps.
Störgruß: Cerussa. Zincum oxydatum.
Störkenfett: Adeps.

Storkskörner: Secale cornut.
Stötten = gestoßen.
Stöttenklander: Fruct. Coriand.
Strämmels: Liqu. seriparus.
Strahlstein: Alumen plumos.
  Cuprum aluminatum.
Strahltinktur: Tinct. Aloës.
Stranddistel: Herb. Eryngii.
Strandriedgras: Rhiz. Caricis.
Strängelpulver: Pulv. pro Equis.
Stränze, Strenze: Rad. Imperator.
—, schwarze: Rad. Astrantii maj.
Straßenräubersalbe: Ungt. contr. Pedic.
Straßenräubersalbe: Ungt. contr. pedic.
Straublümli: Flor. Gnaphalii.
Strauchdistel: Rad. Eryngii.
Strehmelsch: Liq. seriparus.
Streichblumen: Flor. Stoechados.
Streichkraut: Herb. Luteolae.
Streichöl, braunes: Oleum Philosophor.
—, grünes: Ol. Hyoscyami.
Streichsalbe: Ugt. flavum. Ugt. Populi.
Streifwurzel: Rad. Rumicis.
Streippert: Rad. Lapathı.
Streite, Strite(n): Herba Vincae.
Streitwurzel: Rad. Lapathi.
Strengselpulver: Pulv. pro Equis.
  Sem. Foenugraeci.
Strenze: Astrantia.
Strenzwurzel: Rhiz. Imperator.
Streumehl: Lycopodium. Amylum.
  Zincum oxydat. Pulv. exsiccans.
Streupulver: Lycopodium. Plv. salicyl.
  c. Talco. Pulv. exsiccans. Amylum.
Stricksalbe: Ungt. Hydrarg. pedicul.
Strieköl, braunes: Ol. Philosophorum.
—, grünes: Ol. Hyoscyam.
Strigauer Erde, rote: Bolus rubra.
— —, weiße: Bolus alba.
Striggertwurzel: Radix Oxylapathi.
Strit, blauer: Herb. Vincae.
Stritten: Herb. Vincae.
Strizelpflaster: Empl. Litharg.
Strohblumen: Flor. Stoechados.

Strohöl: Balsam. Copaiv. Kreos. dilut.
Stroop = Sirup.
Strompack: Styrax liquidus.
Strühmahl: Lycopodium.
Stryte: Herb. Vincae.
Stüb: Lycopodium.
Stubenöl: Ol. Lini.
Stubkraut: Herb. Agrimoniae.
  Herb. Lycopodii.
Stuchablümli: Flor. Convallariae.
Stuck- und Sehnenöl: Ol. nervin.
Studentenblumen: Flores Calendulae.
Studentenpflaster: Emplastr. fuscum.
  Empl. Meliloti.
Studentenpillen: Rotul. Liquir.
Studentenpulver: Pulv. contra Pedicul.
Studentenrösli: Flor. Parnassiae.
Studentensalbe: Ungt. contra Pedicul.
Stühlkenwurz: Rhiz. Caryophyllat.
Stuhlkrautwurzel: Rad. Ononidis.
Stulkenwurzel: Rhiz. Caryophyllat.
Stumpenstoff: Pulv. contra Pedicul.
Stundenkrautsamen: Sem. Foenugraeci.
Stupkraut: Herb. Bidentis.
Stupp: Lycopodium. Auch ganz allge-
  mein: Pulver.
Stuppflaster: Empl. Litharg. cps.
Stuppstein: Talcum pulv.
Sturack: Styrax calamita.
Sturmfederwein: Vinum aromatic.
Sturmhut: Herb. Aconiti.
Stute: Tubera Ari.
Styraxbalsam: Styrax liquidus.
Sublimat: Hydrarg. bichlorat.
—, milder: Hydrarg. chlorat.
—, süßer: Hydrarg. chlorat.
—, roter: Hydrarg. oxyd rubr.
Subsidientropfen: Tinct. Chinioïd.
Suchtenpulver: Rhiz. Curcumae pulv.
Suchtkraut: Herb. Pilosellae.
Suckade: Confect. Citri (Zitronat).
Suckeltee: Flor. Lamii alb.
Suckotrina: Aloë.

15*

Suckpflaster: Empl. fuscum.
Empl. Litharg. comp.
Suckulizsch: Succ. Liquiritiae.
Sudensalbe, graue: Ungt. contra Scab.
gris. Ungt. Hydrarg. pediculor.
Südweh: Aloë.
Suëröl: Acid. sulfuricum anglic.
Süerwater: Acid. sulf. crud. dilut.
Sufkesaat: Flor. Cinae pulv.
Sügede: Flor. Lamii alb.
Sugeratee: Flor. Lamii alb.
Sugerletee: Flor. Lamii alb.
Sührkesalbe. Ungt. sulfur. comp.
Sukade: Condit. Citri (Zitronat).
Sulfaurat: Stib. sulfurat. aurant.
Sülfür: Ol. Lini sulfurat.
Sulfuris: Ol. animale foet.
Ol. Lini sulfurat.
Sulfurtropfen: Ol. Terebinth. sulfur.
Sulfurwurzel: Rad. Peucedani.
Sultansalbe: Ungt. ophthal. rubr.
Sulz = eingedickter Saft. Succus.
Sulzbacher Tropfen: Tct. Aloës comp.
Sulzbergers Flußtinktur:
Tinctura Aloës comp.
Sulzsalbe: Linim. sapon. camph.
Sülzsalbe: Linim. sapon.-camph.
Sumach: Fol. Rhoïs toxicodendr.
Summerteren: Farfara.
Sumpfbeeren: Fruct. Oxycoccos.
Sumpfbenedikte: Rhiz. Caryophyllatae.
Sumpfdotterblume: Caltha palustris.
Sumpfeinblatt: Parnassia palustris.
Sumpfeppich: Apium graveolens.
Sumpffingerkraut: Rad. Comari.
Sumpfgarbe: Herb. Ptarmicae.
Sumpfiriswurzel: Rhiz. Iridis.
Sumpfklee: Fol. Trifolii fibrin.
Sumpfmäuseohr: Hrb. Myosotis palustr.
Sumpfporst: Herb. Ledi.
Sünnenstoff: Pulv. contra Pedicul.
Sünnentau: Herb. Rorellae.
Sünnentauöl: Ol. Arachidis.
Sünnt = Sankt.

Sünntkathrinenöl: Ol. Petrae.
Sünntpeter: Kalium nitricum.
Sünntpeteröl: Ol. Petrae ital.
Superintendenttropfen: Tinct. Pimpin.
Suppenfarbe: Tinct. Sacchari tosti.
Supulver: Pulvis aerophorus.
Surampfele: Herb. Rumicis.
Surbalsam: Acid. sulfur. dilut.
Surbeeri: Fruct. Vitis Idaei.
Surbeertropfen: Mixt. sulfur. acid.
Surbeli: Kal. ferrocyanat.
Surchlee: Herb. Acetosellae.
Surchrut, Surkrut: Herb. Rumicis.
Süreli: Herb. Acetosellae.
Suren: Herb. Acetosellae.
Sureni: Herb. Rumicis.
Süring: Herb. Acetosellae.
Sürrachtäfele: Rotul. Acid. citric.
Süß, Scheelesches: Glycerin.
Süßbitterholz: Stipit. Dulcam.
Süßbastrinde: Cort. Mezereï.
Süß-Chieriwasser: Aqua Amygd. amar.
dil. 1 : 20.
Süßer Kümmel: Fructus Anisi.
Süßerle: Flor. Lamii.
Süßholz: Rad. Liquiritiae.
—, gebacknes oder gekochtes:
Succus Liquiritiae.
Süßholzpasta: Pasta Liquirit.
Süßholzpulver, zusammengesetztes:
Pulv. Liquirit. cps.
Süßholzsaft: Succ. Liquiritiae.
Süßholzstengel: Rad. Liquiritiae.
Süßling = Speisetäubling:
Russula vesca.
Süßnachtschatten: Stipit. Dulcamarae.
Süßöl: Glycerin.
Süßpech: Succus Liquiritiae.
Süßsauersaft: Sirupus Citri.
Süßundsauertee: Rad. Liquir. et Herb.
Centaurii āā.
Süßwurzel: Rhiz. Polypodii.
Süttsapp: Succus Liquiritiae.
Süwersaat: Flor. Cinae.

Süwkenpulver: Flor. Cinae pulv.
Swarten Däg: Hyoscyamus niger.
Swattentogplaster: Empl. fuscum.
Swattentogsalbe: Ungt. basil. fuscum.
Swattenverweken: Empl. basilic.
Sweetsabber: Succ. Liquiritiae.
Swinegras: Herb. Polygoni.
Sylvesterblumen: Herb. Veronicae.
Sylvisches Digestivsalz: Kal. chlorat.
Sympathiebalsam: Tinct. Benzoes.
  comp.
Sympathiepulver: Pulv. Herbar.
Sympathiestein: Cupr. alumin.
Sympathietropfen: Tinct. Pimpinell.
Syriigehlwater: Liq. Ammon. aromat.
Syrischgartengummi: Galbanum.
Syrup, holländischer: Sir. comm.
—, **weißer:** Sir. simplex.

T

(Siehe auch D.)

Tabak, Asiatisch., Brasilianisch., Mexikanischer, Türkischer, Ungarischer, Virginischer: Fol. Nicotian.
—, **Indischer:** Herb. Lobeliae.
Tabaksblumen: Flor. Arnicae.
  Flor. Lavandul.
Tabaksbohnen: Fabae Tonco.
Tabaksholz od. ‑rinde: Cort. Cascarill.
Tabakwasser: Aqua Nicotianae Rademacher. Aqua Kreosoti.
Tabaskapfeffer: Fruct. Amomi.
Tachandel: Juniperus communis.
Tachtak: Tacamahaca.
Tackenkraut: Herb. Linariae.
  Herb. Malvae.
Tackenöl: Ol. Hyoscyami.
Tackensalbe: Ungt. Linariae. Ungt. Populi. Ungt. Rosmarini. comp.
Tackmack: Tacamahaca.
Tafelbalsam, gelber: Ungt. Hydr. citrin.
Täfelchen: Cerat. Resinae Pini.

Tafellack: Lacca in tabulis.
Tafelöl: Ol. Olivarum. Ol. Arachidis.
Tafelsalbe: braune: Empl. fuscum.
— **gegen Krätze:** Ungt. Hydrarg. citr.
—, **gelbe:** Cerat. Resinae Pini.
—, **schwarze:** Empl. fuscum.
—, **weiße:** Ceratum Cetacei alb.
Tafelverweichen: Empl. basilic.
Taferlpflaster: Cerat. Cetacei alb. oder rubr.
Taffetpflaster: Empl. anglicum. Empl. Canth. perp.
Taffia = Rum.
Taftan: Spiritus aethereus.
Tagebruchkraut: Herb. Euphras.
Tagesschlaf: Herb. Pulsatillae.
Taggenkraut: Fol. Malv. Hrb. Linariae.
Taggensalbe: Ungt. Linar. Ugt. Plumbi. Ungt. Rosmar. comp.
Täghüffli: Fruct. Cynosbati.
Tagleuchte: Herb. Euphrasiae.
Tagrödelwasser: Aqua aromatica.
Tagundnachtblumen: Flor. Viol. tricol.
Tag‑ und Nachtblümli: Flor. viol. tric.
Tagundnachtharz: Tacamahac.
Tagundnachtkraut: Herb. Parietariae. Herb. Succisae.
Tag- und Nachtveilchen: Viola tricol.
Tählzäpfli: Turion. Pini.
Takamahak: Tacamahaca.
Takinöl: Ol. Juniperi empyreum.
Taksalbe: Ungt. Plumbi.
Talblumen: Flor. Convallariae.
Talerkraut: Herb. Nummulariae.
Talg: Sebum.
Talgsäure: Acid. stearinicum.
Talk: Talcum.
Talkerde: Magnesia carbonica.
—, **gebrannte:** Magnes. usta.
Talkstein: Talkum.
Talkstoff: Stearinum.
Tamargwurz: Rad. Valerian.
Tamarinden: Pulpa Tamarind.
Tamarindenlatwerge: Elect. Sennae.

Tamariskenessenz: Tinct.Myrrhae.
   Tinct. Pini comp.
Tamariskenöl: Acet. pyrolignos. rectif.
Tamariskenwurzel: Rad. Taraxaci.
Tandwurzel: Tantenwurzel:
   Rhiz. Iridis pro Inf. Rad. Althaeae.
Tang: Fucus vesiculosus.
Tankarellen: Fruct. Tamarind.
Tannapfelöl: Ol. Terebinth. Ol. Pini.
Tännegras: Herb. Polygoni.
Tannemarkwurz: Rad. Valerian.
Tannenmyrthe: Herb. Ericae.
Tannenrindenmark: Pulpa Tamar. dep.
Tannenspitzen: Turion. Pini.
Tannenspitzenöl: Ol. Pini. Ol. Tereb.
Tannharz: Resina Pini.
Tannknospen: Turiones Pini.
Tannkraut: Herb. Tanaceti.
Tannlengert: Terebinthina.
Tannmary: Rad. Valerian.
Tannessel: Herb. Galeopsidis.
Tannpech: Resina Pini.
Tannporst: Herb. Ledi.
Tannsprossen (-Spitzen): Turiones Pini.
Tannzapfenöl: Ol. Pini. Ol. Terebinth.
Tannzapfensalbe: Ungt. nervin.
Tanzbodenpulver: Talcum pulv.
Tanzpulver: Talcum pulv.
Tapferundgeschwind: Liq. Amm. caust.
Tapioka: Amyl. Marantae.
Tappedi: Terebinthina.
Tapta: Ceratum fuscum.
Tarant = Dorant.
—, blauer: Herba Anthirrhini.
Tarpentillwurzel: Rhiz. Tormentillae.
Tartarisierter Weinstein: Kalium
   tartaric.
Tartschenpflechte: Lich. islandic.
Tartzentingpflaster: Cerat. Resin. Pini.
Täschelkraut: Herba Bursae Pastor.
Taschenblumentee: Herb. Bursae Past.
Taschendieb: Herba Bursae Pastor.
Taschenkraut: Herba Bursae Pastor.
Taschenpfeffer: Fruct. Capsici.

Taschenwachs: Cera nigra.
Tasjeskruid: Herb. Bursae Pastoris.
Taternkraut: Herb. Stramonii.
Taternöl: Ol. animal. foetidum.
Tatersalbe: Ungt. flavum.
Tätschi: Herba Plantaginis.
Tattenwurzel: Rad. Bryoniae.
Taubehalt: Herb. Alchemillae.
Taubenanis: Fruct. Anisi.
Tauben-(Tauberl-)Blume:
   Aconitum Napellus.
Taubenfuß: Herb. Fumar. Herb. Geran.
Taubenköpfe: Flor. Primulae.
Taubenkörbel: Herb. Fumariae.
Taubenkraut: Herb. Verbenae.
   Rad. Liquirit.
Taubenkropf: Herb. Fum. Herb. Equis.
Taubenkropfwurz: Rhiz. Tormentillae
Taubenöl: Ol. Anisi.
Taubenwasser: Aqua Valerianae.
Taubenweißkraut, Taubenweizen:
   Herba Sedi.
Taubkorn: Secale cornutum.
Taublätter: Herb. Alchemillae.
Täublinge sind betäubend wirkende,
   also giftige Pilze.
Taubnessel: Flores Lamii.
—, schwarze: Herba Ballotae.
Taudenbloma: Flor. Rhoeados.
Taufstein: Lycopod. Talcum.
Taugenichtssalbe: Ungt. sulfur. cps.
Taumantelkraut: Herb. Alchemill.
Taumänteli: Herb. Alchemillae.
Taunessel: Flor. Lamii.
Taunesselblüten: Flor. Lamii albi.
Taurosen: Herb. Alchemillae.
Taurosenkraut: Herb. Alchemillae.
Tauschüsseli: Herb. Alchemillae.
Tausendblatt: Herb. Miliefolii.
Tausenderlei: Pulv. pro Vaccis.
Tausendfüßle: Millepedes.
Tausendgüldenkraut: Herba Centaurii.
Tausendknöterich: Herb. Polygoni.
Tausendkorn: Herb. Herniariae.

Tausendloch: Herb. Hyperici.
Tausendnessel: Herb. Urticae.
Tausendschön: Herb. Violae tricolor. Flor. Bellidis.
Tausendstern: Flor. Bellidis.
Tauteöl: Ol. Hyoscyami.
Taxbaum: Summitates Taxi.
Tazubensamen: Fruct. Anisi.
Teaterling = Diachylon.
Tee, abführender: Spec. laxant.
—, **Augsburger:** Spec. pectoral.
—, **Berliner:** Species laxantes.
—, **Blankenheimer:** Herba Galeopsidis.
—, **Chinesischer:** Thea nigra.
—, **Dresdner:** Species lanxantes.
—, **Emanuels:** Species laxantes.
—, **Europäischer:** Herb. Veronic.
—, **Französischer:** Spec. laxant.
—, **Griechischer:** Fol. Salviae.
—, **Hamburger:** Spec. laxantes.
--, **Kanadischer:** Fol. Gaulther.
—, **Königsrieder:** Stipit. Dulcam.
—, **Liebers:** Herb. Galeopsidis.
—, **Mexikanischer:** Herb. Chenop. amb.
—, **Müschs:** Fol. Uvae Ursi.
—, **Rivers:** Herb. Galeopsidis.
—, **Römischer:** Herb. Chenopod.
—, **roter:** Flor. Rhoeados.
—, **Russischer:** Thea nigra. Rad. Liquir.
—, **schwarzer:** Thea nigra.
—, **Schweizer:** Herb. Galeopsidis.
—, **Spanischer:** Herb. Chenopod.
—, **Ungarischer:** Herb. Chenopod.
Teebadenga: Flor. Primulae.
Teeblatt: Herb. Betonicae.
Teeblumen: Flor. Primul. Flor. Farfar.
Teebu: Thea nigra.
Teegelsteenöl: Ol. Philosophor.
Teekraut: Herb. Asperul. Herb. Chenopodii. Hrb. Fragariae. Hrb. Millefol.
Teer: Pix liquida.
Teerbandpflaster: Emplastr. oxycroc. Empl. ad Ruptur.
Teerjacke: Elect. theriacale.

Teeröl: Oleum Fagi. Oleum Rusci. Oleum Lithantracis.
Teerpflaster: Empl. Picis.
Teersalbe: Ugt. Picis. Ugt. Wilkinsonii.
Teerschwefelsalbe: Ungt. sulfur. comp.
Teerwachspflaster: Empl. fuscum.
Teerwasser: Aqua Picis.
Teetropfen: Aqua aromatica.
Teewurzel: Rad. Althaeae. Rhiz. Iridis.
Teichlilie: Rhiz. Pseudacori.
Teighäuflein: Fruct. Cynosbati.
Teilöl: Ol. Hyoscyami.
Telegreman: Sem. Foenugraeci.
Tempelöl: Ol. Petrae rubr.
Temperierpulver: Pulv. temper.
Templinöl: Ol. Pini Pumilionis. Ol. Terebinthinae rectif.
Tenakelpflaster: Empl. Litharg. comp.
Tennants Bleichpulver: Calc. chlorata.
— **Säure:** Aqua chlorata.
Tepelbalsem, Tepelzalf: Brustwarzenbalsam.
Terlch: Talcum.
Terpantpflaster: Empl. oxycroc. Ol. animale foetid.
Terpentillwurzel: Rhiz. Tormentill.
Terpentin, dicker, gemeiner, weißer: Terebinth. comm.
—, **umgewandter:** Ungt. Terebinth.
—, **venetianischer:** Terebinth laricin.
Terpentingeist: Ol. Terebinth.
Terpentinliniment: Liniment. Terebinth.
Terpentinöl: Ol. Terebinthinae.
Terpentinpflaster: Cerat. Resin. Pini. Tereb. comm. Ungt. Tereb. comp.
Terpentinsalbe: Terebinth. communis. Ungt. basilic. Ungt. Terebinthinae.
Terpentinschwefelbalsam: Ol. Terebinthinae sulfur.
Terpentinseife: Sapo terebinth.
Terpentinspiritus: Ol. Terebinthinae.
Tesachten: Fructus Vanillae.
Tester: Ceratum fuscum.
Teufelchen: Rotul. Menth. pip.

Teufesabbiß: Rad. Succisae.
Herba Scabiosae. Rad. Taraxaci.
Teufelsabwärtspulver:
Rhizoma Tormentillae pulv.
Teufelsäpfel: Fruct. Colocynth.
Datura Stramonium.
Teufelsauge: Herba Adonidis.
Fol. Hyoscyami.
Teufelsbart: Pulsatilla (alpina).
Teufelsbeerblätter: Fol. Belladonae.
Teufelsbeeren: Fruct. Belladonae.
Actaea spicata. Paris quadrifol.
Teufelsbirnen: Flor. Taraxaci.
Teufelsbißwurzel: Rad. Succisae.
Teufelsblumen: Herba Euphras. Herb.
Saniculae. Auch Polygonum-Arten.
Teufelsblut: Sang. Draconis.
Teufelsbrot: Tub. Colchici.
Teufelsdreck: Asa foetida.
Empl. ad Ruptur.
Teufelsflucht: Herb. Hyperici.
Teufelshändchen: Tub. Salep.
Teufelshütchen: Herb. Plantag.
Teufelskirschblätter: Fol. Belladonnae.
Teufelskirschen: Fruct. Alkekengi.
Atropa Belladonna.
Teufelsklatten: Stipit. Dulcam.
Teufelsklauden: Stipit. Dulcam.
Teufelsklaue: Herb. Lycopodii.
Teufelsklauenwurz: Rhizoma Filicis.
Teufelskot: Asa foetida.
Teufelskrallen: Phyteuma spicatum.
Tub. Salep.
Teufelskrallenmehl: Lycopod.
Teufelskraut: Herb. Scabiosae.
Herb. Linariae.
Teufelsleiter: Aspidium Filix mas.
Teufelsöl: Ol. Philosophorum.
Teufelspeterlein: Herb. Conii.
Teufelspeterling: Herb. Conii.
Teufelspflaster: Empl. fuscum camph.
Teufelspuppen: Fruct. Alkekengi.
Teufelsraub: Herb. Hyperici.
Teufelsrippen: Herb. Taraxaci.

Teufelssalbe: Ungt. nervinum.
Teufelsschutt: Herb. Lycopodii.
Teufelsstein: Argent nitricum.
Teufelswurzel: Tubera Aconiti.
Teufelszwirn: Herb. Cuscutae.
Penghawar Djambi.
Teveken: Rhiz. Graminis.
Thalblumen: Flor. Convallariae.
Thamillen: Flor. Chamomillae.
Thea amara: Fol. Trifolii fibirin.
Thebau: Thea nigra.
Thebetpfeffer: Fruct. Amomi.
Thebu: Thea nigra.
Thedens Pulver: Pulv. Liquir. comp.
— Umschlag- oder Wundwasser:
Mixt. vulnerar. acid.
Thee, siehe Tee.
Theimiänche: Herb. Thymi.
Theklasalbe: Ungt. diachylon.
Therant: Herb. Ptarmicae.
Herb. Mari veri.
Theriak: Elect. theriacale.
Theriakgeist: Spirit. Angel. cps.
Theriakkraut: Herb. Mari veri.
Theriakwurzel: Radix Angelicae.
Rad. Pimpinellae. Rad. Valerianae.
Thomasbalsam: Bals. tolutanum.
Thomaszucker: Brauner Kandis.
Thorand: Herb. Origani.
Thomienich: Ungt. contra Scabiem.
Thumantel: Herb. Alchemillae.
Thymchen: Herb. Thymi.
Thymian: Herb. Thymi.
—, Römischer: Flor. Lavandul.
—, wilder: Herb. Serpylli.
Thymianwurzel: Rad. Serpent.
Rad. Bardanae.
Thymseide: Herb. Epithymi.
Thyrmann: Herb. Thymi.
Tick-Tack: Tacamahaca.
Tickewitiki: Spec. amarae.
Tiedemannstropfen: Tinct. anticholer.
Tiefenkraut: Fol. Trifolii fibrin.
Tiefstandwurzel: Rad. Taraxaci.

Tief-und-tief-Salbe: Ungt. digestiv.
Tierisches Öl: Oleum animale.
Tierkohle: Carbo animalis.
    Ebur ustum.
Tierlaugensalz: Ammon. carb.
Tierlisalbe: Ungt. Pediculor.
Tieröl, Dippels: Ol. animale aether.
—, stinkendes: Ol. animale foet.
Tigerlikraut: Herb. Chaerophylli.
Tijloos: Colchicum.
Tikmehl: Amyl. Marantae.
Till: Fructus Anethi.
Tillyöl: Ol. Terebinth. sulfurat.
Tillytropfen: Ol. Terebinth. sulfurat.
Timotheus, grauer: Stib. sulfurat. nigr.
Tinctur: Tinct. Benzoës. Tinct. Cinnam.
—, balsamische: Tinct. Benzoës comp.
—, gehörige: Ol. (Olivar.) rubr.
Tincturasolaris: Tinct. Lignor.
Tinkal: Borax.
Tinkturtropfen: Mixt. sulfuric. acid.
Tintussalbe: Ungt. Kal. jod.
Tinte, sympathetische: Cobaltum
    chlorat. solut.
Tintenbeeren: Fruct. Rhamni.
Tintenblumen: Flor. Rhoeados.
Tintenfischbein: Ossia Sepiae.
Tintenflecksalz: Acid. tartaric.
    Kalium bioxalic.
Tintengummi: Gummi arabic.
Tintenholz: Lign. Campechian.
Tintenpulver: Spec. ad Atram.
Tiptap: Rad. Dictamni.
Tirmenöl: Ol. Tamariscl.
Tirmensalbe: Ungt. Aeruginis.
Tirolerpflaster: Empl. Cantharid. perp.
Tirolerweiß: Cerussa.
Tisanewasser: Aqua vulnerar. spirit.
Titan: Herb. Pulmonariae.
Tizianwasser: Mixt. vuln. acid.
Tobkraut: Fol. Stramonii.
Tochpflaster: Empl. Litharg. cps.
Tockenkraut: Herb. Linariae.
Tockensalbe: Ungt. Linariae.

Tödlicher Nachtschatten:
    Fol. oder Rad. Belladonnae.
es Wundwasser: Mixt. vuln̦ aci.d
Tödliches Wundwasser:
    Mixt. vulnerar. acid.
Togemakt $=$ zur Salbe angerieben.
Togemaktklöckelchen, -quecksilber,
    -stafadrian, -stiptap, -stoffsaat:
    Ungt. Hydrarg. pedicul.
Togemaktschwefel: Ungt. sulfurat.
Togemakttrippmadam: Ungt. Hydrarg.
    oxyd. rubr.
Togemakttripptrapp: Ungt. Plumbi.
Togemakttutian: Ungt. Zinci.
Toggensalbe: Ungt. Linariae.
    Ungt. Rosmar. comp.
Togplaster gegen Zahnweh:
    Empl. Canth. perp.
—, gelbes: Empl. Litharg. comp.
—, schwarzes: Empl. Picis.
Togrödelsalv: Ungt. Rosmar. cps.
Togrödelwater: Aqua aromatica.
Togroisalv: Ungt. Rosmar. cps.
Toiletteessig: Acetum cosmetic.
Toilettenwasser: Spir. coloniensis.
    Aqua Kummerfeldi.
Toilettesalbe: Ungt. Glycerini.
    Ungt. leniens.
Tolle Salbe: Elect. theriacale.
Tollerjahn: Rad. Valerianae.
Tollkirsche: Fol. Belladonnae.
Tollkörbel: Herb. Conii.
Tollkörner: Fruct. Cocculi.
    Sem. Stramonii.
Tollkraut: Fol. Belladonnae.
    Fol. Stramonii. Fol. Hyoscyami.
Tollmantel: Herb. Alchemillae.
Tollrübe: Rad. Bryoniae.
Tollwurzel: Rad. Belladonnae.
    Rad. Hyoscyami.
Tölpelsamen: Sem. Rapae.
Tolubalsam: Bals. tolutan.
Thomasbalsam: Bals. tolutan.
Tomasöl: Rubramentum.

Ton, roter: Bolus rubra.

—, weißer: Bolus alba.

Töni, Töneni: Flor. Trollii.

Tonbabohnen: Fabae Tonco.

Tonkakraut: Herb. Asperulae.

Tonkarellenmus: Pulp. Tamarindorum.

Tonnenzaad: Sem. Lini.

Toortsbloemen: Flor. Verbasci.

Tootsaft: Mel rosat. boraxat.

Töpferblau: Cobalt. oxydat.

Töpferblei: Graphites.

Töppelblätter: Folia Malvae.

Torand: Herb. Origani vulg.

Torfriet: Rhiz. Caricis.

Torkenkraut: Herb. Linariae.

Tormentill: Rhiz. Tormentillae.

Tornamiras Salbe: Ungt. Cerussae.

Tornes: Tinct. Aloës comp.

Torsköl: Mel rosat. boraxat.

Torksaft: Mel rosat. boraxat.

Torwartspflaster: Empl. oxycroc.

Totenbein: Conchae praep.
Rad. Dictamni albi.

Totenbeinstropfen: Kreosot. dilut.
Tinct. Spilanth. cps.

Totenblätter: Herb. Vincae.

Totenblumen: Flor. Calendul.

Totenblumenkraut: Herb. Hyoscyami.

Totenblumensalbe: Ungt. flavum.

Totengräberwasser: Kreosot. dil.

Totengrün: Herb. Vincae.

Totenkopf: Ferr. oxydat. rubr.

—, weißer: Ossa Sepiae.

Totenkopfblüten: Herb. Linariae.

Totenkopfpflaster: Empl. ad Rupturas.
Empl. Litharg. cps.

Totenkraut: Fol. Rutae. Fol. Vitis Jol.

Totenmucker: Liquor. Ammon. caust.

Totenmyrte: Herb. Vincae.

Totennessel: Flor. Lamii alb.

Totenöl: Kreosot. dilut. Ol. Petrae.

Totenstille: Ungt. contra Pediculos.

Totenveilchen: Herb. Vincae.

Totenwecker: Liq. Ammon. caust.
Kreosot. dilutum.

Totenweckeröl: Ol. Papaveris.

Totenzahnöl: Kreosot. dilutum.

Tournesol: Bezetta rubra.

—, blauer: Bezetta coerulea.

Tournesolläppchen: Bezetta rubr.
oder coerulea.

Trabantentropfen: Ol. Terebinth. rectif.

Traben: Herb. Dracunculi.

Trackenwurz: Rhiz. Bistortae.

Trädeli: Cornu Cervi rasp.

Tragantensalbe: Ungt. flavum.

Traganth: Tragacantha pulv.

Traganthpulver, zusammengesetztes:
Pulv. gummos.

Tragemete: Bacc. Dactyli.

Tramilben: Flor. Cham. roman.

Tranikel: Herb. Saniculae.

Trank, Wiener: Inf. Sennae cps.

— Zittmanns: Decoct. Sarsaparillae. cp.

Traubencerat: Cerat. Cetacei.

Traubenkirschrinde: Cort. Pruni Padi.

Traubenkraut: Herb. Chenopod.
Herb. Teucrii.

Traubenpfeffer: Piper longum.

Traubenpomade, rote: Cerat.
Cetacei rubr.

Traubensalbe fürs Haar: Ungt. pomad.

—, weiße: Ungt. rosatum.

Trauelschlägel: Herb. Scabiosae.

Traufkraut: Herb. Parietariae.

Trauungskraut: Herb. Sideritid.

Treber: Sem. Foenugraeci.

Treckploster: Empl. Cantharid.

Treiax: Theriaca.

Treibaus: Sem. Plantaginis.

Treiber: Ammon. carbonicum.

Treibkörner: Sem. Ricini.

Treibkraut: Herb. Trifolii arvens.

Treiböl: Oleum Ricini.

Treibsalz: Ammon. carbonicum.

Treibwurzel: Rad. Turpethi.

Treipekreitchen: Herb. Thymi.

Tremsen: Flor. Cyani.
Tremsenblumenwasser: Aqua Tiliae.
Trenzenblumen: Flor. Cyani.
Triachels: Elect. theriacale.
Triakelsalbe: Empl. Litharg. cps.
Triaks: Elect. theriacale.
Triantensalbe: Ungt. flavum.
Trieb: Ammon. carbonicum.
Triebesöl: Ol. Hyperici.
Trieblepomade, rote: Cerat. Cetac. rubr.
—, **weiße:** Ungt. leniens.
Triebpulver: Natr. bicarbonic.
Triebsalz: Ammon. carbonicum.
Trinitatis: Tartarus depuratus.
Trinitrin: Nitroglycerinum.
Trinjäockdi: Ungt. Zinci.
Trinkpulver: Pulvis temperans.
Tripel: Terra Tripolitana.
Tripmadam: Herb. Sedi.
Tripp: Ammon. carbonicum.
Trippelerde: Terra Tripolitana.
Trippelton: Terra Tripolitana.
Tripperbalsam: Bals. Copaivae.
Tripperpillen: Capsul. Bals. Copaïvae.
Tripperpulver: Cubebae pulv.
Triptrap: Tacamahac. Rotul. Menth.
Triptraptrull: Ungt. Hydrarg. rubr.
Trisonettpulver: Pulv. aromat. c. Sacch.
Tritrumtratrum: Moschus.
Trittau: Ungt. Plumbi.
Tritteinundtrittaus: Unguent. Plumbi.
Trittvortritt: Unguent. Plumbi.
Tritum: Unguent. Plumbi.
—, **umgewandt:** Unguent. Plumbi.
Triweln = Trauben.
Triwelpomade, rote: Cerat. Cetac. rubr.
—, **weiße:** Ungt. leniens.
Tröchnepulver: Lycopodium.
Trockensalbe: Ungt. exsiccans.
Trockenstein: Lap. Calam. praep.
Troddelmehl: Lycopodium.
Trögewehtatspflaster: Empl. oxycroc.
Trogschmiere, flüssige:
 Linim. ammon.-camph.

Trogschmiere, gelbe: Ungt. flavum.
—, **grüne:** Ungt. mixtum viride.
Trolla: Pulsatilla vulg.
Trollblumen: Flor. Trollii.
Trollidistelwurz: Rhiz. Polypod.
Trommelschlägel: Herb. Scabiosae.
Trompetenmoos: Lich. pyxidatus.
Trompetenpulver: Conch. praep.
Trompeterpulver: Cubebae pulv.
Trooß, Troß: Fol. Betulae.
Tropfen, aromatische: Tinct. aromatic.
—, **aromatische, saure:** Tct. arom. acid.
—, **Augsbuger:** Tinct. Aloës cps.
—, **Baumanns:** Tinct. aromatic.
—, **Bergmanns:** Tinct. aromatic.
—, **bittere:** Tinct. amara.
—, **Dänische:** Elix. e Succo Liqu.
—, **Danziger:** Tinct. aromatica.
—, **Englische:** Liq. Amm. carb. pyrool.
—, **Erlauer:** Spir. Meliss. comp.
—, **Feldheimer:** Tinct. Valerian.
—, **Flecks:** Elix. e Succo Liquir.
—, **gelbe Prinzens:** Liq. Ammonii
 succinici.
—, **Hallersche:** Mixt. sulf. acid.
—, **Hoffmanns:** Spir. aethereus.
—, **Jenaer:** Tinct. Aloës comp.
—, **Klapproths:** Tct. Ferr. acet. aether.
—, **Kollmanns:** Tinct. carminat.
—, **Lamottes:** Tct. Ferri chlor. aether.
—, **Mainzer:** Tinct. Aloës, Spir. aethe-
 reus āā.
—, **Mariazeller:** Tinct. Aloës cps.
—, **Petermanns:** Tinct. Chinioïd.
—, **Prinzens:** Liq. Ammon. succ.
—, **Rockows:** Tinct. Chinioïdin.
—, **rote:** Tinct. aromatica.
—, **saure:** Tinct. aromat. acid.
—, **Salzburger:** Tinct. Aloës cps.
—, **saure:** Mixt. sulfurica acida.
—, **schwarze:** Tinct. amara.
—, **Schwarzwälder:** Tinct. Aloës comp.
—, **Schwedische:** Tinkt Aloës cps.
—, **siebenundsiebzigerlei:** Tct. Chinioïd.

Tropfen, Sulzberger: Tinct. Aloës cps.
Tropfen, Ungarische: Spirit. Rosmar.
—, **Wads:** Tinct. Benzoës comp.
—, **Wedels:** Tinct. carminativa.
—, **Whytts:** Tinct. Chinae cps.
—, **zerteilende:** Tinct. strumalis.
Tropfkraut: Herb. Parietariae.
Tropfsteinwasser: Aqua Petrosel.
Tropfwurzel: Rhiz. Filicis. Rhiz. Polyp.
Tropp: Succus Liquiritiae.
Tropschmiere: Ungt. flavum et Ungt.
   Populi āā.
Trossis Brustpulver: Gelatina.
   Lich. island. sacchar.
Trostderkrätzigen: Herba Fumariae.
Trottenmehl: Lycopodium.
Trubachschelleli: Flor. Primulae.
Trubaknöpfli: Flor. Primulae.
Trubentaknöpfli: Flor. Primulae.
Truddemälch: Herb. Chelidonii.
Trudelmehl: Lycopodium.
Trüdingerpflaster: Empl. Litharg. comp.
Trumpetenpulver: Conch. praep.
Trumpeterpulver: Cubeb. pulv.
Truttenmehl: Lycopodium.
Tschemer: Veratrum alb.
Tschickan: Herb. Chaerophylli.
Tschöggliwurz: Rad. Carlinae.
Tückertück: Species amarae.
Tucktuk, weißer: Rad. Dictamni albi.
Tüfelsmilch: Herb. Euphorbii.
Tüfelsschläuele: Secale cornut.
Tugendblumenkraut: Herb. Eupator.
   Herb. Hyperici.
Tugendsalbe: Fol. Salviae.
Tümchen: Herb. Thymi. Herb. Serpylli.
Tumerik: Rhiz. Curcumae.
Tumirnichtssalbe: Ungt. sulf. griseum.
Tumirnichtspulver: Pulv. ctr. Pedicul.
   Stib. sulfur. nigr.
Tümmelthymian: Herb. Thymi.
Tungenrübe: Rad. Bryoniae.
Tunkpulver: Tutia praeparat.
Tunröw: Rad. Bryoniae.

Tupfstein: Cupr. aluminatum.
Turanken: Rad. Bryoniae.
Türbandpflaster: Empl. oxycroc.
Turbenried: Rhiz. Caricis.
Turbithwurzel: Rad. Turpethi.
   Tub. Jalapae.
Turisches Gummi: Gummi arab.
Türkenblut: Resina Draconis.
   Sanguis Hirci.
Türkenbund: Flor. Lilii.
Türkenkopfkerne: Semen Cucurbitae.
Türkenpulver: Sang. Draconis.
Türkisch. Beifuß: Herb. Botryos.
— **Gras:** Rhiz. Graminis.
—- **Hanföl:** Oleum Ricini.
— **Kümmel:** Fruct. Cumini.
— **Mohrstein:** Conchae praep.
— **Pfeffer:** Fruct. Capsici.
— **Röte:** Rad. Alcannae.
Türlestrich: Sebum.
Turmerik: Rhiz. Curcumae pulv.
Turnips: Brassica Rapa.
Turpethwurzel: Radix Turpethi.
   Tubera Jalapae.
Turpith: Rad. Turpethi. Tub. Jalapae.
Tusigguldenkraut: Herb. Centaurei.
Tutiansalbe, graue: Ungt. ophthalm.
   gris.
—, **weiße:** Ungt. Zinci.
Tutz: Tutia praepar. Zinc. oxyd. crud.
Tutztee: Herb. Cardui bened.
Thymchen: Herb. Thymi.
Tymelärrinde: Cort. Mezereï.
Tyrolerpflaster: Empl. Canth. perp.
Tyrschenöl: Ichthyol.

U

Überich: Fol. Heraclei.
Überrüthesalbe: Empl. fuscum.
   Ungt. Plumbi.
Überseeisches Pulver: Pulv. Insector.
Überwachsöl: Oleum viride.
Überwachstropfen: Tinct. bezoärdica.

Überwurzel: Rad. Carlinae.
Ubrike: Minium.
Uchtblumensamen: Sem. Colchic.
Udram: Herb. Hederae.
Uferblumen: Flor. Farfarae.
Ulanenholz: Rad. Saponariae.
Ulanenrinde: Cort. Quillayae.
Ulmenkraut: Herb. Lycopodii.
Ulmenpotzensalbe: Ungt. Populi.
Ulmenrinde: Cort. Ulmi.
Ulmensprossensalbe: Ungt. Populi.
Ulmspierkraut: Herb. Ulmariae.
Ulrichs Pflaster: Empl. Cerussae.
— **Pulver:** Natrium bicarbonic.
— **Zahntropfen:** Tct. Guajaci ammon.
Ultram: Herb. Hederae.
Ultramarin, gelber: Barium chromic. (Chromgelb).
—, **Wiener:** Cobalt. aluminat.
Ultramincastoriumöl: Tinct. Arnicae.
Ultramkraut: Herb. Hederae.
Umber: Terra Umbrac. (Umbra).
Umbraun: Terra Umbraceae (Umbra).
Umbreits Tee: Spec. amarae.
Umgewandt. Boneta: Ung. ctr. Pedicul.
Umgewandt. Böbel: Ungt. contra Pedic.
— **Degenstiefel:** Ungt. digestiv.
— **Dickentief:** Ungt. digestiv.
— **Merkurius:** Ungt. Hydrarg. pedicul.
— **Muskus:** Ungt. contra Scabiem.
Napoleon: Ungt. Hydrarg. pedicul. (Ungt. neapolitanum!)
— **Nervum:** Ungt. nervinum.
— **Nutritum:** Ungt. Plumbi.
— **Papolium:** Ungt. Populi.
— **Plumbikum:** Ungt. Plumbi.
— **Prinzdeputat, rot:** Ungt. Hydr. rubr.
— —, **weiß:** Ungt. Hydrarg. alb.
— **Schabrian:** Ungt. contr. Scabiem.
— **Trittum:** Ungt. Plumbi.
Umschlag, Authenrieths: Ugt. diachyl. Ungt. Plumbi tannic.
—, **blauer:** Ungt. Hydrarg. ciner. pedic.
—, **Burows:** Liqu. Alumin. acet.

Umschlag, Thedens: Aqua vulnerar. acid.
Umschlagkräuter: Spec. emoll.
Umschlagtee: Spec. resolvent.
Umundumarsenicum: Ungt. basil. flav.
Umwand, blauer: Ungt. Hydr. pedicul.
—, **gelber:** Ungt. flavum.
—, **grüner:** Ungt. Populi.
—, **weißer:** Ungt. Zinci.
Unbekannt: Empl. Litharg. cps.
Uneet: Herb. Equiseti arvens.
Unflatpulver: Pulv. contra Pediculos.
Unflatsalbe: Ungt. contra Pediculos.
Ungarisch. Balsam: Aq. aromat. Mixt. oleos. balsam. Terebinth. Veneta.
— **Essenz:** Ol. Lini sulfuratum.
— **Hafer:** Pulv. contra Pediculos.
— **Salbe:** Ungt. flavum c. oleo Lauri.
— **Steinlacköl:** Ol. Jecor. Asell.
— **Tee:** Herb. Chenopodii.
— **Tropfen:** Spir. Rosmarini.
— **Wasser:** Aq. aromat. Spir. Lavand. Spir. odoratus. Spir. Rosmar. cps.
Ungefärbte Altheesalbe: Ungt. Rosmarini dil.
Ungelöschtes Feuer: Chinioïdin.
Ungelswater: Spiritus odoratus.
Ungenannt. Kräuter: Spec. resolventes.
— **Pflaster:** Cerat. Resinae Pini.
— **Politant:** Ungt. Hydrarg. cin. dil.
Ungerblumen: Flor. Malvae arbor.
Ungers Augensalbe: Ungt. Hydr. rubr.
Ungezieferöl: Oleum Anisi.
Ungeziefersalbe: Ungt. contra Pedicul.
Ungsenöl: Oleum carbolicum.
Ungsensaft: Sir. Sarsaparill. cps.
Ungsensalbe: Ungt. Zinci.
Unheilspulver: Pulv. pro Equis.
Unholdkerzen: Flor. Verbasci.
Unholdkraut: Herb. Verbasci.
Unholdwurz: Bulb. Victorial. long. Rad. Mandragorae.
Unjerkruid: Herb. Equiseti arvens.

Universalbalsam: Tinct. Aloës comp. Tinct. Benzoës comp. Ol. Lini sulf. Ol. Tereb. sulf. Ungt. basilic. fusc.

Universalkinderbalsam: Aqua aromat. spirituos.

Universallebensöl: Mixt. oleos.-bals. Tinct. Aloës cps.

Universalpflaster: Empl. fuscum. Empl. Litharg. comp.

Universalpillen: Pilul. laxantes.

Universalpulver: Natr. bicarbonic. Pulv. carminativ. Wedel.

Universalreinigungssalz: Natr. bicarb.

Universalsalbe: Ungt. exsiccans. Ungt. Plumbi.

Universalsalz: Natr. bicarbonic.

Universalspiritus, gelber: Mixt. oleos.-balsam.

Universitätssalbe, elektrische: Ungt. Hydrarg. alb.

Unkengries: Ungt. contra Pedicul.

Unkraut: Herb. Equiseti.

— —, heidnisch: Herb. Eupatorii.

Unkrautpulver: Pulv. Magnes. c. Rheo.

Unksenöl: Ol. animale foetidum.

Unksensaft: Sir. Sarsaparill. cps.

Ulenkwurz: Rad. Helenii.

Unnützesorgen: Herb. Violae tricol.

Unreife Pomeranzen: Fruct. Aurant. immat.

Unreinkot: Asa foetida.

Unreinpomade: Ungt. contra Pedicul.

Unruhe: Lycopodium.

Unruhpulver: Lycopodium.

Unruhwasser: Spirit. Anhaltin.

Unruhwurzel: Rad. Eryngii.

Unschlitt: Sebum.

Unseegenkraut: Herb. Virgaureae.

Unsererliebenfrauenhandschuh: Herb. Aquilegiae. Fol. Digitalis.

Unsererliebenfrauenmantel: Herb. Alchemillae.

Unserliebenfrauenbettstroh: Herb. Galii. Herb. Hyper. Herb. Serpylli.

Unserliebenfrauendistel: Herb. Cardui Mariae.

Unserliebenfrauenmilchkraut: Herb. Pulmonar.

Unstätpulver: Pulv. Liquirit. cps.

Untergütterlikraut: Herb. Grossulariae.

Unterhaltungssalbe: Ungt. epispastic. Ungt. Hydrarg. cin.

Untermast: Bolet. cervinus.

Untermladentisch: Spirit. Angelicae. comp. c. Ol. Terebinth. et Liqu. Ammon. caust. mixt.

Untertumunter: Ungt. Plumbi.

Unterwachssalbe: Ungt. flavum.

Unverleid: Herb. Polygoni.

Unvermischter göttlicher Balsam: Tinct. Benzoës cps.

Unvertritt: Herb. Polygon. avicul.

Uptochsöl: Oleum viride.

Uralholz: Rad. Saponariae.

Uralsches Pulver: Pulv. Liquir. comp.

Urament: Ungt. potabile rubr.

Uran, schwarzer: Styrax Calam.

—, weißer: Olibanum.

Urangelb: Uranum oxydat. natr.

Urantpulver: Herb. Origani pulv.

Urbare Schmier: Ungt. laurinum.

Urbsele: Fruct. Berberidis.

Urian: Orleana.

—, gebrannter: Alumen ustum.

Uriaöl: Oleum rubrum.

Urin: siehe Aurin.

Urinblumen: Flores Lamii. alb. Flores Stoechados.

Urinkraut: Herb. Herniariae.

Urinspiritus: Liq. Ammon. caust.

Uruku: Orleana.

Uschak: Ammoniacum.

Utechsöl: Oleum viride.

Utram: Herba Hederae.

Ützenpulver: Sanguis Hirci.

V

(Siehe auch unter F.)

Vahrenkraut: Fol. Belladonnae.
Valander: Flor. Lavandulae.
Vallerln: Flor. Violae odorat.
Valmnesaft: Sir. Papaveris.
Vanille: Fruct. Vanillae.
Vanillenöl: Bals. peruvianum.
Vaselwurz: Rad. Bryoniae.
Vaterkorn: Secale cornutum.
Vaterunserwasser: Aqua Petros.
Vegetabilisch. Äther: Aeth. acetic.
— **Kalomel:** Podophyllin.
— **Laugensalz:** Kalium carbonic.
— **Mohr:** Carbo pulv.
— **Pulver:** Pulv. Liquir. cps.
　　Tub. Jalapae pulv.
Vehdrłakel: Elect. theriacale.
Vehedistel: Fruct. Card. Mariae.
Veielotenblau: Flor. Viol. odorat.
Veielotenkraut: Herb. Viol. tricol.
Veielotesaft: Sir. Violarum.
Veielotewurzel: Rhiz. Iridis.
Veigeln: Flor. Violae odoratae.
—, **gelbe:** Flor. Cheiri.
Veigelwurz: Rhiz. Iridis.
Veilchenkraut: Herb. Viol. tricol.
Veilchensaft: Sir. Violarum.
Veilchensalbe: Ungt. pomad. rubr.
Veilchenschwamm: Fung. suaveolens.
Veilchenwasser: Aqua Sambuci.
Veilchenwurzel: Rhizoma Iridis.
— „**Kneipp**": Rad. Viol. odor.
Veilchenzucker: Pulvis Iridis sacchar.
Veilchenwurzelzucker: Pulvis Iridis
　　sacchar.
Veitsalbe: Ungt. Hydrarg. alb.
Veitsblumerekraut: Herb. Prunell.
Veitstanzpulver: Conch. praep.
Veld = Feld.
Veldrijs: Herb. Taraxacl.
Venetian. Zug: Cerat. Res. Pini.
Venetisch. Balsam: Terebinth. venet.

Venetisch, Dreiacker: Elect. Theriac.
— **Kümmel:** Fruct. Cumini.
— **Rosen:** Flor. Paeoniae.
— **Seife:** Sapo venetus.
— **Terpentin:** Terebinth. laricin.
Venusblätter: Fol. Sennae.
Venusblut: Herb. Verbenae.
Venusdistel: Silybum marianum.
Venusfinger: Herb. Cynoglossi.
Venushaar: Herb. Adianti aur.
Venuskörner: Sem. Foenugraec.
Venusmilch: Aq. Rosae benzoïn.
Venustinktur: Tinct. Benzoës.
Venuswagen: Aconitum Napellus.
Verbandöl: Oleum carbolisat.
Verbandsalbe: Ungt. cereum.
—, **weiße:** Ungt. Zinci. Ungt. boric.
Verbindspiritus: Oleum Terebinth.
Verborgenharz: Pix burgund.
　　Terebinth. veneta.
Verborgenwiederkunft:
　　Hrb. Beccabungae. Hrb. Veronicae.
Verdauungsessenz: Vin. Pepsin.
Verdauungspastillen: Troch. Natr. bic.
Verdauungspulver: Plv. carminativus.
Verdauungssalz: Natr. bicarbonic.
Verdauungstee: Species laxantes.
Verdauungstropfen: Tct. Chin. comp.,
　　Tinct. Rhei vinos āā.
Verdauungswein: Vin. Pepsin.
Verdauungszeltchen: Troch. Natr.
　　bicarbon.
Verdeulungsöl: Oleum viride.
Verdigries: Cuprum subacetic.
Verdrehtkörn: Fruct. Card. Mar.
Verdwijnzalf: Ungt. Hydrarg. cin.
Verfangkraut: Herb. Arnicae.
Verfangpulver: Bol. cervin. pulv.
Verfluchte Jungfer: Herb. oder Rad.
　　Cichorii.
Vergängnispulver: Pulvis temperans.
Vergehkraut: Herb. Plantaginis.
Vergehundkommnichtwieder:
　　Herb. Violae tricolor.

Vergiftet Ameisenpulver:
Semen Nigellae pulv.
Vergißmeinnicht: Flor. Jaceae.
(Myosotis).
Vergüldungssalbe: Ungt. basilic.
Verhaltungstropfen: Tinct. antispast.
Verlachwurzel: Rad. Gentianae.
Vermächtnispflaster: Empl. fuscum.
Vermächtniszucker: Sacchar. rubrum.
Vermen: Amygdalae.
Vermillon: Cinnabaris.
Verneds Drejakel: Elect. theriacale.
Vernedsch = venetianisch.
Vernunftkraut: Herb. Anagallidis.
Vernunftundverstand: Hrb. Anagallid.
Veronikenwurz: Rhiz. Ari.
Verrufkraut: Herb. Conyzae.
Versichbeeren: Fruct. Berberidis.
Versuchbeeren: Fruct. Berberidis.
Verteilungskräuter: Spec. resolventes.
Verteilungsöl: Oleum viride.
Verteilungspflaster: Empl. fuscum.
Empl. Hydrarg. Empl. saponatum.
Verteilungssalbe: Ungt. flavum. Ungt.
Kal. jodat. Ungt. nervinum. Ungt.
Rosmarin. comp.
Vertreibungstropfen: Tinct. Croci.
Verusdistelkörner: Frct. Card. Mariae.
Verwachsundverrufungskraut:
Herb. Conyzae.
Verweckensalbe: Ungt. basilic. fusc.
Verzehrungspflaster: Epl. sapon. rubr.
Verziehungsspiritus: Spir. Angel. cmp.
Verzuckerte Wurmsaat: Conf. Cinae.
Vesicatoressenz: Tinct. Cantharid.
Vesicatorpflaster: Empl. Cantharid.
Vesperkraut: Herb. Sideritis.
Vetiverwurzel: Rad. Ivarancusae.
Vexierkastanienrinde: Cort.Hippocast.
Vichypastillen: Troch. Natri. bicarbon.
Vichypulver: Natrium bicarbonicum.
Pulv. Liquiritiae comp.
Viefasalbe: Ungt. Hydrarg. alb.
Viehdistel: Herb. Cardui bened.

Viehkalk: Calc. phosphor. crud.
Viehkraut: Herb. Veronicae.
Herb. Beccabungae.
Viehkrautwurzel: Rad. Valerian.
Viehmirakel: Elect. theriacale.
Viehpulver: Pulv. pro Vaccis.
Vielackerpulver: Pulv. Liquir. cps.
Vielenmargarethenpulver:
Semen Foenugraec. pulv.
Vielfraß: Pulv. pro vaccis gris.
Stib. sulfurat nigr.
Vielgut: Herb. Oreoselini.
Vielwuchs: Herb. Oreoselini.
Viereckiger Zug: Cerat. Resin. Pini.
Viererlei Geister: Spirit. camph. Spir.
saponat. Spirit. Rosmarin., Liqu.
Ammon. caust. āā.
— **Pflaster:** Empl. oxycroc. ven.
— **Ruhpulver:** Pulv. pro Infant.
— **Salbe:** Ungt. nervinum.
— **Tee:** Spec. pector. c. Frutib.
Vierjahreszeitentee: Spec. laxantes.
Vierräuberessig: Acet. aromatic.
Vierspitzbubenessig: Acet. aromatic.
Vier Wasser für Pferde:
Aqua Melissae c. Aqua Foenic.
Vierzigerlei Kräuter: Spec. amar.
Vigacke: Electuar. theriacale.
Vigeli = Veilchen.
Viktoriaviolett: Anilinviolett.
Viktrill, blauer: Cupr. sulfur.
—, **grüner:** Ferr. sulfur.
—, **weißer:** Zinc. sulfur.
Viktusbalsam: Mixt. oleoso-balsam.
Bals. Vitae.
Villatsche Flüssigkeit: Plumb. acet. 2,0.
Zinc. sulfur., Cupr. sulfur. āā. 1,0
Aceti 16,0.
Villumfallum: Flor. Convallar.
Vinum cretum: Sem. Foenugraeci.
Violen: Flor. Violae odorat.
Violenöl: Oleum Hyperici.
Violenpulver: Rhiz. Iridis pulv.
Violenramor: Elect. theriacale.

Violensaft: Sirup. Violarum.

Violentinktur: Tinct. Lignorum.

Violenwasser, gelbes: Aqua Chamomillae c. Tint. Croci.

Violenwurzel: Rhiz. Iridis. Flor.

Violkraut, Vioolkruid: Herb. Violae tricol.

Viönli, Viöndli: Flor. Viol. odor.

Vipernöl: Ol. Jecoris Aselli.

Vipernspiritus: Liq. Ammon. carbon. pyro-oleos.

Virginie: Vaselinum flavum.

Virginienhohlwurz: Rad. Serpentariae.

Virginisch. Klapperschlangenwurzel: Rad. Senegae. Rad. Serpentariae.

— Tabak: Fol. Nicotian.

— Viperwurz: Rad. Senegae. Rad. Serpentariae.

Visceralelixier: Elix. Aurant. cps.

Visetholz: Lignum citrinum.

Visitatorwachs: Cerat. Aeruginis. Cerat. Resinae Pini.

Visselzalf: Ungt. Mezereï.

Vitriol, blauer: Cuprum sulfuric.

—, cyprischer: Cuprum sulfuric.

—, englischer: Ferr. sulfuric.

—, gemeiner: Ferr. sulfuricum.

—, Goslarer: Zinc. sulfuric.

—, grüner: Ferr. sulfuric.

—, roter: Cobalt. sulfuricum.

—, weißer: Zinc. sulfuricum.

Vitriolelixier: Tinct. aromat. acid.

Vitriolgeist: Acid. sulfuric. dil.

—, versüßter: Spirit. aeth.

Vitriolnaphtha: Aether.

Vitriolöl: Acid. sulfuric. fumans.

Vitriolsalz, flüchtiges, narkotisches: Acidum boricum.

Vitriolsäure: Acid. sulfur. angl.

Vitriolspiritus: Acid. sulfur. dil.

Vitriolvateressenztropfen: Tinct. aromat. acid.

Vitriolwasseressenz: Tct. aromat. acid.

Vitriolweinstein: Kalium sulfuric.

Vitschenblumen: Flor. Genistae.

Virat, gelber: Ungt. contra Scabiem.

—, grauer: Ungt. Hydrarg. pediculos.

—, weißer: Ungt. Hydrarg. alb.

Vizedreiägele: Elect. theriacale.

Vlas = Flachs.

Vlier = Flieder.

Vlies, weißes: Zinc. sulfuricum.

Vlugsmeer: Lini᾽ᵑ ammoniat.

Vogelasch: Fruct. Sorbi.

Vogelbeeren: Fruct. Sorbi.

Vogelbeersaft: Succ. Sorbi insp.

Vogelbräune: Herb. Plantagin.

Vogelbrot: Ossa Sepiae.

Vogelgarbe: Herb. Plantaginis.

Vogelgras: Herb. Polygoni avic.

Vogelherzlein: Anacardia.

Vogelhirse: Sem. Lithosperm. Sem. Milii solis.

Vogelholz: Viscum album.

Vögelikraut: Herb. Bursae Pastor. Herb. Senecionis.

Vogelknöterich: Hrb. Polygon. avicul.

Vogelkraut: Herb. Anagallidis. Herb. Plantaginis. Herb. Senecionis. Viscum alb. Stellaria.

Vogelkreuzkraut: Herb. Senecionis.

Vogelleim: Viscum album.

Vogelleimholz-Kraut: Viscum album.

Vogelmiere: Stellaria media. Herb. Anagallidis.

Vogelnestsamen: Fruct. Dauci.

Vogelsbrot: Ossa Sepiae.

Vogelsporn: Secale cornutum.

Vogeltod: Herb. Conii.

Vogelwürstchen: Herb. Plantaginis.

Vogelzucker: Sacchar. alb. pulv.

Vogelzungen: Alsine media. Sem. Fraxini.

Vögerlsalbe: Ungt. flavum.

Vögleinimnest: Fruct. Dauci.

Vogt = Flüssigkeit.

Völkersalbe: Ungt. Zinci.

Völkertropfen: Tinct. Valer. aeth.

Volle Schübel: Herb. Lycopodii.
Vollerde: Bolus.
Vollkommene Salzsäure: Aq. chlorata.
Vomitivsalz: Zinc. sulfuric.
Von A bis Z: Species amarae.
Vorgang, Vorlauf: Spir. Frumenti.
Vorhofgeist: Spir. Vini gallici.
Vorsprung: Liq. Amm. caust. Spir. dilut.
Vorwitzchen: Herb. Hepaticae.
Vossische Wundsalbe: Bals. univers.
Vosskraut: Herb. Linariae.
Vosslungensaft: Sir. Liquiritiae.
Vosssaft: Mel rosat. boraxat.
   Sir. Liquiritiae.
Vosssalv, witte: Ungt. Plumbi.
Vosssteert: Herb. Epilobii.
Vozpomade: Ceratum Cetacei.
Vrämte: Herba Absinthii.
Vyeli: Flor. Violae odor.

W

Wachandelbeeren: Fruct. Juniperi.
Wachenbeeren: Fruct. Rhamni.
Wachkraut: Herba Cannabis.
Wacholder, stinkender:
   Summitates Sabinae.
**Wacholdersalbe, -gebälz, -honig, -lat-
   werge, -mus, -saft, -salze:** Succ. Juni-
   peri insp.
Wacholderbeeren: Fruct. Juniperi.
Wacholdergeist: Spir. Juniperi.
Wacholderharz: Sandaraca.
Wacholderholz: Lign. Juniperi.
Wacholderkerne: Fruct. Junip. plv. gr.
Wacholderkernöl: Ol. Juniperi Bacc.
Wacholdersalbe: Ungt. Rosmar. comp.
Wacholderschwamm: Fungus Sambuci.
Wacholderspitzen: Summit. Juniperi.
Wacholderschwämmchen: Fung. Sam-
   buci.
Wacholdertee: Fruct. Juniperi. Lign.
   Juniperi. Summit. Juniperi.
Wacholderteeröl: Ol. cadinum.

Wachs, blaues: Cera coerulea.
—, gelbes: Cera flava.
—, grünes: Cerat. Aeruginis.
—, japanisches: Cera Japonica.
—, mineralisches: Ceresin. Ozokerit.
—, rotes: Cerat. rubrum.
—, weißes: Cera alba.
Wachsbeere: Myrica Gale.
Wachskerzensalbe: Empl. Litharg. cps.
   Ungt. cereum.
Wachskrautwurzel: Rad. Saponariae.
Wachsöl: Oleum Cerae.
Wachspflaster, gelbes: Cerat. Res. Pini.
Wachssalbe: Ungt. cereum.
Wachsschwamm: Spong. cerat.
Wachsundöl: Ungt. cereum.
Wachsundschweinefett: Ungt. cereum.
Wachteln: Fruct. Juniperi.
Wachtelweizen: Melampyrum.
Wadsche Tropfen: Tct. Benzoës comp.
Waffensalbe: Ungt. cereum.
Wagenblumen: Flor. Calendul.
Wagenholzrinde: Cort. Uimi.
Wagenschmierer = Schusterpilz:
   Boletus luridus.
Wagenteer: Pix liquida.
Wägisse: Herb. Plantaginis.
Wägluege (luegere): Herb. Plantaginis.
— —, wilde: Herb. Taraxaci.
Wäglungere: Herb. Plantaginis.
   Rad. Cichorei.
Wähle: Fruct. Myrtilli.
Wahlers Pflaster: Empl. fuscum.
Wahlwurz: Rad. Consolidae.
Wähnertspiritus: Liq. Ammon. caust.
Waid: Herb. Isatis tinctor.
Waidasche: Kal. carbon. dep.
Waisenhauspflaster: Empl. fuscum.
Walbaum: Herb. Belladonnae.
Waldandorn: Herb. Stachydis.
Waldbart: Herb. Ulmariae.
Waldbeeren: Fructus Myrtilli.
Waldbeerstrauchblätter: Fol. Myrtilli.
   Fol. Uvae Ursi.

Waldbingel: Herb. Mercurialis.
Waldchriesi: Fol. Belladonniae.
Walddistelkraut: Hrb. Eryn. Fol. Ilicis.
Walddosten: Herba Origani.
Waldesche: Fructus Sorbi.
Waldfarnwurzel: Rhiz. Filicis.
Waldflachs: Herb. Linariae.
Waldfräulein: Hrb. Achill. moschatae.
Waldglocken: Fol. Digitalis.
Waldhengstengeist: Spir. Formicar.
Waldhirse: Sem. Lithospermi.
   Sem. Milii solis.
Waldhopfen: Herb. Hyperici.
Waldklee: Herb. Acetosellae.
Waldklette: Herb. Circaeae.
Waldklettenwurzel: Rad. Bardanae.
Waldmalven: Fol. Malvae silv.
Waldmangold: Herb. Pirolae.
Waldmännlein: Herb. Asperulae.
Waldmeister: Herb. Asperulae.
   (Herb. Matrisylviae.).
Waldnachtschatten: Fol. Belladonnae.
   Stipit. Dulcamarae.
Waldnelken: Flor. Primulae.
Waldochsenzunge: Herb. Pulmonariae.
Waldquendel: Herb. Calaminthae.
Waldrausch: Fol. Uvae Ursi.
Waldrebe: Herb. Clematidis.
Waldrebewurzel: Rad. Bardanae.
Waldrübe: Tub. Cyclaminis.
Waldsalbei: Herb. Scorodon.
   Herb. Salviae silv.
Waldschellenkraut: Fol. Digitalis.
Waldspeikwurzel: Rad. Valerian.
Waldstaub: Lycopodium.
Waldstein: Lac Lunae pulv.
Waldstroh: Herb. Galii.
Wald- und Feldhopfen:
   Herb. Majoranae. Herb. Origani.
Waldwollextrakt: Extr. Pini.
Waldwollöl: Ol. Pini silvest.
Waldwollspiritus: Aether Pini silv.
Waldwurz: Rad. Consolidae.
Walfischdreck: Ambra.

Walfischöl: Ol. Jecor. Aselli.
Walfischsalz: Sal. Jecoris. Das Salz,
   in dem die Dorsche konserviert
   werden (enthält Trimethylamin).
Walfischschuppen: Ossa Sepiae.
Walkererde: Bolus alba. Talcum pulv.
Wallbaum: Atropa Belladonna.
Wallblumen: Flor. Verbasci.
Wallhengste: Formicae.
Wallwurzel: Rad. Consolidae.
   Rad. Paeoniae.
Wallwurzelkraut, kleines: Herb. Pulm.
Wallwurzelgeist: Spir. Consolidae.
Walnußblätter: Fol. Jugland.
Walnußöl: Ol. Juglandis.
Walnußschalen: Cort. Jugland.
Walpurgiskraut: Herb. Hyperici.
Walpurgisöl: Ol. Petrae.
Walpurgiswurzel: Rad. Aristoloch. cav.
Walrat: Cetaceum.
—, präparierter: Cetac. sacchar.
Walratpflaster: Cerat. Cetacei.
Walratpulver: Cetac. sacchar.
Walratsalbe: Ugt. cereum. Ugt. leniens.
Walratzucker: Cetac. sacchar.
Walschot: Cetaceum.
Wälschstein: Alumen plumos.
Walstroo: Herb. Galii.
Waltersalbe: Empl. Lith. molle.
Walwürze: Symphit. offic.
Wamperlschmier: Ungt. carminativum.
Wandelpulver: Pulv. contra Insect.
Wändelepulver: Pulv. contra Insect.
Wandkraut: Herb. Parietariae.
Wandlauspulver: Pulv. contra Insect.
Wandraute: Herb. Rutae murar.
Wannebobbele: Herb. Viol. tricolor.
Wäntelebrut: Herba Geranii.
Wäntelenkraut: Herb. Geranii.
Wanzenbeerblätter: Fol. Rib. nigr.
Wanzendillsamen: Fruct. Coriand.
Wanzenkraut: Folia Melissae. Folia
   Patschuli. Herb. Ledi palustris.
   Aspidium Filix mas.

Wanzenöl: Ol. Terebinthinae.
Wanzenpulver: Flor. Pyrethri pulv.
Wanzensalbe: Ungt. Hydrarg. pedicul.
Wanzentinktur: Tinct. Colocynth.
Wanzenwurz: Rhiz. Filicis.
Wärmde: Herb. Absinthii.
Wärmdt: Herb. Absinthii.
Warmke = Wermut.
Wärmkensalz: Kal. carbonicum.
Wärmkraut: Herb. Absinthii.
Warmüde: Herb. Absinthii.
Warz: Herb. Acetosellae.
Warzenbalsam: Bals. peruvian.
Emuls. ad papill. mammar.
Warzenblumen: Flor. Calendul.
Warzenkraut: Herb. Geranii.
Herb. Euphorbii.
Warzenpulver: Gummi arab. pulv.
Warzensalbe: Ungt. leniens.
Warzentupp: Argt. nitric. Acid. nitric.
Wärzlikraut: Herba Sedi.
Was = Wachs.
Waschblau, flüssiges: Sol. Indici.
Waschblaupulver: Ultramarin.
Wäschelauge: Mucilago Gummi arab.
c. Natr. carb.
Waschessig: Acetum aromatic.
Waschholz: Cort. Quillayae.
Waschkalk: Calcar. chlorat.
Waschkraut: Herb. (Rad.) Saponariae.
Waschpulver: Natr. carbonic. sicc.
Borax pulv. Pulv. cosmeticus.
Waschrinde: Cort. Quillayae.
Waschspäne: Cort. Quillayae.
Waschtinktur: Ol. Terebinth. c. Liq.
Ammon. caust. 1 + 2.
Waschwurzel: Rad. Saponiariae.
Wasmachtmich: Ungt. contra Scab.
Wasser, abgezogenes: Aqua destillata.
—, **Blähung treibendes:** Aqua Cham-
momill. Aqua carminativa.
—, **blaues:** Liquor Aeruginis.
—, **Burowsches:** Liqu. Alumin. acetic.
gegen Reißen: Aqua carminativa.

Wasser, Javellesches: Liq. Natrii
hypochlor.
—, **Mandragora:** Aqu. aromatica.
Wasser, Prager: Aqu. foetida antihyst.
—, **Ravels:** Mixt. sulfuric. acida.
—, **schwarzes:** Aq. phagedaenic. nigra.
Wasseraster: Herb. Bidentis.
Wasserandorn: Herb. Lycopi.
Wasserangelik: Rad. Angelicae.
Wasserbaldrian: Rad. Valerian. major.
Wasserbathengel: Herb. Scordii.
Wasserblau: Coeruleum berolinense.
Wasserblei: Plumbago.
Wasserblumen: Flor. Lamii alb.
Wasserbohne: Herb. Beccabung.
Wasserbungen: Herb. Beccabung.
Wasserdorn: Herb. Marrubii.
Wasserdost: Herb. Eupatorii.
Auch Bidens tripartit. (Herb.
Bidentis).
Wasserdreiblatt: Fol. Trifolii fibrin.
Wasserfenchel: Fruct. Phellandr.
Wasserfieberkraut: Fol. Trifolii fibr.
Wassergauchheil: Herb. Beccabungae.
Wasserglas: Liq. Natrii silicici.
Wasserhähnchen: Anemone nemorosa.
Wasserhanf: Herba Eupatorii.
Wasserheil: Herb. Beccabungae.
Wasserkerbel: Fruct. Phellandri.
Wasserkies: Ferr. sulfurat. nativ.
Wasserklee: Fol. Trifolii fibrin.
Wasserkletten: Fol. Petasitid.
Wasserknoblauch: Herb. Scord.
Wasserkörbel: Fruct. Phellandr.
Wasserkrautwurzel: Rhiz. Hydrastis.
Wasserkresse: Herb. Nasturtii.
Wasserkunigunde: Herb. Eupat.
Wasserlatwari: Succ. Juniperi.
Wasserlauch: Herb. Nasturtii.
Wasserlilien: Flor. Nymphaeae alb.
Wasserlungenkraut: Herb. Antirrhini.
Wassermandrachora: Aqua aromatica.
Wassermännchenwurzel: Rhiz. Nymph.
Wassermarksamen: Fruct. Apii.

Wasserminze: Fol. Menth. crisp.
Wasseroxyd: Hydrogen. peroxydat.
Wasserpech: Resina Pini.
Wasserpeersaat: Fruct. Phellandrii.
Wasserpeterlein: Apium graveolens.
Wasserpfeffer: Herb. Persicariae.
Wasserpflaster: Empl. Litharg.
Wasserpfunde: Herb. Beccabungae.
Wasserpoley: Herb. Pulegii.
Wasserpursaat: Fruct. Phellandrii.
Wasserranken: Stip. Dulcamar.
Wasserraute: Herb. Nasturtii.
Wasserottigkraut: Herb. Eupatorii.
Wassersalat: Herb. Beccabungae.
Wassersalze: Succ. Juniperi.
Wasserschierling: Herb. Cicut. viros.
Wasserschwertel: Rhiz. Iridis.
Wasserseide: Herb. Herniariae.
Wassersenf: Herb. Nasturtii.
Wassersilber: Hydrargyrum.
Wassersuchtlatwerge: Succ. Juniperi.
Wassersuchtsalbe: Ungt. Juniperi.
Wassersuchttee: Spec. diuretic.
Wassersulz: Succ. Juniperi insp.
Wassertee: Spec. diureticae.
Wassertritt: Herb. Polygoni.
Wasserwartwurzel: Rad. Cichorii.
Wasserwendel: Fruct. Phellandrii.
Wasserwurz: Herb. Menth. crisp.
Watscherling: Herb. Cicutae.
Watvonschwarten: Asa foetid.
Watzwurzel: Rad. Lapathi acut.
Wau: Herba Luteolae. Reseda.
Waude: Herb. Luteolae.
Waukraut: Herb. Luteolae.
Webers Brustpulver: Empl. saponat.
Wecheln: Rhiz. Calami.
Wechockel: Empl. Litharg. molle.
Weckbröseln: Flor. Calendulae.
Weckelderbeeren: Fruct. Juniperi.
Wedels Brustpulver: Pulv. pectoral.
    Wedel. Pulv. Liq. comp.
— Pulver: Pulv. carminat. Wedel.
— Windtropfen: Tinct. carminat.

Wederrimpe: Rhizoma Ari.
Weechogel: Empl. Litharg. molle.
Weedasche: Kal. carbon. crud.
Wegbaumbeeren: Fruct. Juniperi.
Wegblätter: Herb. Plantaginis.
Wegbreit: Herb. Plantaginis.
Wegbreitborstchen: Sem. Psyllii.
Wegbreitöl: Oleum Papaveris.
Wegbreitsaft: Sirup. Plantaginis.
    (Sir. Althaeae).
Wegbreitsalbe: Ungt. Linariae.
Wegbreitsamen: Semen Psyllii.
Wegbreitwasser: Aqua Tiliae.
Wegbreitwurzel: Rad. Consol.
Weg damit: Ungt. Hydrarg. alb dil.
    Ungt. contra Pedicul.
Wegdistelsamen: Sem. Card. Mar.
Wegdornbeeren: Fruct. Rhamni.
Wegdornrinde, glatte: Cort. Frangulae.
Wegebaumöl: Ol. Juniperi.
Wegeblatt: Herba Plantaginis.
Wegeleuchte: Cichorium intyb.
Wegerich: Herb. Plantaginis.
Wegetritt, kleiner: Herb. Herniariae.
— „Kneipp": Herb. Polygoni avic.
Weggras: Herb. Polygoni.
Weghanf: Herb. Erysimi.
Wegholder, Weghalder: Juniperus.
Wegkümmeich: Fruct. Carvi.
Weglattich: Rad. Taraxaci. c. Herba.
Weglauf: Herb. Polygoni.
Wegleuchte, Wegwarte: Herb. Euphrasiae.
Weglunge: Rad. Cichorii.
Wegmalve: Fol. Malvae vulg.
Wegrich: Herb. Plantaginis.
Wegröslein: Flor. Calendulae.
Wegstroh, Wägstroh: Herb. Galii.
Wegtrette: Herb. Polygoni avic.
Wegtritt: Herb. Polygoni avic.
Wegsenf: Sisymbrium offic.
Wegwart: Herb. Plantaginis.
    Flores (Rad.) Cichorii.

Wegwarttinktur „Kneipp":
Tinct. Cichorii e Herb. rec.
Wegwartwurzel: Rad. Cichorii.
Wegweiß: Herb. Cichorii.
Wegwurzwasser: Aqua destillat.
Wehdornbeeren: Fruct. Rhamni cath.
Wehdornpflaster: Cerat. Aeruginis.
Wehdornrinde: Cort. Frangulae.
Wehdriakel: Elect. theriacale.
Wehedistel: Herb. Cardui Mariae.
Weheldornbeeren: Fruct. Junip.
Wehenpulver: Secal. corn. pulv.
Wehetropfen: Tinct. Cinnamomi.
Wehlen: Fruct. Myrtilli.
Wehmutspulver: Pulv. temper.
Wehnertspiritus: Liq. Ammon. caust.
Wehrtropfen: Tinct. Cinnamomi.
Wehtatpflaster: Empl. oxycroc.
Wehtropfenpflaster: Empl. adhaesiv.
Wehwinnen (Wehwinden): Flor.
Convolv.
Wei: Flor. Malvae arbor.
Weiberaquavit: Aqua aromat. spirit.
Flor. Melissae.
Weibergelle: Castoreum.
Weiberklatsch: Rad. Onodinis.
Weiberkraut: Herb. Artemisiae.
Weiberkrieg: Rad. Ononidis.
Weibernessel: Flor. Lami albi.
Weiberschmögge: Herb. Abrotani.
Weiberstrauß: Herb. Hepaticae.
Weiberzorn: Rad. Ononidis.
Weichdosten: Herb. Chenopodii.
Weichselsaft: Sir. Cerasorum.
Weichselstein: Zinc. sulfuric.
Weichselstengel: Stip. Cerasor.
Weidablätter: Herb. Epilobii.
Weideallerweide: Tartar. crud. pulv.
Weidenblätter: Fol. Ligustri.
Weidenkraut: Herb. Lysimach.
Weidenrinde: Cortex Salicis.
Weidenröschen: Epilobium.
Weidenschwamm: Boletus suaveolens.
Fung. Chirurgor.

Weiderich: Herb. Salicariae.
Weidkraut: Herb. Isatis.
Weidmannssalbe: Ungt. Zinci.
Weidsamenpulver: Cort. Salicis pulv.
Weiherfenchel: Fruct. Phellandr.
Weiherrosen: Flor. Nymph. alb.
Weihnachtsrose: Helleborus niger.
Weihnachtswurzel: Rad. Hellebori.
Weihrauch: Olibanum.
—, wilder: Fichtenharz von dem Weih-
rauch ähnlicher Farbe.
Weihrauchkraut: Fol. Rosmarini.
Asarum Europ.
Weihrauchrinde: Cort. Thymiamatis.
Weihrauchwurzel: Rhiz. Asari.
Weihrauchwurzblätter: Fol. Rosmarini.
Weihwedelwurzel: Rad. Meu.
Weilaischbeeren: Fruct. Sorbi.
Weinäther: Aether. Aether oenanthic.
Weinäuglein: Fruct. Berberidis.
Weinbeerblätter: Fol. Uvae Ursi.
Weinbeeröl: Aether oenanthicus.
Weinbeersalbe: Cerat. Cetacei rubr.
Ungt. potabile rubr.
Weinblätter, englische: Herb. Rutae.
Weinblättertinktur: Tct. Violae odorat.
Weinblumen: Flor. Spiraeae
(Filipendulae).
Weinblumenwurz: Rad. Filipendulae.
Weinespe: Herb. Hyssopi.
Weinessigsalbe: Ungt. Plumbi.
Weinfarnblumen: Flor. Tanaceti.
Weingartenkraut: Herb. Mercurialis.
Weingeist: Spiritus.
Weingeistsäure: Acid. acet. glac.
Weingrün: Herb. Vincae. Herb. Lycop.
Weingrünsamen: Lycopodium.
Weinige Rhabarbertinktur:
Tinct. Rhei vin.
Weinigtspulver: Rad. Helenii pulv.
Weinkläre: Ichthyocolla.
Weinköpfelkraut: Herba Adianti aur.
Weinkraut: Fol. Rutae. Fol. Vitis
viniferae. Herb. Pulsatillae.

Weinkrautsamen: Lycopodium.
Weinlaubtee: Herb. Hederae.
Weinlingbeeren: Fruct. Berberidis.
Weinnägelein: Fruct. Berberidis.
Weinöl: Aetheroleum d. amer. Pharmakopoe. Liq. Kalii carbonici. Aether oenanthic.
Weinperlsalbe: Cerat. Cetac. rubr.
Weinraute: Herb. Rutae.
Weinrebe: Herb. Rutae.
Weinrosen: Flor. Malvae arbor.
Weinsalz: Tartarus depuratus.
—, neutrales: Kalium tartaricum.
Weinsalz, saures: Acid. tartaricum.
Weinsäure: Acid. tartaricum.
—, flüchtige: Acid. acetic. dilut.
Weinschadl: Fruct. Berberidis.
Weinschärl: Fruct. Berberidis.
Weinschöne: Ichthycolla.
Weinsprit: Cognac. Spir. Vini gallici.
Weinstein: Tartarus depuratus.
—, abführender: Tart. natronat.
—, alkalischer: Kalium tartaric.
—, martialischer: Ferro-Kalium tart.
—, präparierter: Kalium bitartar.
Weinsteincreme: Tart. depuratus.
Weinsteinerde: Kalium carbonic.
—, blättrige: Kalium aceticum.
Weinsteingeist: Liq. Kalii pyrotartar.
Weinsteinkristalle: Tart. depurat.
Weinsteinöl: Liq. Kalii carbonic.
—, dickes: Ol. Rusci.
Weinsteinrahm: Tartarus deput.
Weinsteinsalz: Kalium carbonic.
Weinsteinsäure: Acid. tartaric.
Weinsteintinktur: Tinct. kalina.
Weintraubenpomade: Cerat. Cetacei.
Weintraubensalbe: Ungt. potabile rubr.
— (für die Augen): Ungt. ophthalm. comp.
Weinwermut: Herb. Tanaceti.
Weinwurzel: Rhiz. Caryophyll. Rad. Paeoniae.
Weipenwurzel: Rad. Ononidis.

Weipenzäpfchen: Fruct. Berberidis.
Weiraute: Fol. Rutae.
Weiroasa: Flor. Malvae arbor.
Weischdorn: Rad. Ononidis.
Weischka: Rad. Ononidis.
Weiselklee: Herb. Meliloti.
Weisenmangold: Fol. Trifolii fibr.
Weisheitssalz: Hydrarg. bichlorat. c. Ammon. chlor. (Alembrothsalz).
Weistai, Weiste: Rad. Ononidis.
Weiß. abgezogene Blutreinigungstropfen: Tinct. Lignorum.
— Ahrand: Olibanum.
— Andorn: Herb. Marrubii.
— Anhaltspulver: Pulv. temper.
— Anton: Herb. Marrubii.
— Apfelblüte: Flor. Acaciae.
— Apfelbutter oder -salbe: Ugt. rosat.
— Ätzstein: Kali causticum.
— Augenbalsam: Ungt. Zinci.
— Augenlicht: Ungt. Zinci.
— Augensalbe: Ungt. Zinci.
— Augenstein: Zinc. sulfuricum.
— Augentrost: Herb. Euphrasiae.
— Aurin: Herb. Gratiolae.
— Balsam: Spir. aethereus.
— Bergöl: Ol. Terebinth.
— Baumöl: Ol. Olivar. album.
— Bienensaug: Flor. Lamii alb.
— Blutreinigungstropfen: Tct. Lignor.
— Brustleder: Pasta gummosa.
— Chambon: Ungt. Hydrarg. alb.
— Diptam: Rad. Dictamni.
— Dorant: Herb. Marrubii. Herb. Ptarmicae.
— Drache: Kalium nitricum.
— Edelherzpulver: Pulv. epil. alb.
— Edelsteinpulver: Pulv. epilept. alb.
— Elektrische Salbe: Ungt. Hydrarg. alb.
— Enzian: Conchae praeparatae.
— Erdbeersalbe: Ungt. Plumbi.
— Ernst: Conchae praeparatae.
— Fischbein: Ossa Sepiae.

Weiß, flüchtiges Öl: Linim. ammon.
— **Flußtropfen:** Mixt. sulfur. acid.
— **Galizienstein:** Zinc. sulfuric.
— **Ganzert:** Flor. Lamii alb.
— **Gliedergrindsalbe:** Ungt. Hydr. alb.
—, **Hamburger:** Cerussa.
— **Hamburger Tropfen:** Spirit. Aether nitrosi.
— **Haukstein:** Zinc. sulfuric.
— **Himmelstein:** Zinc. sulfuric.
— **Immer:** Rhiz. Zingiberis.
— **Judenpech:** Alumen plumos.
— **Kanehl:** Cort. Canellae alb.
— **Kapuzinersalbe:** Ugt. Hydr. alb. dil.
— **Katharinenpflaster:** Epl. Lithargyri.
— **Kinderbalsam:** Aqua aromatic.
— **Klewer:** Flor. Trifolii albi.
— **Kohlsaft:** Sir. Aurant. Florum.
— **Krampftropfen:** Spir. aether.
— **Krätzsalbe:** Ungt. Hydrarg. alb.
— **Kremser:** Cerussa.
— **Krimmsalbe:** Ungt. Hydrarg. alb.
— **Kuckuck:** Flor. Lamii alb.
— **Kümmel:** Fruct. Cumini.
— **Kupferrot:** Zinc. sulfuric.
— **Lebensbalsam fürs Vieh:** Ol. Tereb.
— **Lehm:** Bolus alba.
— **Leuchte:** Herb. Marrubii.
— **Liebespulver:** Sacchar. Lact.
— **Lilienöl:** Ol. Olivarum alb.
— **Luchs:** Sir. Althaeae.
— **Lungenfuhl:** Sir. Althaeae.
— **Magentropfen:** Spir. aether.
Magnesia: Magnesia carbon.
— **Matratze:** Argilla. Bolus alba.
— **Mutterkrampftropfen:** Spir. aether.
— **Mutterpflaster:** Epl. Litharg. molle.
— **Muttertropfen:** Mixt. sulfur. acid.
— **Nachtschattenschwede:** Empl. Cerussae.
— **Naphtha:** Aether. Spir. aethereus. Acid. sulfuricum.
— **Nesselblüte:** Flores Lamii albi.

Weiß, Nichts. Zincum oxydatum. Cichorium intybus.
— **Nichtssalbe:** Ungt. Zinci.
— **Nießpulver:** Pulv. sternut. alb.
— **Öl:** Ol. Ricini. Ol. Oliv. alb.
— **Orant:** Hrb. Marrub. Hrb. Matricar.
— **Palmsalbe:** Ungt. Plumbi.
— **Pappel:** Rad. Althaeae.
—, **Pariser:** geschlämmter Kalkspat.
— **Pech:** Resina Pini.
— **Pechöl:** Ol. Terebinth.
— **Pfeffer:** Fruct. Piperis alb.
— **Präcipitat:** Ungt. Hydrarg. alb.
— **Präcipitatsalbe:** Ungt. Hydrarg. alb.
— **Puder:** Amylum.
— **Rainfarn:** Herb. Ptarmicae.
— **Rauch:** Zinc. sulfuric.
— **Rauschpulver:** Zinc. oxydat.
— **Reglise:** Pasta gummosa.
— **Rittersalbe:** Ungt. Hydrarg. alb. dil.
— **Rosenblumen:** Flor. Lamii albi.
— **Rosinentropfen:** Sol. Chinin. sulfur.
— **Roßwurz:** Rad. Carlinae.
— **Salbe:** Ungt. Cerussae. Ungt. rosatum. Ungt. Zinci.
— **Sauertropfen:** Acid. hydrochl. dil. Mixt. sulfur. acid.
— **Schabbijak:** Ungt. Hydrarg. alb.
— **Schappang:** Ungt. Hydrarg. alb.
— **Schappox:** Ungt. Hydrarg. alb.
— **Schlagtropfen:** Spir. aether.
— **Schmiere:** Linim. ammon.
— **Schminke:** Bismut. subnitric.
— **Schwede:** Empl. Cerussae.
— **Schwitztropfen:** Spir. aether.
— **Senf:** Sem. Erucae.
— **Sirup:** Sir. simplex.
—, **Spanisches:** Bismutum subnitricum.
— **Sprungöl:** Ol. Terebinth.
— **Stein:** Zinc. sulfuricum.
— **Steinöl:** Oleum Petrae.
— **Sügete:** Flor. Lamii alb.
— **Terpentin:** Terebinth. commun.
—, **Tiroler:** Cerussae.

Weiß, Totenkopf: Ossa Sepiae.
— **Tuck-Tuck:** Rad. Dictamni.
— **Uran:** Olibanum.
— **Vitriol:** Zincum sulfuricum.
— **Vlies:** Zincum sulfuricum.
— **Weidmannssalbe:** Ungt. Zinci.
— **Widerton:** Herba Ptarmicae.
— **Widertonwurzel:** Rad. Bryoniae.
—, **Wiener:** Creta alb. pulv.
— **Wiesenwurzel:** Rhiz. Gramin.
— **Winde:** Spir. Menthae pip.
— **Wirk:** Olibanum.
— **Wolkensalbe:** Ungt. Zinci.
— **Wundbalsam:** Aqua vuln. spir.
— **Zahntropfen:** Spir. aethereus.
— **Zimt:** Cort. Canellae alb.
— **Zinkfederjoll:** Zinc. sulfuric.
Weißbaum: Populus alba.
Weißbensenöl: Ol. Rosmarin.
Weißdistel: Sem. Cardui mar.
Weißdornblüte: Flor. Acaciae.
Weißdornöl: Ol. Terebinthinae.
Weißenzen: Rad. Gentian.
Weißfelberrinde: Cort. Salicis.
Weißfreßpulver: Ossa Sep. pulv.
Weißfünf: Herb. Anserinae.
Weißgrüner Gliederbalsam: Lin. amm.
   et Ol. Hyosc. āā.
Weißharz: Resina Pini alba.
Weißkalk: roher essigs. Kalk.
Weißkupferrot: Zinc. sulfuric.
Weißlabeschen: Fol. Farfarae.
Weißleuchterkraut: Herb. Marrubii.
Weißlich geistlich Hirschhorntropfen:
   Mixt. pyrotartarica. Liqu. Ammon.
   carb. pyrooleos.
Weißlilienöl: Ol. Olivar. album.
Weißmutteramarandiöl: Spirit. aether.
Weißnichts: Zinc. oxydatum.
   Zinc. sulfuricum. Ungt. Zinci.
Weißöl: Oleum Rapae.
— **(innerlich):** Oleum Ricini.
Weißpech: Resina Pini alb.
Weißpulver: Kalium carbonicum.

Weißrauch: Herb. Absinthii.
Weißvitriol: Zinc. sulfuricum.
Weißwasser: Aqua Plumbi Goul.
Weißwollöl: Oleum Olivarum.
Weißwurz: Rhiz. Graminis.
Weißwurzel: Rad. Althaeae.
   Rad. Dictamni. Rhiz. Polygonat.
Weiwekraut: Fol. Melissae.
Weixenwurz: Rad. Ononidis.
Weizenbastrinde: Cort. Mezerel.
Weizenstärke: Amylum Tritici.
Weizenvitriol: Cupr. sulfuric.
Welge: Cort. Salicis.
Weikblumen: Flor. Verbasci.
Wellblumen: Flor. Verbasci.
Wellerwurz: Rad. Consolidae.
Wellstein (äußerlich): Cupr. aluminat.
— **(innerlich:** Glacies Mariae.
Welsch. Bibernelle: Rad. Sanguisorbae.
— **Eichenlaub:** Herb. Botryos.
Welschkorn: Sem. Card. Mariae.
   Zea Mays.
Welters Bitter: Acid. picrinic.
Wende: Herb. Isatis tinctoriae.
Wendedocker: Veratrum alb.
Wendel: Rad. Cichoriae.
Wendelkraut: Chrysanthemum
   Parthenium.
Wendelpulver: Flor. Pyrethr. pulv.
Wendewurz: Rhiz. Veratri.
Wendkraut: Parietaria erecta.
Wendwurzel: Rad. Hellebori.
   Rad. Valerianae.
Wenzelpilz = Hallimasch:
   Armillaria mellea.
Werchsamen: Fruct. Cannabis.
Wergenkrut: Herb. Conyzae.
Werlachwurzel: Rad. Gentian.
Werlhofs Salbe: Ungt. Hydrarg. alb.
Wermde: Herb. Absinthii.
Wermet, Wermert: Herb. Absinthii.
Wermut: Herba Absinthii.

Wermut, edler, italienischer, pontischer, römischer. welscher: Herb. Absynthii pontici.

—, spanischer: Tanacetum.

Wermutbranntwein: Tinct. Absinthii, 1,0 Spir. dilut., Aq. dest. ca. 4,5.

Wertmutelixier: Tinct. Absinthii cps.

Wermutöl: Ol. Absinthii. Ol. viride.

Wermutsalz: Kalium carbonicum.

Wermuttropfen: Tinct. Absinthii. Tinct. amara.

Werners Lebenselixier: Tinctura Aloës comp.

Werschlabeschen: Fol. Farfarae.

Wersenbeeren: Fruct. Rhamni cathart.

Wersenrinde: Cort. Rhamni cathart.

Werz: Herba Acetosellae.

Wesentliches Benzoësalz: Acid. benzoïcum.

Weßmuth: Wismut.

Westendorfs Essig: Acid. acet. glaciale.

Westfälische Augensalbe: Ungt. Hydrarg. alb.

Westindischer Pfeffer: Fruct. Amomi.

Wetterblumen: Flor. Verbasci. Herba Anagallidis.

Wetterbusch: Viscum album.

Wetterdistel: Rad. Carlinae.

Wetterhahn: Herb. Acetosell.

Wetterkerze: Flor. Verbasci.

Wetterklee: Herba Eupatorii.

Wetterkraut: Herba Eupatorii.

Wetterrosen: Flor. Malvae arbor.

Wewinne: Flor. Convolvuli. Flor. Malvae vulg.

Whigste: Rad. Ononidis.

Wibbelken: Crataegus oxyacant.

Wiberbächle: Ononis spinosa.

Wickeblumen: Flor. Verbasci.

Wicken, türkische: Sem. Lupini.

Wickenkerne: Semen Paeoniae.

Widdertod: Herb. Rorellae.

Widergift: Rad. Contrajervae.

Widerruf: Herba Sideritidis. Herba Hepaticae. Glechoma hederacea.

Widerstand: Pulv. pro. Vaccis.

Widerstockwurzel: Rad. Saponar.

Widerton, goldner oder roter: Herba Adiant. aur.

—, weißer: Herba Marrubii. Herba Lysimach.

Widukommstsogehstdu: Liq. Ammon. caust.

Wie, Wiede, Wieden = Weide (Salix).

Wiede: Herba Luteolae.

Wiederhellerleuchttüg: Ol. Olivar.

Wiederkehr: Pulvis pro Vaccis.

Wiederkehrwurzel: Bulb. Victor. long.

Wiederkomm: Pulv. pro Vaccis. Herba Capill. Vener.

Wiedertod: Herba Capill. Vener. Herba Droserae.

Wiedertodwurzel: Bulb. Victorial.

Wiedornbeeren: Fruct. Rhamni cath.

Wiegantsamen: Lycopodium.

Wiegenkraut: Herba Absinthii.

Wiegenwolle: Herba Taraxaci.

Wiekerinde: Cortex Ulmi.

Wieleschenbeeren: Fruct. Sorbi.

Wiëlistee: Herba Violae tricolor.

Wiëliswurz: Rhiz. Iridis flor.

Wien = Wein.

Wiener Balsam: Tinct. Benz. comp. Mixt. oleos.-balsam.

— Blätter: Folliculi Sennae.

— Brusttee: Spec. pect. c. Fruct.

— Flachwerk: Elect. Sennae.

— Öl: Acid. oleïnicum (Oleïn).

— Pflaster: Empl. fuscum.

— Salbe: Ungt. diachylon.

— Tränkchen: Infus. Senn. cps.

— Weiß: Calc. carbonicum.

— Zeltchen: Pasta Liquiritiae.

— Zucker: Pasta Liquiritiae.

Wienrute: Folia Rutae.

Wiensche Tropfen: Mixt. oleos. balsam. rubr.

Wienschwanz: Folia Taraxaci.
Wierauch: Olibanum.
Wieselblut: Herba Verbenae.
Wiesenabbiß: Herba Succisae.
Wiesenampfer: Herba Rumicis.
Wiesenanemone: Herba Pulsatillae.
Wiesenbertram: Herba Ptarmicae.
Wiesendragun: Herba Ptarmicae.
Wiesenestragon: Herba Ptarmicae.
Wiesenflachs: Herba Lini cath.
Wiesengeisbart: Herba Ulmariae.
Wiesengeld oder Wiesengold:
    Herba Nummulariae.
Wiesengünsel: Herba Ajugae.
Wiesenhohlwurz: Rhiz. Bistort.
Wiesenkas (-Käse): Rad. Carlinae.
Wiesenklee: Flor. Trifolii albi.
Wiesenknopf: Rad. Sanguisorb.
Wiesenknöterich: Rhiz. Bistort.
Wiesenkönigin: Flor. Spiraeae.
Wiesenkresse: Herba Nasturtii.
    Herb. Cardaminis.
Wiesenkümmel: Fruct. Carvi.
Wiesenlattich: Herba Taraxaci.
Wiesenmangold: Fol. Trifolii fibr.
    Herba Pulegii.
Wiesennelken: Flor. Dianthi.
Wiesensafran: Semen Colchici.
Wiesenschaumkraut: Hrb. Cardaminis.
Wiesensinau: Herba Alchemill.
Wiesensirde: Herba Adianti aurei.
Wiesenwedel: Herba Ulmariae.
Wiesenwolle: Flor. Gnaphalii.
    Flor. Trifolii arvens.
Wiestein: Tartarus depuratus.
Wigandsamen: Lycopodium.
Wilche = Weide (Salix).
Wild. Aurin: Herba Gratiolae.
— Hanf: Herba Mercurialis.
— Kümmel: Sem. Nigellae.
— Löwenmaul: Herba Antirrhin.
— Repen: Fruct. Cynosbati.
— Rübenkraut: Fol. Farfarae.
  Safran: Flor. Carthami.

Wild, Taurant: Herba Marrubi.
    Herba Ptarmicae.
— Teesamen: Sem. Lithospermi.
    Sem. Milii solis.
— Wurmkraut: Herba Ptarmicae.
Wilde Eh: Ungt. Althaeae.
Wildemannwurzel: Bulb. Victor. long.
Wildfarnwurzel: Rhiz. Filicis.
Wildfleischtupp: Alum. ustum.
Wildfräulein: Herba Ivae mosch.
Wildgartheil: Herba Hyperici.
Wildgramwurzel: Rad. Filipendulae
Wildholzblüten: Flor. Genistae.
Wildmannskraut: Herba Pulsatill.
Wildniskraut: Herba Ivae mosch.
Wildschweinzahnpulver: Conch. praep.
Wilge = Weide.
Wilhelmmachtrapp: Ungt. ctr. Scabiem.
Wilhelmsdorfer Wasser: Spir. colon.
Wilhelmstropfen: Tinct. Rhei amara.
— gegen Zahnweh: Tinct. odontalgic.
Wille, letzter: Kreosotum dil.
Willeblumen: Flor. Verbasci.
Willemlopop: Ungt. ctr. Scabiem.
Wimmele = Johannisbeeren.
Windäpfel: Agaricus alb.
    Fruct. Colocynthidis.
Windbeere: Atropa Belladonna.
Windblumen: Flor. Hepaticae.
    Herb. Pulsatillae.
Windbruchöl: Oleum Papaveris.
Windbruchsaft, purgierender:
    Scammonium.
Windbruchsalbe: Ungt. flavum.
Winde, blaue: Flor. Malvae vulg.
—, weiße: Spirit. Menthae pip.
Windensaft: Scammonium.
Windentee: Flor. Convolvuli.
    Flor. Malvae vulg.
Windenwurzel: Rad. Ononidis.
Windfarn: Rhizoma Polypodii.
Windfett: Ungt. Rosmarini comp.
Windgeist: Aqua carminativa.
Windharnkraut: Herb. Herniar.

Windkirsche: Atropa Belladonna.
Windkoliktropfen: Tinct. carminativa.
Windkörner: Fruct. Cubebae.
Windkraut: Herba Herniariae.
Windküchel: Rotul. Menth. pip.
Windkümmel: Semen Cumini.
Windla: Herba Convolvuli.
Windmamsellen: Rotul. Menth. pip.
Windmohn: Flor. Rhoeados.
Windpfeffer: Fruct. Cubebae.
Windpolizeiäpfel: Colocynthides.
Windpulver: Elaeos. Menth. crisp.
  Pulv. carminativ. Wedel. Pulv.
  digestivus. Pulv. Liqu. comp.
— **für Kinder:** Elaeos. Foenic. Pulv.
  antiepileptic. Pulv. laxans. Pulv.
  Magn. c. Rheo.
— **fürs Vieh:** Pulv. pro Equis.
  Rad. Valerian. pulv.
Windröschen: Anemone nemorosa.
Windrosen: Herb. Hepaticae.
Windrubensalv: Cerat. Cetac. rubr.
Windsaft: Sir. Foeniculi. Sir. Menthae
  pip. Sirup. Rhei. Sir. Sennae.
Windsalbe: Ungt. carminat. Ungt. ner-
  vin. Ungt. Rosm. comp. Ungt. Zinci.
Windschwefel: Sulf. caballin.
Windtee: Rad. Valerianae.
Windtropfen: Spir. Menth. pip.
  Tinct. carminativa.
Windundruhpulver: Plv. Magn. c. Rheo.
Windundruhwasser: Aqua Foeniculi.
Windwasser: Aq. aromatica spirituos.
  Aq. carminat. Aq. Chamom. comp.
  Aq. Foeniculi. Aq. Menth. pip.
—, **königlich:** Aq. aromat. rubra.
—, **rotes:** Aqua aromatica rubra.
Windworg: Sanguis Hirci.
Windwundwurzel: Rad. Valerianae.
Windwurzel: Rad. Dentariae.
Windzelteln: Rotul. Menth. pip.
Winkelmannschmiere: Liqu. Ammon.
  caust.
Winklerbaumblüten: Flor. Acaciae.

Winklers Pflaster: Empl. fusc. camph.
Winruh: Herba Rutae.
Winsergrün: Herba Pirolae.
  Herba Vincae.
Winterbeeren: Fruct. Oxycoccos.
Winterblumen: Flor. Stoechados.
  Flor. Verbasci. Colchic. autumnale.
Wintergreenöl: Methylium salicyli-
  cum. Oleum Gaultheriae.
Wintergrünholz: Viscum alb.
Wintergrüntee: Herba Pirolae.
  Herb. Vincae.
Wintergrünwasser: Aqua Petros.
Winterhaube: Colchic. autumnale.
Winterisches Lungenpulver:
  Pulv. Liquirit. comp.
Winterkirschen: Fruct. Alkekeng.
Winterkrinchen: Flor. Bellidis.
Winterkümmel: Flor. Stoechad.
Winterlieb: Herba Pirolae.
Wintermistel: Viscum album.
Winterpflanze: Herba Pirolae.
Winterrosen: Helleborus niger.
  Flor. Malvae arbor.
Winzerfett: Adeps.
Wirbeldosten: Herba Chenopodii.
Wirbelöl: Ol. Hyperici. Ol. Spicae.
  Ol. viride.
Wirk, weißer: Olibanum.
Wirkundmasch: Mastix.
Wirtschaftssalbe: Cerat. fuscum.
Wisch: Herb. Artemisiae.
Wismutbutter: Bismut. chlorat.
Wismutschminke: Bismut. oxychlor.
  Bismut. subnitric.
Wismutweiß: Bismut. oxychlorat.
  Bismut. subnitric.
Wispelsaat: Semen Hyoscyami.
Wispen: Viscum alb.
Wisselnkraut: Herb. Virgaureae.
Wissesügetee: Flor. Lamii.
Wißkornblümelsaft: Sir. Papaveris.
Wißmanns Tropfen: Spirit. aether.
  Tinct. anticholeric.

Wißnix: Zincum sulfuricum.
Witherit: Baryum carbon. crd.
Witschenblumen: Flor. Genistae.
Witschge: Rad. Ononidis.
Witt = weiß.
Witteblumen: Flor. Verbasci.
Wittehonigsugen: Flor. Lamii.
Wittenbergersalbe: Ugt. ctr. Perniones.
Wittenklever-Klee: Flor. Trifolii alb.
Wittenstoffensieda: Ungt. Hydrarg.
 alb. dil.
Witterdenblätter: Herb. Scabios.
Witterkümen: Herb. Adiant. aur.
Witterluchs: Sirup. Althaeae.
Witterschwede: Empl. Cerussae.
Witterung: Moschus. dil. Ol. Anisi. Ol.
 Succini. Tinct. Moschi. Zibeth.
 arteficiale.
Witterviktril: Zinc. sulfuricum.
Witterwirk: Olibanum.
Wittes Tropfen: Tinct. Chinae cps.
Wittevossalv: Ungt. Plumbi.
Wittkopperrot: Zinc. sulfuric.
Wittlebenpflaster: Empl. Canth. perp.
Wittlewerpulver: Rhiz. Veratri.
Wittseeschum: Ossa Sepiae.
Witwenblumen: Flor. Scabios.
Wochenmus: Electuar. Sennae.
Wöchnerinpillen: Pil. laxant.
Wöchnerintee: Herb. Violae tricoloris.
 Spec. laxant.
Woerthaak: Herb. oder Rad. Ononidis.
Wogenhäusersche Tropfen:
 Tinct. Benzoës cps.
Wögeratkraut: Herb. Plantag.
Wohlfahrtspflaster: Cerat. Cetac.
Wohlgemut: Herb. Beccabungae. Fol.
 Menth. crisp. Herb. Majoranae.
 Herb. Borraginis.
Wohlgemutöl: Ol. Menthae crisp.
Wohlriechender Essig: Acet. aromat.
— Samen: Fructus Amomi.
Wohlstandwurzel: Rhiz. Imperatoriae.
Wohlverleih: Flor. Arnicae.

Wohlverleihtinktur: Tinct. Arnicae.
Wohlwurzel: Rhiz. Tormentillae.
Wolber: Fructus Myrtilli.
Wolf: Secale cornut.
Wolfbeerblätter: Fol. Uvae Urs.
Wolfbeeren: Fruct. Belladonnae.
Wolfbeerenöl: Oleum viride.
Wolfblumen: Flores Arnicae.
 Herba Pulsatillae.
Wolfblut: Sanguis Hirci.
Wolfblüten: Flor. Verbasci.
Wolfdistelöl: Ol. Hyoscyami.
Wolfenfürz: Bolet. cervin.
Wolferstropfen: Tinct. Arnicae.
Wolffuß: Herba Lycopodii.
Wolfgerste: Herb. Adiant aur.
Wolfkirsche: Fol. Belladonnae.
Wolfklauen: Herba Lycopodii.
Wolfkraut: Herba Aristoloch. Herba
 Hyperici. Herba Verbasci.
Wolfkrautsamen: Sem. Staphisagriae.
Wolfleber: Ebur ustum.
Wolflunge: Sanguis Hirci.
Wolföl: Oleum Rusci.
Wolframblumen: Flor. Arnicae.
Wolfratspflaster: Cerat. Cetacei.
Wolfratspulver: Cetac. sacchar.
Wolfsbastrinde: Cort. Mezereï.
Wolfsbeere: Paris quadrifolia.
Wolfsbeerblätter: Fol. Uvae Ursi.
Wolfsbeersamen: Sem. Belladonnae.
Wolfsblumen: Flor. Arnicae.
 Herba Pulsatillae.
Wolfschote: Herba Meliloti.
Wolfsfuß: Lycopus europaeus.
Wolfsgelena od. -gehle: Flor. Arnicae.
Wolfskirsche: Atropa Belladonnae.
Wolfsklee: Herba Meliloti.
Wolfsmilch: Herba Euphorbiae.
Wolfspoot: Lycopodium.
Wolfsvrees: Bovista.
Wolftrapp: Lycopus europaeus.
 Herba Ballotae.

Wolfwurzel: Radix Carlinae.
Tub. Aconiti.
Wolfzähne: Semen Paeoniae.
Wolfzahnkorn: Secale cornut.
Wolfzottenblumen: Flor. Verbasci.
Wolgemut: Fol. Menth. crisp. Herb.
Beccabungae. Herba Borraginis.
Herba Origani.
Wolgemutessenz: Tct. Cardui benedict.
Wolgemutkraut, kretisches: Herb.
Origani cretici.
Wolgemutwasser: Aq. Menthae crisp.
Wolkensalbe, blaue: Ungt. Hydrarg.
cin. dilut.
Wollblumen: Flor. Verbasci.
Wollblumenöl: Oleum Papaveris.
Wolldistelsamen: Sem. Cardui Mariae.
Wollenbergsöl: Oleum nervinum.
Wollenkraut: Herba Bursae Pastor.
Wollenöl: Oleum Olivarum.
Wollfett: Adeps Lanae.
Wollkraut: Fol. Farfar. Fol. Althaeae.
Herba Verbasci. Herba Marrubii.
Herba Ballotae.
Wollkrautblumen: Flor. Farfarae.
Wollkrautwurzel: Rad. Althaeae.
Rad. Gentianae.
Wollstangen: Flores Verbasci.
Wollwurz: Rhiz. Tormentillae.
Wollwurzwasser: Aqua Melissae.
Wollzottenblumen: Flor. Verbasci.
Wolram: Cetaceum.
Wolrat: Cetaceum.
Wolsblöm: Flores Arnicae.
Wolstandwurz: Rhiz. Imperator.
Wolters Pflaster: Empl. fuscum.
Wolverlei: Flores Arnicae.
Wolwurz: Radix Consolidae.
Rhizoma Tormentillae.
Wör = Wermuth.
Worbelen: Fruct. Myrtilli.
Wörken: Herba Absinthii.
Wörmannsheiligerübe: Rad. Helenii.
Wormet, Wörmd: Herba Absinthii.

Wormke, Wörmke: Herba Absinthii.
Wörmkensaat: Flor. Cinae.
Wörmkensolt: Kalium carbonicum.
Wörmkenzucker: Conf. Cinae.
Wörmöl: Ol. Absinthii mixtum.
Wörteln und Körn: Radix et Semen
Paeoniae.
Woudbezie: Fruct. Myrtilli.
Wrämte: Herba Absinthii.
Wrangenwörtel, Wrangenwurzel:
Rad. Angelicae. Rhizoma Polypodii.
Rhizoma Hellebori.
Wrangkraut: Helleborus nigr. et virid.
Wreeten: Rhizoma Graminis.
Wricksalv: Ungt. flavum.
Wrinelken: Herba Centaurii.
Wrömbk, Wrömp: Herba Absinthii.
Wröpenkraut: Herba Plantag.
Wucherblumen: Flor. Chrysanthem.
Wulferling: Herba Arnicae.
Wulheistergeist: Spirit. Formicar.
Wulfskoppen: Flor. Verbasci.
Wullblümli: Flor. Farfarae.
Wullenblumen: Flor. Verbasci.
Wullenöl: Oleum viride.
Wüllichblumen: Flor. Verbasci.
Wundbalsam: Aq. vulnerar. spir. Bals.
peruvian. Tinct. Benzoës comp.
—, fester: Ungt. Elemi. Ungt. boric.
Wundelixier: Tinct. Benzoës cps.
Wundenkörner: Fruct. Cardui Mariae.
Wunderapfel: Datura Stramonium.
Momordica balsam.
Wunderbalsam: Aqua vulnerar. spir.
Balsam. peruvian. Mixt. oleos.-bals.
Tinct. Benz. comp. Ungt. Elemi.
—, englischer: Tinct. Benzoës composit.
Wunderbaumkörn: Sem. Ricini.
Wunderbaumöl: Oleum Ricini.
Wunderbaumrinde: Cort. Fraxini.
Wunderblumen: Flor. Verbasci.
Wundereier: Ricinusölkapseln.
Wunderessenz: Mixt. oleos. balsam.

Wunderkraut: Herba Hyperici.
Herba Virgaureae.
Wundermennig: Herb. Agrimon.
Wunderöl: Ol. Ricini. Ol. Tereb. sulf.
Wunderpfeffer: Fruct. Amomi.
Wunderpflaster: Empl. fuscum.
Wundersalz: Ammon. chlorat.
—, **Glaubers:** Natr. sulfuricum.
Wundertropfen: Tinct. Aloës comp.
Tinct. Chinioïdini.
—, **saure:** Tinct. aromatica acida.
—, **schwarze:** Tinct. Ferri pom.
Elix. Aurant. comp.
Wunderwurz: Rad. Consolidae.
Wundessig: Acet. carbolisat.
Mixt. vulnerar. acid.
Wundfarn: Penghawar Djambi.
Wundheil: Herba Veronicae.
Wundholzrinde: Cort. Fraxini.
Wundklee: Herba Anthyllidis.
Wundkörner: Fruct. Cardui mar.
Wundkraut: Herba Virgaureae.
Herb. Perfoliatae. Herb. Veronicae.
—, **Christi:** Herb. Hyperici.
—, **heidnisches:** Herb. Virgaureae.
Herb. Senecionis.
—, **heiliges:** Fol. Nicotianae.
—, **indianisches:** Fol. Nicotianae.
—, **peruvianisches:** Fol. Nicotianae.
Wundmoos: Helminthochorton.
Wundodermennig: Herba Agrimoniae.
Wundöl: Oleum carbolisatum.
Oleum Hyperici.
Wundram, Wundran: Herba Hederae.
Wundsalbe: Ugt. boricum. Ugt. Zinci.
Ungt. Alumin. acet.
—, **braune:** Lanolinum crudum.
—, **gelbe:** Ungt. basilic. flavum.
Ungt. cereum. Lanolin.
Wundsanikel: Herba Saniculae.
Wundschwamm: Fung. Chirurg.
Wundstein: Cupr. aluminatum.
Wundtee: Herba Absinthii. Herba
Veronicae.

Wundtropfen, schwarze: Bals. peruv.
Wundwasser: Aqua vulneraria.
—, **saures, scharfes, Thedensches,
tödliches:** Mixt. vulnerar. acid.
—, **weiniges:** Aqua vulnerar. spirit.
Wundwurz: Rad. Consolid. Rad. Valer.
Wunner = Wunder.
Wunnerappel: Datura Stramonium.
Würfelkörner: Cubebae.
Würfelsalpeter: Natr. nitricum.
Würgling: Herba Conii. Tub. Aconiti.
Wurmblüte: Flores Koso. Flor. Cinae.
Wurmdettle: Troch. Santonini.
Wurmdoggn: Confect. Cinae.
Wurmei: Herba Absinthii.
Wurmeier: Confectio Cinae.
Wurmet: Herba Absinthii.
Wurmfarn: Rhizoma Filicis.
Wurmfarnblumen: Flor. Tanaceti.
Wurmfarnkraut: Herb. Tanaceti.
Wurmgeist: Tinct. Benzoës comp.
Tinct. Cinae.
Wurmgras: Rhizoma Graminis.
**Wurmhäusel, -konfekt, -kreisel, -luft,
-kuchen, -makronen:** Troch. Santon.
Würmken: Herba Absinthii.
Wurmkraut: Herba Scrofulariae. Herba
Tanaceti. Herba Ulmariae. Polygon.
bistorta.
—, **wildes:** Herba Ptarmicae.
Herba Artemisiae.
Wurmkuchen: Troch. Santonini.
Wurmmehl: Flor. Cinae pulv. Lycopod.
Wurmmoos: Helminthochorton.
Wurmnessel: Flores Lamii.
Wurmnüsse: Troch. Santonini.
Wurmöl: Ol. Absinthii mixt. Ol. Lini.
Wurmpasserln: Troch. Santonini.
Wurmpfaffekäpple: Troch. Santonini.
Wurmpulver: Flor. Cinae pulv.
Wurmrinde: Cort. Geoffroyae.
Wurmrübchen: Trochisci Santonini.
Wurmsamen: Flores Cinae.
—, **falscher:** Flores Tanaceti.

Wurmsamen, überzuckerter: Confect. Cinae.

Wurmschnecken: Troch. Santonini.

Wurmschümli: Troch. Santonini.

Wurmstaub: Lycopodium.

Wurmstupp: Flor. Cinae pulv.

Wurmtang: Helminthochorton.

Wurmtanzknöpfe: Troch. Santonini.

Wurmtod: Flor. Cinae. Flor. Tanaceti. Herba Absinthii. Herba Artemisiae.

Wurmtropfen: Tinct. Absinthii.

Wurmwermut: Herb. Tanaceti.

Wurmwürze: Rhiz. Polypodii.

Wurmwurzel: Rhiz. Bistortae. Rhiz. Filicis. Sanguisorba.

—, **amerikan.:** Rad. Serpentariae.

Wurmzelteln: Troch. Santonini.

Wurmzucker: Confectio Cinae.

Wurstkraut: Hrb. Basilici. Hrb. Major. et Herb. Thymi āā. Herb. Serpylli. Herb. Saturejae.

Wurstpulver: Herba Saturejae pulv.

Wurströhrlein: Cassia fistula.

Würzblumen: Herba Taraxaci.

Würze, deutsche: Sem. Nigellae.

—, **neue:** Fructus Amomi.

Wurzel: Daucus.

—, **rote:** Rad. Alcannae.

Wurzelsaft: Succ. Dauci insp.

Würzenholz: Rad. Ononidis.

Würzerling: Fruct. Phellandrii.

Würzkraut: Herba Senecionis.

Würznägelein: Caryophylli.

Wurzpflaster: Empl. fusc. Epl. Meliloti.

Wüste: Radix Ononidis.

Wüstenkönigintee: Flor. Verbasci.

Wutbeere: Atropa Belladonna.

Wüterich: Herb. Conii. Herb. Cicutae.

Wutkirsche: Fol. Belladonnae.

Wutkraut: Herba Anagallidis.

Wütscherlingbeeren: Fruct. Berberidis.

X

Xirkast: Manna.

Xortkom: Semen Nigellae.

Xylaloë: Lignum Aloës.

Xyland: Cort. Mezerei.

Xylokassie: Cort. Cinnam. Cass.

Y

Ybe = Eibe.

Ybenblätter: Folia Taxi.

Ybisch: Radix Althaeae.

Ybschenblätter: Fol. Taxi.

Yıbe: Ulmus campestris.

Ysenbaumrinde: Cortex Ulmi.

Ysop: Herba Hyssopi.

Ysopsaft: Sir. Chamomillae.

Ysopwasser: Aquae Tiliae.

Yspenrinde: Cortex Ulmi.

Yvesbalsam: Ungt. ophthalm cps.

Z

Zachariasblumen: Flor. Cyani.

Zachariaspflaster: Cerat. Cetacei. rubr.

Zachariastropfen: Tinct. Cinnamomi. Tinct. Chinae. comp. Tct. Chinioïd.

Zacherlin: Pulv. contra Insect.

Zacherls Pulver: Pulv. contra Insect.

Zackensalbe: Ungt. flavum. Ungt. Linariae. Ungt. Plumbi.

Zaffe: Fol. Salviae.

Zahlkraut: Herba Nummulariae.

Zahdroascht: Herba Euphrasiae.

Zahnbalsam: Tinct. odontalgic.

—, **Knapps:** Tinct. Caryophyll. Tinct. Catechu āā.

Zahnbein: Cornu Cervi ust.

Zahnbohnen: Semen Paeoniae.

Zahnerbsen: Sem. Paeoniae.

Zahnerde: Catechu.

Zahnessig: Acetum Pyrethri.

Zahnfeigen (für Kinder): Rhiz. Iridis flor.

— **(gegen Zahngeschwür):** Caricae.

Zahnfrucht: Semen Paeoniae.
Zahnhustenpulver: Tart. depurat.
Zahnkitt: Guttapercha alba.
—, flüssiger: Sol. Mastichis.
Zahnkörner: Semen: Paeoniae.
Zahnkorallen: Semen: Paeoniae.
Zahnkrallerlen: Sem. Paenoiae.
Zahnkraut: Herba Betonicae. Herba
    Dentariae. Herba Hyoscyami.
Zahnkügerl: Pilul. odontalgicae.
Zahnlosenkraut: Herba Ballotae.
Zahnöl: Oleum Caryophyllorum.
Zahnpatterlen: Semen Paeoniae.
Zahnperlen: Semen Paeoniae.
Zahnpetterlein: Semen Paeoniae.
Zahnpflästerchen: Empl. Cantharid.
    Drouoti.
Zahnpillen: Pilul. odontalgicae.
Zahnpläckerlestee: Hrb. Violae. tricol.
Zahnräuchergummi: Mastix. Olibanum.
Zahnschmerzessig: Acetum Pyrethri.
Zahnschmerzöl: Oleum Cajeputi.
Zahnschmerzpapier: Charta antirheum.
Zahnschmerzpflaster: Empl. Drouoti.
Zahnschmerzwurzel: Radix Pyrethri.
Zahnschwamm: Fung. Chirurg.
Zahntropfen, grüne: Tct. Spilanthis cp.
—, saure: Mixt. sulfur. acida.
—, weiße: Spiritus aethererus.
Zahntrost: Herba Euphrasiae. Tinct.
    Myrrhae. Tinct. odontalgica.
Zahnwehholz: Cort. Xanthoxyli.
Zahnwurzel: Rad. Pyreth. Rhiz. Calami.
    Rhiz. Irid. flor. Rhiz. Galangae.
Zährwasser: Aq. Menthae crisp.
Zamarintensalbe: Ungt. flavum.
Zamdill: Pulv. contra Pediculos.
Zankkraut: Folia Hyoscyami.
Zankteufel: Folia Hyoscyami.
Zapfenholz: Cortex Frangulae.
Zapfenkorn: Secale cornutum.
Zapfenkraut: Herba Uvulariae.
Zapfenrinde: Cortex Frangulae.
Zäpflimehl: Lycopodium.

Zäpflipulver: Lycopodium.
Zärtikern: Semen Melonis.
Zaserkraut: Herba Mesembryanthemi.
Zäu = Zähne.
Zäubchen: Flor. Convallariae.
Zauberbalsam: Balsam peruvian. Ol.
    Petrae nigr. Ol. Terebinth. sulfurat.
    Tinct. Benzoës comp.
Zauberöl: Ol. Terebinth. sulfurat.
Zauberpulver: Pulv. pro Equis.
Zaubertropfen: Ol. Terebinth. sulfur.
Zauberkraut: Herb. Alchemill.
Zaubermäntelchen: Herb. Alchemill.
Zauberwurzel: Rad. Mandragor.
Zauken: Flores Convallariae.
Zaukenessig: Acet. Convallariae.
Zaukenöl: Ol. crinale odoratum.
Zaukenwurzel: Rhiz. Convallariae.
—, weiße: Rhiz. Polygonati.
Zaunglocken: Herba Convolvuli.
Zaunhopfen: Strobuli Lupuli.
Zaunkönigspulver: Carbo pulv.
Zaunlattich: Herba Lactucae.
Zaunraute: Herba Hederae.
Zaunreben: Stipit. Dulcamarae.
Zaunriegel: Folia Ligustri.
Zaunrikel: Sanicula europ.
Zaunrosen: Flores Rosae.
Zaunrübe: Radix Bryoniae.
Zaunweide: Folia Ligustri.
Zaunwinde: Flores Caprifolii.
Zäuwih: Flor. Chamomillae.
Zaupenblüten: Flor. Convallariae.
Zautschen: Flor. Convallariae.
Zäwersaat: Flor. Cinae.
Zebastrinde: Cort Mezereï.
Zechkraut: Folia Scolopendrii.
Zeckenkörner: Semen Ricini.
Zeckenkörneröl: Oleum Ricini.
Zeckensalbe: Ungt. Populi.
Zeckensamen: Semen Ricini.
Zederbaum: Summit. Sabinae.
Zederessenz: Oleum Citri.
Zederwurzel: Rhiz. Zedoariae.

Zedernholz: Lign. Juniperi.

Zedernholzöl: Oleum Juniperi Lign.

Zedroöl: Oleum Citri.

Zeep = Seife.

Zehnerlei Tee: Spec. hispanicae.

Zehrgras: Herba Polygoni.

Zehrkraut: Herba Betonicae.
Herba Senecionis.

Zehrpflaster: Empl. fusc. Empl. Litharg.
cps. Empl. oxycroc. Empl. sapon.

Zehrsalbe: Cerat. Cetacei.

Zehrtropfen: Tct. amara. Tct. Cinnam.

—, rote: Tinct. apoplect. Tinct. aromat.

—, weiße: Spir. aethereus.

Zehrwasser: Aq. Menthae crisp.

Zehrwurz: Rhiz. Ari. Rhiz. Calami.

Zeiakraut: Herba Clematidis.

Zeibchen: Flores Convallariae.

Zeibchenessig: Acet. Convallariae.
Acet. aromaticum.

Zeigkrautwurz: Rhizoma Ari.

Zeiland: Daphne Mezereum.

Zeilandrinde: Cortex Mezereï.

Zeisigkraut: Herba Anagallid.

Zeiskraut: Herba Millefolii.

Zeispen: Herba Sideritidis.

Zeißchenkraut: Herba Sideritidis.

Zeitbeerblätter: Fol. Ribis nigr.

Zeithaide: Herba Chamaedryos.

Zeitheil: Herba Ledi.

Zeitkrautsamen: Sem. Foenugraec.

Zeitlöslen: Folia Farfarae.

Zeitrösli: Fol. Farfarae.

Zeitschenkraut: Herb. Sideritidis.

Zeitungsblätter: Folia Sennae.

Zella, Zellerer = Sellerie.

Zellers, Zellerich- od. Zelleriepomade:
Ungt. Hydrarg. alb.

Zeltbeerblätter: Fol. Ribis nigr.

Zeltchen: Pastilli. Tablettae. Trochisci.

—, Wiener: Past. Liquirit.

Zemelbladen: Fol. Sennae.

Zementtropfen: Tinct. Cinnam.

Zenger: Empl. Cantharid. perp.

Zenghi: Fruct. Anisi stellati.

Zentgras: Potentilla silv.

Zentifolienblätter: Flor. Rosae.

Zeptersamen: Flores Cinae.

Zepterspiritus: Spiritus nervinum.

Zepterwurzel: Rhiz. Zedoariae.

Zerflossenes Kali: Liquor Kalii carb.

Zerrgras: Herb. Polygoni avic.

Zerteilende Kräuter: Species resolvent.

— Öl: Oleum Hyoscyami.

Zerteilungspflaster: Empl. Meliloti.
Empl. saponatum.

Zerteilungssalbe: Ungt. digistiv. Ungt.
flav. Ungt. nervin. Ungt Populi.

Zervelatspiritus: Liquir. Amm. caust.

Zeschwitzsche Zahntinktur:
Tinct. odontalg. nigr.

Zetsalbe: Ungt. Elemi.

Zetschkenblumen: Flor. Sambuci.

Zetterlosa, Zitterlosa: Flor. Primul.

Zeugniskraut: Herba Pulegii.

Zeuling: Herba Asperulae.

Zeussalbe: Ungt. Hydrarg. rubr.

Zewersaat: Flores Cinae.

Zeylonmoos: Agar-Agar.

Zeylonzimmt: Cort. Cinnam. Ceylanic.

Ziaderer: Veronica Beccab.

Zibbensaat: Flores Cinae.

Zibeben: Passulae majores.

Zibellentropfen: Tinct. Chinioïdin.

Zibetbalsam: Bals. Nucistae.

Zibiliargeist: Spir. Meliss. comp.

Zikkenblumen: Flores Sambuci.

Zible: Bulb. Allii.

Zichorie: Rad. Cichorei.

Zidrichsalbe: Ungt. Hydrarg. alb. dil.
Ungt. Plumbi.

Zidriwurz: Sempervivum tect.

Ziebele: Bulb Allii.

Zieferwasser: Aqua Foenicul., Aqua
Menth. pip. āā.

Ziegelbeere: Daphne Mezereum.

Ziegelblumen: Flor. Calendulae.

Ziegelmehl: Bolus rubr.

Ziegelnsalbe: Ceratum fuscum.
Ziegelöl od. -steinöl: Oleum Hyperici.
Ol. Petrae rubr. Ol. Philosophorum.
Ol. Tereb. rubrefact. Ol. Succini.
Ziegelstein, Zimbelstein: Lapis Lyncis.
Ziegenbart: Flores Ulmariae.
Herba Abrotani.
Ziegenbartpulver: Lycopodium.
Ziegenbein: Flores Cyani.
Ziegenblumen: Flores Cyani.
Herba Adonid.
Ziegenbock: Flores Cyani.
Ziegenbutter: Ungt. flavum.
Ziegendill: Herba Conii.
Ziegenhörnli: Sem. Foenugraec.
Ziegenklappen: Fol. Trifolii fibr.
Ziegenklee: Semen Foenugraec.
Ziegenkraut: Hrb. Conii. Hrb. Euphras.
Ziegenöl: Oleum Philosophorum.
Ziegenraut: Herba Galegae.
Ziegensamen: Sem. Foenugraec.
Ziegenschwutze: Rad. Valerianae.
Ziegentod: Herba Aconiti.
Ziegentropfen: Tinctura amara.
Ziegerklee: Herba Meliloti.
Sem. Foenugraeci.
Ziegerkraut: Herba Meliloti.
Ziegerli: Herba Malvae vlg.
Zieglers Magentropfen:
Tinctur. Chinae comp.
Zieglig- oder Zieglingrinde:
Cort. Mezereï.
Ziehgemsenspiritus: Spirit. Formicar.
Ziehhonig: Mel crudum.
Ziehsalbe: Ungt. Cantharidum.
Ungt. Elemi.
Zielkenkraut: Herba Sideritidis.
Zieratsalbe: Ceratum Cetacei. Ungt.
cereum. Ungt. Plumbi.
Ziergras: Herba Polygal.
Zieselbart: Cortex Mezereï.
Zieserlein: Fructus Jujubae.
Zieskenkraut: Herb. Sideritidis.
Ziest: Herba Stachydis.

Zifferwasser: Aq. Menthae pip.
Zigerli: Folia Malvae silv.
Zigeunerblume: Cichorium Intybus.
Zigeunerkorn: Fol. Hyoscyami.
Zigeunerkraut: Fol. Hyoscyami.
Herba Stramonii.
Zigeunerkrautsamen: Lycopod.
Sem. Hyoscyami.
Zigeunerlauch: Bulbus Allii.
Zigeunerpulver: Pulv. aromatic.
Flores Pyrethri pulv.
Zilander: Cort. Mezereï
Ziletti: Cort. Mezereï.
Zilinder: Cort. Mezereï.
Zilksaft: Mel rosat. boraxat.
Zilkstein: Cupr. sulfuricum. ammon.
Zimchen: Herba Equiseti.
Zimeslein: Herba Thymi.
Zimmermannsäpfel: Gallae.
Zimmermannskraut: Herba Millefolii.
Zimmermannsöl: Tinct. Aloës. Tinct.
Myrrhae āā.
Zimmermanstropfen: Tct. Chinioïdin.
Zimmerrauch: Spec. fumales.
Zimmet = Zimt.
Zimpelkraut: Herba Ficariae.
Zimt: Cort. Cinnamomi Cassiae.
—, feiner: Cort. Cinnamom. Ceyl.
Zimt, weißer: Cort. Canellae alb.
—, wilder: Herba Serpylli.
Zimtblüten: Flores Cassiae.
Zimtessenz: Tinct. Cinnamomi.
Zimtkassie: Cort. Cinnamomi Cassiae.
Zimtkelche: Flores Cassiae.
Zimtnägelchen: Flores Cassiae.
Zimtpflaster: Empl. sapon. rubr.
Zimtpomade: Ungt. pomad. fusc. Chin.
Zimtsalbe, rote: Bals. Locatelli.
Zimtsamen: Flores Cassiae.
Zimtschinden: Cort. Cinnamomi.
Zimtsorte: Cort. Cinnamomi Cassiae.
Zimttee: Cortex Cinnamomi.
Zimttinktur: Tinct. Cinnamomi.
Zimttropfen: Tinct. Cinnamomi.

Zinasent: Asa foetida.
Zingalwurzel: Rad. Gentianae.
Zingerkraut: Herba Chaerophylli.
Zinkasche: Zinc. oxydat.
Zinkblumen: Zincum oxydatum.
Zinkbutter: Zincum chlorat.
Zinkelpflaster: Empl. sapon. rubr.
Zinkgelb: Zincum chromic.
Zinkgrau: Tutia. -
Zinkheilpflaster: Empl. Litharg.
Zinkkalk: Zincum oxydatum.
Zinkli, wilde: Orchis Morio.
Zinkmehl: Zincum oxydatum.
Zinkpaste: Pasta Zinci.
Zinksalbe: Ungt. Zinci.
Zinkspath: Lapis Calaminaris.
Zinkvitriol: Zincum sulfuricum.
Zinkweiß: Zincum oxydatum.
Zinnasche: Stannum oxydatum.
Zinnbeize: Stannum chloratum.
Zinnessenz: Tinct. Cinnamomi.
Zinnfolie: Stanniol.
Zinngras: Herba Equiseti.
Zinnheu: Herba Equiseti.
Zinnkraut: Herba Equiseti.
Zinnober: Cinnabaris.
Zinnsalz: Stannum chlorat.
Zinnsand: Stannum oxydatum.
Zinnsäure: Stannum oxydatum.
Zinnsalz: Stannum chloratum.
Zinnweiß: Stannum oxydatum.
Zinsalwurz: Radix Gentianae.
Zinsenminztee: Species laxant.
Zinserlein: Fructus Jujubae.
Zinsundzins: Tinct. aromatica.
Zinzikum: Zincum oxydatum.
Zipollen: Bulbus Allii.
Zippel = Zwiebel.
Zippenbeeren: Fructus Sorbi.
Zipperlessamen: Flores Cinae.
Zipperlikraut: Herba Aegopodii.
Ziptersamen: Flor. Cinae. Tanacetum.
Zirkelpfeffer: Piper longum.
Zirkelskraut: Herba Hederae.

Zisserlein: Fructus Corni.
Zitli: Herba Veronicae.
Zitdrachsalbe, weiße: Ungt. Hydrarg.
	alb. dil. Ungt. Zinci.
Zitronat: Confectio Citri.
Zitronelle: Fol. Melissae.
Zitronellwasser: Aq. Melissae.
Zitronenbasilie: Herba Basilic.
Zitronenblüte: Herba Melissae.
Zitronenbrausepulver: Magnes. citr.
	efferv. Pulv. aërophor. c. Elaeo-
	sacch. Citri.
Zitronengelb: Plumb. chromic.
Zitronenkraut: Herba Melissae.
	Herba Abrotani.
Zitronenmelisse: Herba Melissae.
Zitronenpflaster: Cerat. Res. Pini.
Zitronenpulver: Elaeos. Citri.
Zitronenquendel: Herba Serpyll.
Zitronensalbe: Cerat. Cetacei. flav.
	Ungt. flav. Ungt. Hydrarg. citrin.
Zitronensalz: Acid. citricum.
Zitronentäfele: Ungt. Hydrarg. citr.
Zitronenterpentin: Tereb. laricina.
Zitronentropfen: Spir. Melissae cp.
Zitronenzucker: Elaeos. Citri.
Zitrongelb: Plumb. chromicum.
Zitrösli: Flor. Farfarae.
Zittauer Pflaster: Empl. fusc. camph.
Zittelbast: Cort. Mezerei.
Zitterassalbe: Ungt. Plumbi.
Zittererkraut: Herb. Chrysosplenii.
Zitterichkraut: Herba Sedi.
Zitterrösle: Flor. Bellidis. Flor. Farfar.
Zittersalbe: Ungt. Hydrarg citrin.
Zitterwasser: Aq. Menthae pip.
Zitterwurz: Radix Lapathi.
Zittwer: Rhizoma Zedoariae.
—, deutscher: Rhizoma Calami.
—, langer: Rhizoma Galangae.
	Rhizoma Zedoariae.
Zittweringwer: Rhizoma Zedoariae.
Zittwerkraut: Herba Dracunculi.
Zittwersamen: Flores Cinae.

Zittwersamen, überzogener: Confect. Cinae.

Zittwerwurzel: Rhizoma Zedoariae.

Zitzeritz: Succus Liquiritiae.

Zitzerin: Fructus Berberidis.

Ziwcken: Flor. Sambuci.

Zoch: Empl. Lithargyri.

Zoet = Süß (-holz usw.).

Zofinger Pflaster: Empl. matris. alb.

Zofninntee: Folia Salviae.

Zöhr = Zehr.

Zöllichblumen: Flor. Verbasci.

Zoniköl: Oleum viride.

Zopfballen: Herba Plantaginis.

Zöpfli: Flores Lavandulae.

Zoppenblumen: Flor. Verbasci.

Zottenblätter: Fol. Trifolii fibrin.

Zottenblumen: Flor. Trifolii alb.

Zout = Salz.

Zschochersche Parade: Liniment. amm. et Ol. Terebinth. āā.

Zucker, gebrannt: Sacchar. tost.

—, schwarzer: Succ. Liquiritiae.

Zuckeräther: Aether formicicus.

Zuckerbatengenblumen: Flor. Primul.

Zuckerbrot: Plantago lanc. Trifol. prat.

Zuckerbrödli: Herba Trifolii prat.

Zuckercouleur: Tinct. Sacch. tost.

Zuckerei: Radix Cichorii.

Zuckerfarbe: Tinct. Sacch. tost.

Zuckerholz: Rad. Liquiritiae. Succ. Liquiritiae in bacul.

Zuckerkand: Sacchar. cristall.

Zuckerkraut: Fol. Malvae.

Zuckerluchtsam: Sir. Althaeae.

Zuckermeß: Zinc. sulfuricum.

Zuckerpenith: Sir. Rubi Idaei.

Zuckerplätzchenkraut: Fol. Malvae.

Zuckerpulver für Säuglinge: Magnes. ust. c. Elaeosacch. Foenicul. āā.

Zuckerretchen oder -Ritschen: Succ. Liquiritiae.

Zuckerrosen: Flores Rosae.

Zuckerrosör: Conserva Rosar.

Zuckerrot Seef: Confect. Cinae.

Zuckersäure: Acidum oxalicum.

Zuckersaft: Sirup. simplex.

Zuckersalz: Acidum oxalicum.

Zuckersüsi: Acid. oxalic.

Zuckerweiß (zu Augenwasser): Zincum sulfur.

Zucköl: Oleum Petrae alb.

Zug, brauner: Empl. fuscum. Empl. Lithargyri comp.

—, gelber: Cerat. Resin. Pini. Empl. Lithargyri comp.

—, venetianischer: Cerat. Resin. Pini. Empl. oxycroc. Terebinth. laricina.

—, viereckiger: Cerat. Resinae Pini. Empl. oxycroceum.

—, weißer: Empl. Litharg. simpl.

Zugdiakel: Empl. Litharg. comp.

Zugebrochenes Gliederöl: Ol. Papav.

Zugerichtet. Bleiweiß: Ungt. Cerussae.

— Kupfer: Ungt. Hydrarg. alb. dil. Ungt. Zinci.

— Quecksilber: Ungt. Hydr. cin. dilut.

Zugpflaster: auf Wunden: Cerat. Resin. Pini. Empl. Litharg. comp.

—, gegen Zahnweh: Empl. Drouoti.

Zugsalbe auf Wunden: Empl. Litharg. cps. Ungt. basilic.

—, braune: Ceratum fuscum.

— mit span. Fliegen: Ungt. Cantharid.

Zug- und Heilpflaster: Emplastr. Litharg. comp.

Zuhnikel = Sanikel.

Zu Hause ist er nicht: Hrb. Veronicae.

Züllichauer Pflaster: Empl. fuscum.

Züllo: Adeps suillus.

Zumpenkraut: Herba Sedi.

Zunder: Fungus igniarius.

Zündschwamm: Fungus ignarius.

Zunehmkraut: Herba Taraxaci.

Zunenwirvel: Flor. Calendulae.

Zungenkraut: Herba Ledi.

Zungenwurzel: Rad. Alcannae.

Zungwurz: Rhizoma Ari.

Zurampfer: Herba Acetosae.
Zure: Herba Acetosae.
Zurke: Linaria vulgaris.
Zurkensalbe: Ungt. Linariae.
Zurnak: Herba Saniculae.
Zutat: Kalium carbonicum.
Züwersaat: Flores Cinae.
Zwackholzrinde: Cort. Berberidis.
Zwangkraut: Herba Sideritidis.
Zwebchen: Flor. Sambuci.
Zwebstbeeren: Fruct. Sambuci.
Zwebste: Flores Sambuci.
Zweckenbaumrinde: Cort. Frangulae.
Zweckenwurzel: Rhiz. Graminis.
Zweigblatt: Flor. Convallariae.
Zweierlei Kräuter: Spec. resolventes.
Zweiharz: Cera arborea.
Zweimalgrün: Ungt. mixtum viride.
Zweiwachs: Cera arborea.
Zwergeberwurzel: Rad. Carlin.
Zwergheide: Herba Ericae.
Zwerghollunderwurzel: Rad. Consolid.
    Rad. Ebuli.
Zwergwurzel: Radix Carlinae.
Zwetschegesälz: Elect. Sennae.
Zwetschenmus: Elect. Sennae.

Zwetschenpflaster: Empl. fuscum.
    Empl. Litharg. comp.
Zwetschensteinöl: Oleum Amygdal.
Zwickholzblüten: Flores Caprifolii.
Zwiebelerdrauch: Rad. Aristoloch.
Zwiebelessig: Acet. Scillae.
Zwiebelhonig: Oxymel Scillae.
Zwiebelöl: Spiritus Sinapis.
Zwiebelpflaster: Empl. saponat. album.
Zwiebelsaft: Sirup. Scillae.
Zwiebelspiritus: Spir. Sinapis.
Zwiebeltropfen: Tinct. Asae foetid.
Zwiebelysop: Herba Saturejae.
Zwieseldorn: Folia Ilicis.
Zwieselbeeren: Fruct. Pruni spinosae
    Fruct. Sorbi.
Zwischenkraut: Herba Malvae.
Zwitschen: Flores Sambuci
    (eigentlich Sambucus Ebulus).
Zwöbbsten: Sambucus nigr.
Zylander, Zylang, Zylanz: Cort.
    Mezereï.
Zymis: Herba Serpylli.
Zyperwurzel: Rhizoma Graminis.
Zytenrösli: Flor. Farfarae.